임상의사결정

물리치료 표준절차

임상의사결정 2판

물리치료 표준절차

Clinical Decision Making 2nd edition

physical therapy standard procedures

2022년 3월 10일 2판 1쇄 발행
2025년 7월 30일 2판 2쇄 발행

지은이 | 고주연 외
펴낸이 | 김진환
펴낸곳 | 학지사메디컬 HAKJISA MEDICAL
04031 서울특별시 마포구 양화로 15길 20 마인드월드빌딩
대표전화_ 02-330-5188 팩스_ 02-326-0338
등 록 | 2010년 2월 8일 제313-2010-36호
메 일 | hakjisamd@hakjisamd.co.kr
홈페이지 | http://www.hakjisamd.co.kr

ISBN 978-89-6069-982-3 93510

가 격 | 38,000원

임상의사결정 2판

물리치료 표준절차

고주연 외 공저

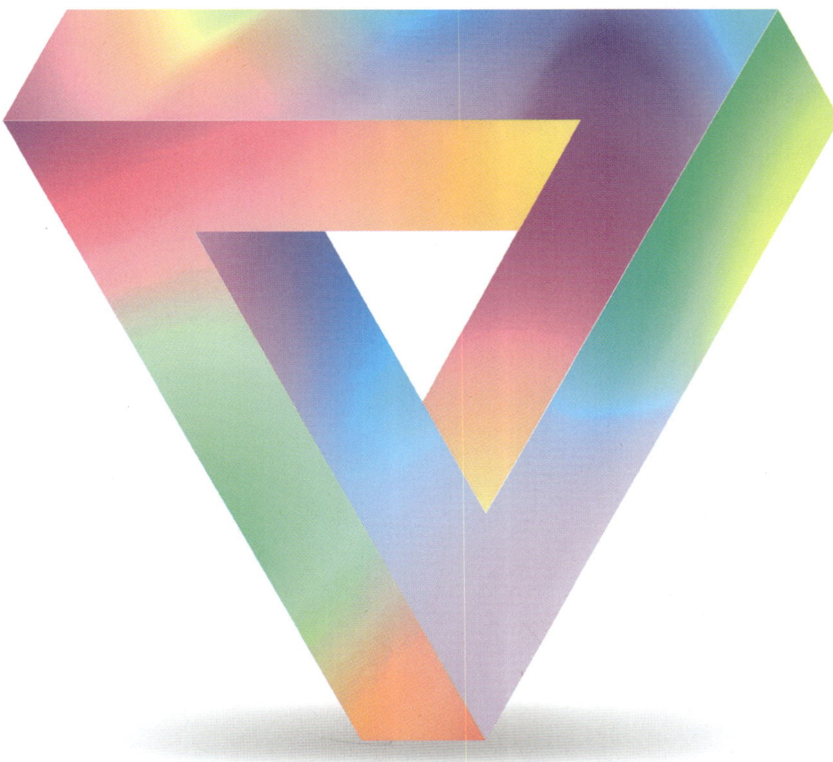

Clinical Decision Making
physical therapy standard
procedures

학지사메디컬
HAKJISA MEDICAL

저자소개

대표저자

고주연 대구보건대학교
국가참조표준 한국인 균형능력 데이터센터장

집필진

이석민 삼육대학교

김경태 제주한라대학교

김상진 호산대학교

김성호 신구대학교

배주한 구미대학교

신형수 경운대학교

조용호 대구한의대학교

차영주 제주한라대학교

최유림 대구과학대학교

저자의 글

「임상의사결정 물리치료 표준절차」는 모든 물리치료 전문분야에서 공통으로 적용되는 객관적인 물리치료 절차 또는 원칙으로 예방적 개념을 포함해서 물리치료가 필요한 대상자의 활동과 참여를 향상시키고 삶의 질을 높이기 위한 지침서이다.

이 책은 총 10장으로 구성되어 있다. 1장에서는 임상의사결정의 정의와 개념, 2장에서는 ICF 장애모델로 운동장애를 이해하고 더 나아가서 평가, 중재, 측정도구를 선택할 때 ICF 장애모델을 활용하는 방법, 3장과 4장은 미국물리치료협회에서 면허를 취득한 물리치료사들에게 제공하는 임상수행가이드인 환자/고객관리모델을 설명한다. 통증 및/또는 운동기능장애를 호소하는 물리치료 범주에 속하는 개인이라면 누구에게라도 적용할 수 있는 검진, 평가, 진단, 예후 및 치료계획, 중재, 결과평가 과정(물리치료 표준절차)을 이론 및 사례와 함께 설명한다. 최신 근거에 의하면, 중재를 계획하고 수행 시에는 주로 활동과 참여의 관점에서 접근하고 신체계통의 손상은 이 과정에 통합시킬 것을 강조한다. 특히 4장에서는 무릎 골관절염, 다운증후군, 뇌졸중, 유착성낭염 같이 대표적인 물리치료 사례에 환자/고객관리모델을 적용해서 물리치료를 수행해나가는 과정을 자세히 설명하고 있다. 5장은 물리치료전문가라면 필수적으로 요구되는 의사결정 역량의 개발 및 발전을 위한 방법론에 관한 것으로 가설(임상 질문)을 세우고 검증하고 활용하는 법까지 구체적으로 설명한다. 가설을 사용한다는 것은 인과관계, 즉 물리치료가 필요한 원인과 결과를 예측하는 예후에 관한 것으로 환자/보호자가 가장 관심을 갖는 부분이다. 6장은 가설을 검증하는 객관적인 방법으로 근거를 활용하는 근거중심접근법과 근거와 관련된 여러 가지 용어와 사례에 대해 다룬다. 7장은 가장 막강한 근거로써 표준화된 측정도구의 사용 목적과 종류에 대하여 ICF 장애모델을 기준으로 설명한다. 8장은 물리치료 표준절차의 전 수행과정을 문제해결 지향적으로 기록하는 SOAP 노트에 대한 개념과 실제 작성 사례를 보여준다. 9장은 물리치료 윤리에 관한 것으로 응용윤리학 분야에서 직업윤리와 연구윤리를 중점으로 임상 사례를 들어 윤리적 딜레마에 어떻게 대처해야 하는지 알아본다. 마지막으로 10장은 병원 임상 밖 지역사회에서 물리치료사의 역할과 중요성에 대해서 다루고 있다.

물리치료사는 기능적 움직임을 조절하는 전문가이다. 표준화된 의사결정과 실행 기준에 따라 물리치료사의 직을 수행하는 것은 마땅한 일로 이 책이 소중한 지침서가 되기를 바란다.

대표저자
고주연

목차

목차

CHAPTER 01

임상의사결정의 이해

Understanding of clinical decision making

핵심단어

- 임상 Clinical
- 의사결정 Decision making
- 임상의사결정 Clinical decision making
- 기능 Functioning
- 신체기능 Body function
- 운동장애 Motor disability
- 인지기술 Cognitive skill
- 메타인지 Meta cognition
- 자기성찰 Reflection
- 협력적 의사결정 Shared decision-making
- 환자/보호자 참여 Patient/caregiver participation
- 환자중심 케어 Patient-centered care

학습목표

1. 임상의사결정의 정의를 설명할 수 있다.
2. 임상의사결정을 위한 치료사 역량인 전문지식, 인지기술, 메타인지를 설명할 수 있다.
3. 임상의사결정에 영향을 미치는 치료사, 환자/보호자, 환경 요인을 설명할 수 있다.
4. 실행 후 성찰, 실행 중 성찰, 실행을 위한 성찰을 구별하여 설명할 수 있다.
5. 환자중심 케어와 협력적 의사결정의 의미를 설명할 수 있다.

1) 임상의사결정의 개요 Overview of clinical decision making

1) 임상의사결정의 정의

'임상(clinical)'이란 물리치료가 필요한 개인과 수행 장소를 모두 포함하는 개념으로 통합적 정의는 운동장애(그림 1-1)의 해결 또는 예방 목적으로 물리치료 절차(그림 1-2)를 수행하는 것이다. '의사결정(decision making)'은 물리치료 절차 수행에서 환자의 문제점을 해결하기 위한 정보 수집, 분석 및 통합 그리고 판단의 과정이다.

개념의 정의가 그러하듯이 물리치료 임상의사결정의 정의도 다양하다. 첫째, 물리치료 절차 수행을 위한 사고(thinking)와 실행(action)의 연속과정으로 임상질문 작성, 정보처리, 비판적 사고, 근거 평가, 전문지식, 임상판단 그리고 자기성찰 같은 역량들이 복합적으로 작용하는 과정이다. 둘째, 과학적인 사고와 행동으로 환자의 문제점을 파악하고 해결하는 환자중심 케어의 핵심개념이자 치료사의 기본 역량이다. 셋째, 물리치료 전 과정에 임상추론(clinical reasoning), 즉 뚜렷한 목적을 향한 신중하고 사려 깊은 사고 또는 판단을 통해 물리치료 수행과정에서 생기는 문제 해결을 실행(action)하는 것이다. 넷째, 데이터 수집, 해석, 평가를 통해 근거중심적 실행방법을 선택해나가는 과정으로, 실제 환자를 대상으로 많은 연습이 필요하다.

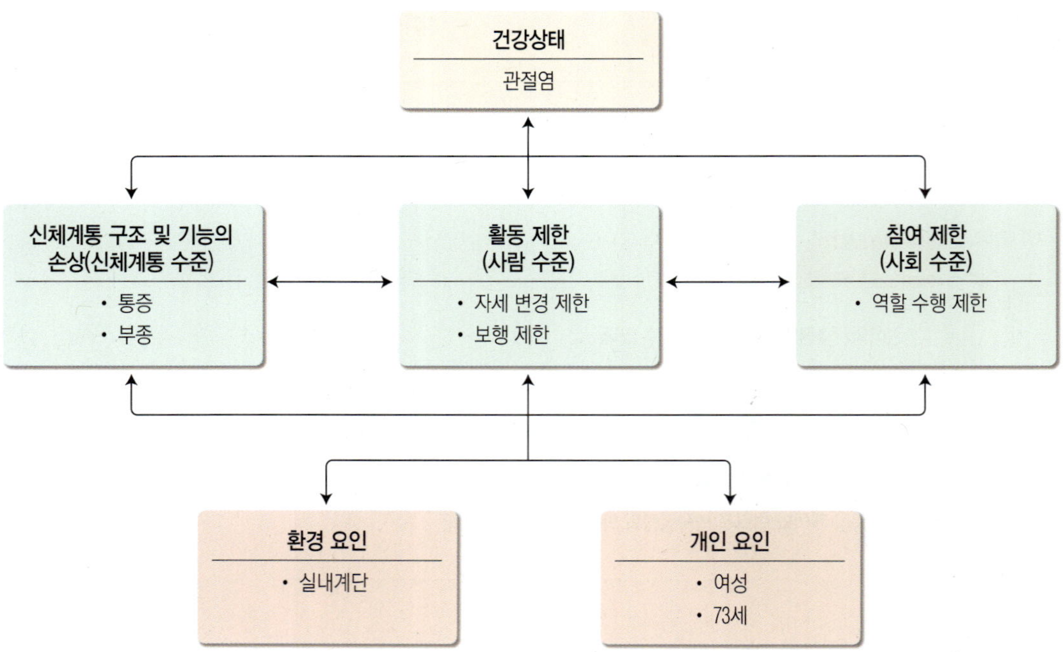

그림 1-1 운동장애의 예시: 관절염

신체계통 수준에서 통증 및 부종이 있고, 사람 수준에서 자세 변경 및 보행 제한이 있고, 사회 수준에서 역할 수행이 제한적이며, 실내 계단은 운동장애에 부정적 영향을 미친다.

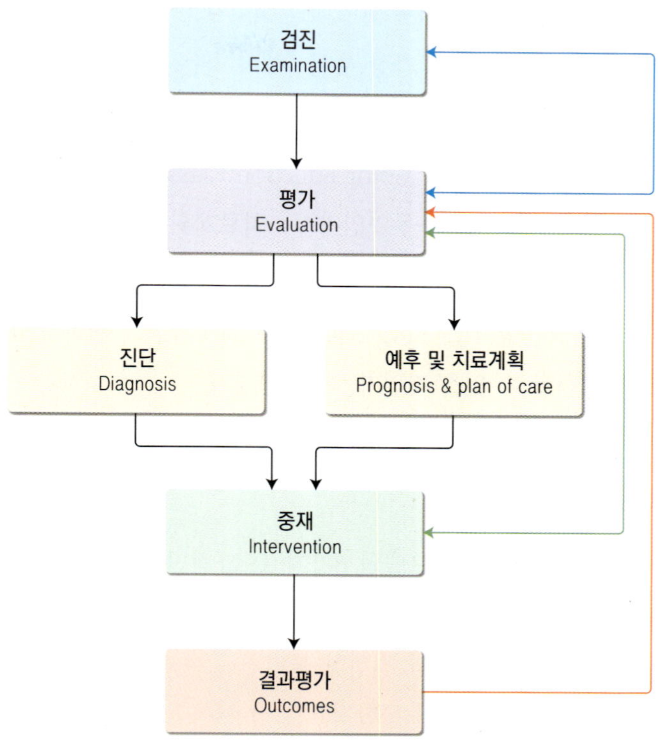

그림 1-2 물리치료 절차

검진, 평가, 진단, 예후 및 치료계획, 중재, 결과평가의 요소가 역동적으로 작용한다.

임상의사결정이 물리치료학문에 도입된 역사를 보면 미국은 1960년대부터 치료사의 전문적 진단평가에 따라 환자의 문제점을 확인하고 중재법을 제공하였다. 미국물리치료협회는 "Transforming society by optimizing movement to improve the human experience"를 비전으로 삼고 있다. 이는 "개인의 보다 나은 경험을 위해 움직임을 최적화하여 사회를 변화시킨다."로 해석할 수 있다. 비전 실현을 위한 실천 전략은 체계적 임상의사결정의 실행이다. 우리나라도 물리치료사의 기본 역량으로 ICF 장애모델, 환자중심 케어 그리고 근거중심 접근법에 기초한 임상의사결정의 수행을 강조하고 있다.

2) 언제 임상의사결정을 하는가?

임상의사결정은 물리치료모델인 환자/고객관리모델의 절차(검진, 평가, 진단, 예후 및 치료계획, 중재 그리고 결과평가) 전 과정에서 환자의 문제점을 해결하기 위해서 필요하다. 예를 들면 다음과 같은 임상질문을 해결한다.

- 환자/보호자와의 병력 청취에서 어떤 정보를 구해야 할 것인가? – 검진

- 테스트 및 측정에서 수집한 자료는 어떻게 이해할 것인가? – 평가(정보의 의미를 판단)
- 특정 뇌졸중 환자에서는 보행 제한이 가장 우선시해야 하는 문제이다. – 진단
- C8 척수손상 환자는 독립 보행이 가능할 것인가? – 예후
- GMFCS(대동작기능분류체계, Gross Motor Function Classification System) 제 II단계 뇌성마비아동의 단기 및 장기 치료목표는 무엇인가? – 치료계획
- 환자에게 과제중심 접근법과 보호자교육을 실시하고 있다. – 중재
- 중재 전과 후에 BBS(버그균형척도, Berg Balance Scale) 총점의 변화가 10점인 경우, 물리치료의 효과는 어떻게 해석할 수 있을 것인가? – 결과평가

3) 임상의사결정의 구성요소

임상의사결정의 대상은 물리치료 절차모델의 6가지 요소(검진, 평가, 진단, 예후 및 치료계획, 중재, 결과평가)를 수행하는 과정에서 물리치료사가 해결해야 하는 환자의 문제점(환자의 니즈 또는 임상질문)이다. 환자 중심적 관점과 건전한 물리치료 윤리 위에 ICF 장애모델, 근거, 임상추론, 측정도구 그리고 기록 등의 요소가 통합적으로 작용한다(그림 1–3).

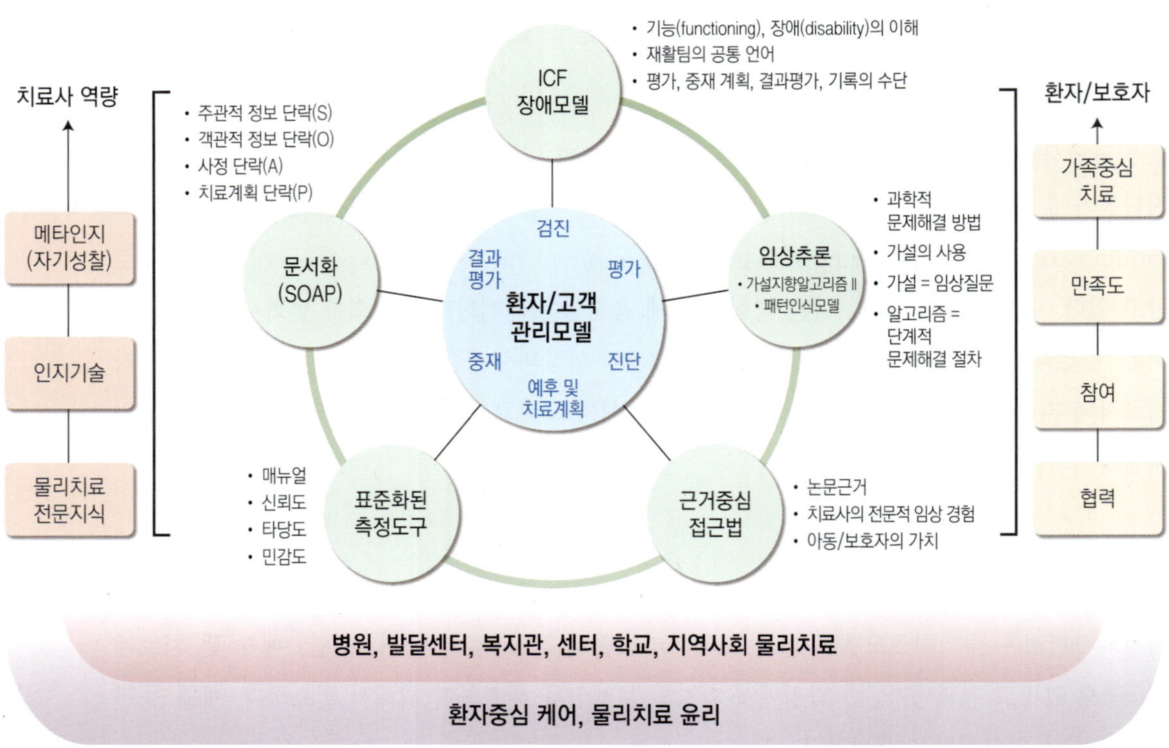

그림 1-3 임상의사결정의 구성요소

① 환자/고객관리모델

물리치료 표준모델로 환자/고객관리모델의 각 요소는 ICF 장애모델의 용어를 사용한다.

② ICF 장애모델

WHO(세계보건기구, World Health Organization)에서 생물심리사회적 모델과 역동체계이론을 바탕으로 건강상태를 기능(functioning)과 장애(disability)의 측면에서 이해하도록 개발한 지침서이다.

③ 임상추론

데이터 수집과 평가를 통해 환자의 문제를 진단하고 해결하는 과정에서 지속적인 판단이 필요한 추론과정이다. 임상추론의 형태는 임상가를 위한 가설지향알고리즘 II와 패턴인식모델로 나뉜다.

④ 근거중심 접근법

물리치료 검진과정에서 수집한 정보를 바탕으로 수립한 가설('~일 것이다')을 임상질문('~?')으로 작성하고 일련의 문제해결 절차를 거쳐 임상질문을 해결하는 과학적인 접근법이다.

⑤ 문서화

SOAP 형태의 문제해결식 물리치료 문서기록 형태이다.

⑥ 표준화된 측정도구

매뉴얼과 트레이닝 교육을 제공하고, 신뢰도, 타당도 그리고 민감도가 객관적으로 확인되어 양질의 논문으로 출판되어 있는 측정도구이다.

⑦ 물리치료 윤리

직무윤리와 연구윤리를 바탕으로 임상에서 발생하는 윤리적 딜레마를 해결한다.

2 임상의사결정의 영향 요인 Factors affecting clinical decision making

물리치료 환자의 기능 향상을 위한 임상의사결정에 영향을 미치는 요인은 크게 치료사, 환자/보호자 그리고 환경 등으로 요인 간에 밀접한 영향을 미친다(그림 1-4).

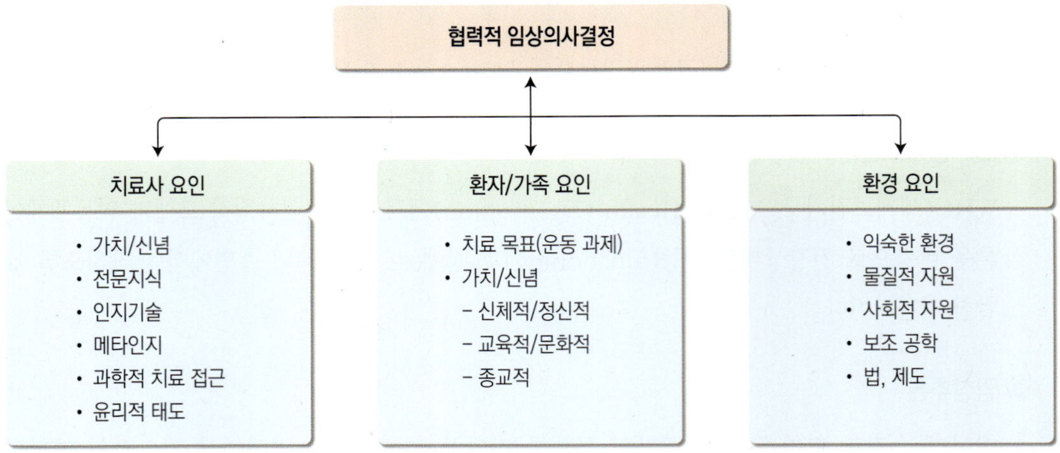

그림 1-4 임상의사결정의 영향 요인

1) 치료사 요인

물리치료전문가는 임상경력이나 평판이 아닌 환자중심 케어의 개념 하에 임상추론을 통해 환자가 최대의 잠재력을 발휘할 수 있도록 최선을 다한다. 이를 위한 치료사의 역량으로, 물리치료 윤리를 바탕으로 한 전문지식(knowledge), 인지기술(cognitive skills) 그리고 메타인지(meta cognition)가 요구된다. 즉흥연주회에서 연주자가 다른 연주자들과 즉석에서 호흡을 맞추듯이, 치료사는 전문지식, 인지기술 그리고 메타인지 역량을 조화롭게 발휘하여 문제해결을 위한 임상의사결정을 한다(그림 1-5). 각각의 정의는 다음과 같다.

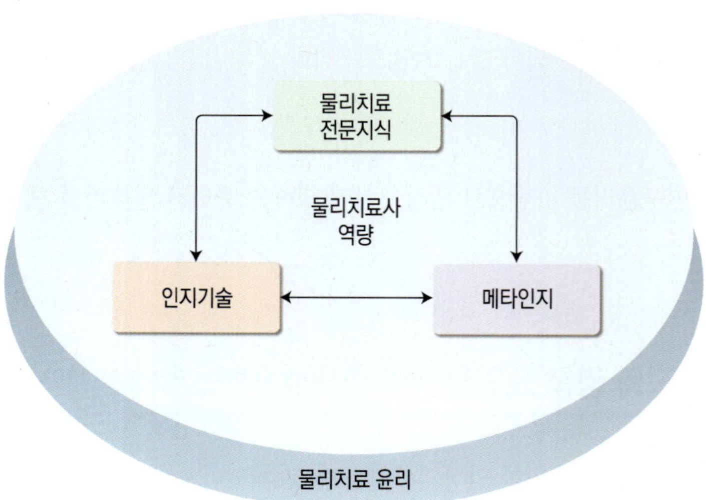

그림 1-5 임상의사결정을 위한 물리치료사 역량

(1) 전문지식

이론과 연구에서 생성된 명제이론과 전문가적 경험으로 알게 된 비명제적 지식으로 구성된 물리치료 관련 전문지식이다. 전문가라면 물리치료 근거의 원천인 전문 교육, 양질의 근거 그리고 자기성찰을 통해 습득한 광범위하고 다차원적인 지식 기반을 갖춰야 한다. 지식은 살아 숨 쉬는 생명처럼 지속적인 업데이트가 필요하다. 참고로 임상전문가의 기준에 대해서는 박스 1-1의 내용을 확인한다.

박스 1-1 물리치료 임상전문가 기준

- 환자 중심적 접근을 한다.
- 환자가 치료에 능동적으로 참여하도록 배려와 격려를 하고, 환자/치료사 간의 협력적 의사결정을 강조하고, 환자가 중요하게 여기는 가치, 사고, 선호도를 존중한다.
- ICF 모델 같은 사회학적 장애모델의 관점에서 운동장애를 포괄적으로 이해한다.
- 물리치료 각 절차의 임상패턴이 내적 조직화되어 있어 환자의 문제점을 신속하고 효율적으로 해결한다.
- 환자 사례별로 복잡하고 애매한 부분까지 심도 있게 고려한다.
- 의무기록지 조사와 첫 병력 청취에서부터 환자의 문제점을 다양한 관점에서 분석한다.
- 환자의 문제점은 근거중심 중재법으로 해결하고, 필요한 경우 대안을 선택하고 적용할 수 있다.
- 전문지식, 감별진단 기술 그리고 자기성찰 능력이 우수해서 각각 환자에게 가장 적합한 임상의사결정을 한다.

(2) 인지기술

인지기술이란 조사 전략, 자료 분석 그리고 자료 통합 능력이다(그림 1-6). 환자 정보 중에는 모호하거나 확실하지 않은 것도 있다. 이런 상황에서 문제점을 확인 및 해결하기 위해서는 전문지식과 함께 인지기술이 요구된다.

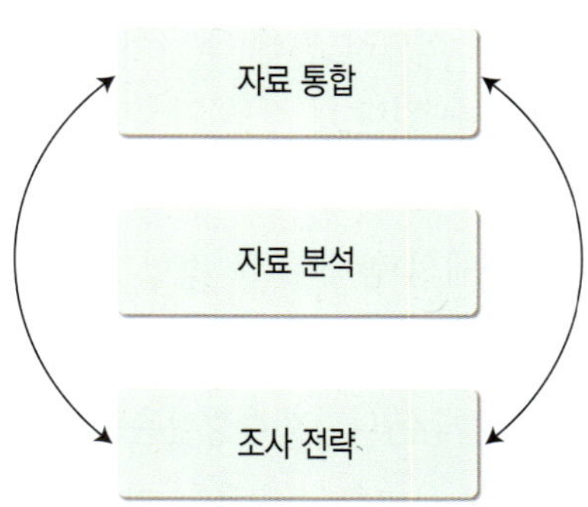

그림 1-6 인지기술의 구성

환자 병력 청취에서 수집한 정보(예: 증상, 활동 또는 참여 제한 또는 환자의 운동장애 이해도 및 치료적 기대감)는 환자의 주관적인 진술이므로 치료사 관점에서 객관적 · 정량적으로 확인해야 한다. 정보를 수집한 다음에는 각각의 정보를 통합하고 의미를 부여하는 고위의 복잡한 인지과정이 수행된다. 이 과정에서 새로운 정보가 추가되면 이전의 해석이 달라지기도 한다. 예를 들어 촉진 시 압통과 능동적 움직임에서 통증을 호소했다면 특정 체성조직의 문제로 생각할 수 있다. 하지만, 오랜 기간에 걸친 신체계통 구조 및 기능의 손상, 활동 제한이 있었다면, 이것은 심리사회적 요인에 크게 영향을 미칠 수 있으므로 치료사의 사고는 중추 감작에 의한 기계적 통각과민으로 바뀔 수 있다. 환자 정보의 통합은 패턴인식의 한 형태이다. 지식은 조직화되지 않은 상태로 또는 조직화된 패턴으로 저장되어 효율적인 의사소통과 사고를 촉진한다. 이러한 패턴은 물리치료사가 자주 경험하는 상황에 대한 기억의 원형(prototypes)이다. 전문적 임상 경험이 쌓일수록 물리치료 진단, 치료 전략 그리고 기능장애의 발생과 지속에 영향을 미치는 요인(환경적, 물리적, 심리사회적, 사회적 및 문화적)에 대한 패턴이 조직화된다. 물리치료 금기증이 될 수 있는 생물의학요인 패턴과 만성 통증, 장기적인 직업 참여 소실 및 회복에 걸림돌이 될 수 있는 심리사회적 요인 패턴도 중요하다.

가설을 생성하고 검증함으로써 패턴은 더욱 조직화되고 신뢰할 만한 것이 되어 새로운 패턴을 학습할 수 있는 조사 전략이 된다. 전문가는 주로 패턴인식으로 물리치료 절차를 수행하지만, 임상 패턴을 인식할 수 있는 충분한 전문지식과 임상경험이 부족한 새내기치료사는 패턴인식보다 시간이 오래 걸리는 가설-검증 접근법으로 문제를 해결한다. 하지만, 물리치료전문가도 익숙하지 않은 새로운 사례나 상황에서는 가설지향적인 조사 전략으로 임상추론을 한다. 이 내용은 제 5장 임상추론에서 자세히 알아보자.

(3) 메타인지

메타인지는 사고과정을 인식하고 모니터링하는 것이다. 패턴인식의 위험요소와 제한을 최소화하면서 일반적인 임상 패턴을 학습 및 인식하기 위해서는 메타인지가 필요하다. 메타인지의 대표적인 형태인 자기성찰을 통해 자료 수집, 임상추론 그리고 물리치료 절차 수행과정을 모니터링할 수 있고, 명제 및 전문 지식과 함께 물리치료 절차를 뒷받침해주는 폭넓은 사회적 · 문화적 신념과 가치를 고려할 수 있다.

자기성찰(reflection) 기술은 매우 중요하다. 1992년 Donald A. Schön에 의하면 자기성찰은 능동적인 지적 과정의 수행, 문제의 탐색 또는 경험 그리고 이로 인해 변화된 관점이나 새로운 통찰력으로 구성된다. 인지분석의 최고 정점에서 자기성찰을 통해 이론과 실기가 통합됨으로써 변화된 개념적 관점을 갖게 된다. 자기성찰은 행위에 대한 목적과 과정을 이해하기 위한 체계적, 비판적 그리고 창의적 사고를 수행하는 것이다. 자기성찰적 사고를 하는 치료사는 1년의 기간 동안 10년에 해당하는 임상경험을 습득할 수 있다는 연구결과도 있다. 효과적인 자기성찰을 위해 자기 인식, 기술, 비평적 분석, 통합 그리고 평가가 요구된다. 각각의 정의는 다음과 같다.

- 자기 인식(self-awareness): 상황은 개인에게 그리고 개인은 상황에 어떤 영향을 미치는지 평가할 수 있는 능력
- 기술(description): 중요한 사건을 인식하고 기억하는 능력
- 비평적 분석(critical analysis): 가설의 검사 · 확인 · 수정 및 대안을 생각하고 찾을 수 있는 능력
- 통합(synthesis): 기존의 근거를 활용해서 새로운 지식으로 통합할 수 있고, 지식을 사용해서 문제를 해결하고 예측할 수 있는 능력
- 평가(evaluation): 의미를 판단할 수 있는 능력

자기성찰의 형태는 실행 후 성찰(reflection on action), 실행 중 성찰(reflection in action) 그리고 실행을 위한 성찰(reflection for action)로 나뉜다. 초보자에서 전문가로 발전함에 따라 실행 후 성찰에서 점차 실행을 위한 성찰로 발전한다(그림 1-7).

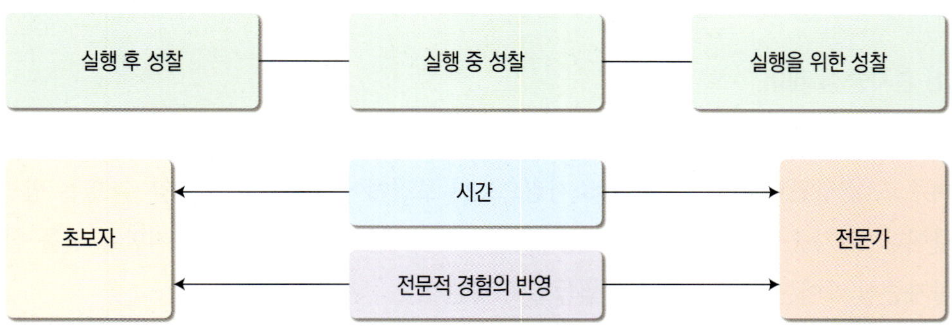

그림 1-7 물리치료전문가 대 새내기치료사의 자기성찰

① 실행 후 성찰

이미 실행한 내용에 대한 자기성찰로 후향적 사고에 해당한다. 경험으로 얻은 것을 자기만의 확실한 지식으로 만들 수 있고, 앞으로 할 일을 계획할 수 있다. 실행 후 성찰은 학생 또는 새내기 치료사들의 자기성찰 방식이다. 임상에서 환자의 동기유발을 위해 사용한 방법이 별로 효과적이지 않았다면, 실행 후 성찰을 통해 다음 치료시간에는 전과 다른 치료전략으로 재구성하게 된다. 실행 후 성찰의 예를 들어 보자. 외상성뇌손상 환자의 하지 MMT(도수근력검사, Manual Muscle Test)를 측정한다고 해 보자. 실제로 측정시간에 환자의 인지손상이 심해 의사소통이 원활하지 않았고 하지의 근육별 MMT를 측정하기가 어려웠다. 이런 경험을 바탕으로 신경계 환자의 MMT를 측정할 때 인지수준을 고려하게 되었다면 이것은 실행 후 성찰에 해당한다.

② 실행 중 성찰

실행 과정 중에 자기성찰을 한다. 실행 중에 무엇을 할 것인지 재구성한다. 예를 들어 발목 스트레칭을 10회 실시하는 프로그램을 수행하는 과정 중에 안정성을 제공할 부위와 가해야 할 힘의 세기를 조절하는 식으로 자기성찰을 한다. 임상 새내기에서 전문가로 발전하는 과정에서 주로 경험하는 성찰 방법이다.

③ 실행을 위한 성찰

과거의 경험적 지식을 바탕으로 행위를 계획하고 시각화한다. 실행을 위한 성찰은 물리치료 단계에서 임상결정이 필요한 부분에 대해 미리 사고하고 계획을 세우는 것이다.

자기성찰은 물리치료 전 수행과정에 적용된다. 제 3장 물리치료 표준절차: 환자/고객관리 모델에서 각 요소마다 자기성찰이 어떻게 이루어지는지 참고한다.

2) 환자/보호자 요인

임상의사결정에 영향을 미치는 환자/보호자 요인은 환자중심 케어, 환자중심 케어 촉진을 위한 전략 그리고 협력적 의사결정의 관점에서 이해한다.

(1) 환자중심 케어

환자중심 케어(patient-centered care)는 물리치료 결과를 향상시키고, 환자의 만족도를 높여주고, 건강관련 사회비용을 감소시킴으로써 보건케어체계의 질을 높일 수 있는 방법 중 하나이다. 환자중심 케어의 개념을 정의하는 것은 복잡하고 어려운 일이지만 문헌을 살펴보면 환자중심 케어는 다음과 같은 개념들로 구성된다.

- ICF 장애모델 같은 생물심리사회적 장애모델의 관점에서 건강상태 증진의 중요성을 이해한다.
- 환자가 자신의 운동장애에 대해 갖는 희망, 느낌 및 두려움을 포함한 의미를 받아들이고 이해하기 위해 노력한다.
- 환자중심 케어의 중심은 환자와 물리치료사 간의 책임을 함께하는 것으로, 임상추론과정(예: 치료계획 결정)에서 컨디션과 동기수준에 맞게 환자를 능동적으로 참여시킨다.
- 환자-물리치료사 관계에서 물리치료사의 개인적 역량과 주관성이 미치는 영향을 인식한다.

환자중심 케어의 구체적인 전략은 다음과 같다.

- 환자가 물리치료를 받는 목표를 이해한다.
- 환자에게 충분한 정보를 제공한다.

- 환자교육을 강화한다.
- 의사결정과 수행에서 환자의 능동적 참여를 촉진한다.
- 의사결정과 수행에서 환자가 책임감을 느낄 수 있도록 적절한 권한을 부여한다.
- 환자가 치료적 의사결정과정에 참여하고 있다는 실제적인 느낌을 갖게 한다.
- 환자의 피드백을 활용한다.
- 환자의 의사표현을 경청한다.
- 환자의 단기 및 장기 목표를 실현한다.

환자중심 케어의 핵심은 환자의 능동적 참여를 촉진하는 것이다. 물리치료사의 태도(attitude) 및 의사소통 기술 그리고 환자의 운동기능장애의 이해 수준이 중요한 요인으로 작용한다. 환자중심 케어의 구체적 실천 전략에 해당하는 환자중심 중재의 효과를 조사한 연구결과를 살펴보자. 2016년 de Vries 등은 70세 이상 또는 이동성 문제(걷기, 움직이기, 침대에서 자세 바꾸기 또는 일어나기, 의자에서 일어서기 또는 계단 오르기의 어려움)가 있는 노인을 대상으로 환자중심 Coach2Move 중재법을 적용한 후 3개월, 6개월 시점에서 후속평가를 하였다. Coach2Move 중재의 특징은 자세한 검진, 치료 목표 수립 시 환자의 능동적 참여, 환자 맞춤형 근거중심 중재를 위한 협력적 의사결정, 치료결과 달성을 위한 환자의 능동적 중재 참여 및 피드백 활용 그리고 가족, 친구 또는 보호자의 참여이다. Coach2Move 중재 결과로, 연구에 참여한 노인들 모두 익숙한 환경에서 안전하게 신체활동이 증가하였고, 쇠약감이 감소하였으며, 비용면에서도 효율적이었다.

(2) 환자중심 케어 촉진을 위한 전략

물리치료사의 의사소통 기술과 환자-물리치료사의 교감 형성이 중요하다. 환자의 운동장애에 대한 주관적 이해 정도와 중재 선호도를 파악한다. 환자의 참여를 높이기 위해서는 열린 마음과 신뢰감 형성이 큰 역할을 한다. 물리치료사의 의사소통 기술은 환자와 좋은 관계를 형성하고 환자중심 의사결정을 하는데 영향을 준다. 환자중심 상담을 위한 소통 기술은 상담기법, 공감대 형성 그리고 감정적 문제 확인 및 대처법 등의 훈련으로 역량을 키울 수 있다. 치료사와 환자 간에 공감대가 형성되면 환자는 의사결정에서 더욱 책임감을 갖게 되고, 서로 간에 신뢰 수준이 높아지며 환자/보호자의 의사결정 능력을 파악하는 것이 쉬워진다.

환자에게 운동장애 관련 정보를 제공하고 환자교육을 실시한다. 현재 상태에 대한 적절한 정보와 치료사 이외의 다른 정보원에 접근할 수 있는 방법을 제공하는 것이 임상의사결정에서 환자 참여를 높이는 핵심전략이다. 어디서든 인터넷 사용이 가능하고 양질의 정보를 수집할 수 있는 현대 시대에 적합한 방법이다. 환자/보호자 교육은 만성 운동장애를 갖고 일상생활을 해야 하는 환자들에게 특히 유용한 전략이다. 예를 들어 만성적으로 웅크린 자세(crouch posture)로 보행하는 환자가 있다고 가정해 보자. '환자의 뒤넙다리근 단축에 따른 무릎관절 굽힘근의 타이트니스를 해결하기 위한 홈 프로그램으로 적합한 것은 무엇인가?' 홈 프로그램(중재법) 선택, 적용 그리고 모니터링에 대한 임상의사결정을 해야 한다. 검진 과정에서 뒤넙다리근 타이트니스가 웅크린 자세로 보행을 하게 되는 원인으로 확인되었다면 앉은 자세에서 다이나믹 뒤넙다리근 스트레칭 같은 홈 프로그램을 제공할 수 있다. 이제 치료사는 무엇을 해야 할 것인가? 환자 및 보호자에게 뒤넙다리근의 타이트니스가 웅크린 자세로 보행하는 데 미치는 영향 및 해결을 위한 스트레칭 방법을 이해하기 쉽게 설명하고 실제 스트레칭 방법에 대해 교육해야 한다. 환자가 근육이 스트레칭되는 느낌을 실제로 느껴보도록 하고, 직접 시범을 보이게 하는 식으로 완전히 이해했는지 확인한다. 스트레칭에서 중요한 부분은 그림으로 작성하여 전달하는 것도 좋은 방법이다. 홈 프로그램의 가장 중요한 점으로 치료시간마다 가정에서 실제로 스트레칭을 하고 있는지, 어려운 점은 없는지 모니터링한다.

(3) 협력적 의사결정

협력적 의사결정(shared decision making)은 양질의 근거중심, 환자중심 물리치료의 필수 요소이다(그림 1-8). 협력적 의사결정이란 물리치료사와 환자/보호자가 협력적으로 문제점의 해결책에 대한 이득과 불이득을 논의하고 환자/보호자의 가치, 선호도, 상황 등을 고려하여 물리치료 절차 관련 결정에 참여하는 것이다. 주된 목적은 문제 이해를 통한 건강행위의 변화를 이끌어내는 데 있다. 의사결정과정에 환자/보호자가 능동적으로 참여하게 되면 실제적인 정보를 수집할 수 있어 보다 정확한 가설을 세울 수 있고, 중재 후 치료결과의 객관적 평가 및 환자/보호자의 만족도를 측정하기가 쉽다. 교육수준이 높고, 젊을수록 그리고 남성보다 여성에서 능동적 참여가 더 높다. 협력적 의사결정은 제 6장에서 다루는 근거중심 물리치료 수행의 중요한 요소이다. 사례를 들어 협력적 의사결정의 수행 방법을 알아보자(박스 1-2).

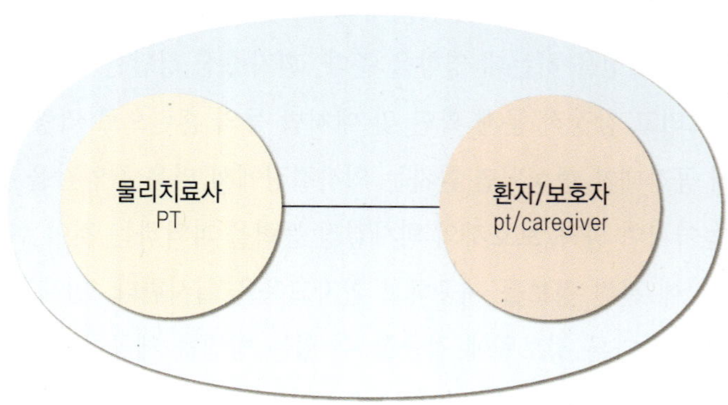

그림 1-8 물리치료사와 환자/보호자가 함께하는 협력적 의사결정

박스 1-2 협력적 의사결정 시나리오

기초 정보 김 ○○은 58세 여성으로 보험회계사로 일하고 있으며, 남편과 2명의 대학생 자녀가 있다. 그녀는 8주간 지속적인 오른쪽 어깨 통증을 호소하고 있다. 안정 시에는 통증이 없지만 어깨를 움직이면 심한 통증(VAS = 8/10)을 느낀다. 체질량지수는 28이고 고혈압이 있으며, 얼마 전 체질량지수와 고혈압 조절을 위해 운동을 시작하자마자 어깨 통증이 시작되었다.

의사결정이 필요한 문제점 정형외과 X-선 검사에서 견봉하충돌증후군 진단을 받고 초음파 검사를 받기로 하였다. 정형외과의는 스테로이드 주사를 처방했고 효과가 없을 시 수술을 할 수 있다고 하였다. 물리치료사는 병력 청취와 검진 절차를 거쳐 회전근개 관련 어깨 통증으로 진단하였다.

의사결정 목록 초음파 검사 여부, 어깨 통증 조절을 위한 중재법 선택

- **초음파 검사:** 대부분 어깨의 비외상성 근육뼈대계통 질환은 초음파 검사에서 증상의 원인을 밝히기 어렵다. 김 OO의 경우도 초음파 검사는 임사의사결정에 별 도움이 되지 않고 통증의 원인을 정확히 밝히기 어려워 치료결과를 확신하기 어렵다.
- **통증조절을 위한 중재법:** 김 ○○의 어깨 통증을 조절하기 위한 각 중재법에 대한 이득과 불이득, 환자의 가치와 주변 상황을 고려한 실현 가능성 여부 등을 치료사, 의사와 상의한다. 통증 감소 및/또는 기능향상의 정도, 소요되는 예상 시간에 대한 상의도 필요하다.
  - **중재 없이 지켜보기(wait and watch):** 뚜렷한 병의 원인이 없고 최상의 중재법에 대한 근거가 없는 상황에서 중재 없이 지켜보는 것도 하나의 중재법이 될 수 있다. 김 ○○이 이 방법을 선택한다면 생활방식과 어깨를 사용하는 활동(걷기, 청소, 정원일)을 천천히 재개하는 문제에 대해 상의해야 한다. 차차 어깨를 사용해도 해가 되지 않고, 통증이 있더라고 가라앉을 것이며, 조직에 손상을 주지 않을뿐더러 어깨를 쓰지 않는 것이 더 해롭다는 점을 이해시켜야 한다.
  - **주사:** 주사는 단기간에 걸친 통증 감소효과 밖에 없다는 점을 상의해야 한다. 스테로이드 계열 주사의 회전근개 관련 어깨 통증의 효과에 대한 근거수준은 낮다. 위약(placebo)으로 주사를 맞은 경우와 비교해서 4~8주간 약간의 통증 감소효과가 지속되었고 보통 3개월도 유지되지 않았다. 한 번의 주사보다는 여러 번 반복해서 주사를 맞는 편이 효과적이지만 스테로이드주사의 부작용으로 건과 연골손상이 있을 수 있다.
  - **운동:** 표준화된 운동법은 없지만 문헌에는 다양한 접근법이 소개되어 있다. 운동을 하는 것이 운동을 하지 않는 것보다 통증 감소에 효과적이고 통증, 삶의 질 측면에서 수술과 운동의 효과를 비교한 10년 후속조사 연구에서도 결과는 비슷하였다. 하지만, 통증 경감의 효과는 사람마다 차이가 있고 매일은 아니지만 하루에 평균 30~60분씩 운동을 해야 하며 운동의 효과를 자주 재평가해야 한다는 점도 설명해야 한다.
  - **수술:** 수술은 흔한 중재법이다. 하지만, 효과면에서 통증 감소와 기능회복의 정도가 기대만큼 크지 않을 수 있다는 점도 설명해야 한다. 수술의 불이득과 불편함도 설명해야 한다. 위험요소는 피부와 관절 감염, 혈관과 신경 손상, 통증 수치의 변화 없음과 기능 소실 그리고 오십견 등이다. 수술은 다른 중재법보다 비용이 높고 시간이 소요된다. 수술 후, 6주간 어깨를 사용하는 일을 하지 못하고, 노동자는 12주까지 어깨를 못 쓸 수도 있다. 운전은 수술 후 평균 29일이 지나야 할 수 있다. 수술 후 포괄적, 점진적 운동 프로그램(비수술적 치료를 위한 운동프로그램과 유사)도 필요하다.

위와 같은 협력적 의사결정 과정에서 전문지식, 근거 활용, 의사소통 역량이 발휘되어야 한다.

3) 환경 요인

임상의사결정에 영향을 주는 환경 요인으로 차료환경, 활용 가능한 정보원과 접근성 그리고 환자/보호자 및 사회적 요인을 들 수 있다.

(1) 치료환경

요양병원, 재활병원, 일반 병 · 의원, 스포츠센터, 아동발달센터, 복지관, 입원 또는 외래치료 그리고 가정에서 홈 프로그램 등 환자가 주로 치료를 받는 환경은 치료결과에 영향을 준다. 우리나라의 의료시스템을 고려할 때, 각 치료환경마다 환자의 상태, 치료 횟수, 시간 그리고 기간 등에 차이가 있고, 물리치료의 특성상 일회성으로 끝나는 경우는 드물기 때문에 담당하는 환자의 기능적/의학적 상태를 고려한 치료 환경이 중요하다. 예를 들어 고령화에 따른 심혈관계통 질환 및 치매로 인한 기능장애는 요양병원 또는 재활병원에서 장기간에 걸친 입원, 치료 그리고 교육이 필요하다. 이 경우 급성요통으로 병원을 찾는 환자들에 대한 물리치료 접근과는 달라야 할 것이다. 특히 치료기간은 중요한 요인이다. 병 · 의원의 정책, 국민건강보험공단의 지원 그리고 환자의 개인적 상황 등에 따라 물리치료 기간이 달라진다. 예를 들어 만성 뇌졸중 같은 만성운동장애 환자는 여러 문헌에 의하면 최소 12주 이상 집중적인 중재가 이뤄졌을 때 환자에게 의미 있고, 측정 가능한 기능의 회복을 기대할 수 있다.

(2) 활용 가능한 정보원과 접근성

치료에 도움을 줄 수 있는 정보와 인적자본의 정보를 구할 수 있는 자원도 중요한 환경 요인이다. 기능장애에 관해 다양한 측면에서 정보를 얻을 수 있는 전문서적, 근거를 제공하는 웹사이트 또는 전문가 같은 자원에 원활히 접근할 수 있을 때 체계적인 임상의사결정을 수행할 수 있다. 환자사례마다 관련 서적을 찾아보고 전문 서치를 통해 환자에게 적합한 근거를 수집하고 활용하는 노력이 필요하다. 또한, 재활팀의 여러 임상전문가들과의 상호협력 및 의사소통도 필수조건이다.

(3) 환자/보호자 및 사회적 요인

현재의 장애모델 관점에서는 환자의 개인 요인(연령, 가치, 선호도, 성향 등), 사회적 지원 그리고 직계가족이 미치는 영향이 크다. 사회적 제도, 법, 정책 등도 고려요인이다. 만 6세에서 65세 미만의 장애인이면서 서비스 종합조사 1~15구간 해당자를 대상으로 활동보조(신체 활동, 가사지원, 이동보조 등)를 지원하는 장애인 활동지원을 예로 들 수 있다.

3 임상의사결정 시 유의할 점 Considerations in the clinical decision making

"치료사의 선입견이 작용한다면, 임상의사결정이 제대로 이루어질 수 있을까?"라는 질문을 받게 된다면 누구라도 적절한 임상의사결정을 수행할 수 없다고 답할 것이다. 다음은 치료사들이 갖기 쉬운 선입견들이다.

- 임상의사결정 초기 단계에서 수집한 정보에만 의존하고 추가적으로 필요한 정보를 고민하거나 보완하지 않고 물리치료 진단 및 중재를 위한 가설을 수립하는 것은 위험하다.
- 설정한 가설을 지지하는 근거뿐 아니라 반박하는 근거도 함께 분석하고 통합하여 가장 유용한 정보를 취한다.
- 실제로 알고 있는 것 이상의 지식을 갖추고 있다고 잘못 생각해서는 안 된다. 자만심은 부족한 정보 또는 직관에 따른 진단 및 치료로 이어지기 쉽다. 객관적으로 조직화된 정보가 아닌 개인적 신념이 임상의사결정과정에 개입되지 않도록 주의한다.

요점

1. 임상의사결정은 환자중심 케어와 근거를 바탕으로 사고(thinking)와 실행(action)이 반복되는 과정이다. 물리치료는 검진, 평가, 진단, 예후 및 치료계획, 중재 그리고 결과평가 절차가 역동적으로 작용하는 과정이다. 치료사는 물리치료 전 과정에서 주관적 사고나 직감이 아닌 과학적 사고에 의한 실행, 즉 임상의사결정을 해야 한다.
2. 성공적인 임상의사결정을 위한 치료사 역량은 전문지식, 인지기술(조사 전략, 자료 수집, 자료 분석 등) 그리고 메타인지(자기성찰) 등이다. 자기성찰은 메타인지의 대표적인 형태로 사고에 대한 사고이다. 자기성찰은 실행 후 성찰, 실행 중 성찰, 실행을 위한 성찰로 나뉘며, 임상 전문성이 높아질수록 실행을 위한 성찰 쪽으로 발전한다.
3. 환자/보호자와 협력적 의사결정으로 치료결과와 만족도를 높일 수 있다.

연습문제

REVIEW QUESTIONS

1. 임상의사결정의 정의로 틀린 것은?

① 치료사의 주관적 판단에 의존한다.
② 과학적인 사고와 행동의 연속과정이다.
③ 물리치료 임상의사결정과 같은 말이다.
④ 임상추론을 통해 환자의 문제점을 해결하는 것이다.
⑤ 물리치료 절차 수행과정의 환자의 니즈를 해결하는 것이다.

2. 치료사의 역량에 관한 설명으로 옳은 것은?

① 전문지식은 의학적 지식을 뜻한다.
② 가족중심치료와 치료사의 역량은 연관이 없다.
③ 환자/보호자의 참여를 중요하게 여기지 않는다.
④ 인지기술은 조사 전략, 자료 분석, 자료 통합 등으로 구성된다.
⑤ 메타인지는 자료 분석, 자료 통합, 조사 전략을 통합적으로 사용하는 능력이다.

3. 임상의사결정에 대한 설명으로 틀린 것은?

① ICF 장애모델로 운동장애를 포괄적으로 이해한다.
② 환자의 문제점을 해결하기 위해 가설을 사용한다.
③ 물리치료 윤리의식을 바탕으로 한 의사결정이 요구된다.
④ 환자의 문제점을 해결하기 위해 근거중심 접근법이 반드시 필요한 것은 아니다.
⑤ 물리치료 수행의 전 과정을 문제해결 지향적 기록방식인 SOAP으로 문서화한다.

연습문제 답

1. ①　2. ④　3. ④

학생활동 STUDENTS ACTIVITIES

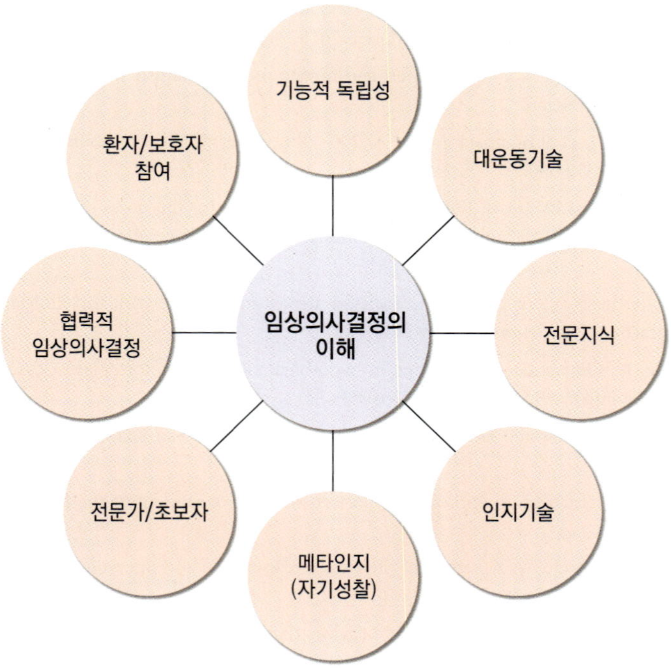

위의 관계도를 구성하는 핵심개념을 바탕으로 팀원들끼리 다음 내용에 대하여 의견을 교환해 보시오.

1. 대운동기술의 측면에서 기능적 독립성을 물리치료의 목표와 연관 지어 설명할 수 있는가?
2. 물리치료 임상의사결정은 무엇이며, 왜 중요한가?
3. 임상의사결정을 위한 치료사의 역량인 전문지식, 인지기술, 메타인지는 무엇인가?
4. 환자/보호자와 협력적 임상의사결정이 필요한 이유는 무엇인가?
5. 전문가와 초보자의 자기성찰 방식은 어떻게 다른가?

참고문헌 REFERENCES

1. Atkinson HL, Nixon-Cave K. A tool for clinical reasoning and reflextion using the international classification of functioning, disability and health (ICF) framework and patient management model. Phys Ther. 2011;91(3): 416-430.
2. Atkins S, Murphy K. Reflection: a review of the literature. J Adv Nurs. 1993;18:1188–1192.
3. de Vries NM, Staal JB, van der Wees PJ, et al. Patient-centred physical therapy is (cost-) effective in increasing physical activity and reducing frailty in older adults with mobility problems: a randomized controlled trial with 6months follow-up. Journal of Cachexia, Sarcopenia and Muscle 2016;7:422-435.
4. Doody C, McAteer M. Clinical reasoning of expert and novice physiotherapists in an outpatient orthopaedic setting. Physiotherapy. 2002;88(5):258-268.
5. Edwards I, Jones M, Carr J, et al.Braunack-Mayer A. 2004. Phys Ther. Clinical reasoning strategies in physical therapy. Phys Ther. 2004;84(4):312-330.
6. Hanna SE, Bartlett DJ, Rivard LM, et al. Russell DJ. Reference curves for the gross motor function measure: percentiles for clinical description and tracking over time among children with cerebral palsy. Phys Ther. 2008;88(5):596-607.
7. Kenyon LK. The hypothesis-oriented pediatric focused algorithm: a framework for clinical reasoning in pediatric physical therapist practice. Phys Ther. 2012;93(3):413-417.
8. Malerbra KH, Tecklin JS. Clinical decision making in hypotonia and gross motor delay: a case report of type 1 spinal muscular atrophy in an infant. Phys Ther. 2013;93(6):833-841.
9. Schön D. The Reflective Practitioner: How professionals think in action. San Francisco, CA: Jossey-Bass Inc Publishers;1983.
10. Umphred D. Conceptual model of an approach to the sensorimotor treatment of the headinjured client. Phys Ther. 1983;63(12):1983-1987.
11. van Baar ME, Dekker J, Bosveld W. A survey of physical therapy goals and interventions for patients with back and knee pain. Phys Ther. 1998;78(10):33-42.
12. Wainwright SF, Shepard KF, Harman LB, Stephens J.Factors that influence the clinical decision making of novice and experienced physical therapists. Phys Ther. 2011 Jan;91(1):87-101.

CHAPTER 02

ICF 장애모델로 운동장애 이해하기

Understanding motor disability with ICF disablement model

핵심단어

- 장애모델 Disablement model
- 장애의 이해 Understanding of disability
- 생물의학적 모델 Biomedical model
- 생물심리사회적 모델 Biopsychosocial model
- Nagi 장애모델 Nagi disablement model
- ICIDH-1 장애모델 ICIDH-1 disablement model
- NCMRR 장애모델 NCMRR disablement model
- ICIDH-2 장애모델 ICIDH-2 disablement model
- ICF 장애모델 ICF disablement model
- 기능 Functioning
- 장애 Disability
- 세포 수준 Cellular level
- 신체계통 수준 Body system level
- 사람 수준 Person level
- 사회 수준 Society level
- 환자/고객관리모델 Patient/client management model

학습목표

1. 장애모델의 기본 구조(세포 수준, 신체계통 수준, 사람 수준, 사회 수준)를 설명할 수 있다.
2. 생물의학적 장애모델과 생물심리사회적 장애모델의 차이를 설명할 수 있다.
3. Nagi, ICIDH-1, NCMRR, ICIDH-2, ICF 장애모델의 구성 영역, 용어, 장 · 단점을 설명할 수 있다.
4. ICF 장애모델로 운동장애를 포괄적으로 이해하고 분석하는 방법을 설명할 수 있다.
5. ICF 장애모델의 신체계통 구조 및 기능의 손상, 활동 제한, 참여 제한 수준의 운동장애 항목을 구분할 수 있다.
6. ICF 장애모델의 물리치료 활용에 대해 설명할 수 있다.

1 장애모델의 개요 Overview of disablement models

1) 장애모델의 구성 영역 및 의미

장애모델은 기능 또는 장애와 관련된 자료 간의 관계를 장애 영역별로 시각화하여 아이디어를 조직화해주는 개념적 틀(conceptual framework)이며 유용한 분석도구이다. 장애모델을 활용하면 장애 영역 및 구성 항목 간의 연관성을 비교 분석함으로써 운동장애를 포괄적으로 이해할 수 있다. 주변에서 쉽게 볼 수 있는 모델하우스를 생각해 보자. 새로운 집을 이해하기 위해 모델하우스에 들러보면 방, 주방, 거실, 화장실 같은 집을 구성하는 필수 영역과 구성요소를 살펴볼 수 있어 집을 전체적으로 잘 이해할 수 있다.

장애모델로 장애를 이해하는 것도 모델하우스로 집을 이해하는 것과 비슷한 공식이 작동한다. Nagi 장애모델부터 ICF 장애모델까지 모든 장애모델은 세포(cellular), 신체계통(body system), 사람(person) 그리고 사회(social) 수준의 네 가지 영역에서 각각 장애를 확인하고 포괄적으로 이해하도록 되어 있다(그림 2-1).

예를 들어 관절염 환자의 운동장애를 물리치료사 관점에서 이해한다는 것은 세포 수준, 신체계통 수준, 사람 수준 그리고 사회 수준의 운동장애를 각각 확인하고 비교 분석하면서 포괄적 관점에서 관절염에 의한 기능장애를 이해하는 것이다(그림 1-1 참고). 세포 수준은 의학적 영역으로 병리의 유무에 따른 의학적 진단에 대한 것이다. 신체계통, 사람 그리고 사회 수준은 운동기능 영역으로 물리치료사의 주된 관심영역이다. 신체계통 수준의 운동장애는 움직임과 관련된 신체계통의 해부생리학적 수준에서의 문제(예: 근력 약화, 관절가동범위 제한, 통증, 피부 물집)가 있는 것이다. 사람 수준의 운동장애는 일상생활을 수행하는 수단인 행위에 문제가 있는 것으로 물리치료 관점에서는 일상생활에 필요한 대운동기술(예: 기능적 자세, 움직임)을 수행하는 것에 제한이 있는 것이다. 예를 들어 학생이 수업을 듣는 일상생활에 필수적인 앉은 자세 유지(대운동

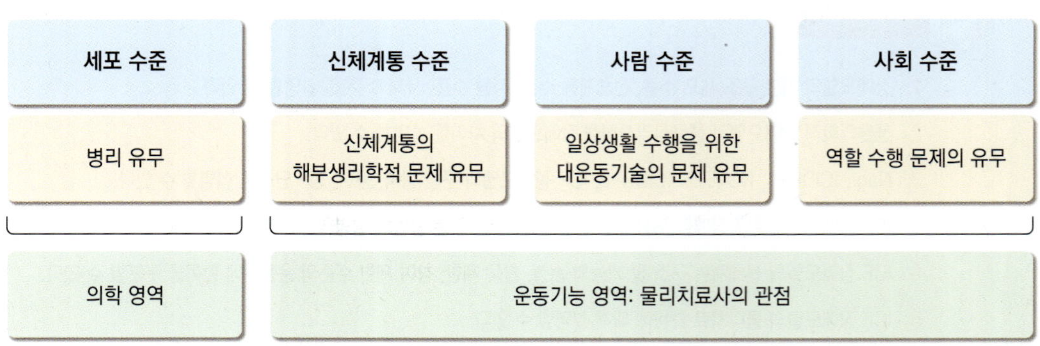

그림 2-1 장애모델의 구성

세포, 신체계통, 사람 그리고 사회 수준에서 운동장애의 포괄적 이해

기술)에 문제가 있다면 사람 수준에서 운동장애가 있는 것이다. 사회 수준의 운동장애는 개인의 역할 수행(예: 학생, 부모, 자녀, 친구 등)에 완전참여가 어려운 것이다. 예를 들어 학교 수업에 절반 밖에 참여할 수 없다면 완전참여 100%를 기준으로 참여율이 50% 밖에 안 되므로 사회 수준에서 운동장애가 있는 것이다.

2) 장애모델의 개념 변화

초기의 장애모델은 생물의학적 모델(biomedical model)을 기반으로 한다. 생물의학적 모델의 관점에서, 건강하지 못한 것은 질병의 직접적인 결과이며 그 원인은 질병에 이환된 개인에게 있다. 치유는 의료전문가의 치료나 수술로만 가능하다. 치료가 안 된다면 그 상태에 적응하고, 개인의 행동방식을 바꿔야 한다. WHO에서 1948년에 개발된 ICD(국제질병분류, International Classification of Diseases)는 생물의학적 모델에 기반한 것이다. ICD는 의학적 진단과 사망에 대한 통계를 다루는 질병분류체계이다.

이후 1977년 엥겔에 의해 생물학, 심리학 및 사회 환경 요인 간의 학제 간 모델인 생물심리사회적 모델(biopsychosocial model)이 개발되었다. 다면적 사고를 이용한 최초의 모델로 심리학, 건강, 의학 그리고 인간발달분야에 영향을 미쳤다. WHO에서도 생물심리사회적 모델을 기초로 '건강은 개인이 익숙한 환경 속에서 기능적으로 건강한 것'이라고 정의하였다. 기능적 건강 문제는 질환 그리고 개인에게 영향을 미치는 상황 요인에 의해서도 발생할 수 있다. 따라서 기능적 건강 향상을 목적으로 하는 서비스 제공은 의료전문가로만 제한해서는 안 된다. 기능적 건강의 목표는 질병의 치유뿐 아니라 개인이 사회로 완전 통합되는데 문제가 되는 법적, 물리적 및 사회적 장벽을 확인하고 사회 환경의 변화를 추구함으로써 이를 해결하는데 있다(그림 2-2).

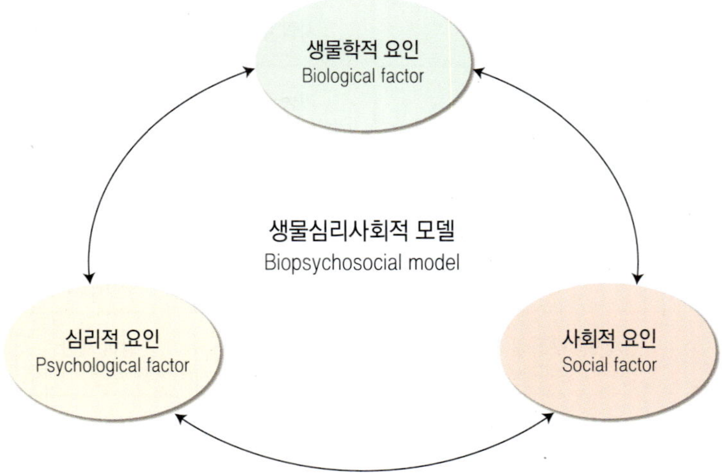

그림 2-2 생물심리사회적 모델

WHO에서는 생물심리사회적 모델에 기초하여 1980년 ICIDH−1(International Classification of Impairments, Disabilities, and Handicaps 1)을 시작으로 2001년 ICF 장애모델을 개발하였다. ICF 장애모델은 장애를 질병의 결과로써가 아니라 건강상태를 구성하는 다양한 건강구성요소들 간의 상호작용의 결과로 이해한다.

이와 같이 장애에 대한 개념과 인식이 생물의학적 관점에서 생물심리사회적 관점으로 변화됨에 따라 장애모델도 시대에 맞게 그 영향을 받았다. 최초의 장애모델은 1965년 Nagi 장애모델이며, 이후로 1980년 WHO의 초기 장애모델인 ICIDH−1, 1991년 NCMRR(미국의료재활연구센터 모형, National Center for Medical Rehabilitation Research), 1997년 WHO의 ICIDH−2 그리고 2001년 ICF 장애모델로 발전하였다. 장애모델을 연대순으로 정리하면 그림 2−3과 같다.

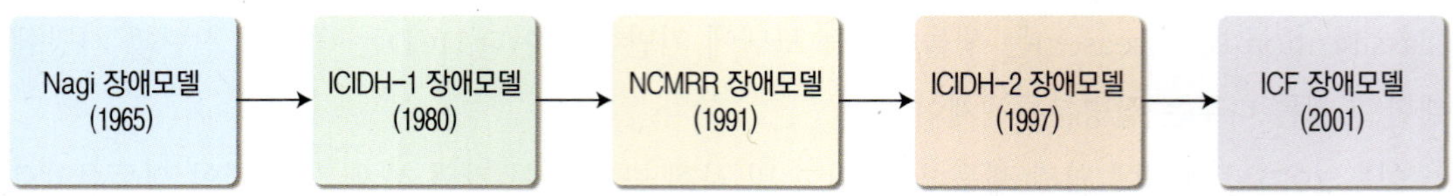

그림 2-3 장애모델의 발전

Nagi 장애모델, ICIDH−1 장애모델, NCMRR 장애모델, ICIDH−2 장애모델 그리고 ICF 장애모델 모두 앞서 설명한 대로 세포 수준, 신체계통 수준, 사람 수준, 사회 수준에서 장애를 이해하며 각각의 모델별로 명칭하는 용어가 있다(그림 2−4). ICF 장애모델은 ICIDH−1이 ICIDH−2로 개정된 다음 ICIDH−2의 기본 맥락은 유지하면서 장애에 대한 개인적 특성과 사회 환경적 특

장애모델	세포 수준	신체계통 수준	사람 수준	사회 수준	
Nagi	병리활성상태 Active pathology	손상 Impairment	기능 제한 Functional limitation	장애 Disability	
ICIDH-1	질환 Disease	손상 Impairment	기능제약 Disability	사회적 불리 Handicap	
NCMRR	병태생리 Pathophysiology	손상 Impairment	기능 제한 Functional limitation	장애 Disability	사회적 한계 Social limitation
ICIDH-2	건강상태 Health conditions	신체계통 구조 및 기능의 손상 Impairment of body function & structure	활동 제한 Activity limitation	참여 제한 Participation limitation	상황 요인 Contextual factor
ICF	건강상태 Health conditions	신체계통 구조 및 기능의 손상 Impairment of body function & structure	활동 제한 Activity limitation	참여 제한 Participation limitation	상황 요인 Contextual factor

그림 2-4 장애모델별 구성 영역 및 용어

성을 통합한 것이다. 장애모델별로 특징, 구성 영역 및 용어, 물리치료사례 적용 그리고 제한점 순으로 알아보자.

2 장애모델: Nagi 장애모델부터 ICF 장애모델까지

Disablement model: from Nagi model to ICF model making

1) Nagi 장애모델

(1) Nagi 장애모델의 특징

Nagi 장애모델은 1965년 사회학자 Saad Nagi에 의해 처음 소개되었다. Nagi는 장애 및 관련 문헌들의 내용이 장애를 설명하기에 불충분하다는 이유로 스스로 Nagi 장애모델을 개발하였다. 그림 2-5에서 보는 바와 같이 Nagi 장애모델은 선형적 구조로 각 영역 간의 상호작용 없이 독립적으로 작용한다. 즉, 화살표가 한 방향으로만 향하고 있는데, 이것은 영역 간에 뚜렷한 인과관계를 말해준다. 병리활성상태(active pathology) 또는 생리적 과정에서 문제가 발생하면 신체계통 수준(신경계통, 근육뼈대계통, 피부계통 등)에 손상(impairment)이 생긴다. 이것이 원인이 되어 개인 수준에서 이동, 말하기, 옷 입기 같은 일상생활동작과 함께 보다 높은 수준의 정신작용이 필요한 쇼핑이나 식사 준비, 영화보기 같은 고위 생활기술에 기능 제한(functional limitation)이 생기고, 직장생활 수행 같은 사회 수준에서 개인의 역할에 장애(disability)를 겪게 된다. Nagi 장애모델에서는 장애를 개인의 사회적 역할에 부정적인 변화가 생긴 것으로 본다.

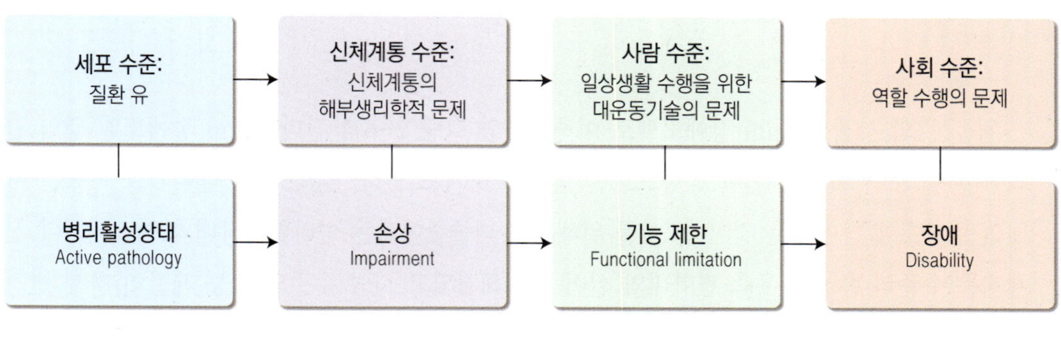

그림 2-5 Nagi 장애모델

(2) Nagi 장애모델의 구성 영역 및 용어

Nagi 장애모델은 병리활성상태, 손상, 기능 제한, 장애 등 4개 영역으로 구성되고 각기 세포 수준, 신체계통 수준, 사람 수준, 사회 수준에서 장애를 기술한다. 운동장애 관점에서 각 용어의 정의는 다음과 같다.

- 병리활성상태(active pathology): 개인의 건강한 상태를 유지하는 데 필요한 정상적인 생리작용 및 활성 상태에 문제가 생긴 것을 말한다.
- 손상(impairment): 신체기관(organ) 또는 계통(system) 수준에서 해부학적 · 생리학적 · 정신학적 또는 감정학적 이상 또는 소실이 생긴 것을 말한다.
- 기능 제한(functional limitation): 사람 수준에서 대운동기술 또는 그 조합으로 이뤄지는 일상활동 수행력(performance)에 제한이 있는 것을 말한다.
- 장애(disability): 사회 · 문화적 환경(socio-cultural environment) 및 물리적 환경(physical environment) 속에서 사회적 역할 및 과제를 수행하는 데 제한이 있는 것을 말한다.

(3) 사례로 익히는 Nagi 장애모델

김 ○○의 사례(박스 2-1)를 들어 Nagi 장애모델로 운동장애를 이해하고 물리치료의 방향을 계획해 보자. 또한 Nagi 장애모델의 제한점에 대해서도 생각해 보자.

박스 2-1 김 ○○의 기초 정보

김 ○○은 73세 남성이다. 좌측중대뇌동맥(left middle cerebral artery) 경색(infarction)으로 우측편마비(right hemiplegia)와 함께 실어증(aphasia) 증세를 보이고 있다. 현재, 물리치료를 받기 위해 입원 중으로, 기능적 자세 변경이 어렵고, 네발지팡이를 짚고 한 명의 보조자로부터 중등도의 도움을 받아 10m 거리를 걸을 수 있는 상태이다. 발병 전에는 치매에 걸린 아내의 병간호를 담당했었다. 현재 김 ○○이 가장 바라는 것은 조금이라도 아내의 병간호를 하는 것이다. 지금은 간병인이 김 ○○의 아내를 돌보고 있다.

김 ○○의 사례를 Nagi 장애모델로 이해한다면 그림 2-6과 같다. Nagi 장애모델 영역 간의 작용을 보면 화살표가 한 방향으로만 영향을 미치고 있다. 김 ○○의 물리치료 목표는 아내의 병간호에 참여하는 것이다. 이를 위해서는 뇌졸중이라는 병리활성상태가 해결되어야 신체계통 수준의 손상인 우측 편마비와 실어증이 해결되고 사람 수준의 기능 제한인 자세 변경 제한과 보행 제한이 해결되어 사회 수준의 장애인 아내의 병간호를 할 수 없다는 문제가 해결된다. Nagi 장애모델은 대표적인 생물의학적 모델로 뇌졸중이라는 병이 치료 또는 치유되어야 기능수준이 회복될 수 있다는 관점이다. 이 관점에서 보면 김 ○○이 아내의 병간호에 참여하는 것은 어렵다.

김 ○○의 사례를 사회적 모델인 ICF 장애모델로 이해해 보자. 그림 2-7의 영역별 화살표 관계를 보면 아내의 병간호를 할 수 없는 원인에는 뇌졸중이라는 건강상태뿐 아니라 신체계

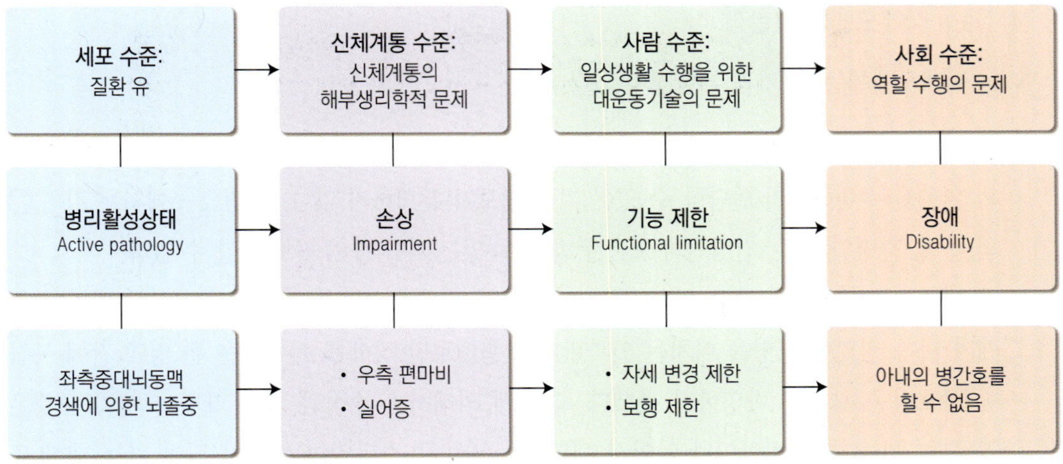

그림 2-6 김 ○○의 운동장애: Nagi 장애모델의 관점

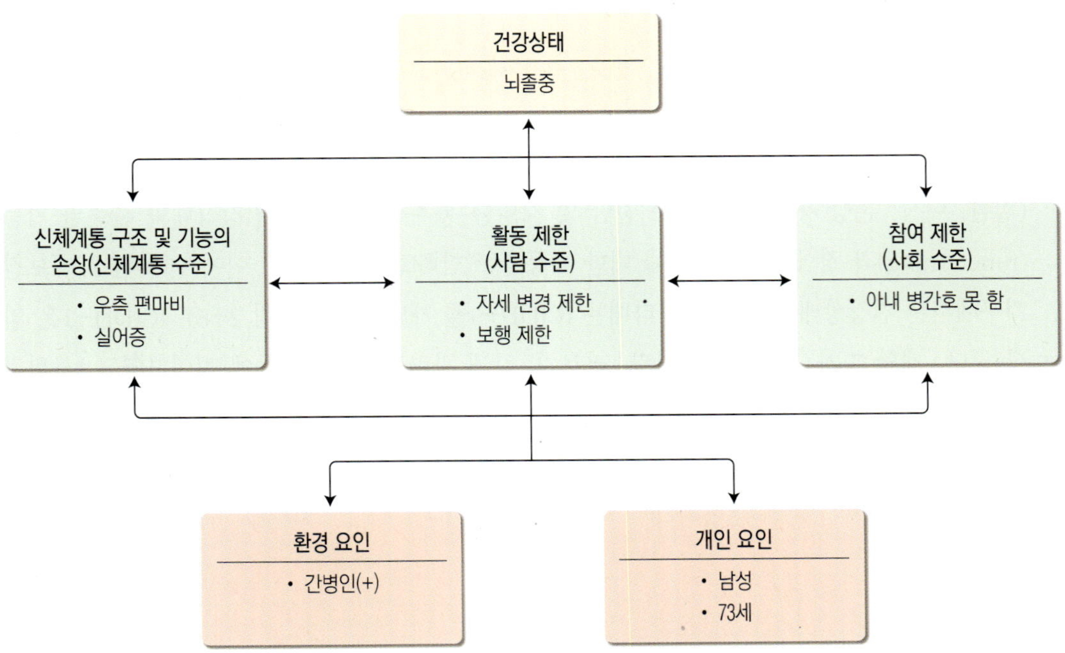

그림 2-7 김 ○○의 운동장애: ICF 장애모델의 관점

통 기능의 손상인 편마비, 활동 제한인 자세 변경 제한과 보행 제한이 모두 영향을 미친다. 이 요인(들)을 치료목표로 정할 수 있고 기능이 향상된다면 아내의 병간호에 참여할 수 있을 것이다. 간병인이라는 환경 요인도 긍정적으로 작용하므로(촉진 요인) Nagi 장애모델과 달리 ICF 장애모델의 관점에서는 김 ○○이 아내의 병간호에 참여할 수 있도록 물리치료 목표를 세울 수 있고, 이것은 환자의 치료 참여에 큰 동기부여가 될 것이다.

(4) Nagi 장애모델의 제한점

Nagi 장애모델에는 몇 가지 제한점이 있다.

- 첫 번째, 장애의 수준을 결정하기가 어렵다. 사례 김 ○○의 경우, 사회 수준에서 어느 정도의 역할을 수행하는지 판단할 수 있는 기준 정보가 분명하지 않다. 그림 2-6에서는 김 ○○의 나이, 간병인 유무, 간병인의 도움을 받을 수 있는 기간 등의 정보를 알 수 없다.
- 두 번째, 앞서 언급한 대로 영역 간에 상호작용 없이 병리활성상태를 전제로 한 영역의 문제가 다음 영역에 영향을 미치는 인과관계의 형태로만 장애를 이해했을 뿐 영역 간에 복잡한 상호작용 관계를 반영하지 못했다. 질환에 의해서만 손상과 기능 제한이 생기는 것은 아니다. 예를 들어 비만이나 앉아서 생활하는 라이프 스타일이 원인이 되어 기능 제한 또는 장애가 발생할 수 있다.
- 마지막으로, 사회적 구조와 태도 같은 사회 장벽(social barrier)을 고려하지 않았다.

2) ICIDH-1 장애모델

(1) ICIDH-1 장애모델의 특징

ICIDH-1이 개발된 배경에 대해서 알아보자. WHO에서 제공하는 ICD 제 10판은 건강상태(질환, 이상, 손상 등)를 분류하여 진단 및 사망률 통계를 다룰 뿐, 건강상태와 관련된 기능(functioning)과 장애(disability)에 대한 내용은 포함하고 있지 않다. 이에 1980년 세계보건기구에서는 건강상태의 결과를 나타내는 ICIDH-1을 개발하였다(그림 2-8). ICIDH-1은 임상 진단, 재활 평가, 기록, 모니터링, 리서치, 장애 관련 정책 수립 등에 기여하였고, 사회적 맥락에서 다양한 요인을 고려하여 사회적 불리(handicap)를 정의하였다. ICIDH-1은 특징적으로 신체기능의 문제가 사회 수준에서 어떻게 사회적 불리 상황을 초래하는지에 초점을 두고 장애를 이해하고자 한 모델이다.

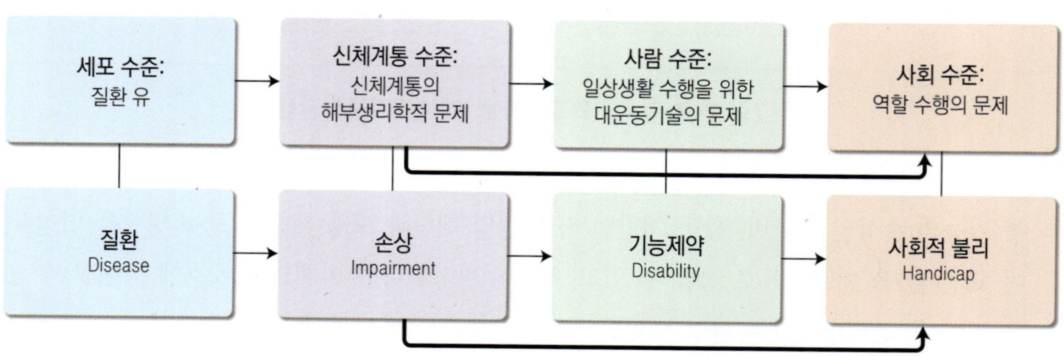

그림 2-8 ICIDH-1 장애모델

(2) ICIDH-1 장애모델의 구성 영역 및 용어

ICIDH-1 장애모델은 질환, 손상, 기능제약, 사회적 불리 등 4개 영역으로 구성되고 각기 세포 수준, 신체계통 수준, 사람 수준, 사회 수준에서 장애를 나타낸다. 운동장애 관점에서 각 용어의 정의는 다음과 같다.

- 질환(disease): 내재적 병리상태 또는 질병을 가리킨다.
- 손상(impairment): 신체기관 또는 계통 수준에서 정신적 · 신체적 또는 해부학적 구조나 기능에 소실(이상)이 생겨 병리적 상태가 외재화된 것을 말한다. 예를 들어 마비, 척수손상, 말초신경 손상 등이다.
- 기능제약(disability): 손상의 결과로 활동을 정상적으로 수행하는 능력이 제한 또는 상실된 것이다. 예를 들면 보행을 하지 못하고, 볼 수 없거나 듣지 못하는 것이 기능제약이다.
- 사회적 불리(handicap): 손상 또는 기능제약으로 정상적인 역할수행에 제한이 따르거나 불가능한 상태를 말한다. 사회적 불리에는 연령, 성별, 사회문화적 요인이 영향을 끼친다. 사회적 불리의 예로는 직업 유지와 자녀 양육의 어려움 또는 불가능이 있다.

(3) 사례로 익히는 ICIDH-1 장애모델

사례를 들어 ICIDH-1 장애모델로 물리치료가 필요한 장애를 이해하고, 영역 간의 관계에 대해서도 생각해 보자. 이 ○○은 32세 남성으로 직업은 택배 배달원이다. 며칠 전 발목을 심하게 삐어 현재 택배 배달 업무를 할 수 없는 상태이다. ICIDH-1의 영역 및 그에 따른 장애 수준에 따라 이 ○○의 사례를 적용해 보자(그림 2-9). 다시 택배 배달 업무를 시작하기 위해서

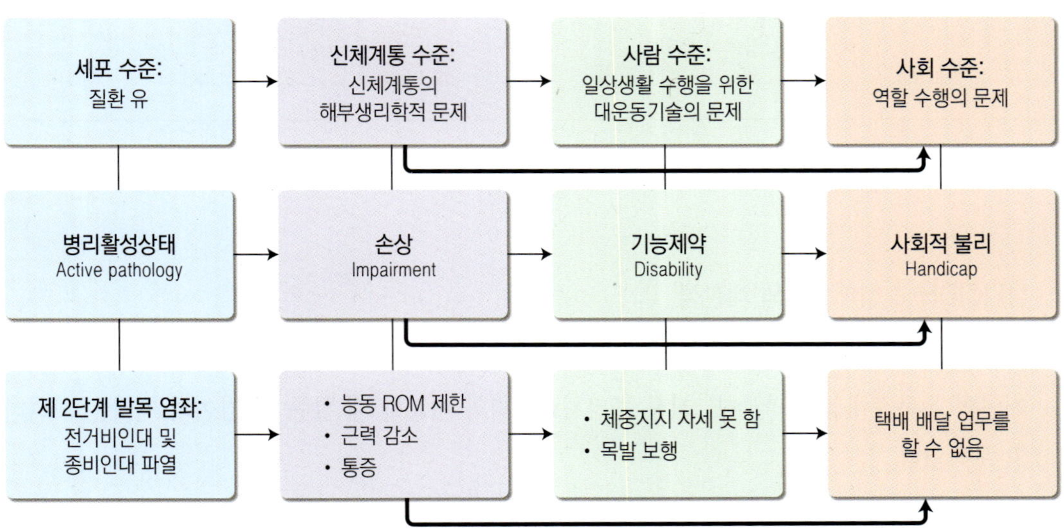

그림 2-9 이 ○○의 운동장애: ICIDH-1 장애모델의 관점

는 세포 수준의 문제인 발목 염좌의 치유가 먼저 이뤄져야 하며, 신체계통 수준에서 능동관절 가동범위 제한, 근력 감소, 통증 등의 신체기능의 감소가 택배 배달 업무를 할 수 없는 사회적 불리에 큰 영향을 미친다.

이번에는, 이 ○○의 사례를 ICF 장애모델로 이해해 보자(그림 2-10). 신체계통의 기능 장애(관절가동범위 제한, 근력 감소, 통증), 활동 제한(체중지지 자세 유지 못 함, 목발 보행)을 개선하기 위해서는 직장 정책이라는 환경 요인을 고려해야 한다. 유급 휴가, 조퇴 활용 같은 시스템이 잘 마련되어 있어 병원에서 물리치료를 받을 수 있다면 이 ○○의 신체계통, 사람, 사회 수준의 운동장애를 해결하는데 촉진 요인으로 작용할 것이다.

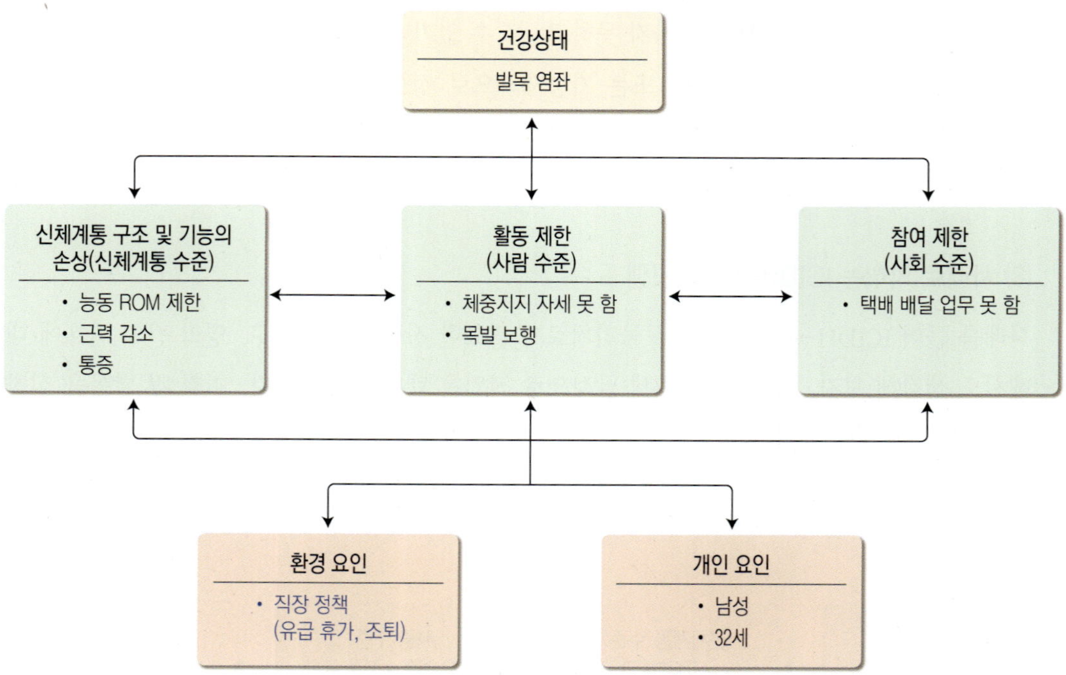

그림 2-10 이 ○○의 운동장애: ICF 장애모델의 관점

(4) ICIDH-1 장애모델의 제한점

ICIDH-1 장애모델은 물리치료 목표 및/또는 중재 계획 시 신체계통의 손상 수준의 관점에서 개인의 운동장애를 바라본다. 최신 물리치료견지와 비교할 때 활동 및 참여의 맥락은 고려하지 못하였다.

3) NCMRR 장애모델

(1) NCMRR 장애모델의 특징

1990년 설립된 NCMRR(미국의료재활연구센터, National Center for Medical Rehabilitation Research)은 과학 지식의 눈부신 발달은 장애를 가진 사람들의 삶의 질의 향상에도 기여해야 한다고 생각하였다. 이러한 노력의 결과 1991년 NCMRR 장애모델이 탄생하였다. NCMRR 장애모델은 Nagi 장애모델을 수정한 것으로 장애에 영향을 미치는 요인으로 사회적 한계 영역을 포함시켰다. 장애는 환경의 지대한 영향을 받는다는 점을 강조하면서 사회가 개인의 과제, 활동 그리고 역할 참여를 제한한다는 것이다. 예를 들면 고용주가 장애를 가진 고용인이 보다 효율적으로 일할 수 있는 작업환경을 제공하지 않거나, 공공기관 출입구가 휠체어 출입이 어려운 계단으로만 되어 있는 경우이다.

NCMRR 모델의 관점에서, 장애는 과제, 활동 그리고 개인 및 사회에서 기대되는 역할 수행에 제한이 있는 것으로 정의된다. 기능 제한을 가진 개인이 가족, 직장 그리고 지역사회에서 어떻게 잘 적응하는지가 주된 관심사이다. Nagi 장애모델과 NCMRR 장애모델의 가장 큰 차이점은 NCMRR 모델에서는 장애가 발생하는 과정에서 Nagi 장애모델과는 달리 사회적 한계를 중요한 요인으로 보았다는 점이다(그림 2-11).

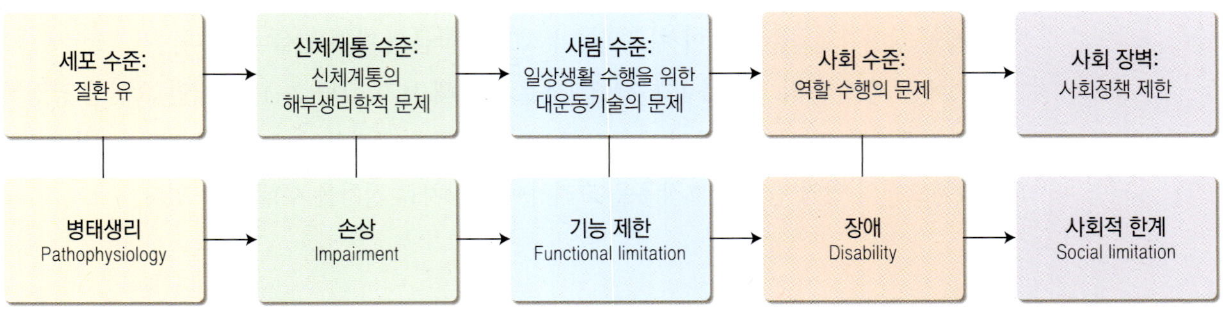

그림 2-11 NCMRR 장애모델

(2) NCMRR 장애모델의 구성 영역 및 용어

NCMRR 장애모델의 구성 영역은 병태생리, 손상, 기능 제한, 장애, 사회적 한계 등이며, 이에 대응하는 장애 수준은 세포 수준, 신체계통 수준, 사람 수준, 사회 수준 그리고 사회 장벽이다. 운동장애의 관점에서 각 용어의 정의는 다음과 같다.

- 병태생리(pathophysiology): 정상생리 및 발달과정 또는 구조 변화로 인하여 질병이 발생한 상태이다.
- 손상(impairment): 신체계통 수준에서 기능이 감소 또는 상실된 것이다.

- 기능 제한(functional limitation): 사람 수준에서 신체계통의 고유기능을 수행하는 데 제한 또는 감소가 있는 것이다. 예를 들어 일상생활에 필요한 걷기와 같은 활동이 제한되거나 완전히 상실된 경우이다.
- 장애(disability): 과제, 활동, 사람 및 사회 맥락에서 기대되는 역할 수행의 제한을 뜻한다.
- 사회적 한계(social limitation): 사회정책 또는 사회 장벽에서 비롯된 제한으로 역할을 온전히 수행할 수 없거나, 필요한 서비스와 기회에 다른 사람들과 달리 접근이 거부되는 것을 말한다.

(3) 사례로 익히는 NCMRR 장애모델

사례를 들어 NCMRR 장애모델의 개념에서 물리치료가 필요한 질환에 대해 이해해 보자. 박 ○○은 긍정적인 성격의 22살 대학야구선수이다. 연습 중에 상완관절와순 파열로 가시위근의 근력 감소와 공을 던질 때 통증을 호소한다. 이 결과, 투수라는 야구선수로서의 역할과 일상생활에 어려움이 있다. 공을 본래 실력의 75% 밖에 던질 수 없어 선발투수의 역할을 할 수 없고, 학교 장학금을 받지 못하게 되었다. 즉, 질환이 발생하여 해부학적, 생리학적, 정신 · 감정적 신체계통에 손상이 오고, 이에 따라 야구선수로서 그리고 일상생활에 필요한 활동에 기능 제한이 생기므로 사회적 역할 수행이 어려워지고, 그 결과 사회적 한계에 이른다는 관점이다. 이와 같은 박 ○○의 사례를 NCMRR 장애모델로 나타내면 그림 2-12와 같다. 세포 수준의 문제인 상완관절와순 파열이 치료되어야 학교 장학금을 다시 받을 수 있다.

이번에는 박 ○○의 사례를 ICF 장애모델로 이해해 보자(그림 2-13). 개인 요인인 긍정적 성격이 신체계통 및 사람 수준의 운동장애, 환경 요인에 긍정적인 요인으로 작용할 것이므로 ICF 장애모델의 영역 간의 상호작용을 고려하여 물리치료 절차를 수행할 수 있다.

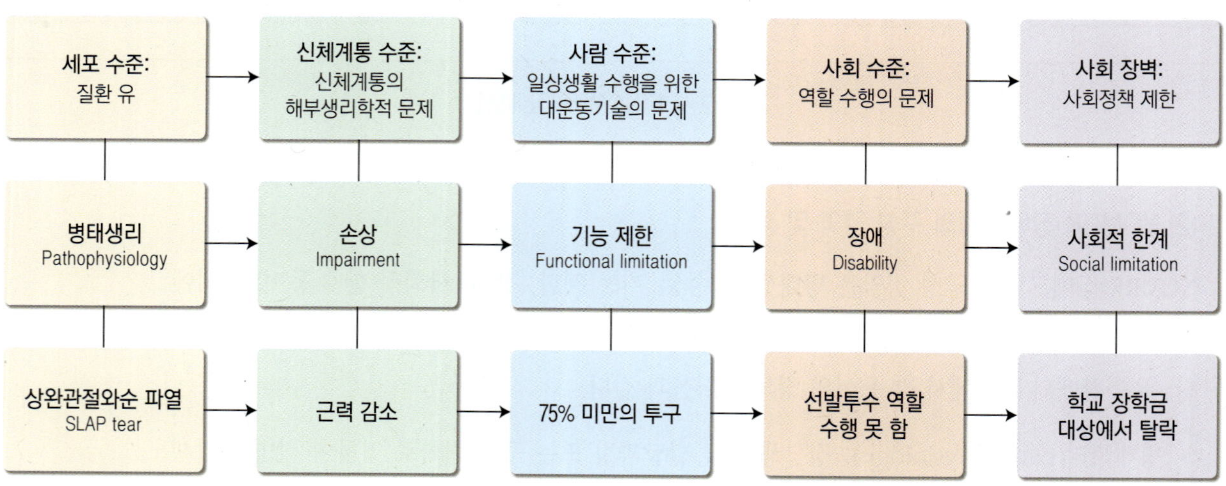

그림 2-12 박 ○○의 운동장애: NCMRR 장애모델의 관점

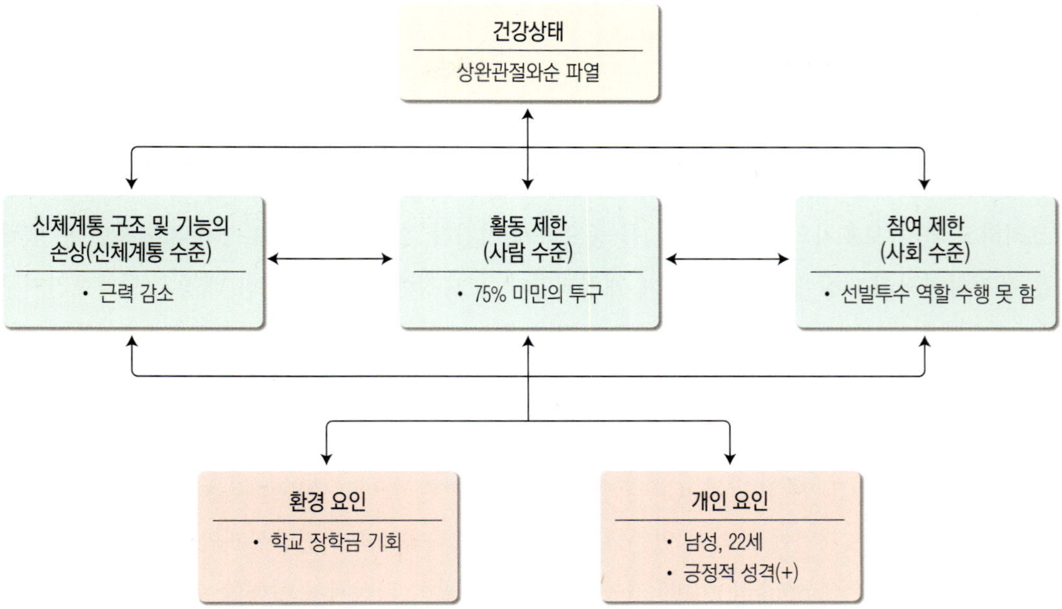

그림 2-13 박 ○○의 운동장애: ICF 장애모델의 관점

(4) NCMRR 장애모델의 제한점

박 ○○의 사례에서 보았듯이 NCMRR 장애모델도 영역 간에 상호작용을 고려하지 않고, 화살표가 한 영역에서 다른 영역을 향해 한 방향으로 작용한다는 것이 제한점이다. 2001년 개발된 NCMRR 장애모델은 현재 새롭게 업데이트되어 재활 시 삶의 질을 향상시킬 수 있는 궁극적 목표를 성취하기 위한 환자의 능동적 참여를 강조하고 있다.

4) ICIDH-2 장애모델

WHO는 ICIDH-1의 문제점을 보완하고자 1997년 ICIDH-2를 발표하였다. 장애는 질병이나 손상에 의해서만 생기는 것이 아니다. 사회적 차별 상황에서도 독립된 개인으로서의 역할 수행을 못 할 수 있고 이것도 마찬가지로 장애로 여긴다는 점이 ICIDH-1과 다른 부분이다. ICIDH-2는 건강상태 자체가 아닌 결과를 측정하고 장애를 개인의 문제뿐 아니라 사회적 문제로 간주한다. ICIDH-2는 2개의 파트로 구성된다. 파트 1은 건강영역으로 신체기능 및 구조, 활동 및 참여 그리고 파트 2는 건강관련영역으로 환경 요인과 개인 요인을 포함하는 상황 요인으로 되어 있다. ICIDH-2 모델은 이후 보다 긍정적이며, 환경 지향적 맥락에서 수정된 ICF 장애모델로 발달한다. ICIDH-2와 ICF 장애모델의 구성 영역이 같기 때문에 바로 이어지는 ICF 장애모델에서 함께 설명한다.

5) ICF 장애모델

(1) ICF 장애모델의 특징

ICF 장애모델은 기능(functioning)과 장애(disability)에 관한 정보를 기술하고 조직화하는 국제적인 분석 틀이다. 생물심리사회적 장애모델로 개개인의 건강상태를 이해할 때 다양한 요인을 고려하고 환자/보호자의 니즈(needs)를 중요하게 여긴다. 2001년 ICIDH-2가 기본적인 큰 맥락은 유지하면서 ICF 장애모델로 새롭게 개정되었다. ICF 장애모델이 탄생한 배경은 세계보건기구의 국제질병분류 제 10판은 질병의 의학적 진단에 초점을 맞춘 것으로 기능에 중점을 둔 분류체계가 필요했기 때문이다. ICF 장애모델은 보건의료분야는 물론 사회 안전, 교육 산업, 노동 산업, 경제 분야 그리고 입법 분야에서도 사용되고 있다. WHO에서는 포괄적인 시각으로 건강상태를 이해하기 위해서 ICD 제 10판과 ICF 장애모델을 상호보완적으로 사용할 것을 권고하고 있다.

ICF 장애모델은 개인에게 의미 있는 활동과 참여라는 맥락에서 건강상태와 관련된 기능과 장애를 표현하는 언어(language)이며, 기능과 장애를 포괄적 관점에서 이해할 수 있도록 가이드해 주는 개념적 틀이다. '기능'은 신체계통 구조 및 기능, 활동, 참여 등의 용어로 설명되는 포괄적 개념으로 개인의 건강과 상황 요인이 긍정적으로 작용하는 상태를 말한다. 신체계통에 손상이 없고 일상생활을 위한 활동 및 참여가 온전한 상태이다. '장애'는 신체계통 구조 및 기능의 손상, 활동 제한, 참여 제한 등의 용어로 설명되는 포괄적 개념으로 개인의 건강과 상황 요인이 부정적으로 작용하는 것이다. 신체계통 구조 및 기능의 손상, 활동 제한 또는 참여 제한 중 어느 한 영역에라도 해당된다면 장애라고 한다(그림 2-14).

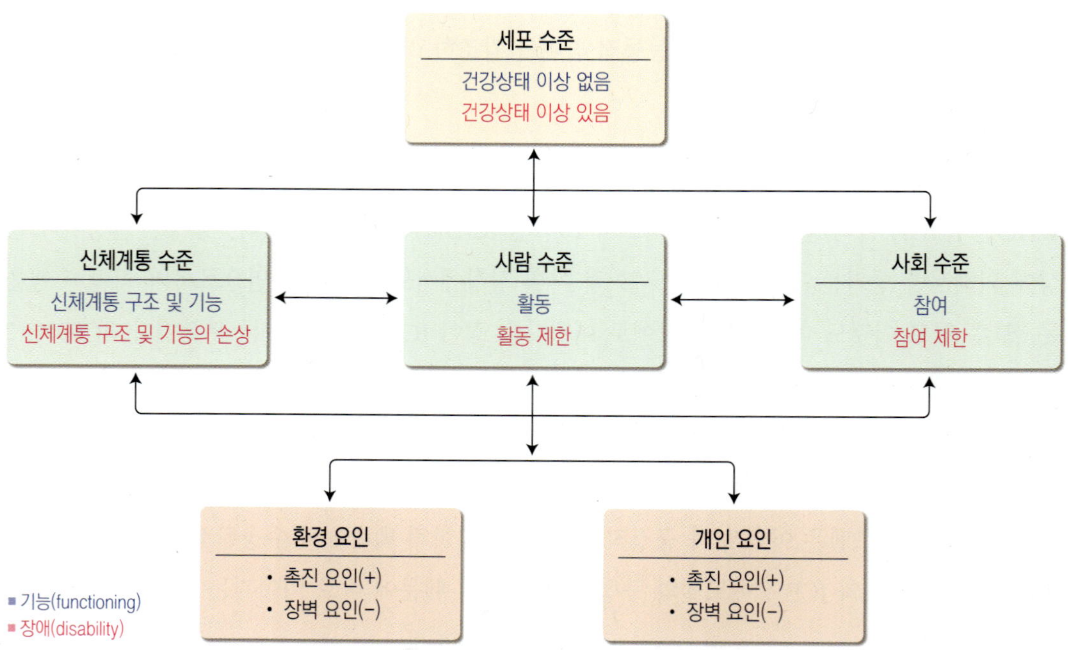

그림 2-14 ICF 장애모델

아동과 청소년용 ICF-CY (ICF-Children and Youth version) 장애모델, 부모용 ICF-P (ICF-Parent version) 장애모델도 있다. ICF-CY는 발달하는 아동의 특성을 기록하고 환경이 미치는 영향을 강조한다. ICF-P는 장애아를 둔 부모가 아이의 능력(ability)과 어려움(challenges)을 파악하여 아이 특성에 맞는 활동과 참여 수준에서 놀이, 학교생활 그리고 가정생활을 보다 즐겁게 할 수 있도록 의사결정을 돕고자 개발되었다.

ICF 장애모델의 구체적인 특징은 다음과 같다.

- 신체계통 구조와 기능, 활동, 참여 그리고 촉진 요인 등의 긍정적 용어로 일상생활에서의 활동과 참여에 아무런 문제가 없는 기능(functioning)을 기술하고, 신체계통 구조 및 기능의 손상, 활동 제한, 참여 제한 그리고 장벽 요인 등의 부정적 용어를 사용하여 장애(disability)를 표현한다.
- ICF 장애모델은 이전의 장애모델들과 달리 영역 간의 상호작용을 강조하는 양방향성(bidirectional) 모델이다. 병적 원인이 아니더라도 신체계통 구조 및 기능의 손상, 활동 제한, 참여 제한 같은 장애가 생길 수 있다. 참여 제한은 활동 제한을 가져오고 활동 제한은 신체계통의 손상을 초래할 수 있다. 예를 들어 어떤 이유로 역할 수행의 참여가 제한된다면 역할 수행에 필요한 활동(대운동기술) 수준이 감소하고 근력 감소, 통증 같은 신경 · 근육 · 뼈대계통의 기능에 손상이 생길 수 있다(그림 2-15). 외재적 환경 요인 및 개인 요인은 ICF 장애모델의 모든 영역(건강 요소)에 영향을 미친다.

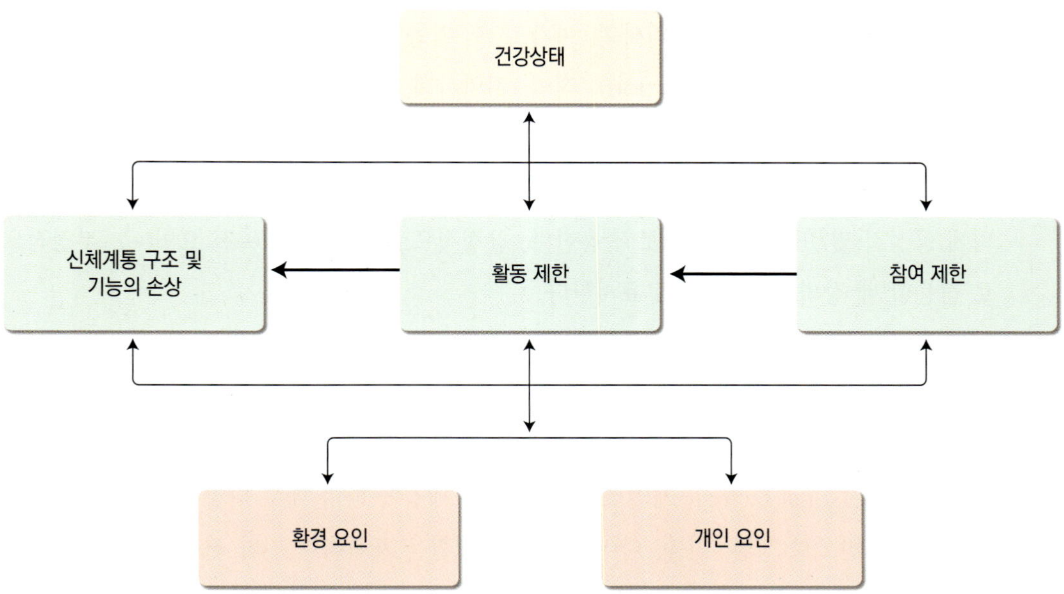

그림 2-15 ICF 장애모델: 참여 제한이 활동 제한과 신체계통 구조 및 기능의 손상에 영향을 미치는 관점

- ICF 장애모델은 '위–아래 접근법(top–down approach)'이다. 근거중심, 결과중심 그리고 문제해결 지향적 방법으로 환자 및 가족의 참여를 강조한다. 따라서 정보수집, 중재 계획 및 중재는 환자에게 익숙한 다양한 환경(예: 집, 학교, 직장, 지역사회, 여가활동장소 등)에서 환자에게 의미 있는 활동을 바탕으로 한다.

(2) ICF 장애모델의 구성 영역 및 용어

ICF 장애모델의 구성 영역은 세포 수준에서 건강상태 유 · 무, 신체계통 수준에서 신체계통 구조 및 기능(손상), 사람 수준에서 활동(제한), 사회 수준에서 참여(제한) 그리고 상황 요인이다. 각각의 구성 영역은 '건강 요소'라는 용어로 달리 사용하기도 한다.

- 건강상태(health condition): 질병이나 질환에 걸렸거나 걸리지 않은 상태를 모두 포함한다.
- 신체계통 구조 및 기능(body structure & function): 신체 구조는 팔, 다리, 뇌, 피부, 신경, 근육 같은 신체 부분의 해부학적 측면에서의 신체계통을 말하고, 신체기능은 신체 구조 고유의 생리적 기능(예: 근력)이다.
- 신체계통 구조 및 기능의 손상(impairment): 신체 구조와 기능에 이상 또는 소실이 있다.
- 활동(activity): 대운동기술을 수단으로 수행하는 개인 활동, 직업 활동, 여가 활동 등으로 구성된다.
- 활동 제한(activity limitation): 대운동기술을 수단으로 수행하는 개인 활동, 직업 활동 및/또는 여가 활동에 제한이 따르는 것이다.
- 참여(participation): 직업, 지역사회, 여가, 사회 활동 등에 완전참여를 뜻한다.
- 참여 제한(participation restriction): 직업, 지역사회, 여가 또는 사회 활동의 참여에 제한이 따르는 것이다.
- 상황 요인(contextual factors): 환경 요인 및 개인 요인으로 나뉘며, ICF 장애모델의 각 영역에 긍정적 및/또는 부정적으로 작용한다. 긍정적으로 작용할 때 촉진 요인(+), 부정적으로 작용할 때 장벽 요인(–)으로 표시한다.
- 환경 요인(environmental factor): 개인이 스스로 조절할 수 있는 범위 밖의 외재적 요인을 말한다. 예를 들어 가족, 친구, 일, 학교, 정부기관, 법과 규칙, 문화적 신념, 보조 장비 및 테크놀로지(technology) 등이다.
- 개인 요인(personal factor): 개인 요인은 문화적 배경에 따라 매우 다양하다. 개개인의 특별한 배경요인으로 성별, 인종, 나이, 물리치료질환을 포함하여 기타 건강상의 문제, 생활방식, 습관, 교육수준, 행동양상 등이다.

(3) 사례로 익히는 ICF 장애모델

사례를 들어 ICF 장애모델의 개념에서 물리치료가 필요한 질환에 대해 이해해 보자. 강 ○○은 사무실에서 컴퓨터 업무를 하는 42세 여성으로, 일주일 전 교통사고로 편타성 부상(whiplash injury)을 입고 심한 두통, 어지럼증, 근 파워 감소, 짜증을 호소하고 있다. 현재 직장 출근은 못하고 있다. 그림 2-16을 보면 각 영역이 서로 영향을 끼치고 있다. 화살표의 방향과 굵기를 자세히 보면 편타성 부상에 따른 신체계통의 기능 손상과 활동 제한의 연관성이 크다. 또한 환경 요인으로 직장 정책은 물리치료를 받을 수 있는 시간을 포함해서 신체계통과 사회수준에 큰 영향을 미친다.

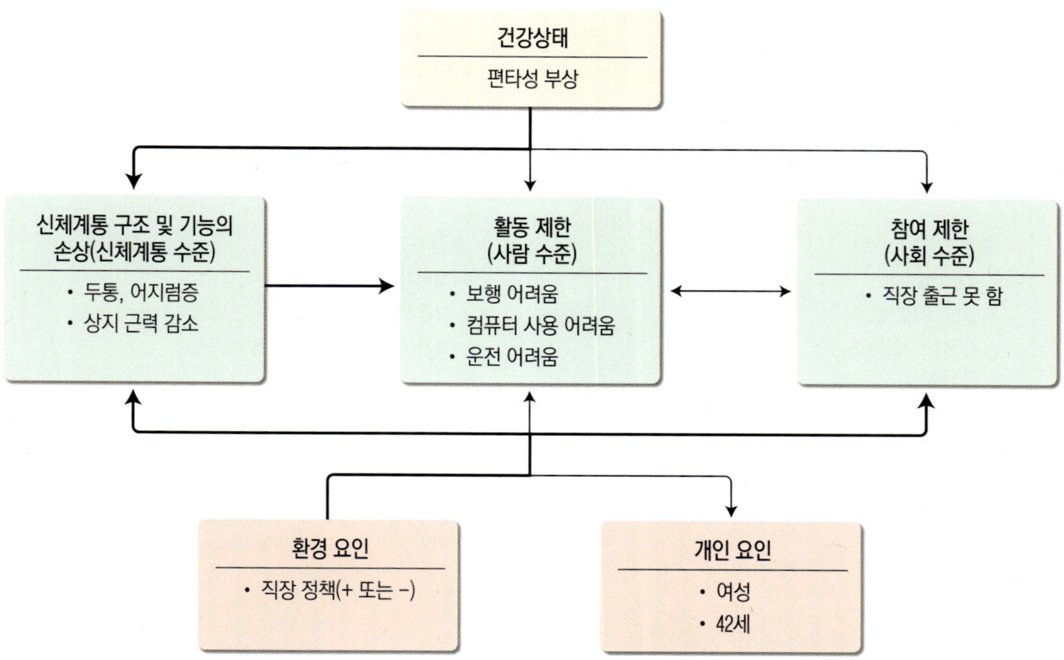

그림 2-16 강 ○○의 운동장애: ICF 장애모델의 관점

(4) ICF 장애모델과 코어셋

ICF 장애모델은 근육뼈대계통 질환, 신경계통 질환, 정신건강, 기타 질환, 노인 및 직업관련, 심장혈관계통 및 호흡계통 질환 그리고 암 등 크게 7개 범주의 69개 질환에 대한 코어셋(core-set)을 제공하고 있다. ICF 장애모델의 코어셋은 치료사가 임상에서 쉽고 효율적으로 ICF 장애모델을 적용할 수 있도록 질환에 따라 ICF 장애모델을 영역별로 정리한 체크항목리스트이다. 웹사이트 https://www.icf-researchbranch.org/download/category/4-icf-core-sets를 참고하면 ICF 장애모델의 코어셋에 대한 보다 많은 정보를 구할 수 있다.

표 2-1은 뇌졸중의 ICF 장애모델의 코어셋으로 신체계통 구조 및 기능, 활동, 참여 그리고 환경 요인 등 각 건강요소에서 체크해야 할 항목들이다. 표를 살펴보면 상황 요인 중 개인 요인이 빠져 있다. 문화적 다양성이 매우 광범위해 한정적 요인으로 특정화하기에 어렵기 때문이다. Geyh 등은 ICF 장애모델의 국제전문가들의 공식 합의를 거쳐, 표 2-1의 코어셋 중에서 뇌졸중 환자의 재활 시에 초점을 맞추어야 할 항목들을 영역별로 제시하였다. 괄호 안의 수치는 전문가들 간 의견의 일치를 나타내는 백분율(%)이다.

신체 구조
- 뇌 구조(100%)
- 상지 구조(7%)

신체 기능
- 의식 기능(100%)
- 지남력 기능(86%)
- 근파워 기능(82%)
- 언어 기능(75%)
- 집중력 기능(50%)
- 기억 기능(25%)

활동 및 참여
- 보행(100%)
- 말하기(100%)
- 화장실 사용(93%)
- 먹기(68%)
- 씻기(50%)
- 옷 입고 벗기(43%)
- 구두메시지로 의사소통(4%)

환경 요인
- 직계가족(93%)
- 보건전문가(43%)
- 보건서비스, 시스템 및 정책(29%)

표 2-1 ICF 장애모델의 코어셋: 뇌졸중

신체계통 구조 및 기능 (body structures & functions)	활동 및 참여 (activity & participation)	환경 요인 (environmental factors)
의식 기능(consciousness functions)	듣기(listening)	개인소비용품 또는 물질(products or substances for personal consumption)
지남력 기능(orientation functions)	기술 습득(acquiring skills)	개인일상생활용품 및 기술(products & technology for personal use in daily living)
지적 기능(intellectual functions)	주의집중(focusing attention)	개인의 실내 · 외 이동 및 수송용 제품 및 기술 (products & technology for personal indoor & outdoor mobility and transportation use)
기질 및 성격 기능(temperament & personality functions)	읽기(reading)	의사소통용 제품 및 기술(products & technology for communication)

표 2-1 ICF 장애모델의 코어셋: 뇌졸중(계속)

신체계통 구조 및 기능 (body structures & functions)	활동 및 참여 (activity & participation)	환경 요인 (environmental factors)
에너지 및 심리적 활력 기능 (energy & drive functions)	쓰기(writing)	공공건물 설계, 축조, 건축 관련 제품 및 기술(design, construction & building products & technology of buildings for public use)
수면 기능(sleep functions)	계산하기(calculating)	개인용 건물 설계, 축조, 건축관련 제품 및 기술(design, construction & building products & technology of buildings for private use)
주의력 기능(attention functions)	문제해결(solving problems)	자산(assets)
기억 기능(memory functions)	단일임무수행 (undertaking a single task)	자연지리(physical geography)
감정 기능(emotional functions)	복합임무수행 (undertaking a multiple task)	직계가족(immediate family)
지각 기능(perceptual functions)	일상생활수행 (carrying out daily routine)	확대가족(extended family)
고급 인지 기능 (higher-level cognitive functions)	스트레스 및 기타 심리적 요구에의 대응(handling stress & other psychological demands)	친구(friends)
언어 기능 (language functions)	구두메시지로 의사소통 (communicating with-receiving spoken messages)	지인, 또래, 동료, 이웃, 공동체구성원 (acquaintances, peers, colleagues, neighbours and community members)
계산 기능 (calculation functions)	비언어적 전달메시지로 의사소통 (communicating with-receiving nonverbal messages)	개인적 케어 제공자 및 보조원 (personal care providers & personal assistants)
연속적 복합동작의 정신 기능 (mental function of sequencing complex movements)	문어로 전달받은 메시지로 의사소통(communicating with-receiving written messages)	보건전문가 (health professionals)
자아 및 시간인식 기능 (experience of self & time functions)	말하기(speaking)	건강관련전문가 (health-related professionals)
시각 기능(seeing functions)	비언어적 메시지 전달 (producing nonverbal message)	직계가족의 태도(individual attitudes of immediate family members)
안구 내 · 외부구조의 기능(functions of structures adjoining the eye)	메시지 작성 (writing messages)	친구의 태도 (individual attitudes of friends)
고유수용성감각 기능 (proprioceptive functions)	대화(conversation)	지인, 또래, 동료, 이웃, 공동체구성원의 태도 (individual attitudes of acquaintances, peers, colleagues, neighbours and community members)

표 2-1 ICF 장애모델의 코어셋: 뇌졸중(계속)

신체계통 구조 및 기능 (body structures & functions)	활동 및 참여 (activity & participation)	환경 요인 (environmental factors)
촉각 기능 (touch functions)	의사소통 장비 및 기술의 이용 (using communication devices & technologies)	개인적 케어 제공자 및 보조원의 태도 (individual attitudes of personal care providers & personal assistants)
온도 및 기타 자극과 관련된 감각 기능 (sensory functions related to temperature & other stimuli)	기본적인 자세 변화 (changing basic body position)	보건전문가의 태도 (individual attitudes of health professionals)
통증 감각 (sensation of pain)	자세 유지 (maintaining a body position)	건강관련전문가의 태도 (individual attitudes of health-related professionals)
음성 기능(voice functions)	스스로 자리이동(transferring oneself)	사회의 태도(societal attitudes)
조음 기능(articulation functions)	물건 들기와 옮기기 (lifting & carrying objects)	건축 및 축조서비스, 시스템 및 정책(architectures and construction services, systems & policies)
말의 유창성과 리듬(fluency & rhythm of speech functions)	미세한 손동작(fine hand use)	주택공급서비스, 시스템 및 정책 (housing services, systems & policies)
심장 기능(heart functions)	손과 팔 이용(hand & arm use)	의사소통서비스, 시스템 및 정책 (communication services, systems & policies)
혈관 기능(blood vessel functions)	보행(walking)	운송서비스, 시스템 및 정책 (transportation services, systems & policies)
혈압 기능(blood pressure functions)	이동(moving around)	법률서비스, 시스템 및 정책 (legal services, systems & policies)
운동내성 기능 (exercise tolerance functions)	장소 이동(moving around in different locations)	협회 및 기구서비스, 시스템 및 정책 (associations & organizational services, systems & policies)
섭취 기능(ingestion functions)	장비를 이용한 이동 (moving around using equipment)	일반적인 사회지원서비스, 시스템 및 정책 (general social support services, systems & policies)
배변 기능 (defecation functions)	운송수단이용 (using transportation)	보건 서비스, 시스템 및 정책 (health services, systems & policies)
배뇨 기능 (urination functions)	운전(driving)	노동 및 고용 서비스, 시스템 및 정책 (labour and employment services, systems & policies)
성 기능(sexual functions)	씻기(washing oneself)	
관절 가동 기능 (mobility of joint functions)	자기 몸 관리 (caring for body parts)	

표 2-1 ICF 장애모델의 코어셋: 뇌졸중(계속)

신체계통 구조 및 기능 (body structures & functions)	활동 및 참여 (activity & participation)	환경 요인 (environmental factors)
관절 안정성 기능 (stability of joint functions) 화장실 사용(toileting)	자기 몸 관리 (caring for body parts)	
근파워 기능 (muscle power functions)	옷 입고 벗기(dressing)	
근긴장도 기능 (muscle tone functions)	먹기(eating)	
근지구력 기능 (muscle endurance functions)	건강 돌보기 (looking after one's health)	
운동 반사 기능 (motor reflex functions)	상품구매와 서비스 받기 (acquisition of goods & services)	
불수의적 움직임 반응 기능 (involuntary movement reaction functions)	식사 준비(preparing meals)	
수의적 움직임 조절 기능(control of voluntary movement functions)	가사일 하기(doing housework)	
보행패턴 기능 (gait pattern functions)	기본적 대인관계 (basic interpersonal interactions)	
신체 구조 (body structures)	비공식적 사회관계 (informal social relationships)	
뇌 구조(structure of brain)	가족관계(family relationships)	
심혈관계 구조 (structure of cardiovascular system)	친밀한 관계 (intimate relationships)	
어깨 구조 (structure of shoulder region)	구직, 근속, 퇴직 (acquiring, keeping & terminating a job)	
상지 및 하지 구조(structure of upper and lower extremities)	유급 고용 (remunerative employment)	
	무급 고용 (non-remunerative employment)	
	기본적인 경제 거래 (basic economic transactions)	
	경제적 자립 (economic self-sufficiency)	
	공동체생활(community life)	
	레크리에이션 및 여가 (recreation & leisure)	

3 물리치료와 ICF 장애모델의 활용 Physical therapy and ICF model

물리치료사는 ICF 장애모델을 어떻게 활용할 수 있을까? 물리치료와 관련된 질 높은 여러 문헌에 따르면 ICF 장애모델은 다음과 같은 목적으로 사용되고 있다.

- 리서치를 위한 독립변수 및 종속변수 생성(제 6장 임상의사결정과 근거 참고)
- 데이터베이스에서 문헌 검색
- 환자의 건강상태 또는 문제점의 기술 및 설명
- 물리치료진단, 치료목표 계획, 중재전략 계획, 중재결과 평가 및 지속적 모니터링
- 치료 결과 기록을 위한 틀
- 측정도구 선택 및 개발
- 적절한 보조 장비 선택
- 장애 중재를 위한 가이드라인 개발(예: 뇌졸중, 척수손상, 요통 등)

ICF 장애모델은 장애의 원인 분석, 예방 또는 장애개선 전략 수립, 중재의 계획 및 시행, 중재결과의 평가 및 모니터링 등 전반적 물리치료 임상의사결정의 객관성을 뒷받침하고 실제 수행을 가이드해주는 틀이다.

1) 신체계통 구조와 기능의 손상, 활동 제한, 참여 제한 항목의 구분

ICF 장애모델을 잘 활용하기 위해 먼저 ICF 장애모델의 운동장애를 영역별로 구분할 수 있어야 한다. 신체계통 구조와 기능의 손상 대 활동 제한의 구분은 수단과 목적의 관점에서 이해한다. 활동 제한은 사람 수준의 운동기능으로 목표 또는 목적으로 기술하고, 신체계통 구조 및 기능의 손상은 신체계통 수준의 운동기능으로 목적을 위한 수단이 된다. 표 2-2는 물리치료가 필요한 운동기능장애를 측정하는 항목들을 신체계통 구조 및 기능(손상), 활동(제한) 그리고 참여(제한)으로 분류하여 열거한 것이다.

2) 신체계통 구조 및 기능의 손상과 활동 제한 영역에 모두 포함되는 항목들

하지만 ICF 운동기능 장애 영역의 모든 요소 또는 항목을 신체계통 구조 및 기능의 손상과 활동 제한으로 정확히 구분하기 어렵고, 두 가지 영역에 모두 속하는 것도 있다. 물리치료 중재 및 결과평가의 중요한 지표인 균형과 보행이 이에 해당한다.

표 2-2 신체계통 구조 및 기능(손상), 활동(제한), 참여(제한) 측정 항목

영역	측정 항목
신체계통 구조 및 기능 (손상)	▪ 통증 ▪ 유산소능력/지구력 ▪ 인체계측학적 특성(신생아의 머리 둘레, 부종 둘레 등) ▪ 각성 ▪ 집중력 ▪ 인지 ▪ 동 · 정맥 순환지수 ▪ 뇌신경 및 말초신경 검사 ▪ 신체역학 ▪ 인간공학 ▪ 보행패턴 *보행거리, 보행속도: 활동(제한) ▪ 균형[COP(압력중심) 이동] *기능적 균형: 활동(제한) ▪ 부종단계 ▪ 관절의 과운동성 ▪ 유연성 ▪ 운동조절 ▪ 운동학습 ▪ 근력 ▪ 근파워 ▪ 관절가동범위 ▪ 근긴장도 ▪ 반사통합성 ▪ 감각통합성 ▪ 산소포화도
활동 (제한)	▪ 개인적 활동: 앉기, 서기, 휠체어 이동, 옷 입고 벗기, 침상 운동성, 이동하기 (집안에서의 이동, 집밖에서의 이동), 실내 · 외 보행, 집안일하기, 장보기, 실내 활동 ▪ 직업 활동: 직장/학교 출 · 퇴근, 책상에서 근무하기, 직장/학교 내 이동, 물건 들기, 기타 개인별 학교 및 직장에서 요구되는 과제, 뛰기, 공놀이, 블록 쌓기 ▪ 여가 활동: 친구 만나기, 영화보기, 운동 ▪ 기타 활동: 봉사활동
참여 (제한)	▪ 가족구성원, 직업, 지역사회 활동, 사회 활동 등에 참여 정도 ▪ 만족도 ▪ 삶의 질

① 균형

a. 사람 수준에서 균형 측정

활동에 제한이 있는지의 관점에서 균형을 측정한다면 기능적 균형을 측정하는 것이다. 일상의 정적 및 동적 활동을 넘어짐(falling) 없이 수행할 수 있는지 여부를 행위(behavior) 관점에서 측정한다. 기능적 균형의 측정도구로 BBS가 있다. BBS는 자세 유지, 앉은 자세에서 일어서기 같은 일상생활에 필요한 행위들로 구성되어 있고 각 행위를 분석해 보면 대운동기술의 조합이다(그림 2-17).

	균형 측정 항목	점수				
1	앉은 자세에서 일어서기	0	1	2	3	4
2	독립적으로 선 자세 유지하기					
3	독립적으로 앉은 자세 유지하기					
4	선 자세에서 앉기					
5	자리 이동					
6	눈 감고 서기					
7	두 발 모으고 서기					
8	앞으로 팔 뻗기					
9	바닥에서 물건 짚기					
10	뒤쪽 돌아보기					
11	360도 회전하기					
12	낮은 의자에 발 번갈아 놓기					
13	발 일자로 서기					
14	한 발 서기					
	총 점					/ 56

그림 2-17 BBS

b. 신체계통 수준에서 균형 측정

정적 및 동적 활동 시 지지면적 내에서 COP(압력중심, Center of Pressure) 또는 COG(무게중심, Center of Gravity)의 이동궤적을 측정한다. 그림 2-18에서 보행 시 발 뒤꿈치 후족부에서 중족부를 지나 전족부로 COP가 이동하는 경로를 확인할 수 있다.

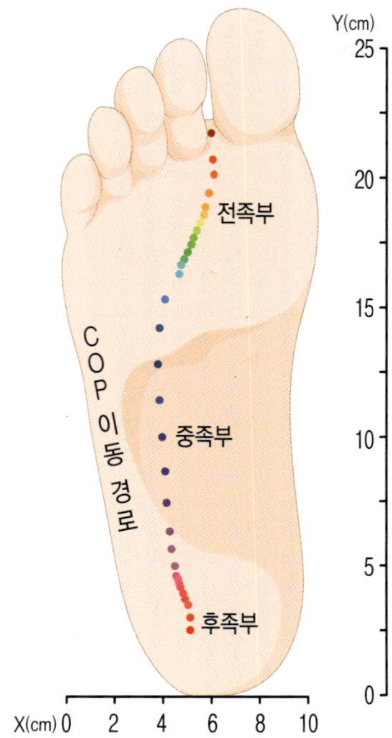

그림 2-18 보행 시 COP의 이동 경로

② 보행

a. 사람 수준에서 보행 측정

보행거리, 보행속도와 같은 운동기능의 목적 수준에서 측정한다면 사람 수준에서 활동(제한)의 관점에서 측정하는 것이다.

b. 신체계통 수준에서 보행 측정

보행패턴을 기준으로 측정한다면 신체계통 기능의 손상, 즉 운동기능의 목적을 위한 수단의 관점에서 측정하는 것이다. 예를 들어 중간볼기근 이상은 오리걸음형태의 트렌델렌버그 보행 패턴으로 나타난다. 이것은 근육계통의 기능이상이므로 신체계통 수준에서 보행을 측정한 것이다.

3) ICF 장애모델 기록지

ICF 장애모델 공식 웹사이트에서는 임상에서 활용할 수 있도록 ICF 장애모델 기록지를 제공하고 있다(그림 2-19). 일반적인 ICF 장애모델 양식과 달리 장애 영역에서 치료사의 의견과 함께 환자/보호자의 의견을 기록하도록 되어 있다. 환자/보호자와 치료사의 의견을 모두 고려하는 것이다. 예를 들어 환자가 다리에 힘이 없다는 호소를 하였고 치료사의 MMT 측정 및 평가에서도 MMT 등급이 낮았다면, 근력은 물리치료 수행 시 고려해야 할 항목 중 하나가 된다. 이 기록지 또는 일반적인 ICF 장애모델 양식지를 사용하면 물리치료 절차를 시각화하는 데 유용하다.

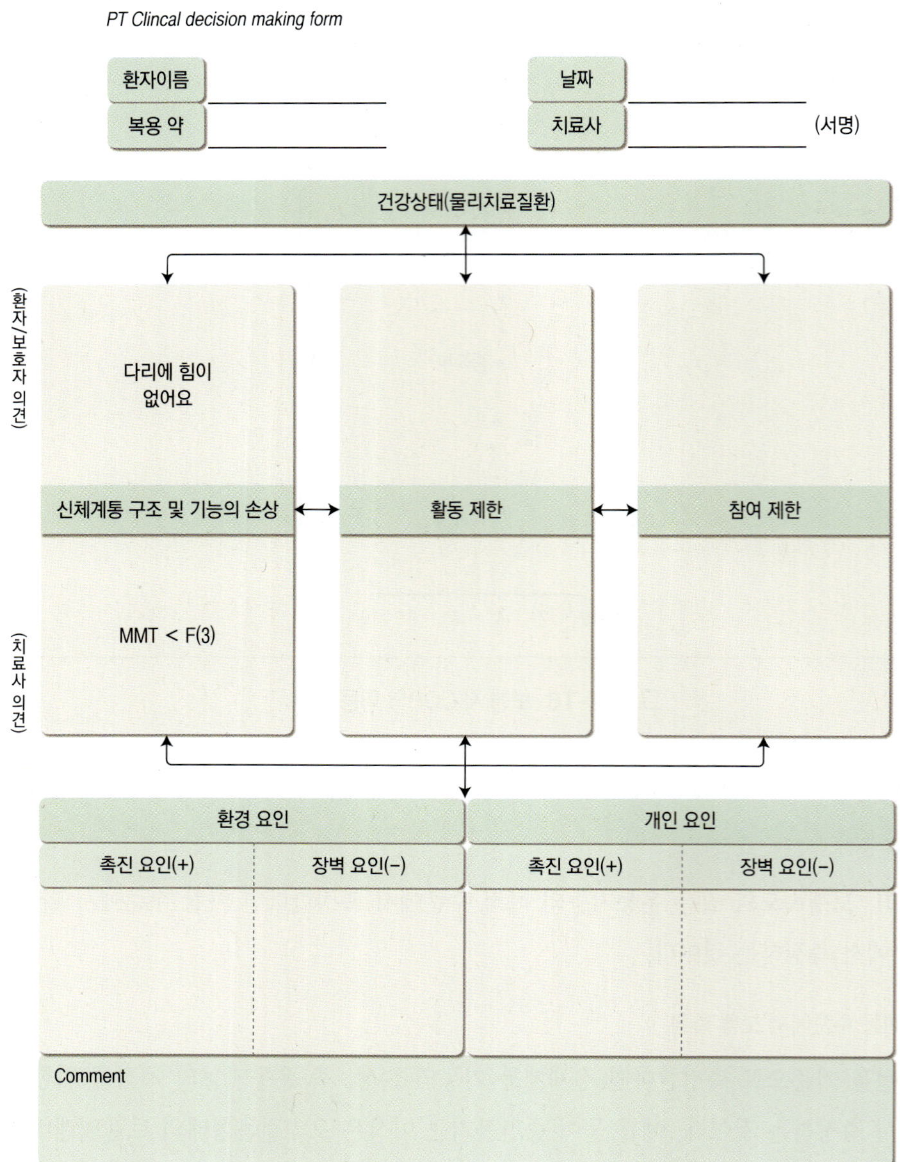

그림 2-19 ICF 장애모델 기록지

4) ICF 장애모델로 물리치료질환의 운동장애 이해하기

ICF 장애모델로 물리치료질환을 이해한다는 것은 물리치료가 필요한 환자의 운동장애를 장애모델의 구성 영역별로 문제를 확인하고 영역간의 연관성을 사고하는 포괄적 관점이다. 운동장애의 포괄적 이해를 통해 환자의 주된 문제점을 찾을 수 있어야 최상의 물리치료 절차를 수행하고 환자의 만족도를 높일 수 있다.

(1) ICF 장애모델로 물리치료질환 이해하기

길리안바레증후군, 만성폐쇄성폐질환 그리고 골다공증의 운동장애를 ICF 장애모델로 포괄적으로 이해해 보자.

① 길리안바레증후군

GBS(길리안바레증후군, Guillain-Barre Syndrome)는 급성, 자가 면역성, 신경질환으로 운동기능장애가 따른다. 병의 심각도와 예후는 다양하지만 시간의 경과에 따른 일정한 기능회복 패턴이 있다. 길리안바레증후군의 사망률은 보통 3~7%로 위험 요인은 높은 연령, 동반질환, 심장 및 폐 합병증, 기계적 환기 그리고 감염 등이다. 길리안바레증후군의 운동기능장애를 포괄적으로 이해해 보자(그림 2-20). ICF 장애모델을 활용하면 신체계통 수준, 사람 수준, 사회 수준에서 운동장애를 확인하고 각 영역이 상호 간에 어떤 영향을 미치는지 시각화할 수 있어 길리안바레증후군의 운동장애에 대한 이해도를 높일 수 있다.

길리안바레증후군의 신체계통 구조 및 기능의 손상에 해당하는 운동장애로는 근 약화, 통증, 자율신경기능 이상, 특히 얼굴신경 손상에 따른 안면근육 약화 그리고 감각이상이 있다.

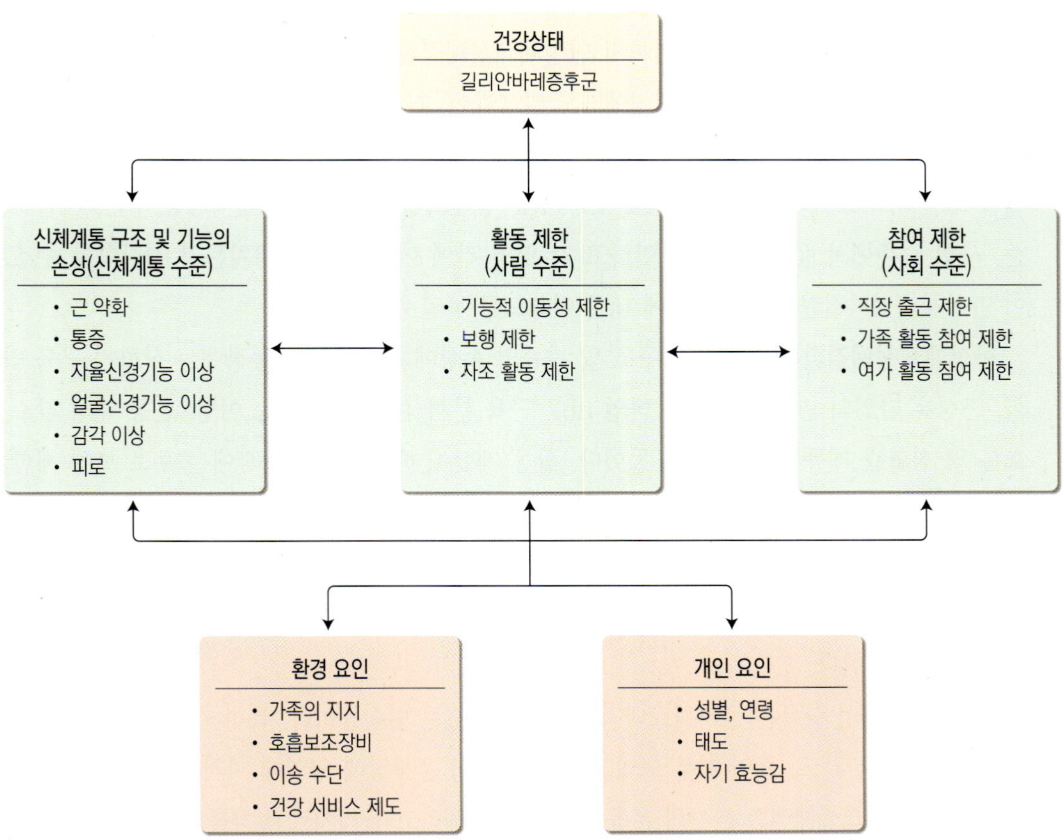

그림 2-20 ICF 장애모델로 길리안바레증후군의 운동장애 이해

활동 제한에 해당하는 운동장애로는 침대 이동성, 장소 이동 같은 기능적 이동성 제한, 보행 제한, 계단 보행 제한, 일상 활동 제한이 있다. 참여 제한에 해당하는 운동장애에는 직장 출근 제한, 가족 활동 참여 제한, 여가 활동 참여 제한 등이 있다. 신체계통 구조 및 기능의 손상 영역에서 길리안바레증후군의 가장 대표적인 증상으로 근 약화, 통증, 피로를 들 수 있다. 이것은 활동 제한 영역과 참여 제한 영역의 모든 항목에 영향을 미친다. 각 영역과 구성 항목은 물리치료의 목표가 될 수 있는 변수들이며, 환경 요인과 개인 요인이 미치는 영향을 고려할 때 길리안바레증후군 환자의 운동장애를 제대로 이해하고 물리치료 절차를 잘 수행할 수 있다. 실제 사례를 그림 2-20과 같이 개념적 틀로 시각화한 다음 화살표의 방향과 굵기로 연관성과 중요도를 표시해 보면, 환자의 주된 문제점을 확인할 수 있고 치료계획과 함께 가장 효과적인 중재법을 선택할 수 있다. 이것이 체계적인 임상의사결정의 한 방법이다. 이 부분은 제 3장 물리치료 표준절차: 환자/고객관리모델에서 확인할 수 있다.

② 만성폐쇄성폐질환

만성폐쇄성폐질환은 진행성 질환으로 장기적인 호흡 증상과 공기흐름의 제한이 특징이다. 만성폐쇄성폐질환 글로벌 이니셔티브(Global Initiative for Chronic Obstructive Lung Disease)에 의하면 예방과 치료가 가능하다. 흡연이 주요 위험 요인이지만 비흡연자에게도 발병하며 유전적 요인도 있다. 2030년까지 만성폐쇄성폐질환은 세계적으로 세 번째 주요 사망원인이 될 것으로 추정하고 있다. 여성에게도 발생률이 증가하고 있고 미국의 경우 남성보다 여성에서 발병율이 높다. 병의 심각도는 0-4단계로 분류한다. 만성폐쇄성폐질환의 운동기능장애를 포괄적으로 이해해 보자(그림 2-21). ICF 장애모델을 활용하면 신체계통 수준, 사람 수준, 사회 수준에서 운동장애를 확인하고 각 영역 간에 어떤 영향을 미치는지 시각화할 수 있어 만성폐쇄성폐질환의 운동장애에 대한 이해도를 높일 수 있다.

만성폐쇄성폐질환의 신체계통 구조 및 기능의 손상에 해당하는 운동장애는 상하지 근육 약화, 근섬유 타입의 변화(타입 I → 타입 IIb), 근육 부피 감소, 호흡기능 이상, 운동 내성 감소, 호흡 및 심혈관 계통의 구조 변화 등이다. 활동 제한에 해당하는 운동장애는 주로 보행 제한, 자세 변경 제한, 물건 들기/옮기기 제한, 손과 팔 사용 제한, 옷 입기/벗기 제한, 먹기 제한 등이다. 참여 제한에 해당하는 운동장애는 일상 활동, 여가 활동, 가족 활동 참여 제한 등이다. 물리치료사가 만성폐쇄성폐질환 환자의 운동장애를 확인할 때는 이상과 같이 세 가지 영역을 모두 확인해야 한다.

각 영역과 구성 항목은 물리치료의 목표가 될 수 있는 변수들이다. 특히 개인 요인으로 중요한 성별, 병의 심각도, 흡연 여부 그리고 환경 요인이 운동장애 영역에 미치는 영향을 함께 고려할 때 만성폐쇄성폐질환 환자의 운동장애를 잘 이해하고 물리치료 절차를 수행할 수 있다.

실제 사례를 그림 2-21과 같이 개념적 틀로 시각화한 다음 화살표의 방향과 굵기로 연관성과 중요도를 표시해 보면 환자의 주된 문제점을 확인할 수 있고 치료계획과 함께 가장 효과

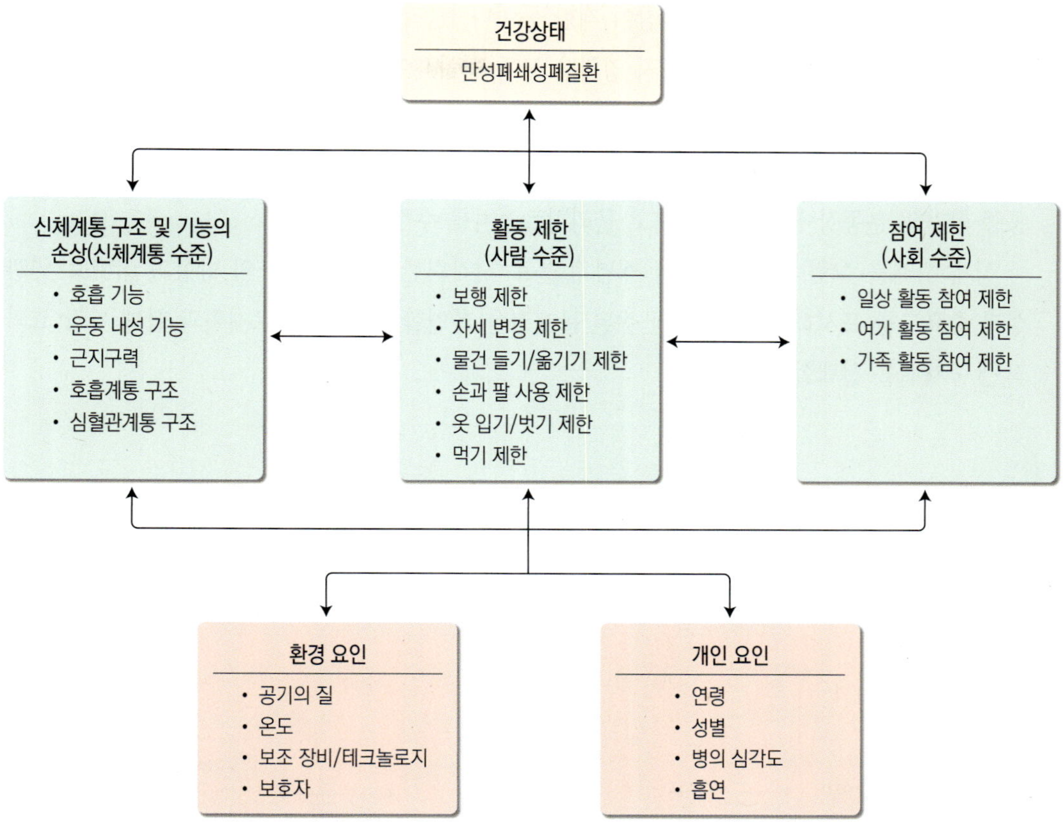

그림 2-21 ICF 장애모델로 만성폐쇄성폐질환의 운동장애 이해

적인 중재법을 선택할 수 있다.

③ 골다공증

골다공증은 골밀도가 감소되어 뼈가 약화되고 골절의 위험이 높은 질환이다. 뼈 건강을 나타내는 두 가지 지표로 BMD(골밀도, Bone Mineral Density)와 뼈의 질이 있다. 골다공증의 위험요인은 여성, 65세 이상의 연령, 척추 압박골절, 40세 이후 특별한 이유 없이 발생한 골절, 골다공증에 의한 골절 가족력, 비타민 D 또는 칼슘 섭취 부족, 지나친 음주, 흡연 그리고 폐경 후 60kg 미만의 체중 등이다. 세계보건기구에서는 BMD 점수에 따라 정상, 골연화증, 골다공증으로 분류한다. 골다공증의 운동기능장애를 포괄적으로 이해해 보자(그림 2-22). ICF 장애모델을 활용하면 신체계통 수준, 사람 수준, 사회 수준에서 운동장애를 확인하고 각 영역 간에 어떤 영향을 갖는지 시각화할 수 있으므로 이해가 쉽다.

골다공증의 신체계통 구조 및 기능의 손상에 해당하는 운동장애로는 골절, 낮은 BMD, 척추 자세 이상, 척추 구조 변화, 근력 약화 등이 있다. 활동 제한에 해당하는 운동장애로는 낙상, 운동 제한, 보행 제한, 일상 및 여가 활동 제한이 있다. 참여 제한에 해당하는 운동장애는 일상 활동, 여가 활동, 가족 활동 참여 제한 등이다. 물리치료사가 골다공증 환자의 운동장애를 확인할 때는 이상과 같이 세 가지 영역을 모두 확인해야 한다.

각 영역과 구성 항목은 물리치료의 목표가 될 수 있는 변수들이다. 골다공증 환자의 물리치료에서 연령, 폐경 같은 개인 요인이 운동장애 영역에 미치는 영향을 함께 고려할 때, 골다공증 환자의 운동장애를 잘 이해하고 물리치료절차를 수행할 수 있다.

실제 사례를 그림 2-22와 같이 개념적 틀로 시각화한 다음 화살표의 방향과 굵기로 연관성과 중요도를 표시해 보면 환자의 주된 문제점을 확인할 수 있고 치료계획과 함께 가장 효과적인 중재법을 선택할 수 있다.

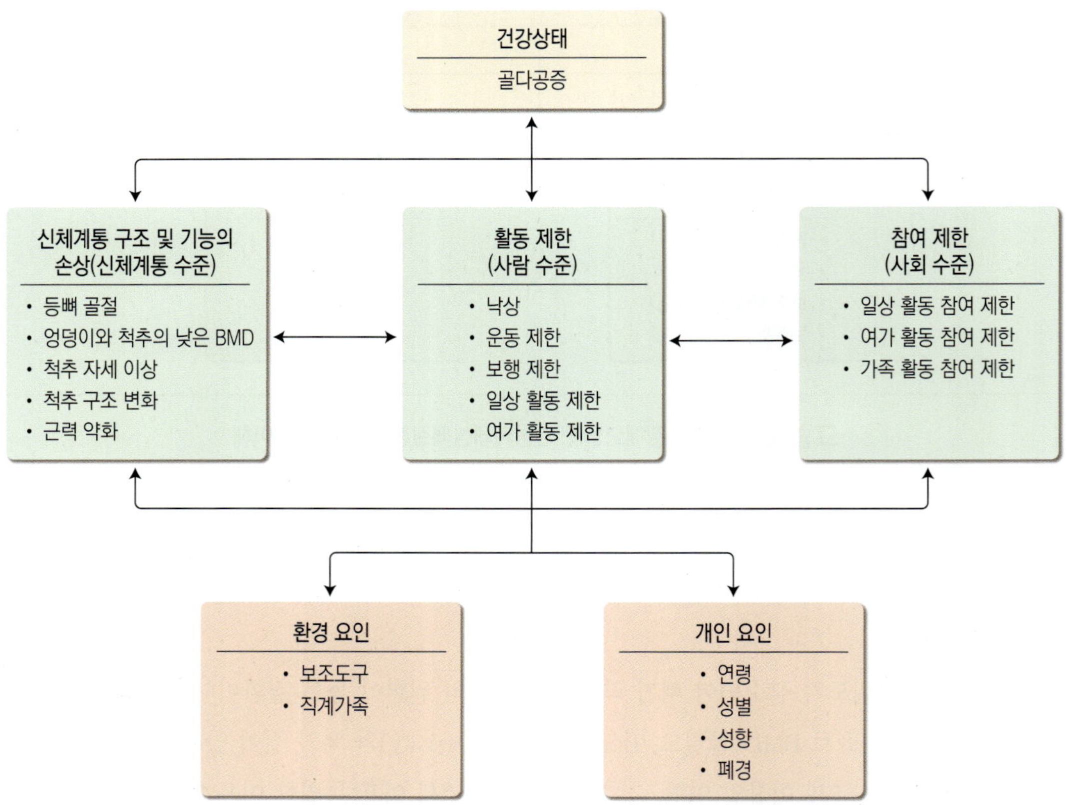

그림 2-22 ICF 장애모델로 골다공증의 운동장애 이해

(2) ICF 장애모델 영역별 연관성 이해

사례를 들어 영역별 연관성을 비교, 분석, 통합하는 과정에 대해 알아보자. 활동 및/또는 참여 제한이 신체계통 구조 및 기능의 손상과 어떤 연관성이 있는지 알아보자. 사례 김 ○○은 15세 남아이다. 스키를 타던 도중 왼쪽 정강뼈와 종아리뼈 골절로 ORIF(개방적 내고정술, Open Reduction Internal Fixation)를 받았다. 수술 후 4주 만에 처음 물리치료를 받고자 내

원하였다. 김 ○○은 수술부위 통증 때문에 불안해하고, 목발 1개를 의지해 보행을 한다. 다치기 전에는 축구부에서 수비수로 활동했고, 3개월 후 시작되는 축구부 활동에 참여하려는 의지가 강했다. 김 ○○의 사례를 ICF 장애모델에 적용하면 그림 2-23과 같다.

이제 그림 2-23을 활용하여 영역 및 구성 항목 간의 연관성을 자세히 분석해 보자. 아래 열거한 질문들을 활용하면, ICF 영역 간의 연관성을 이해하는 데 큰 도움이 될 것이다.

- 환자의 활동 제한 및 참여 제한은 무엇이며 가장 우선순위에 해당하는 영역은 무엇인가?
- 신체계통 구조 및 기능의 손상이 활동 제한 및/또는 참여 제한과 관련이 있는가?
- 상황 요인과 운동영역 간의 구체적인 연관성이 있는가?

보행속도가 감소한 것은 통증, 무릎의 관절가동범위 감소, 근력 감소 또는 이 같은 신체계통 구조 및 기능의 손상들이 복합적으로 작용한 결과로 볼 수 있다. 학교에서 수업시간에 앉아 있기 힘든 이유는 무릎의 부종 때문일 것이다. 계단 보행과 뛰기가 어려운 것은 하지 근력 감소가 주된 이유일 것이다. 각 신체계통 구조 및 기능의 손상은 참여 제한(축구 및 학교 활

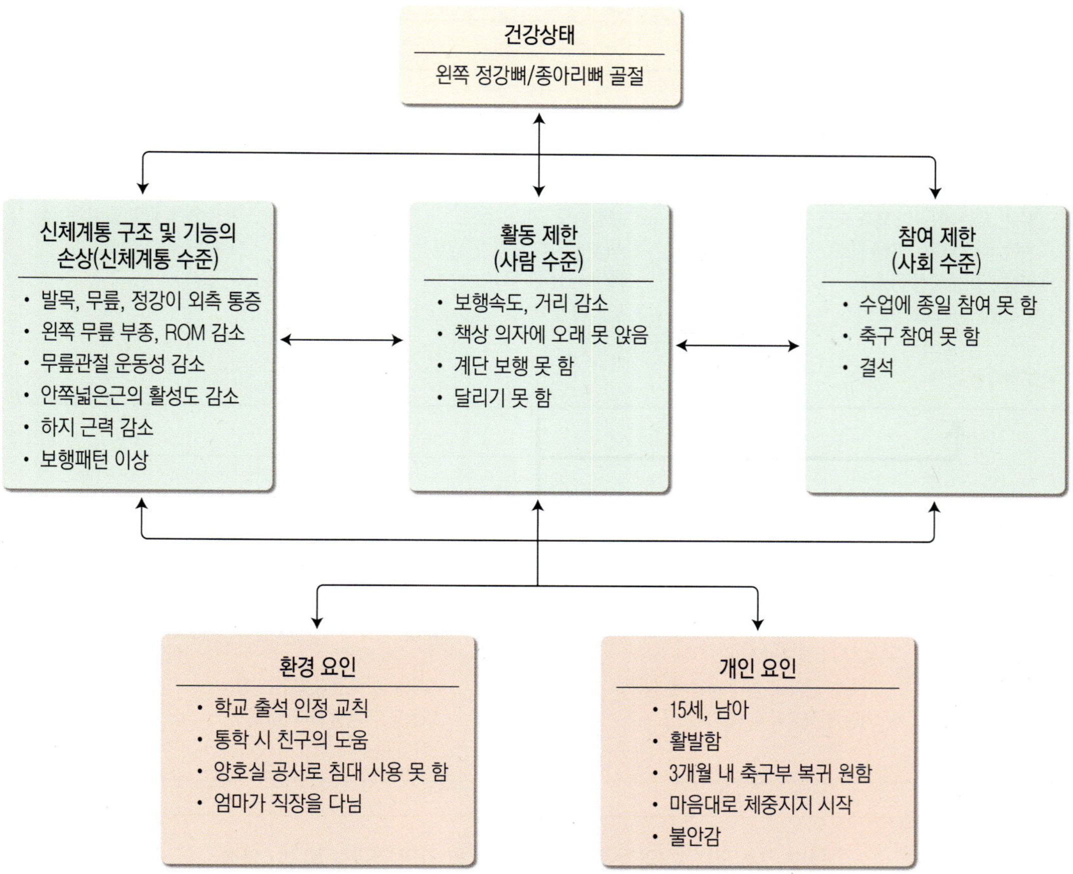

그림 2-23 김 ○○의 수술 후 상태: ICF 장애모델 기록지를 이용한 기록

동 참여 제한)에도 영향을 미친다. 축구부 수비수의 역할 수행을 위한 무릎의 능동관절가동범위와 학교활동 중에서 의자에 앉기 위해 요구되는 관절범위는 다르다. 다시 말해서, 김 ○○이 학생의 역할 또는 축구부 팀원의 역할 중에서 어떤 역할로의 참여를 원하느냐에 따라 무릎에서 회복해야 할 관절가동범위는 달라진다. 신체계통 구조 및 기능의 손상이 발생한 원인에 대해서도 생각할 수 있다. 무릎의 통증은 수술부위의 운동성 감소, 통증에 대한 두려움, 무릎관절의 운동성 감소 등에 의해 생길 수 있다. 각 상황 요인을 ICF 장애모델의 영역들과 연관지어 생각해보면, 활동 제한과 참여 제한이 생기는 이유가 분명해질 것이며, 촉진 요인과 장벽 요인을 쉽게 분류할 수 있다. 개인 요인에서 15세, 남아, 활발함 등의 요인은 촉진 요인(+)이기도 하고 장벽 요인(−)이기도 하다. 활발한 성격과 축구부로 복귀를 갈망하는 15세 남학생이라는 요인은 치료에 긍정적 요소로 작용할 수 있지만, 아직 어린 나이이기 때문에 치료적 주의사항에 잘 따르지 않을 가능성도 있다(그림 2−24).

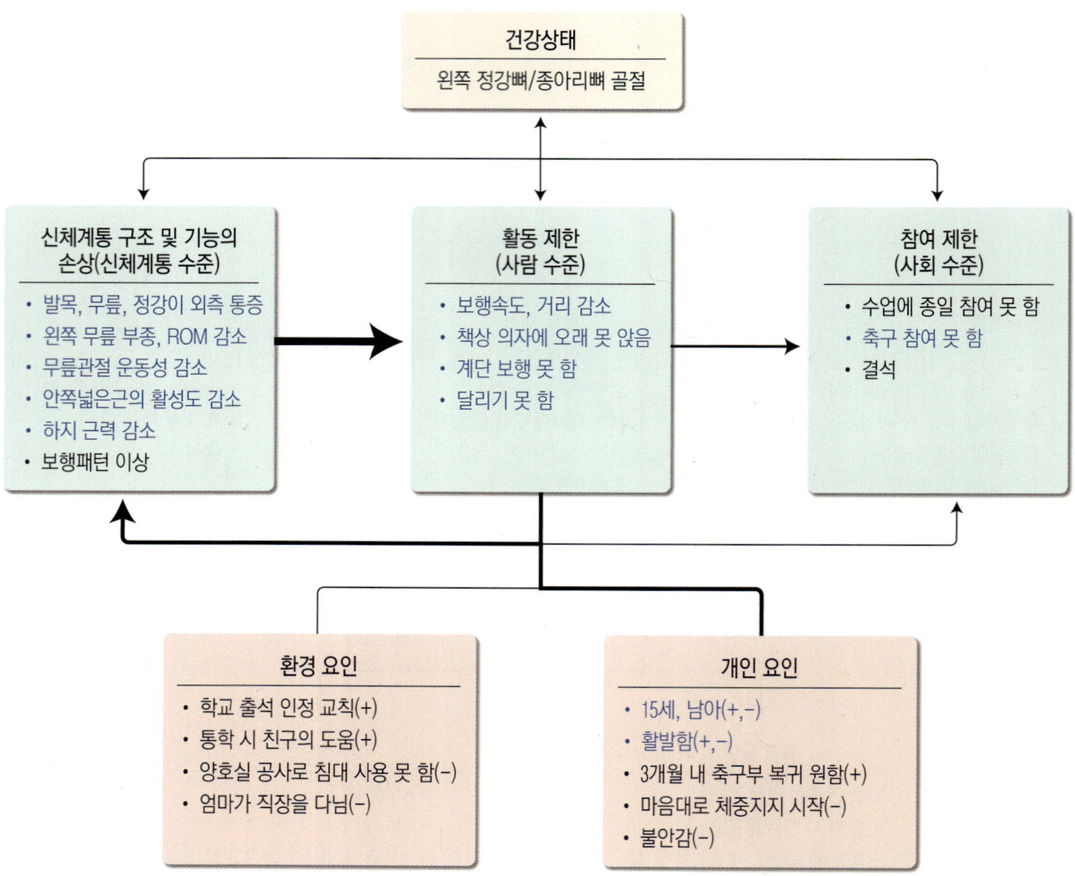

그림 2-24 김 ○○의 운동장애 이해: 영역 간의 연관성 비교 · 분석

5) ICF 장애모델에 기초한 측정도구 선택

물리치료는 의무기록지와 병력 청취로부터 시작된다. 이때 파악한 환자의 문제점을 정량적으로 측정하기 위해서는 측정도구가 필요하다. 운동장애를 ICF 장애모델의 영역별로 분류했듯이 측정도구 및/또는 결과평가 측정도구도 해당 영역별로 적합한 것을 선택해야 한다. 물리치료의 효과를 알아보는 결과평가도구를 선택할 때도 마찬가지다. 그림 2-25에서 보는 바와 같이 측정도구와 ICF 장애모델 간에 연관성의 이해가 바탕이 될 때 근거에 기반한 물리치료를 수행할 수 있다.

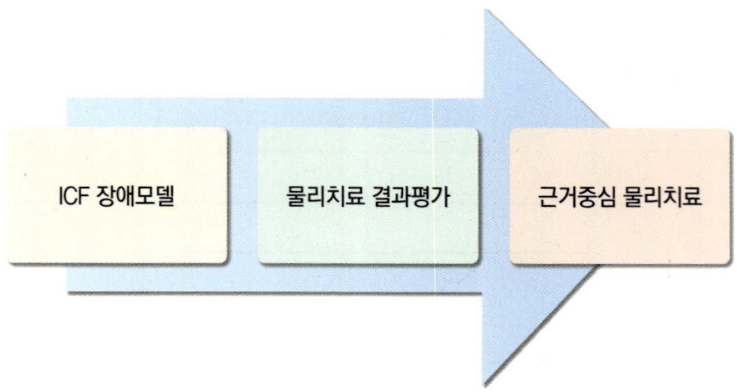

그림 2-25 ICF 장애모델과 측정도구를 바탕으로 한 근거중심 물리치료

(1) 뇌졸중

뇌졸중의 ICF 장애모델 구성 영역별 측정도구는 그림 2-26과 같다. 신체계통 구조 및 기능의 손상 영역의 측정도구는 주로 FMS(푸글메이어척도, Fugl-Meyer Scale), MAS(수정도 에쉬워스척도, Modified Ashworth Scale), 손 근력 측정(hand grip strength), MMSE(간이정신상태검사, Mini-Mental State Exam), TIS(몸통손상척도, Trunk Impairment Scale) 그리고 MMT 등을 사용한다. 활동 제한 영역의 측정도구는 BBS, TIS, TUG(일어서서 걷고 돌아오기검사, Timed Up & Go test), 6MWT(6분보행거리검사, 6-Min Walk Test), NGS(일반보행속도검사, Natural Gait Speed), MGS(최대보행속도검사, Maximal Gait Speed) 그리고 5XSST(5회 앉았다 일어서기 검사, Five Times Sit to Stand Test) 등이다. TIS는 신체계통 수준과 사람 수준의 운동장애를 모두 측정할 수 있다. 참여 제한 영역은 SSQOL(뇌졸중 삶의 질 검사, Stroke Specific Quality of Life) 그리고 환경 요인은 MQE(환경의 질 측정, Measure of the Quality of the Environment)로 측정할 수 있다.

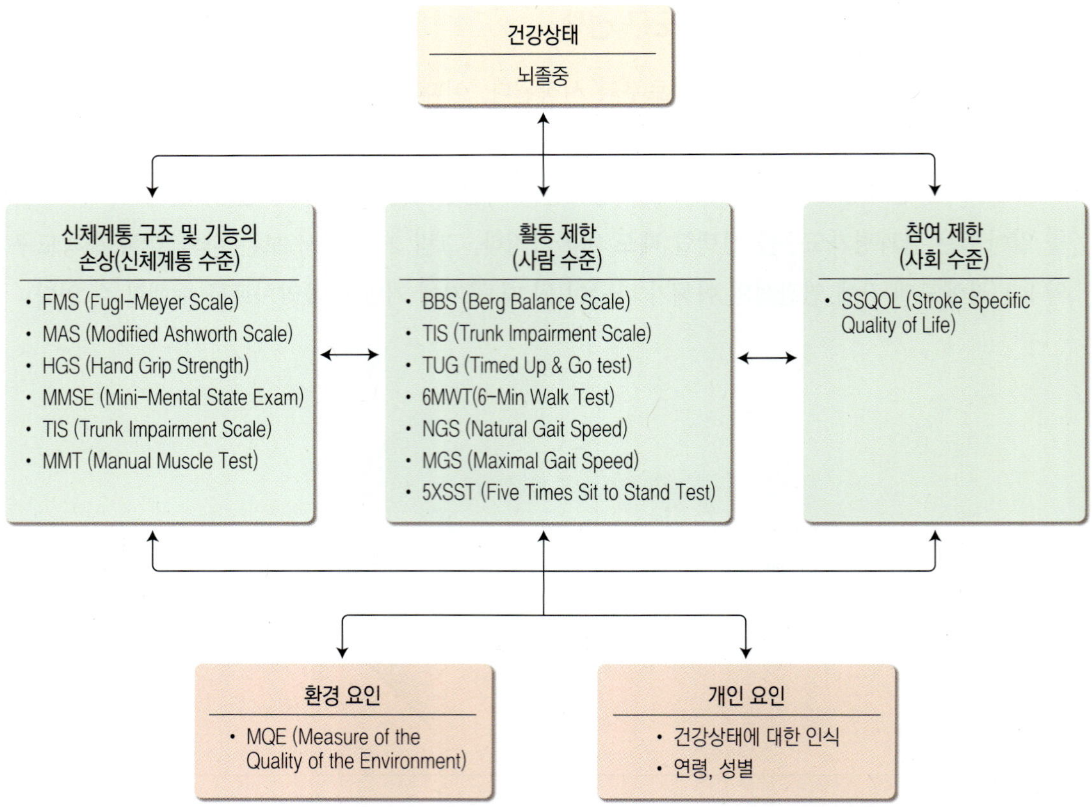

그림 2-26 ICF 장애모델 영역별 측정도구: 뇌졸중

(2) 양성자세현훈

양성자세현훈(Benign Paroxysmal Positional Vertigo, BPPV)의 ICF 장애모델 구성 영역별 측정도구는 그림 2-27과 같다. 신체계통 구조 및 기능의 손상 영역의 측정도구는 주로 두위변환안진검사(dix-hallpike test), 옆으로 눕기 검사(sidelying test), head roll test, bow and lean test 등을 사용한다. 활동 제한 영역의 측정도구는 ABC(활동별균형신뢰척도, Activities-specific Balance Confidence Scale), DHI(어지럼장애척도검사, Dizziness Handicap Inventory), DGI(동적보행지수, Dynamic Gait Index), TUG, DVAS(평형이상시각상사척도, Dysequilibrium Visual Analog Scale) 그리고 VVAS(어지러움시각상사척도, Vertigo Visual Analog Scale) 등이다. 양성자세현훈 환자의 참여 제한은 주로 환자보고식으로 측정한다.

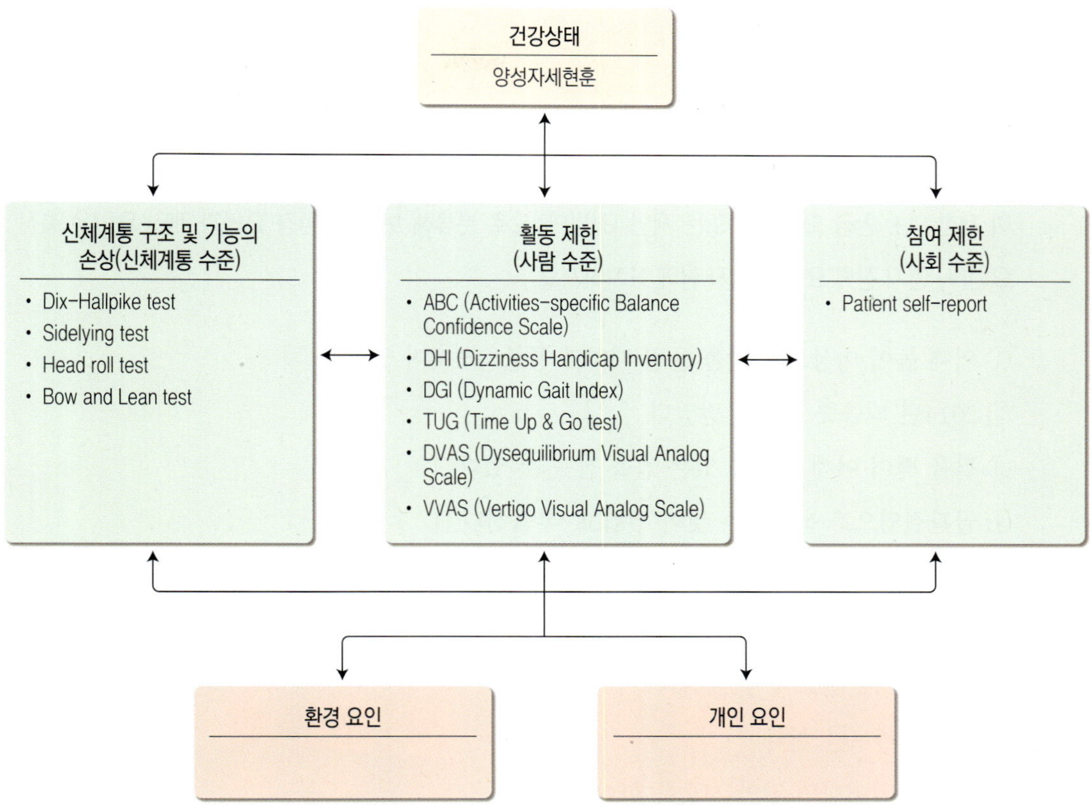

그림 2-27 ICF 장애모델 영역별 측정도구: 양성자세현훈

요점

1. 장애모델은 Nagi 장애모델(1965) → ICIDH-1 장애모델(1980) → NCMRR 장애모델(1991) → ICIDH-2 장애모델(1997) → ICF 장애모델(2001) 순으로 발달하였다.
2. Nagi 장애모델은 병리활성상태, 손상, 기능 제한, 장애 등의 영역으로 구성된다.
3. ICIDH-1 장애모델은 질환, 손상, 기능제약, 사회적 불리 등의 영역으로 구성된다.
4. NCMRR 장애모델은 병태생리, 손상, 기능 제한, 장애, 사회적 한계 등의 영역으로 구성된다.
5. ICIDH-2 장애모델은 ICIDH-1가 보완된 모델이다. 건강상태, 신체계통 구조 및 기능의 손상, 활동 제한, 참여 제한, 환경 요인, 개인 요인 등의 영역으로 구성된다.
6. ICF 장애모델은 ICIDH-2 모델의 큰 맥락을 유지하면서 가장 최근에 개발된 장애모델이다. 구성 영역[건강상태, 신체계통 구조 및 기능(손상), 활동(제한), 참여(제한), 환경 요인, 개인 요인] 간에 상호작용이 있다.
7. ICF 장애모델에서 기능(functioning)은 신체계통 구조 및 기능, 활동, 참여 등의 긍정적 용어로 정의하고, 장애(disability)는 신체계통 구조 및 기능의 손상, 활동 제한, 참여 제한 등의 부정적 용어로 정의한다.
8. ICF 장애모델은 물리치료 표준절차(검진, 평가, 진단, 예후 및 치료계획, 중재, 결과평가) 수행을 위한 기본 개념이다.

연습문제 REVIEW QUESTIONS

1. 다음 각 예문을 건강상태(HC), 신체계통 구조 및 기능의 손상(I), 활동(A), 활동 제한(AL), 참여(P), 참여 제한(PL), 환경 요인(EF) 또는 개인 요인(PF)으로 분류해 보시오. 환경 요인과 개인 요인은 촉진 요인(+) 인지 장벽 요인(-)인지 함께 표기하시오.

① 어깨 높이 이상으로 팔을 올릴 때마다 통증(4/10)이 있다. [ ]
② 2014년 뇌졸중 진단을 받았다. [ ]
③ 팔을 뻗어 어깨 높이에 있는 컵을 잡을 수 있다. [ ]
④ 골관절염으로 움직이는 것이 두렵고, 우울하다. [ ]
⑤ 교통사고로 허리를 다쳤지만 직장에서 병가를 받아 적극적으로 치료받을 수 있다. [ ]
⑥ 걸을 때 다리에 힘이 없다. [ ]
⑦ 다리골절로 학교에 갈 수 없다. [ ]
⑧ 주 1회 골프를 친다. [ ]
⑨ 아침에 일어나면 집안 청소를 한다. [ ]
⑩ 무릎을 다쳐 쪼그리고 앉아 강아지 목욕을 시킬 수 없다. [ ]
⑪ 손가락에 부종이 심하다. [ ]
⑫ 4일 전 무릎전치환술을 받았고, 엘리베이터가 없는 2층 연립 주택에 살고 있다. [ ]
⑬ 엉덩관절 능동 굽힘 관절가동범위가 80°이다. [ ]
⑭ 왼쪽 넙다리네갈래근 근력이 3/5이다. [ ]
⑮ 11세의 뇌성마비아동으로 학교 수업시간에 앉은 자세를 취하기가 어렵다. [ ]
⑯ 오른쪽 손바닥에 화상을 입어 물집이 잡혔다. [ ]
⑰ 아침에 일어나 양치질, 머리감기, 옷 입기, 식사하기가 가능하다. [ ]
⑱ 허리의 통증으로 차를 타고 내리기가 불편하다. [ ]
⑲ 환자는 편평한 바닥에서 스스로 3m를 걸을 수 있다. [ ]
⑳ 지하철 계단을 올라간 후에 심박수가 분당 75회에서 135회로 증가하였다. [ ]
㉑ 뇌졸중 발병 후 하루에 2시간씩 가정도우미가 집안일을 도와준다. [ ]
㉒ 환자는 1분 30초 안에 매트에서 휠체어로 이동할 수 있다. [ ]
㉓ 월 1회 봉사활동을 꾸준히 하고 있다. [ ]

2. 다음 사례에서 ICF 장애모델의 활동 제한 영역을 측정할 수 있는 측정도구로 옳은 것은?

> 사례의 환자는 57세의 남성으로 6m 높이의 계단 꼭대기에서 굴러 떨어지는 사고로 제 5, 6번 목뼈의 척추원반탈출증과 골절이 일어나 중심척수증후군 및 브라운-세커드증후군이 발생하였다. 과거병력은 고혈압과 우울증이 있었고, 현재 아내와 딸과 함께 살고 있다. 사고가 나기 전까지 초등학교 교장선생님으로 13년간 근무하였고 작은 텃밭을 가꾸고 있었다. 사고가 일어난 날, 응급실로 옮겨져 스테로이드 치료와 척추원반절제술을 받았다. 물리치료는 사고 3일 후부터 시행되었다. 환자의 장기적 치료목표는 보행이다.

① 병력 청취

② MMT

③ ASIA Scale

④ TUG

⑤ WISCI II

연습문제 답

1.

①	I	⑦	PL	⑬	I	⑲	AL
②	HC	⑧	P	⑭	I	⑳	I
③	A	⑨	A	⑮	AL	㉑	PL
④	PF/ −	⑩	AL	⑯	I	㉒	AL
⑤	EF/ +	⑪	I	⑰	A	㉓	P
⑥	I	⑫	EF/−	⑱	AL		

2. ⑤

학생활동 STUDENTS ACTIVITIES

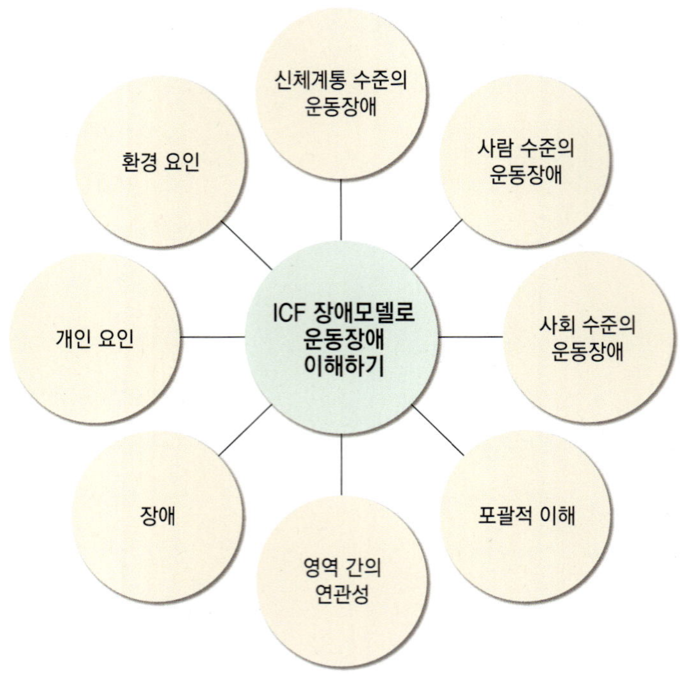

위의 관계도를 구성하는 핵심개념을 바탕으로 팀원들끼리 다음의 내용에 대한 의견을 교환해 보시오.

1. ICF 장애모델의 신체계통 구조 및 기능의 손상의 예를 들어 보시오.
2. ICF 장애모델의 활동 제한의 예를 들어 보시오.
3. ICF 장애모델의 참여 제한의 예를 들어 보시오.
4. ICF 장애모델의 환경 요인의 예를 들어 보시오.
5. ICF 장애모델의 개인 요인의 예를 들어 보시오.
6. ICF 장애모델 영역 간의 연관성을 설명해보시오.

참고문헌 REFERENCES

1. Geyh S, Cieza A, Schouten J, et al. ICF CoreSets for stroke.J Rehabil Med. 2004;(44 Suppl): 135–41.
2. Heerkens Y, Hendricks E, Oostendrop R. Assessment instruments and the ICF in rehabilitation and physiotherapy. 2006; Medical Rehabilitation;10(3):1–14.
3. Jette AM. Toward a common language for function, disability, and health. Phys Ther. 2006;86(5):726–34.
4. Rauch A, Cieza A, Stucki G. How to apply the International Classification of Functioning, Disability and Health (ICF) for rehabilitation management in clinical practice.Eur J Phys Rehabil Med. 2008;44(3):329–42.
5. Schenkman M, Deutsch JE, Gill–Body KM. An integrated framework for decision making in neurologic physical therapist practice. Phys Ther. 2006;86(12):1681–1702.
6. Valovich McLeod TC, Snyder AR, Parsons JT, et al. Using disablement models and clinical outcomes assessment to enable evidence–based athletic training practice, part II: clinical outcomes assessment. J Athl Train. 2008; 43(4): 437 - 445.
7. Whiteneck G. Conceptual models of disability: past, present, and future. In: Workshop on Disability in America: A New Look. Washington, DC: The National Academies Press; 2006:50–66.

CHAPTER 03

물리치료 표준절차: 환자/고객관리모델

Physical therapy standard procedures: patient/client management model

핵심단어

환자/고객관리모델 Patient/client management model

물리치료 표준절차 Physical therapy standard procedures

검진 Examination

평가 Evaluation

진단 Diagnosis

예후 및 치료계획 Prognosis & plan of care

중재 Intervention

결과평가 Outcomes

ICF 장애모델 ICF disablement model

학습목표

1. 환자/고객관리모델이 물리치료 표준절차라는 것을 설명할 수 있다.
2. 환자/고객관리모델의 검진, 평가, 진단, 예후 및 치료계획, 중재, 결과평가 등의 6가지 요소를 설명할 수 있다.
3. 환자/고객관리모델 6가지 요소의 역동적인 상호 작용을 설명할 수 있다.
4. 환자/고객관리모델의 각 요소는 임상의사결정이 필요한 환자의 니즈를 반영하고 있다는 것을 설명할 수 있다.
5. 환자/고객관리모델의 각 요소는 ICF 장애모델의 개념과 언어를 사용하는 것을 설명할 수 있다.
6. 타입 II 치돌기 골절 사례의 물리치료 표준절차를 환자/고객관리모델로 설명할 수 있다.
7. 파킨슨병 사례의 물리치료 표준절차를 환자/고객관리모델로 설명할 수 있다.

1 환자/고객관리모델의 개요 Overview of patient/client management model

1) 환자/고객관리모델의 의미

'환자/고객관리'라는 용어는 말 그대로 '환자관리', 즉 '물리치료'를 뜻하므로 환자/고객관리모델은 물리치료 표준모델이다. 물리치료실에 내원하여 치료를 받는 개인은 환자/고객관리모델을 구성하는 검진(examination), 평가(evaluation), 진단(diagnosis), 예후 및 치료계획(prognosis and plan of care), 중재(intervention) 그리고 결과평가(outcomes)의 6가지 요소가 역동적으로 작용하는 프로세스를 경험한다. 환자/고객관리모델은 미국물리치료협회가 회원들이 임상에서 사용할 수 있도록 개발한 실용적인 물리치료지침서이다.

실제로 모든 물리치료 임상에서는 정도의 차이는 있지만 환자/고객관리모델 절차대로 물리치료를 수행하고 있다. 임상에서 흔히 만날 수 있는 관절염 환자의 물리치료를 생각해 보자. 환자가 처음 물리치료실에 내원하면 물리치료사는 먼저 의무기록지를 검토하고 병력 청취를 통해 발병일, 불편한 점을 포함해서 여러 가지 정보들을 조사한다. 성별, 통증, 오래 걷기 어려움 등의 정보를 파악했다면 VAS, 보행거리 테스트로 정량적, 객관적 자료를 수집한다(검진). 정보의 의미와 정보 간의 연관성을 비교 분석하는 과정(평가)을 거쳐 무릎 관절염에 의한 통증이 가장 큰 문제라고 결정(물리치료 진단)한다면, 전문적인 임상경험 및/또는 근거를 기반으로 기대할 수 있는 향상 수준, 목표 달성에 걸릴 시간, 치료 목표 수립 그리고 중재를 계획한다(예후 및 치료계획). 그 다음, 치료계획에서 세운 기간과 빈도에 따라 중재를 적용하고(중재), 주기적으로 통증을 측정하면서 치료의 결과를 확인한다(치료결과). 어릴 적 골절의 경험이 있다면 물리치료실에 내원했을 것이고, 그때의 물리치료 과정을 기억해본다면 환자/고객관리모델의 6가지 요소를 대입해 볼 수 있을 것이다.

2) 환자/고객관리모델 구성 요소 간의 작용

물리치료는 검진, 평가, 진단, 예후 및 치료계획, 중재 그리고 결과평가의 절차로 진행된다. 물리치료 절차의 알고리즘을 이해한다면 물리치료는 검진에서부터 시작된다는 것을 알 수 있다(그림 3-1). 검진 과정에서 환자가 물리치료를 받으려는 이유, 운동장애에 대한 정보와 데이터를 수집하므로 환자의 문제점과 그 원인에 대한 초기가설을 세울 수 있다. 단 한 가지의 정보만 있더라도 가설을 세울 수 있다. 예를 들어 검진 절차의 병력 청취에서 통증이 있고 오래 서 있기 힘들다는 정보를 구했다면 "통증으로 오래 서 있기 어려울 것이다."와 같은 초기가설을 세울 수 있다. 이어지는 테스트 및 측정에서는 VAS로 통증을 측정할 것이다. 여기까지는 검진과정을 수행한 것이다. 이제 VAS에 대한 전문지식, 통증 그리고 오래 서 있기 어렵다는 정보 간의 연관성을 비교 분석하는 사고 과정(평가)을 통해 만일 VAS=1점이라면 오래 서 있지 못한다는 정보와 연관성이 떨어진다고 생각할 것이다. 이것은 검진 절차에서 수집한 자료에 의미를 부여하는 평가를 한 것이다. 평가란 검진과정에서 수집한 데이터에 대한 평가이다. 정리하면, "통증으로 오래 서 있기 어려울 것이다."라는 초기가설은 '거짓'으로 검증된 것이다. 이 경우, 그림 3-1을 보면 진단, 예후 및 치료계획으로 진행하지 않고 다시 검진과정으로 돌아가서 통증 이외의 추가적인 정보와 자료를 구하고 수집한 데이터에 대한 평가과정을 반복한 다음에 진단, 예후 및 치료계획으로 진행하고 중재를 계획한다. 중재가 진행되면서도 기능 수준의 향상이 없거나 환자 또는 환경 요인에 변화가 생기면 자료의 재평가(re-evaluation) 과정을 거쳐 물리치료 진단, 예후 및 치료계획을 수정하고 중재를 조절할 수 있다. 결과평가는 물리치료 절차 전체에 대한 것으로 중재의 효과를 평가하는 것이 포함된다. 검진과정에서 사용한 측정도구를 사용해서 중재 과정 중에 정기적으로 또는 중재 종결 전에 기능장애의 향상 정도와 환자의 만족도를 측정하고 평가한다. 설명한대로, 물리치료는 환자/고객관리모델의 6가지 절차로 수행되는 역동적이고 체계적인 과정이다.

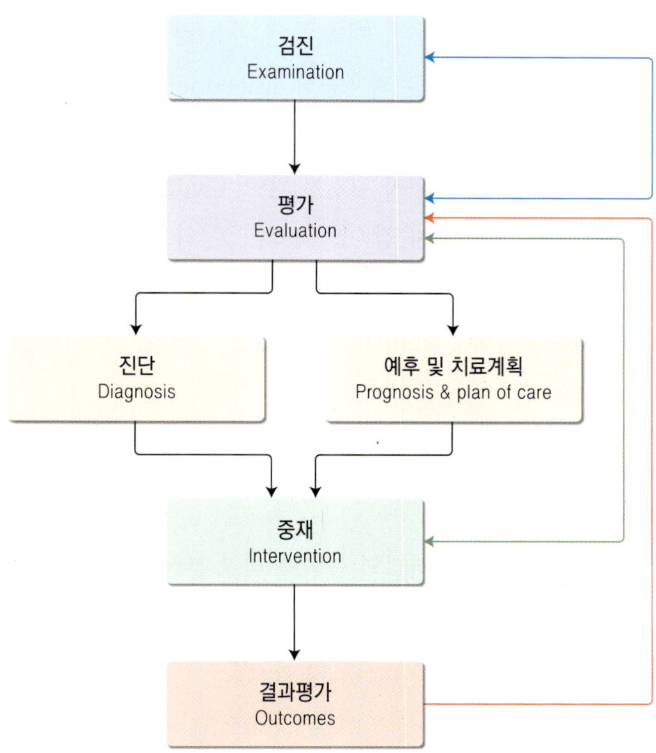

그림 3-1 환자/고객관리모델(물리치료 절차)의 6가지 구성 요소 및 역동적 절차

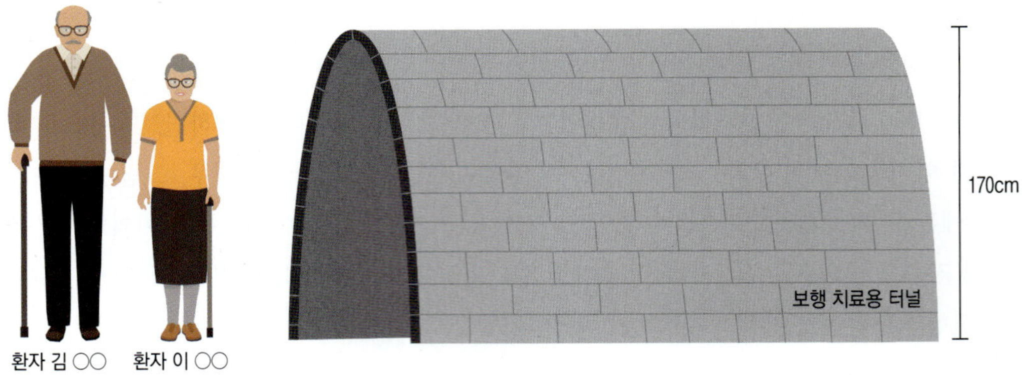

그림 3-2 과제중심 중재를 위한 보행 치료용 터널

3) 검진과 평가의 차이

구성 요소 중에서 검진과 평가는 그 정의가 다르므로 명확히 구분해서 이해해야 한다. 검진은 측정(measurement)의 의미로 정보를 수집하고 측정하여 데이터를 수집하는 과정이며, 평가는 검진단계에서 구한 자료를 비교 분석하여 의미를 부여하고 물리치료 진단, 예후 및 치료계획으로 이어지는 분석적 · 논리적 사고의 과정이다. 예를 들어 환자 김 ○○과 이 ○○을 대상으로 보행 높이가 170cm인 터널을 걸어서 통과하는 과제중심(task-oriented) 중재를 계획하는 상황을 가정해 보자(그림 3-2).

가장 먼저 고려할 문제(임상질문)는 "환자 김 ○○과 이 ○○의 신장이 터널 높이보다 작은가?"이다. 이 문제를 해결하기 위해 우선 환자 김 ○○과 이 ○○의 신장을 정확히 측정해야 한다. 측정 결과를 보면, 김 ○○은 182cm, 이 ○○은 165cm이다. 182cm와 165cm는 신장 변수를 수치로 표현한 측정값(데이터)이다. 검진(examination) 단계를 수행하고 데이터를 수집한 것이다.

환자 이름	키
김 OO	182cm
이 OO	165cm

이제 다음과 같이 두 사람의 신장과 터널의 높이를 비교 분석하여 자료에 의미를 부여하는 평가(evaluation) 절차가 수행된다. "김 ○○의 신장 182cm는 터널 높이 170cm보다 작은가?", "이 ○○의 신장 165cm는 터널 높이 170cm보다 작은가?"

환자 이름	키		터널의 높이
김 OO	182cm	VS.	170cm
이 OO	165cm	VS.	170cm

이처럼 '검진'은 변수를 측정해서 자료를 수집하는 과정이고, '평가'는 수집한 자료를 비교 분석하며 의미를 부여하는 것이다.

표 3-1 박 ○○의 우측 어깨관절 가쪽돌림 각도

	월	화	수	목	금
1주	50도	50도	60도	70도	75도
2주	50도	55도	65도	75도	75도
3주	70도	75도	80도	85도	85도

한 가지 예를 더 들어 보자. 박 ○○은 우측 어깨 유착성낭염으로 물리치료실에 내원하였다. 초기의 우측 어깨 가쪽돌림의 능동적 관절가동범위는 50도였다. 기능적 관절가동범위 증진을 위해 주 5일 3주간 운동치료와 홈 프로그램을 제공하였다. 특히, 주말에는 홈 프로그램의 중요성을 강조하였고 치료시간마다 우측 어깨의 가쪽돌림 관절가동범위를 측정하고 기록하였다. 3주간 매일 가쪽돌림 관절가동범위를 수집한 검진 결과는 표 3-1과 같다.

박 ○○의 우측 어깨 가쪽돌림 범위를 그래프로 시각화시키면, 1주차에는 월요일에서 금요일까지 관절가동범위가 지속적으로 향상되었지만 주말을 지나고 2주차 월요일에는 다시 50도로 감소되었다. 다시 치료를 시작하면서 관절가동범위는 꾸준히 증가하였다. 치료사는 첫 주와 둘째 주의 데이터를 평가한 근거로 2주차 주말의 홈 프로그램, 교육 방법, 모니터링 내용 등을 수정하였다. 3주차 월요일에 다시 우측 어깨 가쪽돌림 범위를 측정한 결과 70도 수준을 유지하였고 점차 향상되어 3주차 금요일에는 85도까지 증가하였으므로(그림 3-3), 3주차 주말에는 2주

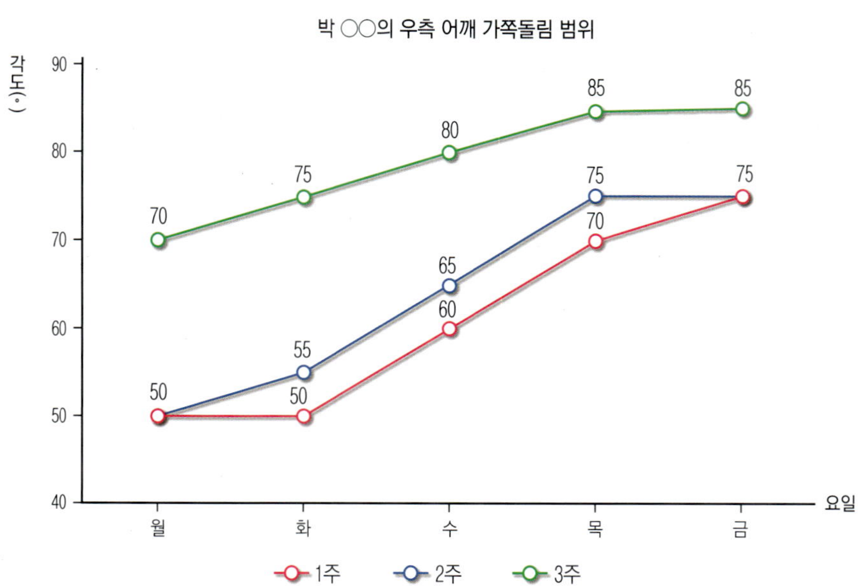

그림 3-3 박 ○○의 3주간 우측 어깨 가쪽돌림 각도 변화 비교 분석.
검진과정에서 수집한 데이터의 비교 · 분석(평가)을 위한 시각화

차 홈 프로그램을 그대로 유지하였다. 이처럼 검진 과정에서 수집한 자료를 비교 분석하며 적합한 의미를 부여하는 평가 단계를 거칠 때 최상의 치료계획이나 중재로 연결 지을 수 있다.

4) 환자/고객관리모델과 ICF 장애모델

환자/고객관리모델의 각 요소는 ICF 장애모델의 개념과 용어를 사용한다(그림 3-4).

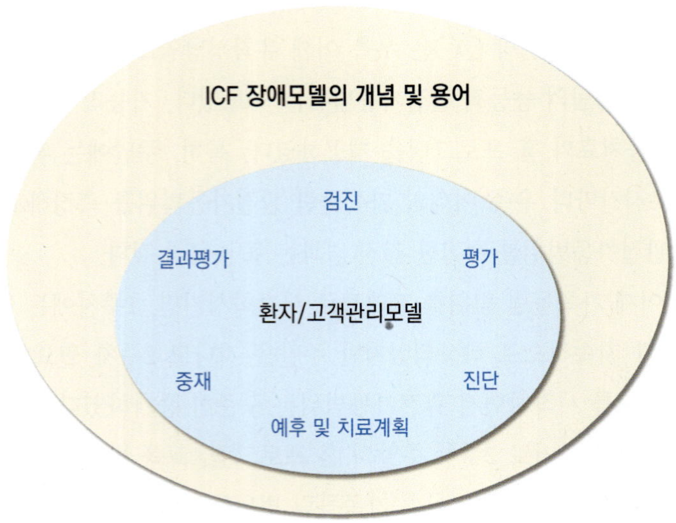

- 기능(functioning): 신체계통 구조 및 기능, 활동, 참여, 상황 요인(촉진 요인)
- 장애(disability): 신체계통 구조 및 기능의 손상, 활동 제한, 참여 제한, 상황 요인(장벽 요인)

그림 3-4 ICF 장애모델의 개념과 용어를 사용하는 환자/고객관리모델

운동기능장애가 있는 환자의 검진과정에서 자료를 수집할 때는 신체계통 구조 및 기능의 손상, 활동 제한 그리고 참여 제한에 대한 정보를 모두 수집하는 포괄적 접근이 필요하다. 수집한 자료를 비교 분석하는 평가 절차에서도 영역과 구성 항목 간의 관계를 꼼꼼하게 비교하고 분석한다. 물리치료 진단에서는 신체계통 구조 및 기능의 손상, 활동 제한, 참여 제한을 각각 확인한 다음, 다른 영역에 미치는 영향력이 커서 우선 고려해야 하는 운동장애 영역 및 구성 항목을 선택한다. 이 개념은 환자/고객관리모델의 예후 및 치료계획, 중재 그리고 결과평가에도 마찬가지로 적용된다(그림 3-5).

제 1장에서 설명한 것처럼 환자/고객관리모델의 각 요소들을 원활히 수행하기 위하여 ICF 장애모델의 개념과 용어의 사용뿐 아니라 근거중심 접근, 가설 생성 및 검증, 표준화된 평가도구 사용 그리고 수행내용의 기록과 같은 수단을 적극적으로 활용한다.

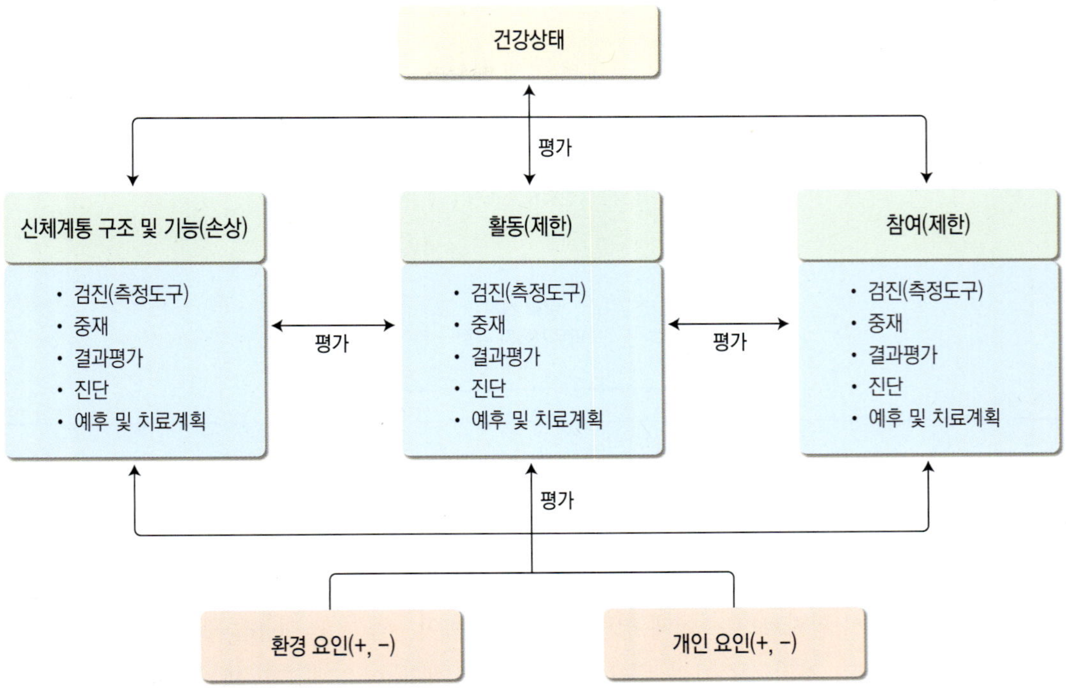

그림 3-5 ICF 장애모델을 활용한 환자/고객관리모델의 수행

2 환자/고객관리모델의 구성 Elements of the patient/client management model

1) 검진

물리치료를 받으려는 이유와 함께 신체계통 구조 및 기능의 손상, 활동 제한, 참여 제한(ICF 장애모델의 용어 사용)의 수준에서 운동장애 관련 정보를 충분히 수집한다. 검진과정에서 수집한 자료의 평가과정을 거쳐 물리치료 진단으로 연결된다. 정보와 자료 수집은 환자를 직접 만나기 전에 의무기록지를 검토하는 것에서부터 시작된다. 대개의 경우 환자는 물리치료사뿐 아니라 의사, 작업치료사, 언어치료사 같이 다양한 보건전문가의 도움을 받는다. 동일한 환자를 함께 치료하는 재활팀 구성원들은 의무기록지를 서로 열람할 수 있다. 검진은 물리치료가 시작되는 단계에서 한 번 실시하고 끝나는 것이 아니다. 지난 치료시간과 비교해서 환자의 기능 수준의 변화, 현재의 상태 및/또는 목표나 중재의 수정이 필요할 수 있으므로 치료시간마다 추가 정보와 자료를 수집할 수 있다.

검진은 의무기록지 검토를 포함한 병력 청취(history-taking), 신체계통 조사(system review) 그리고 테스트 및 측정(tests and measures)의 과정으로 이뤄진다. 병력 청취와 신체계통 조사를 거치면서 테스트 및 측정이 필요한 항목들이 구체화된다(그림 3-6).

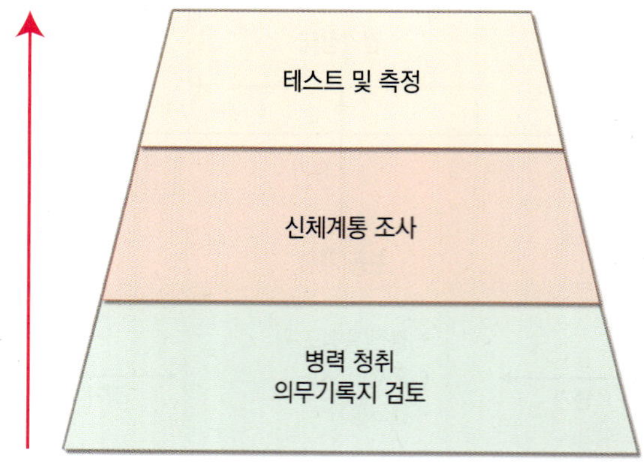

그림 3-6 환자/고객관리모델: 검진

(1) 병력 청취

병력 청취에 앞서 환자/보호자에게 병력 청취를 하는 이유와 어떤 내용들을 물어볼 것인지 쉽게 설명한다. 병력 청취는 환자가 물리치료를 받고자 하는 이유에 관한 과거와 현재의 자료를 체계적으로 수집하는 것이다. 치료사의 자기소개 및 인사, 병력 청취 후 진행절차를 소개하면서 환자/보호자와 교감을 형성하는 것으로 시작한다. 주로 환자, 가족/보호자 또는 환자의 상태를 잘 알고 있는 사람(들)과 인터뷰 형식으로 이루어진다. 인터뷰 동안 편안한 분위기를 만들어주고 프라이버시를 존중하면서 타당한 질문들로 구성하여 조직화된 인터뷰가 되도록 한다. 무엇보다 주의 깊은 경청자세가 중요하며 방향 전환이 필요할 때만 개입하고 환자의 주의가 분산되지 않도록 신경 쓰며 인터뷰 내용을 기록한다.

병력 청취에서 수집하는 구체적인 정보에는 활동 및 참여 수준, 현재 상태, 가족력, 인구학적 정보, 전반적인 건강상태, 성장과 발달, 주거환경, 사회이력, 과거 및 현재의 사회적/건강상의 습관, 기타 임상테스트 결과, 약 복용 이력 그리고 의학 및 수술 병력 등이 포함된다(박스 3-1).

특히, 전반적인 건강상태 부분에서는 우울증상 여부를 알아볼 수 있는 질문을 하고 관련 전문가의 의무기록지를 확인한다. 환자의 신체적 · 정신적 측면을 함께 고려할 때 보다 나은 예후를 기대할 수 있고, 혹시 모를 불의의 사고를 미연에 방지할 수 있다. 환자의 약 복용 이력에 대한 정보도 중요하다. 약의 작용과 부작용에 대한 지식은 적합한 치료시간을 정하는 데 유용하다. 디아제팜 같은 항경련성 약물의 대표적인 부작용은 진정작용(sedation)이다. 치료시간에 기분과 신체활동이 현저히 줄거나 수면에 빠질 수 있어 치료 스케줄을 정할 때는 약을 복용한 직후는 피하는 것이 좋다. 수술 후 관절가동범위 증진의 목적으로 물리치료를 받는 환자는 통증을 조절해주는 진통제를 복용한 이후 시간으로 치료 스케줄을 잡는 것이 운동치료에 도움이 된다. 주거환경 부분에서는 가옥형태에 대한 정보가 포함되어야 한다. 예를 들어 계단 보행이 어려운 환자가 집안 출입 시 반드시 계단을 거쳐야 한다면 치료계획에서 이 부분을 고려해야 한다.

치료사는 병력 청취를 통해 수집한 의학적 상태, 사회 · 인구학적 요인 또는 개인의 특성과 관련한 신체계통 구조 및 기능의 손상, 활동 제한, 참여 제한에 대한 정보를 파악하면서 환자 및/또는 치료사가 파악한 문제점(운동장애)의 원인에 대한 초기가설을 세울 수 있다. 평가와 중재의 지침이 되는 임상가설을 정하는 것은 물리치료사의 필수 역량이다. 김 ○○이라는 환자의 예시를 통해 병력청취에서 구한 정보를 바탕으로 초기가설을 세우는 방법을 알아보자. 이것은 이어지는 신체계통 조사, 테스트 및 측정에서 수집해야 할 정보들을 구체화시키는데 도움이 된다.

■ 예시

병력 청취 시 김 ○○ 환자의 진술 정보

- 다리에 힘이 없다.
- 일어서면 넘어질 것 같다.
- 아무것도 붙잡지 않고 서기가 어렵다.
- 주로 앉아서 생활한다.

→

초기가설

- 다리에 힘이 없어 서기가 어려울 것이다.
- 균형능력이 부족해서 서기가 어려울 것이다.
- 활동 부족으로 서기가 어려울 것이다.

예시의 초기가설에 따라 신체계통 조사, 테스트 및 측정에서는 주로 근력, 균형능력 그리고 기능적 활동성에 대한 보다 자세한 정보와 자료를 수집해야 할 것이다.

박스 3-1 환자/고객관리모델 - 검진 - 병력 청취 항목

- 활동 및 참여
  : 현재 및 이전의 역할 기능
  : 자조, 가정, 교육, 직업, 지역사회, 사회활동 및 참여
- 현재 상태
  : 물리치료를 받으려는 이유(기능적으로 가장 불편한 점)
  : 현재 받고 있는 치료적 중재(치료를 받고 있을 경우)
  : 부상이나 질환의 기전, 발병일, 진행과정, 증상의 발현 시점 및 패턴
  : 치료적 중재로 환자/보호자가 성취하려는 목표, 환자/보호자의 현재 상태에 대한 감정적 측면
  : 현재 질환 이전의 발병 이력 여부 및 치료 내역
- 가족력
  : 가족의 건강 위험 요인
- 인구학적 정보
  : 연령, 교육수준, 사용언어, 인종, 성별

박스 3-1 환자/고객관리모델 - 검진 - 병력 청취 항목(계속)

- **전반적 건강상태(대상자 또는 가족 보고의 형식)**
  : 건강에 대한 전반적인 인식
  : 정신기능(기억력, 사고능력, 우울증, 분노)
  : 신체기능(이동성, 수면패턴, 침상생활기간)
- **성장과 발달**
  : 발달 이력, 우세 손 확인
- **주거환경**
  : 가옥 형태, 보조도구(이동보조수단, 정형외과적 기구, 의자, 좌석 시스템 및 자세유지 테크놀로지)의 필요 유무
- **사회이력**
  : 문화적 신념 및 행위, 가족 및 보호자 지원, 사회적 상호작용, 사회활동 지원체계
- **과거 및 현재의 사회적/건강상의 습관**
  : 담배나 약물 등 건강유해행위, 신체 건강 수준
- **기타 임상테스트 결과**
  : 실험실 및 진단학적 검사 결과, 영상검사 결과
- **약 복용 이력**
  : 현재 그리고 이전에 복용한 약
- **의학 및 수술 병력**
  : 심장혈관, 내분비, 피부, 근육뼈대, 신경, 정신의학계통
  : 이전의 입원 및 수술 이력, 기타 건강관련 상태 등

병력 청취는 새내기치료사가 환자와 교감을 형성할 수 있는 첫 관문이다. 환자와 치료사의 긍정적인 관계는 치료결과를 포함해서 전체적인 물리치료 절차에 큰 영향을 미친다. 환자와 치료사의 관계는 연합(alliance)이란 용어로 표현할 수 있다. 1912년 프로이드는 최초로 치료적 환경에서 연합적 관계의 형성을 강조하였다. 연합적 관계란 환자와 치료사 간의 협업, 온화한 관계 그리고 지지가 형성된다는 뜻이다. 조지워싱턴대학교 Boissonnault 교수팀이 개발한 ECHOWS(부록 1 참고, p.328)는 병력 청취 수행을 위한 질문서로 내용이 간단하고 구성이 체계적이어서 실제 임상에서 유용하게 사용할 수 있다. ECHOWS 약자의 뜻은 다음과 같다.

- E (Establishing rapport): 환자와 교감을 형성한다.
- C (Chief complaint): 환자의 주 호소를 확인한다.
- H (Health history): 환자의 건강상태를 확인한다.
- O (Obtain psycho-social perspective): 환자의 정신 · 사회학적 측면을 확인한다.
- W (Wrap-up): 병력 청취를 마무리하고 테스트 및 측정을 준비한다.
- S (Summary of performance): 병력 청취 수행을 평가한다.

(2) 신체계통 조사

신체계통 조사에 앞서 환자/보호자에게 신체계통 조사를 하는 이유와 방법에 대해 쉽게 설명한다. 신체계통 조사는 간단한 검진과정으로 수행 목적은 두 가지이다. 첫째, 환자에게 물리치료사의 전문 분야 밖의 문제가 있는지 확인한다. 둘째, 치료계획에 영향을 미칠 수 있는 징후 및 증상, 상황 요인들을 확인한다. 신체계통 조사는 검진의 한 요소로 환자를 보다 포괄적인 관점에서 이해할 수 있다. 또한 이어지는 테스트 및 측정에서 무엇을 검사할 것인지 안내자의 역할을 한다. 신체계통 조사에서는 면담, 선별검사, 시진, 촉진 등의 방법을 선택적으로 사용한다. 물리치료와 밀접한 주요 신체계통 및 항목은 다음과 같다.

- 심폐계통: 심박수, 호흡수, 혈압, 부종
- 피부계통: 피부 유연성(촉감), 반흔조직 여부, 피부색, 피부통합성
- 근육뼈대계통: 전반적 대칭성, 관절가동범위, 근력
- 신경근육계통: 자세와 움직임 시 전반적 협응력(예: 균형, 보행, 이동, 옮겨가기, 자세 변경), 운동 기능(운동조절 및 운동학습)
- 의사소통 능력, 감정, 인지, 언어, 학습스타일: 자신의 니즈를 알리는 능력, 의식수준, 지남력(사람, 시간, 장소), 기대되는 감정/행동 반응, 학습 시 고려사항(예: 교육 수준, 학습 방해 요인)

신체계통 조사는 운동과제 수행력 또는 신체계통의 기능 수준에서 이루어진다. 두 가지 수준에서 복합적으로 신체계통 조사를 실시한다면 환자중심 관점에서 운동기능을 이해하는데 유용하다. 신체계통 조사의 한 가지 방법으로 환자가 특정 운동과제를 수행하는 자세와 움직임을 관찰하여 테스트 및 측정 시 무엇을 검사할 것인지에 대한 가설을 세울 수 있다. 운동과제 수행력이 연령과 성별을 기준으로 정상범위에서 벗어난다면 과제 수행의 문제와 연관된 기본적인 신체계통 기능의 손상(예: 근력, 관절가동범위, 자세조절)에 대한 구체적인 검사가 필요할 것이다. 예를 들어 환자에게 앉은 자세에서 일어서보게 하자. 이 과제 수행을 위해 근육군의 근력, 특정 관절의 관절가동범위, 균형 그리고 자세조절 능력이 필요하다. 환자에게 낮은 의자에서 일어서게 해봄으로써 하지의 근력과 균형조절능력을 쉽게 확인할 수 있다. 과제 수행을 어려워하면 테스트 및 측정에서 자세한 근력과 자세조절 검사가 필요할 것이다. 이처럼 병력 청취와 함께 신체계통 조사는 이어지는 테스트와 측정의 수행방향을 가이드한다. 반대로 환자가 선 자세로 성공적으로 자연스럽게 일어나면 하지 근력은 최소한 F 이상이고, 낮은 의자에서 일어서기 과제에 필요한 자세조절 능력이 적절하다는 논리적인 사고를 할 수 있다.

신체계통 조사에는 감별진단(differential diagnosis)이 포함된다. 감별진단은 초기 검진이나 치료과정에서 의학적 조처가 필요한 환자를 감별하거나 물리치료가 필요한 환자라는 것을 재확인하는 사고과정이다. 필요하면 검사를 실시하기도 한다. 감별진단은 치료사의 임상의사결정 능력이 요구되는 중요한 부분이다. 사례 김 ○○(박스 3-2)을 통해 알아보자.

박스 3-2 감별진단이 필요한 사례 김 ○○

김 OO은 39세 여성이며 어깨 통증으로 물리치료를 받고 있다. 3일 전부터 아침 조깅 후에 발 전방 및 외측에 통증이 있었다. 뛰기 시작하면 통증이 시작되고 체중이 실릴수록 심해진다. 촉진 결과 중등도의 압통을 확인되었고, 부종이나 발적은 없었다. 발과 발목의 관절가동범위는 정상이다.

김 ○○에 대한 분석은 다음과 같다. 김 ○○은 5번째 발가락뼈 골절과 일치하는 부위를 만지거나 체중지지를 하면 통증을 호소한다. 5번째 발가락뼈는 스트레스골절이 빈번히 발생하는 부위로 반복적인 스트레스가 원인으로 작용한다. 김 ○○은 평소에 조깅을 즐기며, 통증이 생길 만한 특별한 일은 없었다. 증상을 고려할 때 5번째 발가락뼈 스트레스골절이 의심되므로 영상촬영과 단기고정이 필요하다.

이 책의 1장에서 임상의사결정 수행을 위한 물리치료사의 역량으로 자기성찰의 중요성을 강조하였다. 병력 청취, 신체계통 조사에서 필수적인 자기성찰 포인트를 확인해 보자(박스 3-3).

박스 3-3 병력 청취, 신체계통 조사의 자기성찰 포인트

- **병력 청취, 신체계통 조사를 통한 초기 자료 수집**
  - 환자의 병력 및 현재 기능에 관한 자료를 수집하였는가?
  - 환자의 의학적 진단이 인터뷰에 어떤 영향을 미치는가?
  - 치료사로서 갖고 있는 편견이 인터뷰에 영향을 미치는가?
  - 수집한 정보에서 환자 증상과 관련된 일정한 패턴을 파악할 수 있는가?
  - 수집한 자료는 의미 있는 것인가?
  - 자료로부터 어떤 판단을 내릴 수 있는가? 문제에 대한 해결책이 있는가?
  - 환자/보호자는 질환에 대해 이해하고 물리치료의 필요성을 느끼고 있는가?
  - 환자의 치료목표를 확인했다면 달성할 방법이 있는가?
  - 물리치료 이외의 다른 의료적 혹은 치료적 서비스가 필요한가?
- **초기가설 수립**
  - 신체계통 구조 및 기능의 손상, 활동 제한 및/또는 참여 제한 수준에서 초기가설을 세웠는가?
  - 수집한 정보를 토대로 가설을 세울 수 있는가?
  - 기존에 갖고 있던 전문적 의견이나 경험에 근거하여 어떤 가설을 세울 수 있는가?
  - 가설을 세웠다면 그 타당성에 대해 설명할 수 있는가?
  - 수집한 환자 정보가 가설을 지지해 주는가?
  - 치료결과는 어떻게 예상하는가?
  - 가설을 바탕으로 테스트 및 측정 전략을 세울 수 있는가?
  - 테스트 및 측정 접근법이나 전략은 무엇인가?
  - 환경 요인이 테스트 및 측정에 영향을 미치는가?
  - 기타 진단학적 정보가 테스트 및 측정에 영향을 미칠 것 같은가?

(3) 테스트 및 측정

테스트 및 측정을 수행하기에 앞서 환자/보호자에게 검사의 이유와 방법에 대해 쉽게 설명한다. 이것은 환자/보호자의 적극적인 참여를 촉진하기에 좋다. 테스트 및 측정과정에서는 측정도구를 사용해서 객관적인 데이터를 수집한다. 병력 청취와 신체계통 조사에서 구한 정보를 바탕으로 세운 초기가설의 '참' 또는 '거짓' 여부를 검증하기 위한 정량적, 객관적 측정으로 환자 문제점에 대한 구체적인 임상가설을 수립할 수 있다(제 5장 HOAC II 참고, p.152).

테스트 및 측정 내용의 선택과 수행 범위는 병력 청취(환자의 물리치료 목표), 신체계통 조사 결과, 환자 연령, 운동장애의 심각성, 회복 단계(급성, 아급성, 또는 만성), 재활 단계(초기, 중기, 후기 또는 활동으로 복귀), 가정/지역사회/직업 상황 그리고 기타 관련 요인을 고려해서 정한다. 예를 들어 도수근력검사를 실시한다면 검사대상의 나이와 인지수준에 따라 개별 근육의 도수근력검사가 가능할 수도 있고 근육군 별로 기능적 근력검사를 해야 할 수도 있다. 테스트 및 측정 전략은 신체계통 구조 및 기능의 손상, 활동 제한 그리고 참여 제한을 야기하는 원인을 이해하는 데 중점을 둔다.

미국물리치료협회의 환자관리지침서에 의하면 물리치료 테스트 및 측정은 26개 범주이다. 물리치료사는 전문지식, 인지기술 그리고 자기성찰의 역량을 발휘하여 각각의 환자에게 가장 적합한 테스트와 측정 범주 및 항목을 정해야 한다. 여기서는 각 범주의 검사 목적과 평가항목을 소개한다. 각각의 평가항목을 측정하기 위해 사용하는 평가도구의 종류는 문헌과 근거를 활용한다.

참고로, 환자/고객관리모델의 결과평가에서 기능 수준의 변화를 측정할 때 검진의 테스트 및 측정 부분에서 사용한 검사 도구를 다시 사용해서 한다.

- 유산소 능력/지구력(aerobic capacity/endurance)
  - 목적: 산소요구도의 증가에 따른 환자의 반응 검사
  - 평가항목: 호흡량, 심박수, 기능적 활동 시 산소섭취량, 보행 거리, 최대유산소운동 수행력, 호흡수, 호흡 리듬, 호흡 소리
- 신체계측학적 특성(anthropometric characteristics)
  - 목적: 신체의 크기 측정
  - 평가항목: 신장, 체중, 머리둘레, 체질량지수, 팔 · 다리 둘레
- 보조도구 테크놀로지(assistive technology)
  - 목적: 보조도구를 이용한 활동 및/또는 참여 수준 검사, 보조도구의 안전성 검사
  - 평가항목: 이동용 보조도구, 정형외과적 보조기, 의지, 좌석 및 포지셔닝 기구, 기타 기능 향상을 위한 보조도구

- 균형(balance)
  - 목적: 지지면 내에 무게중심을 유지하는 정적 · 동적 균형능력 검사
  - 평가항목: 무게중심 이동궤적, 기능적 균형
- 순환: 동맥, 정맥, 림프(circulation: arterial, venous and lymphatic circulation)
  - 목적: 안정 상태와 활동 시 신체 요구에 심혈관계통 펌프 작용, 순환, 산소 전달, 림프 배액 계통의 반응 검사
  - 평가항목: 부종, 혈압, 뇌척수압, 손톱 색, 피부색
- 지역사회 및 사회생활(community and social life)
  - 목적: 가정 이외의 조직화된 사회생활에 참여 수준 검사
  - 평가항목: 낙상 위험도, 지구력, 보행 속도, 우울증, 운전 능력 그리고 활동 시 생리적 반응
- 뇌신경 및 말초신경 통합성(cranial and peripheral nerve integrity)
  - 목적: 뇌신경과 말초신경의 기능 검사
  - 평가항목: 뇌신경의 운동 및 감각 기능, 말초신경의 운동 및 감각 기능
- 교육생활(education life)
  - 목적: 학교 및 기타 교육환경에서 활동과 참여 수준 검사
  - 평가항목: 학교에서 보조도구가 필요한 이유, 운동발달수준, 학교/교육환경에서 기능적 능력, 다양한 교육환경에 참여 수준, 교육관련 활동 시 안전 수준 및 생리적 반응, 인간공학적 계측
- 환경 요인(environmental factors)
  - 목적: 개인의 다양한 역할 수행을 위한 환경의 적합성 검사
  - 평가항목: 현재 및 장래의 잠재적 장벽 요소, 집/직장/학교/ 또는 지역사회의 물리적 환경 특징, 공간의 특징(문의 넓이, 지면의 특성, 화장실 접근성)
- 보행(gait)
  - 목적: 이상보행 유무와 원인 검사
  - 평가항목: 보조기 및/또는 보조도구의 사용, 안전문제, 시 · 공간학적 변수(예: 거리, 속도, 시간, 걸음 수)
- 피부통합성(integumentary integrity)
  - 목적: 피부와 피하조직의 변화 검사
  - 평가항목: 피부에 외상을 줄 수 있는 기구 및 장비 목록(단하지보조기, 휠체어), 피부 상태(부종, 통증, 감각, 피부색깔, 온도, 피부긴장감), 상처 상태(삼출액 유 · 무, 냄새, 통

증, 반흔조직의 특성, 감염 징후, 피부색, 개방성 상처)

- 관절 통합성 및 운동성(joint integrity and mobility)
  - 목적: 관절의 구조와 기능 검사
  - 평가항목: 끝 느낌, 과다운동성, 과소운동성, 아 탈구 또는 탈구, 두려움 그리고 관절충돌
- 정신기능(mental function)
  - 목적: 안정 상태, 활동 시, 활동 후 정신기능 수준 검사
  - 평가항목: 지남력(시간, 장소, 사람), 단기기억, 장기기억, 과제 또는 치료 참여 시 집중력, 동기 수준, 인지손상, 의사소통 손상, 우울증, 의식수준 손상
- 이동성(mobility)
  - 목적: 자세를 바꾸거나 한 장소에서 다른 장소로 이동하는 수준 검사
  - 평가항목: 다양한 환경에서 이동 수준, 보조도구의 사용 여부, 안전문제
- 운동기능(motor function)
  - 목적: 수의적 자세와 움직임을 효율적으로 시작, 유지, 완성, 수정하는 능력 검사
  - 평가항목: 실행증, 비전형적 움직임, 균형기술, 능숙함, 조절력, 민첩성, 손의 움직임, 머리, 몸통, 팔 · 다리 움직임, 편측무시, 인지손상, 감각운동통합능력, 연령에 적합한 자세와 움직임, 낙상위험 요인, 익숙한 환경 내의 안전사고 요인, 과제분석
- 근육 수행력: 근력, 파워, 지구력 및 근 길이(muscle performance: strength, power, endurance, and length)
  - 목적: 근육 또는 근육군이 힘을 생성하여 기능적 활동에 필수적인 자세와 움직임을 시작, 유지, 완성, 수정하는 능력 검사
  - 평가항목: 자세, 기능적 움직임, 근력, 파워, 지구력 및 근 길이
- 신경운동 발달 및 감각처리기능(neuro-motor development and sensory processing)
  - 목적: 이동성, 발달이정표 획득, 자세조절, 수의적 및 비수의적 움직임, 기타 움직임 기술 검사
  - 평가항목: 자극에 대한 행동반응, 연령에 적합한 대동작기술 및 소동작기술, 반사발달, 운동기능, 언어기능, 비전형적 움직임 등의 관찰 및 기술
- 통증(pain)
  - 목적: 통증의 기전과 특성 검사
  - 평가항목: 통증의 증가 또는 감소와 관련된 자세나 활동, 통증 부위, 통증의 질, 통증 정도

- 자세(posture)
  - 목적: 구조적 정렬상태 검사
  - 평가항목: 정적 및 동적 정렬상태(대칭성과 신체중심선에서 벗어난 정도), 신체 분절별 정렬상태
- 관절가동범위(range of motion)
  - 목적: 능동 및 수동 움직임을 구성하는 관절가동범위 검사
  - 평가항목: 기능적 관절가동범위, 관절의 능동 및 수동 움직임, 근육 길이, 유연성
- 반사통합성(reflex integrity)
  - 목적: 신경계통의 흥분성과 신경근육계통의 통합성 검사
  - 평가항목: 연령에 적합한 반사, 심부 건 반사, 자세반사 및 바로잡기 반응, 표재반사
- 자조활동 및 가정활동(self-care and domestic life)
  - 목적: 보조도구나 환경 개조의 유무를 확인하여 독립적 생활의 수행 또는 재개를 위한 준비 여부 검사
  - 평가항목: 기구 또는 장비의 필요성, 다양한 환경에 참여 수준, 자조 및 가정활동을 안전하게 수행할 수 있는 수준, 활동의 생리적 반응
- 감각통합성(sensory integrity)
  - 목적: 감각, 지각, 체성감각 처리과정의 통합성 검사
  - 평가항목: 자세 및 움직임 감각, 감각처리능력, 자극별 감각반응
- 골격통합성(skeletal integrity)
  - 목적: 골밀도, 뼈 이형성증, 비정상적인 뼈 움직임 검사
  - 평가항목: 신체 정렬 및 대칭성, 부종, 발적, 사지둘레
- 환기 및 호흡(ventilation and respiration)
  - 목적: 안정 시 및 활동 중 적절한 환기 펌프 작용과 산소/이산화탄소 교환 검사
  - 평가항목: 기도 청결관리능력, 호흡소리 및 목소리, 흉벽 팽창수준, 보조호흡근 사용 여부, 청색증, 폐 기능
- 직업생활(work life)
  - 목적: 직업 관련 역할 수행 또는 재개를 위한 준비 여부 검사
  - 평가항목: 다양한 작업환경에 참여할 수 있는 능력, 직업관련 활동 시 안전 정도, 직업 관련 활동에 대한 생리적 반응, 인간공학적 측면

이 책의 1장에서 임상의사결정 수행을 위한 물리치료사의 역량으로 자기성찰의 중요성을 강조하였다. 테스트 및 측정의 자기성찰 포인트를 확인해 보자(박스 3-4).

박스 3-4 테스트 및 측정의 자기성찰 포인트

- 테스트 및 측정을 위한 특수검사법과 측정도구를 선택한 이유는 무엇인가?
- 테스트 및 측정결과가 가설을 채택 또는 기각하는가?
- 선택한 테스트와 측정이 임상적으로 중요한 변화를 확인할 수 있는가?
- 테스트 및 측정을 어떻게 수행할 것인가? 검사 시행을 위해 환경수정이 필요한가?
- 선택한 테스트와 측정도구의 신뢰도 및 타당도는 적절한 것인가?
- 환자의 테스트 및 측정결과를 유사한 의학적 진단을 가진 사례와 비교할 수 있는가?
- 선택한 테스트와 측정도구가 환자의 치료목표와 어떤 연관성이 있는가?

2) 평가

검진과정에서 수집한 정보와 데이터의 분석, 조직화, 문제 확인 절차를 거쳐 물리치료 진단으로 연결 짓는 과정이다. 앞서 말한 대로, 검진에서 측정한 자료에 대한 평가이다. 평가는 '사고의 과정(thinking processes)'으로 공식적인 문서기록이나 전자기록은 따로 하지 않는다. 평가단계에서는 구체적으로 다음의 5가지 사고가 수행된다.

- 첫째: 병력 청취에서 수집한 정보와 테스트 및 측정 자료를 통합한다.
- 둘째: 검사 및 측정결과를 비교 분석하여 환자의 운동기능장애를 이해한다.
- 셋째: 물리치료 진단의 근거를 수립한다.
- 넷째: 물리치료 예후를 예측한다.
- 다섯째: 치료목표를 포함한 치료계획의 큰 틀을 구상한다.

평가절차에서도 ICF 장애모델의 개념과 용어를 사용한다. 먼저 검진에서 수집한 자료를 ICF 장애모델 기록지에 기록하고 영역 및 구성항목 간의 관계를 비교 분석하여 중요도와 관계는 화살표의 굵기와 방향, 색깔 글씨로 나타낸다. 실제로 뇌성마비아동 김 ○○의 사례를 들어 평가과정을 이해해 보자(그림 3-7, 3-8). 사례에 대한 기초 정보는 박스 3-5에 나와 있다.

박스 3-5 뇌성마비아동 김 ○○의 기초 정보

사례 김 ○○은 재태기간 31주, 출생 시 체중 1,500g으로 태어났으며 현재 10세이다. 김 ○○은 교정연령 17개월부터 물리치료를 받았다. 김 ○○이 17개월 때 그리고 10세가 되었을 때 환자/고객관리모델의 평가 및 진단 절차는 어떻게 이뤄지는지 ICF 장애모델의 개념과 용어를 사용해서 알아보자.

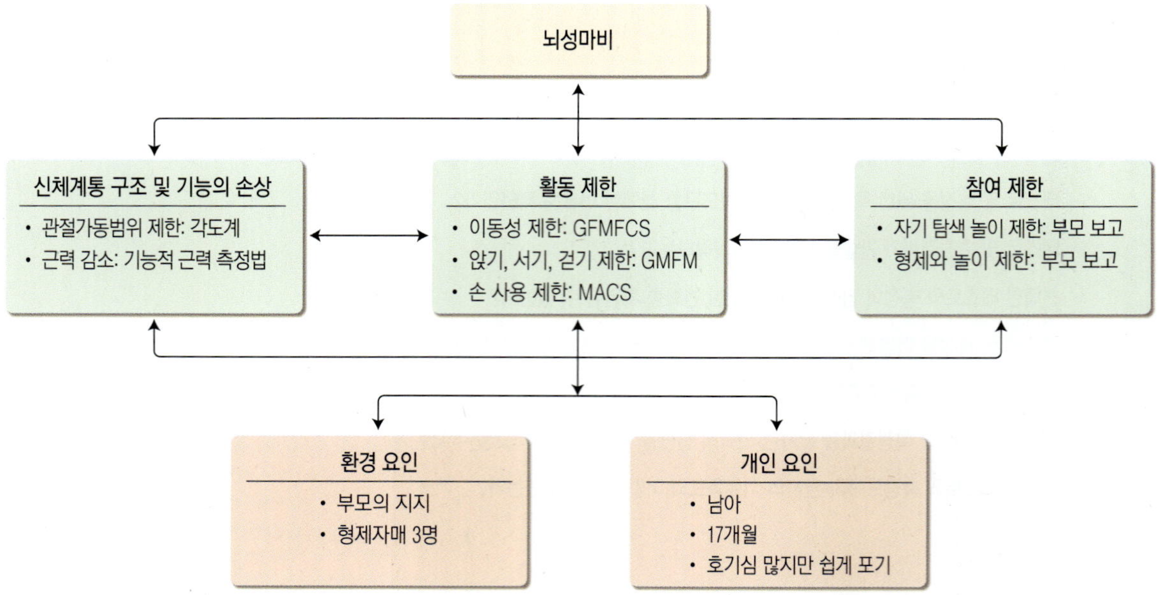

검진에서 수집한 정보를 ICF 장애모델 기록지에 기록한다.

그림 3-7-A ICF 장애모델을 활용한 환자/고객관리모델 검진 내용 기록: 뇌성마비 김 ○○, 17개월

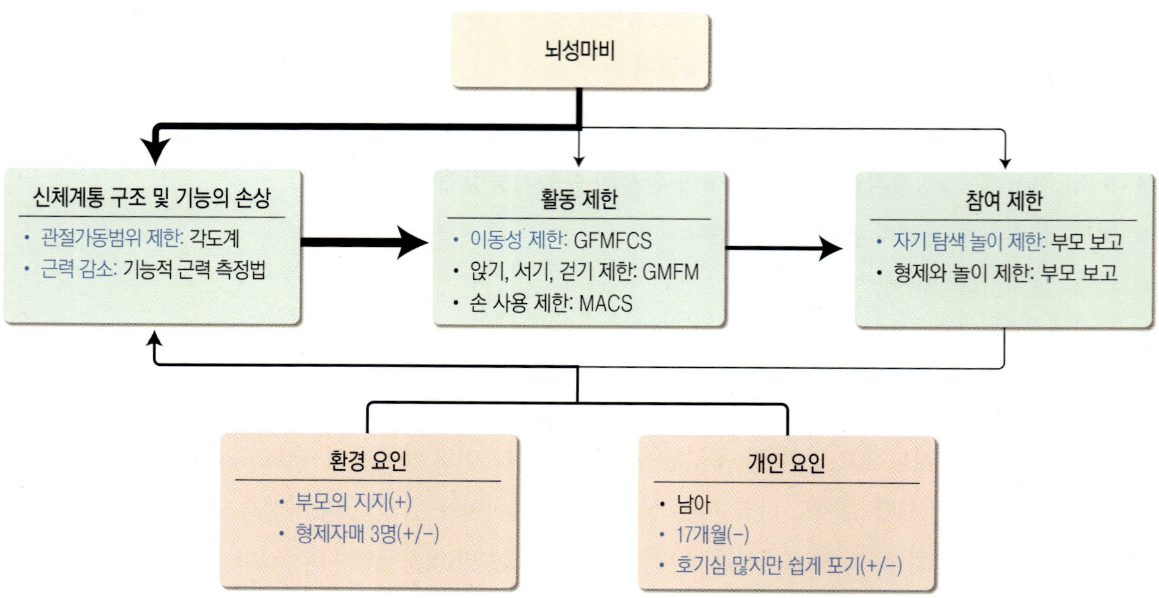

자료를 비교 분석(평가)하고 중요도와 관계는 화살표의 굵기와 방향, 색깔 글씨로 나타낸다. 17개월이라는 나이(개인 요인)는 뇌성마비의 정의 '초기 뇌 발달 시기'에 해당하므로 뇌성마비(건강상태)는 신체계통 구조 및 기능에 직접적인 영향을 미친다. 그 결과, 관절가동범위 제한, 근력 감소 같은 신체계통 구조 및 기능의 손상이 심각하고 이것은 활동 제한에 큰 영향을 미친다. 이 시기의 참여는 주로 부모와 함께하므로 신체계통 구조 및 기능의 손상과 활동 제한 영역이 우선 고려해야 할 운동장애 영역이 될 것이다. 부모의 지지(환경 요인)는 촉진 요인(+)이지만, 자녀가 3명(환경 요인)이라는 점은 촉진 요인이면서 장벽 요인(-)이다. 호기심이 많지만 쉽게 포기하는 성향(개인 요인)은 물리치료 과정에서 촉진 요인이지만 장벽 요인이기도 하다. 이상의 평가 결과를 정리하면, 신체계통 수준의 운동장애가 다른 영역에 미치는 영향이 가장 큰 것으로 보인다. 따라서, 물리치료 진단은 '뇌성마비에 의한 신체계통 구조 및 기능의 손상'이 될 것이며, 앞으로의 치료계획은 이 영역의 문제를 해결하면서 동시에 이것이 활동 제한에 긍정적인 영향을 미치는 방향으로 중점을 두어야 할 것이다.

그림 3-7-B ICF 장애모델을 활용한 환자/고객관리모델의 평가, 진단 과정: 뇌성마비 김 ○○, 17개월

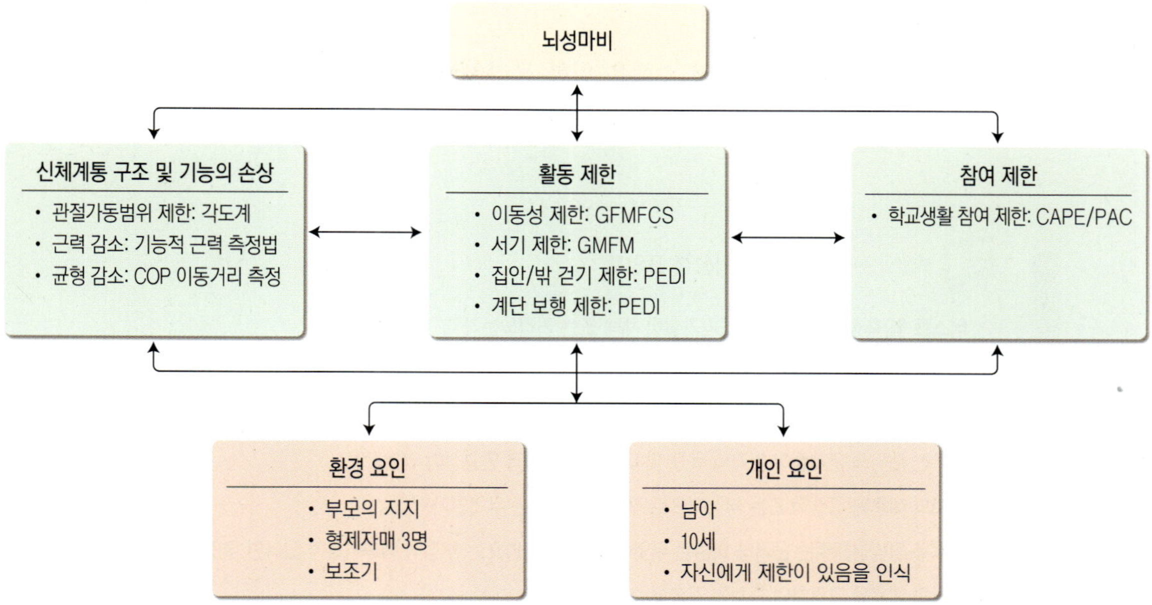

검진에서 수집한 정보를 ICF 장애모델 기록지에 기록한다.

그림 3-8-A ICF 장애모델을 활용한 환자/고객관리모델 검진 내용 기록: 뇌성마비 김 ○○, 10세

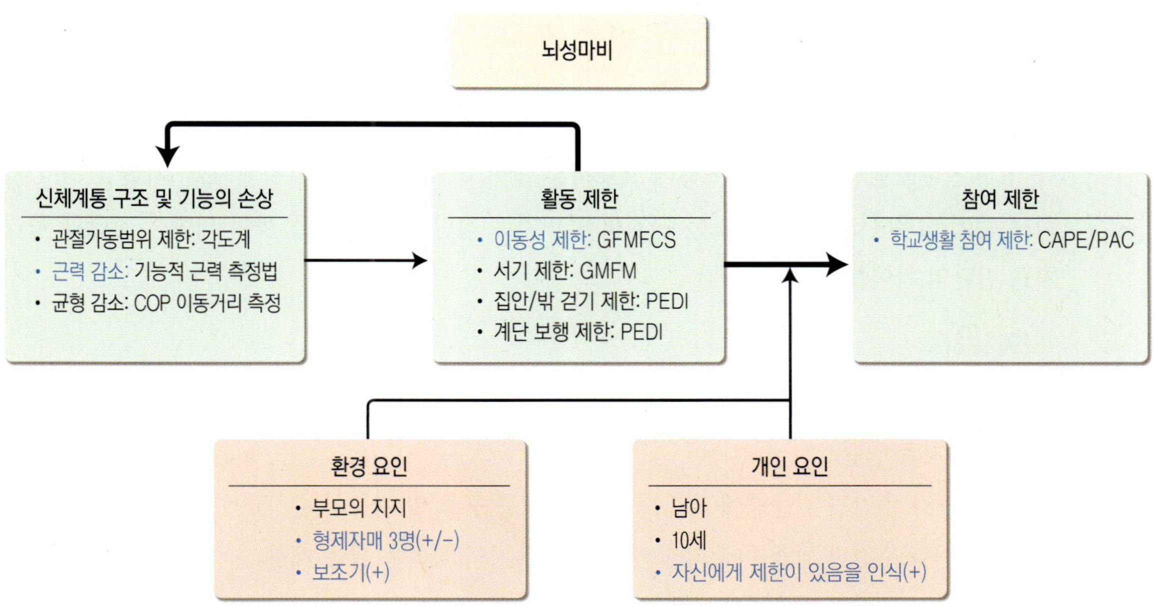

자료를 비교 분석(평가)하고 중요도와 관계는 화살표의 굵기와 방향, 색깔 글씨로 나타낸다. 김 ○○이 성장하여 10세(개인 요인)가 되었으므로 물리치료 목표는 학교생활과 여가 활동에서 친구들과 어울릴 수 있는 수준으로 활동 제한을 향상시키는 것이다. 평가의 방향도 17개월 때와 달라진 점에 주목하자. 뇌성마비라는 질환 자체는 더 이상 신체계통 구조 및 기능의 손상, 활동 제한, 참여 제한에 직접적으로 영향을 미치지 않는다. 이제는 활동 제한이 참여 제한에 크게 영향을 미치고 신체계통 구조 및 기능의 손상에도 영향을 미친다. 이 시기에는 활동 제한에 가장 중점을 두어야 한다는 것을 알 수 있다. 물리치료 진단은 '뇌성마비에 의한 활동 제한'이 될 것이다. 따라서 물리치료 접근도 17개월 때와는 달라져야 한다. 치료계획을 예로 들면 활동 위주의 과제중심 접근법(서기, 걷기 훈련) 속에서 근력을 향상시킬 수 있는 치료프로그램을 계획해야 할 것이다. 활동 수준의 향상은 자연스럽게 참여 수준을 높여줄 것이다. 보조기의 사용(환경 요인)은 활동 및 참여 수준을 높여주어 촉진 요인(+)이 될 것이다.

그림 3-8-B ICF 장애모델을 활용한 환자/고객관리모델의 평가, 진단 과정: 뇌성마비 김 ○○, 10세

이 책의 1장에서 임상의사결정 수행을 위한 물리치료사의 역량으로 자기성찰의 중요성을 강조하였다. 평가의 자기성찰 포인트를 확인해 보자(박스 3-6).

박스 3-6 평가의 자기성찰 포인트

- 테스트 및 측정 결과에 따라 초기가설이 채택 또는 기각되는가?
- 가장 우선적으로 고려해야 할 영역 및/또는 구성항목(환자의 문제점)은 무엇인가?
- ICF 장애모델 영역별 문제점(들) 간의 연관성은 충분히 고려되었는가?
- 최우선 순위의 문제점이 환자의 목표 및 다른 문제점들과 연관성이 있는가?
- 환자의 예후에 긍정적 또는 부정적으로 작용하는 요인은 무엇인가?
- 예후를 뒷받침해주는 근거나 이론은 무엇이며 긍정적 및/또는 부정적 예후지표가 있다면 무엇인가?
- 진단과 예후를 고려하여 중재를 계획할 수 있는가?
- 환자 케어에 문화적 요인이 작용하는가?
- 환자와 치료사의 의욕 및 치료 준비 수준은 어느 정도인가?
- 환자와 치료사의 치료목표를 달성할 능력은 어느 정도인가?

3) 진단

환자/고객관리모델의 진단은 물리치료 진단을 뜻한다. 의학적 진단과 물리치료 진단은 별개이다. ICF 장애모델의 건강상태 영역에 해당하는 것이 의학적 진단이고 신체계통, 사람 그리고 사회 수준에서 운동장애를 바라보는 관점이 물리치료 진단이다. 예시를 들어 의학적 진단과 물리치료 진단의 차이를 살펴보자.

[예시 1]

- 의학적 진단: L5-S1 추간판 탈출증
- 물리치료 진단

  : L5-S1 추간판 탈출증에 의한 통증(신체계통 구조 및 기능의 손상)

  : L5-S1 추간판 탈출증에 의한 앉은 자세 유지의 어려움(활동 제한)

  : L5-S1 추간판 탈출증에 의한 직장 조퇴(참여 제한)

[예시 2]

- 의학적 진단: 뇌성마비
- 물리치료 진단

  : 뇌성마비에 의한 근력 약화(신체계통 구조 및 기능의 손상)

  : 뇌성마비에 의한 보행 제한(활동 제한)

  : 뇌성마비에 의한 유치원 입학 연기(참여 제한)

[예시 3]

- 의학적 진단: 뇌졸중
- 물리치료 진단
  : 뇌졸중에 의한 편마비(신체계통 구조 및 기능의 손상)
  : 뇌졸중에 의한 보행 거리 제한(활동 제한)
  : 뇌졸중에 의한 노인대학 탈퇴(참여 제한)

물리치료 진단의 기본 개념은 다음과 같다. ICF 장애모델의 신체계통, 사람 그리고 사회 수준에서 각각의 문제점을 파악한다. 그 다음 환자/보호자의 치료 목표, 개인 및 환경 요인을 고려해서 운동장애 영역 및 구성항목 간의 연관성을 비교할 때 영역 간의 영향력이 가장 크고 중점을 두어야 할 운동장애 영역 및 구성항목을 선택한다. 평가 절차에서 예로 들었던 김 ○○의 17개월 때와 10세 때의 물리치료 진단은 각각 그림 3-7과 3-8을 참고하면, 17개월 때는 뇌성마비에 의한 신체계통 구조 및 기능의 손상 그리고 10세 때는 뇌성마비에 의한 활동 제한이다.

물리치료 평가와 진단과정에 대해서도 환자/보호자가 이해하기 쉽게 설명한다. 이 책의 1장에서 임상의사결정 수행을 위한 물리치료사의 역량으로 자기성찰의 중요성을 강조하였다. 물리치료 진단의 자기성찰 포인트를 확인해 보자(박스 3-7).

박스 3-7 물리치료 진단에 유용한 자기성찰형 질문

- 신체계통 구조 및 기능의 손상이 확인되었다면, 물리치료 중재가 필요한 것인가?
- 활동 제한 및/또는 참여 제한이 확인되었다면, 물리치료 중재가 필요한 것인가?
- 위와 같은 운동장애의 회복 시 영향을 미칠 수 있는 환경 요인과 개인 요인은 무엇인가?
- 환자/보호자의 물리치료 목표는 무엇인가?

물리치료 진단에 따라 예후 및 치료계획과 중재전략의 방향이 정해진다. 위의 [예시 3]의 물리치료 진단은 뇌졸중에 따른 보행거리 제한이므로 이 맥락에 맞게 예후, 예후의 지표, 치료계획 그리고 중재법 선택 등의 절차가 수행되어야 한다. 당연한 논리라고 쉽게 생각할 수 있지만 실제로 실천하고 있는지에 대한 자기 성찰이 필요하다.

물리치료사뿐 아니라 다른 임상치료전문가들도 전문적인 치료영역에 맞는 진단을 한다. 예를 들어 파킨슨병 환자가 물리치료, 작업치료, 언어치료를 받는다고 가정하면 의학적 진단, 물리치료 진단, 작업치료 진단, 언어치료 진단이 각각 필요하다. 의사는 영상촬영 및 실험실 검사에 기초해서 파킨슨병이라는 의학적 진단을 한다. 물리치료사는 파킨슨병에 의한 대운동기능 장애, 작업치료사는 파킨슨병에 의한 소운동기능 장애 그리고 언어치료사는 파킨슨병에 의한 언어기능 장애로 진단한다. 다양한 임상치료 분야별로 각각의 진단에 기초해서 통합적인 치료목표 및/또는 각 전문분야별 치료목표를 수립한다.

4) 예후 및 치료계획

물리치료 진단에 따라 근거를 바탕으로 예후를 예측한다. 예후는 앞으로의 기능 향상 수준과 필요한 시간을 예측하는 것이다. 장애 수준에 따라 치료를 시작하는 시점에서 예후를 정확하게 예측할 수도 있지만, 예후는 물리치료가 진행되는 과정 중에 점차 긍정적인 방향으로 발전하기도 한다. 질환의 병태생리, 신체계통 구조 및 기능의 손상, 활동 제한 그리고 참여 제한을 분석하고 통합할 때 예후가 분명해진다.

예후는 병리상태의 이해, 물리치료 전문 지식, 근거, 임상경험, 검진 시 측정 결과 그리고 환자의 사회적 · 감정적 동기 수준을 모두 통합한 결과물이다. 질환의 예후, 신경학적 회복 수준의 예후 그리고 기능적 변화의 예후로 나뉜다. 각각의 예는 다음과 같다.

- 질환의 예후: 근위축성 축생 경화증 환자는 3~5년 생존할 것이다.
- 신경학적 회복 수준의 예후: 뇌졸중 환자의 FMA(푸글메이어검사, Fugl-Meyer Assessment) 초기 점수로 신경학적 회복 수준을 예측할 수 있다(한국판푸글메이어검사: 부록 2 참고, pp.329~334).
- 기능적 변화의 예후: 일부 불완전 척수손상 환자 또는 뇌졸중 환자에서 발병한지 수년 후에도 의미 있는 신경학적 회복을 기대할 수 있다.

예후 예측 시 환자의 능력(capacity)과 일상 수행력(performance)의 차이를 고려한다. 능력은 조직화된 환경에서 환자의 대운동기술의 최대 잠재력이 발휘되는 것으로 일상생활 속으로 이행(carry-over)은 일어나지 않는다. 반면, 수행력은 일상생활에서 자동적으로 익숙하게 수행할 수 있는 운동학습된 대운동기술이다. 환자가 현재 일상적으로 할 수 있는 것과 잠재적으로 할 수 있는 것 간의 차이를 파악함으로써 보다 정확히 예후를 예측할 수 있고, 현실적이며 실현 가능한 치료 목표와 결과를 기대할 수 있다. 예후를 고민할 때 환자가 치료에 얼마나 적극적으로 참여할 것인지, 즉 환자의 동기 수준과 함께 환자/보호자 관점의 일상적 기능회복 수준을 고려해야 한다. 예후는 치료사, 환자/보호자 모두의 최대 관심사이고 임상에서 환자로부터 빈번히 질문을 받는 부분이다.

치료계획에는 목표 및 기대결과, 중재절차 및 테크닉, 중재기간 및 빈도 그리고 치료종결 기준이 포함된다. 치료계획은 검진, 평가, 진단, 예후 예측의 절차가 통합되는 정점이다. 물리치료 목표는 치료과정이 아니라 치료결과에 중점을 둔다. 따라서 개개인의 치료 목표는 측정 가능하고, 기능적으로 의미 있는 수준에서 정해야 한다. SOAP의 평가 단락(Assessment, A) 부분에 치료 목표를 기록할 때도 동일한 원칙이 적용된다. 치료목표는 달성에 필요한 시간(보통 주 단위 또는 치료횟수)에 따라 단기목표와 장기목표로 나뉜다. 치료목표를 세울 때도 ICF 장애모델의 개념과 언어를 사용한다는 원칙이 마찬가지로 적용된다. 참여 제한, 활동 제한 그리고 신체계통 구조 및 기능의 손상 영역별로 치료

목표를 정할 수 있지만, 세 가지 수준의 목표를 모두 정할 필요는 없다(제 8장 물리치료 기록 및 사례 표 8-1에서 표 8-4 참고, pp.274~288). ICF 장애모델로 운동기능장애를 기술할 때는 신체구조 및 기능의 손상, 활동 제한, 참여 제한의 순서로 설명하지만, 치료목표는 참여 제한, 활동 제한, 신체계통 구조와 기능의 손상 순서로 관심의 순위가 달라진다. 그 이유는 환자관점에서 치료목표를 고려하기 때문이다. 환자/보호자는 일상활동으로 참여에 가장 우선순위를 둔다. 치료목표는 ICF 장애모델의 활동과 참여 수준에서 정하는 것이 바람직하며 신체계통 구조 및 기능의 손상 수준의 목표를 정할 때는 이것이 활동 수준의 향상에 긍정적인 영향을 미치는 것인지 고려한다. 치료목표를 정할 때 아래의 내용을 참고한다.

- 참여 수준 목표: 직장, 사회, 여가 그리고 가정활동에 참여하는 수준을 바탕으로 목표 1~2개를 정한다.
- 활동 수준 목표: 물리치료가 종결됐을 때 예측되는 기능의 수행력이 활동 수준의 목표이다. 일상생활, 직장생활 그리고 여가 생활에 필요한 활동(대운동기술 또는 대운동기술의 의미 있는 복합적인 조합)으로 기능의 향상을 평가할 수 있는 '기준'이 된다.
- 신체계통 구조 및 기능 수준의 목표: 치료가 끝났을 때 예측되는 손상 수준의 향상 또는 변화이다. 신체계통 구조 및 기능 수준의 목표는 활동 수준의 목표와 밀접한 연관성이 있어야 한다. SOAP 노트에 작성할 때는, 예를 들어 "환자의 무릎 굽힘 범위가 80도에서 95도로 증가했으므로 의자에서 일어설 수 있다."로 기록한다. 하지만 대부분의 활동 제한은 한 가지의 손상 요인에 의한 것이라기보다는 다양한 요인이 복합적으로 작용하므로 신체계통 구조 및 기능의 손상 수준에서 치료목표를 정할 때는 근거를 바탕으로 활동 제한과 연관성을 따져보아야 한다. 또한 기능 수준이 낮은 급성기 뇌졸중 환자처럼 활동 제한이 심각한 경우, 신체계통 구조 및 기능의 손상 수준의 목표(예: 근력 강화)가 활동 제한 수준의 장기 목표를 성취하는 과정 속에서 단기 목표가 될 수 있다.

예후 및 치료계획에 관해 환자/보호자가 이해할 수 있는 쉬운 용어로 설명한다. 이 책의 1장에서 임상의사결정 수행을 위한 물리치료사의 역량으로 자기성찰의 중요성을 강조하였다. 치료계획의 자기성찰 포인트를 확인해 보자(박스 3-8).

박스 3-8 치료계획의 자기성찰 포인트

- 환자/가족의 목표를 통합한 치료목표를 어떻게 세울 것인가? 치료목표 수립 시 환자/가족의 목표를 어떻게 통합시킬 것인가?
- 치료목표는 검진과 평가의 내용을 반영하고 있는가?
- 물리치료 빈도, 강도, 기간은 어떻게 정할 것인가?
- 치료 계획의 핵심요소는 물리치료 진단과 어떤 연관성이 있는가?
- 환자의 개인 요인과 환경 요인이 치료계획에 어떤 영향을 미치는가?

5) 중재

중재는 치료사와 환자/보호자 간의 목적 지향적이고 전문적인 상호작용이 되어야 한다. 물리치료 중재는 '협조, 의사소통, 기록', '환자/보호자 교육', '절차적 중재' 등 3가지 요소로 구성된다. 각각의 환자에게 가장 적합한 중재법(들)에 대해 환자/보호자가 이해하기 쉽게 설명하고 참여를 격려한다.

(1) 협조, 의사소통, 기록

협조는 환자와 관련된 모든 사람들이 협력적인 방식으로 케어를 제공하는 것이다. 의사소통이란 정보의 교환을 뜻하는 것으로 구두(verbal)와 문서 형태가 모두 포함된다. 물리치료 문서기록의 종류로는 초기평가노트, 경과노트, 체크리스트, 재평가노트, 치료요약지 그리고 퇴원요약지가 있다. 환자에게 제공된 물리치료 절차를 기록하는 문서를 차트(chart) 또는 의무기록지라고 한다.

치료사, 환자, 보호자 그리고 재활팀의 여러 전문가들 간의 효율적인 의사교환이 이뤄질 때 공감과 소통이 강화되고 최적의 예후 및 치료결과를 기대할 수 있다. 실천적 방법으로 재활팀 전체가 참여하는 환자사례미팅(case conference), 치료파트별 미팅 그리고 정확한 문서기록 등이 있다.

(2) 환자/보호자 교육

현재 물리치료의 키워드 중 하나는 '가족중심치료(family-centered approaches)'이다. 가족중심치료는 환자에게 익숙한 환경, 역동체계이론, 신경집단선별이론, 뇌의 가소성 등의 개념으로 구성된다. 환자가 실제로 생활하는 환경에서 요구되는 기능적 자세와 움직임에 대한 꾸준한 반복학습은 최상의 치료결과를 위한 최고의 전략이라는 맥락이다. 환자/보호자 교육은 가족중심치료의 핵심개념이며 연령, 문화적 배경, 언어, 교육수준 그리고 의사소통 및 인지손상 수준 등을 고려한다. 환자/보호자 교육의 형태는 치료사와 환자/보호자 간의 일대일 교육이 기본이지만, 간병인 교육이나 물리치료 관련 건강강좌 같은 그룹을 대상으로 한 교육도 필요하다. 이것은 물리치료전문가 핵심가치와 물리치료 윤리 강령에서도 강조하는 부분이다. 환자/보호자 교육내용은 환자의 상태 또는 질환에 대한 쉬운 설명, 특정 활동 또는 운동 전략, 기능 향상에 관한 근거 중심 예후 소개 그리고 가정/직장/지역사회로의 복귀 등에 관한 것으로 대상자의 눈높이에 맞게 구성한다. 교육 방법에는 시범 보여주기, 모형 활용, 구두, 리플릿(leaflet), 그림 그리고 홈 프로그램의 정기적 업데이트 및 모니터링 등이 있다.

(3) 절차적 중재

수집한 자료, 진단, 예후, 치료목표 및 치료결과를 모두 고려하고 근거를 바탕으로 중재법을 정한다. 절차적 중재(procedural intervention) 또는 직접 중재는 우리가 흔히 쓰는 중재와 같은 용어로 다음과 같이 9개 범주로 나뉜다. 각각은 물리치료학과에서 배우는 중재관련 교과목과 연결된다.

- 환자/보호자 교육
- 기도청결기법
- 보조테크놀로지
- 물리적 인자치료
- 자조 및 가정, 직장, 지역사회, 사회생활에 필요한 기능훈련
- 피부회복 및 보호기법
- 도수치료기법
- 운동기능훈련
- 치료적 운동

중재의 복합적 특성, 중재빈도 및 기간의 의사결정 과정에는 자원에의 접근 및 이용가능성, 환자의 연령, 성장과 발달에 따른 해부생리학적 변화, 현 기능장애의 심각성, 인지 수준, 합병증, 현재 상태와 별개의 의학적 · 치료적 중재, 기능적 독립성의 감소, 손상 수준, 생활환경, 영양상태, 전반적 건강상태, 물리치료 종결 후 환자의 거처, 사회적 지지 그리고 정신적 · 사회적 · 경제학적 요인 같은 다양한 요인이 영향을 미친다.

개별 환자의 니즈를 충족하기 위한 중재법을 선택할 때도 검진, 평가, 물리치료 진단 그리고 예후 및 치료계획의 맥락과 같아야 한다. 물리치료 진단이 신체계통 구조와 기능의 손상이라면 이 영역의 문제 해결을 위한 중재를 계획해야 한다. 운동기능 중재에 유용한 중재 적용 전략 3단계를 소개한다(박스 3-9).

박스 3-9 운동기능 중재 전략 3단계

- 제 1단계: 활동과 관련된 치료목표로 일상생활에서 참여 수준을 높인다.
- 제 2단계: 기능적 움직임을 연습할 수 있는 활동중심 중재법을 계획한다.
- 제 3단계: 신체계통 구조 및 기능의 손상중심 중재는 활동중심의 중재와 통합적으로 계획한다. 손상중심 중재는 기능적 활동을 수행하는 맥락에서 다루는 것이 이상적이다. 하지만, 통증, 수술 여부 또는 재활 단계에 따라 필요할 경우 손상중심 중재를 한다.

이 책의 1장에서 임상의사결정 수행을 위한 물리치료사의 역량으로 자기성찰의 중요성을 강조하였다. 중재의 자기성찰 포인트를 확인해 보자(박스 3-10).

박스 3-10 중재의 자기성찰 포인트

- 필요한 경우 치료원칙을 수정할 수 있는가?
- 환자별로 특별히 고려해야 할 점이 있는가?
- 중재 접근법은 운동조절이론 및 최신 근거와 어떤 연관성이 있는가?
- 중재 계획 시 특정 전략의 선택은 어떤 식으로 이루어지는가?
- 특정 중재 전략을 선택한 이유는 무엇인가?
- 선택한 중재법이 ICF 장애모델로 확인한 환자의 주요 문제점(들)과 어떤 연관성이 있는가?
- 환자 및 보호자 특성에 따라 중재의 수정이 필요한가? 그럴 경우, 기준은 무엇인가?
- 치료팀 구성원들과 의사소통이 필요한 부분은 무엇인가?
- 기록에서 중요하게 고려할 점은 무엇인가?
- 안전상에 문제는 없는가?
- 환자/보호자 교육에서 다음의 사항을 고려하는가?
  : 환자/보호자 교육 전략은 무엇인가?
  : 환자/보호자의 학습스타일, 장벽 요인 그리고 수용 수준은 어느 정도인가?
  : 환자/보호자가 치료사의 교육내용을 이해하고 받아들였는지 어떻게 확인할 것인가?
  : 구두 및 비구두적 의사소통전략 중에서 가장 성공적인 것은 무엇인가?

6) 결과평가

결과평가는 중재가 신체계통, 사람 및/또는 사회 수준에서 기능 향상에 어떤 영향을 미쳤는지를 포함해서 물리치료 절차의 타당성을 확인하는 모니터링 과정이다. 결과평가 내용은 구두, 점수(등급) 차이 또는 그래프 같은 시각적인 방법을 활용하여 환자/보호자가 이해하기 쉽게 설명한다.

결과평가의 방법은 크게 두 가지이다. 첫째, 검진 단계에서 사용한 측정도구로 재측정하여 정량적으로 기능의 향상 수준을 확인하는 것으로 측정도구의 민감도를 활용하는 것이다. 민감도(sensitivity to change)는 반응도(responsiveness)라고도 하며, 중재 전과 후의 점수변화가 실제로 환자의 기능 향상을 반영하는지를 나타내는 통계량이다. 측정도구 중에도 민감도가 연구되어 있어 결과평가에 유용한 것이 있다. 예를 들어 노인인구의 기능적 균형능력을 측정하는 BBS는 민감도가 6점이다. 이것은 중재 전과 후의 점수 차이가 6점 이상이면 중재 전에 비해 환자가 느끼는 일상 활동 수행이 수월해졌다는 의미이다. 뇌성마비아동의 시간의 경과에 따른 운동발달 수준을 측정하는 GMFM(대동작기능평가, Gross Motor Function Measure)도 민감도가 연구되어 있어 결과평가도구로 사용할 수 있다.

둘째, 환자/보호자와 협력적으로 정한 치료목표의 달성여부를 판단한다. 이 경우에는 주로 GAS(목표달성척도, Goal Attainment Scale)를 사용한다. GAS는 +2/+1/0/−1/−2의 5점 측정체계로 되어 있다. '−2점'은 환자의 현재 기능 수준을 나타내고 '0점'은 치료목표에 해당하는 행위목표이다(표 3-2). GAS로 치료목표를 세울 때 거리, 시간, 빈도, 성공횟수/시도횟수, 보조 수준처럼 정량

표 3-2 GAS – 뇌졸중 환자의 사례

점수	목표 달성 수준
+2	기대목표보다 훨씬 높은 수행(예: 10m 이상)
+1	기대목표보다 높은 수행(예: 10m 걷기)
0	중재 후 기대목표를 달성(예: 6m 걷기)
−1	기대목표에 약간 못 미치는 수행(예: 3m 걷기)
−2	현재 환자의 기능 수준(예: 세 걸음 걷기)

적으로 잴 수 있는 측정지표를 사용한다(표 3-2).

결과평가 단계에서 "기능의 향상이 중재의 순수한 결과물인가, 아니면 시간의 경과에 따른 자연회복(natural recovery)을 포함한 다른 요인의 영향인가?"와 같은 비판적 사고가 필요하다. 이것은 중재가 기능향상의 직접적인 원인이라는 것을 증명하는 방법에 관한 고민이다. 과연 증명할 수 있을까? 답은 "증명할 수 있다"이다. 중재의 효과를 입증할 수 있는 대표적인 방법으로 단일사례연구가 있다(제 6장 임상의사결정과 근거 참고, p.187).

이 책의 1장에서 임상의사결정 수행을 위한 물리치료사의 역량으로 자기성찰의 중요성을 강조하였다. 후속평가, 장비, 학교/직장/지역사회로의 복귀 등을 고려한 결과평가의 자기성찰 포인트를 확인해 보자(박스 3-11).

박스 3-11 결과평가의 자기성찰 포인트

- 물리치료는 효과적이었는가?
- 결과평가에 사용한 측정도구는 무엇인가?
- 임상적으로 의미 있는 최소한의 기능변화가 있었는가?
- 치료가 효과적이었다면 근거는 무엇인가?
- 치료가 효과적이지 못했다면 그 이유는 무엇인가?
- 환자의 만족도는 어떤 기준으로 측정했는가?(또는 어떤 기준으로 측정할 것인가?)
- 환자가 집/지역사회/직장/학교/스포츠 활동으로 복귀할 준비가 되었는지 어떻게 결정할 것인가?
- 물리치료종결을 생각할 때 사람측면, 환경측면에서 장벽 요인이 있다면 무엇인가?
- 환자 일생에 걸쳐 기능수행에 꼭 필요한 것이 있다면, 그것은 무엇을 근거로 한 것인가?
- 앞으로 치료사의 역할은 무엇인가?
- 물리치료가 지속적으로 필요하다고 생각하는가?
- 치료사와 환자/보호자가 생각하는 환자 일생의 건강관리계획은 무엇인가?

3 환자/고객관리모델에서 환자/보호자의 가치 고려

Patient/caregiver's values in patient/client management model

환자/보호자를 물리치료 수행 과정에 협력적인 관계로 참여시킬 때 치료결과가 향상되는 것은 물론 환자/보호자의 만족도가 높아진다. 환자/보호자가 의사결정 과정에 참여하기 어렵거나 의사소통이 원활하지 못하면 예상하는 치료결과나 교감의 형성이 어렵다. 다음은 환자/보호자의 참여를 유도하는데 유용한 질문들이다.

- 기능적으로 가장 불편한 점은 무엇인가?
- 기능 수행 시 불편한 점은 무엇인가?
- 치료를 통해 기능 수행에 어떤 변화를 기대하는가?
- 구체적인 치료목표는 무엇인가?
- 치료에 관해 궁금한 점은 무엇인가?
- 현재 가장 염려하고 있는 장애가 회복된다면 어떤 기분이 들 것 같은가?

환자의 참여수준척도를 사용해서 A(환자 스스로 치료목표 선택), B(치료사가 제시하는 여러 가지 목표 중 선택), C(치료사 제안-환자 동의 식의 선택), D(치료사 제안-환자 동의/거부 식의 선택), E(치료사가 독립적으로 치료목표 설정) 5단계로 참여 수준을 평가할 수 있다(표 3-3).

치료사는 환자에게 치료목표에 대해 개방형 질문을 한다. A형태로 질문을 시작해서 차차 B, C, D, E 순서에 따라 질문한다. 일반적으로, 치료사가 3가지 정도의 치료목표를 제시하고 설명해주면 환자/보호자의 가장 우선시되는 요구에 따라 치료목표 한 가지를 설정하는 'B'단계의 참

표 3-3 환자의 참여수준척도

A. 환자 스스로 치료목표 선택 (free choice)	치료사가 환자에게 치료목표에 대한 개방형 질문을 한다. 환자는 자신의 기능적 문제에 대해 생각하고 구체적으로 답한다.
B. 치료사가 제시하는 여러 목표 중 선택 (multiple choices)	치료사가 환자에게 치료목표에 대해 질문하면서 3가지 정도의 치료목표를 제안한다. 환자는 그 중 한 가지를 선택하여 답한다.
C. 치료사 제안-환자 동의 형태의 선택 (confirmed choice)	치료사가 환자에게 치료목표에 대해 질문하면서 치료목표 한 가지를 제안한다. 환자는 제안된 치료목표에 대해 생각하고 받아들이며 자발적으로 동의한다.
D. 치료사 제안-환자 동의/거부 형태의 선택 (forced choice)	치료사가 환자에게 치료목표에 대해 질문하면서 목표 한 가지를 제안한다. 환자는 그 목표에 동의하거나 거부한다.
E. 치료사 독립적으로 치료목표 설정 (no choice)	치료사가 환자와 논의하지 않고 치료목표를 세우고, 환자는 이에 따른다 (또는 협조하지 않을 수도 있다).

여가 많다. 환자의 인지수준이 심각하게 낮거나 의사소통 장애가 있다면, 보다 낮은 수준의 참여가 이루어질 수밖에 없다.

이제까지 설명한 환자/고객관리모델의 구성 요소, 구성 내용, 정보의 근원, 목적을 간략히 정리하면 표 3-4와 같다.

표 3-4 환자/고객관리모델 요약

요소	구성 내용	정보의 근원	목적
검진	• 병력 • 신체계통 조사 • 테스트 및 측정	• 의무기록지 • 환자 인터뷰 • 재활팀 구성원과 의사교환	치료계획 결정에 필요한 데이터 제공
평가	• 검진 정보, 자료의 평가	검진에서 수집한 정보를 바탕으로 임상 판단	바른 임상의사결정을 위해 기능 향상 수준, 중재 계획, 물리치료 기간과 빈도에 대한 논리 제공
진단	물리치료 중재가 필요한 운동기능장애 기술		
예후 및 치료계획	예상되는 향상 수준, 치료목표, 기대되는 치료결과, 중재 기간 및 빈도		
중재	• 환자/보호자 교육 • 기도청결법 • 보조공학 • 인자적물리치료 • 자조, 가정, 직장, 지역사회, 사회 활동가 참여를 위한 기능적 훈련 • 피부 회복 및 보호 • 도수치료 • 운동기능 • 홈 프로그램 • 상담	환자 케어 계획에 따른 중재	감염 감소, 통증 감소, 운동기능 향상, 기능적 능력 향상 등
결과평가	초기 검진 시 수행한 검사와 관찰의 재검진 및 평가	초기 검진과 후속 기록	중재에 대한 환자의 반응과 목표 달성 수준 파악

4 사례로 이해하는 환자/고객관리모델 Cases for patient/client management model

1) 타입 II 치돌기 골절: 최 OO

최 ○○과 병력 청취를 바탕으로 작성된 기초 정보는 박스 3-12에 나와 있다. 환자/고객관리모델의 6가지 요소로 물리치료 절차를 수행하고 이 과정에서 ICF 장애모델, 근거, 평가도구, 가설 등이 어떻게 활용되는지 알아보자(그림 3-9).

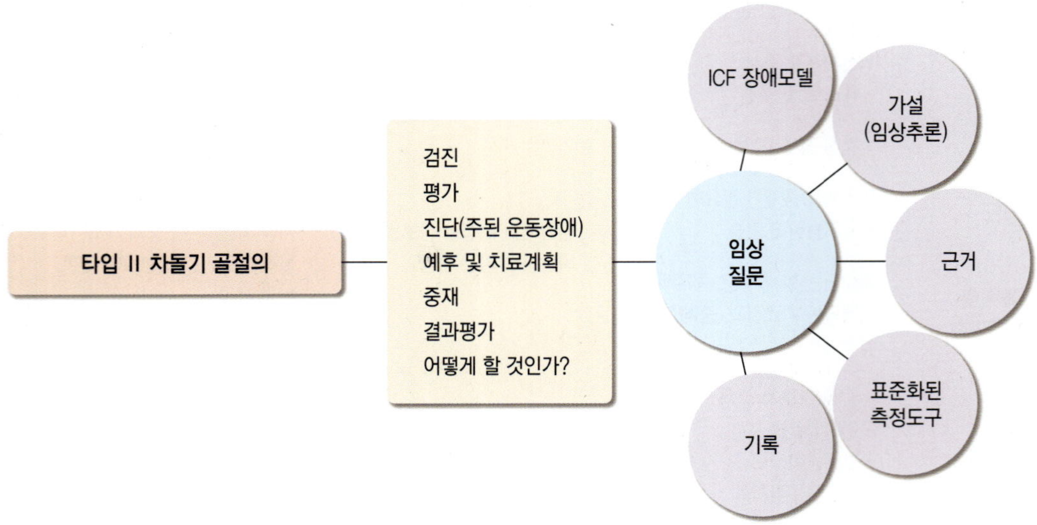

그림 3-9 타입 II 치돌기 골절의 물리치료

박스 3-12 타입 II 치돌기 골절 환자 최 ○○의 기초 정보

최 ○○은 23세의 남성으로 웹 디자이너이다. 교통사고로 2번째 목뼈의 타입 II 치돌기 골절을 입고 C2 아래로 사지마비가 되었다. 사고 당시 ASIA 평가기준으로 등급 A(손상수준 아래로 운동 또는 감각기능 소실)였다. 현재 5개월간 입원했던 병원을 퇴원하고 전문적인 치료를 위하여 재활전문병원으로 옮겨 8주간 치료를 받을 예정이다. 사고 후 현재까지 회복과정은 다음과 같다.

사고 3일 후 골절 수술을 받고 6주간 목 보조기를 착용했다. 수술 후 입원치료를 시작하였다. 첫 2주는 모든 일상생활에 전적으로 도움이 필요한 의존상태였다. 하루 24시간 인공환기장치가 필요했고, 정맥주사로 영양공급을 받았으며, 눈과 입만 움직일 수 있었다. 6주 후에는 움직임과 관련된 기능이 향상되어 인공환기장치는 밤에만 사용하였다. 이후로 신경학적 및 전반적 기능이 지속적으로 향상되었다. 보행패턴 향상을 위해 참을 수 있는 수준에서 항 중력적 자세잡기 등 점차적으로 활동을 늘려나갔다. 사고 발생 5개월이 지나서는, 평행봉을 잡고 서서 몇 걸음을 걸을 수 있게 되었다. 자조활동, 호흡, 방광조절 그리고 이동성도 어느 정도 독립성을 회복하여 현재 ASIA-C등급에 해당한다.

▶ 근거 검색 먼저!

먼저 타입 II 치돌기 골절(type II odontoid fracture)의 물리치료 지식을 다음의 내용을 참고로 점검해 보자.

- 타입 II 치돌기 골절의 정의, 특성을 이해하고 있는가? 건강상태의 이해
- 수집할 정보 및 측정할 데이터, 측정도구는 무엇인가? 검진
- 수집한 정보 및 측정한 데이터 간의 연관성은 어떤 점에 중점을 두고 비교 분석할 것인가? 평가
- 주요 운동장애(신체계통 구조 및 기능의 손상, 활동 제한 및/또는 참여 제한)는 무엇인가? 물리치료 진단
- 예후는 어떠한가? 예후
- 적합한 치료계획은 무엇인가? 치료계획
- 필요한 중재 실행을 위한 지식과 수행방법은 충분히 숙지하고 있는가? 중재
- 결과평가의 목적과 재측정할 자료는 무엇인가? 결과평가

위와 같은 질문에 대한 전체적인 그림이 그려지지 않는다면 타입 II 치돌기 골절 물리치료 수행을 위해 전문 지식의 업데이트가 필요하다. 먼저 교과서, google 학술 검색, PubMed 그리고 Physical Therapy Journal (PTJ) 등의 학술 전문 사이트에서 근거를 검색한다. 다음은 '타입 II 치돌기 골절(type II odontoid fracture)'을 핵심단어로 PubMed에서 근거를 검색한 예이다(그림 3-10). 이외에도 physical therapy, examination, prognosis 또는 intervention 등 필요한 핵심단어를 추가하고 조합하여 다양한 근거를 검색하고 익힐 수 있다.

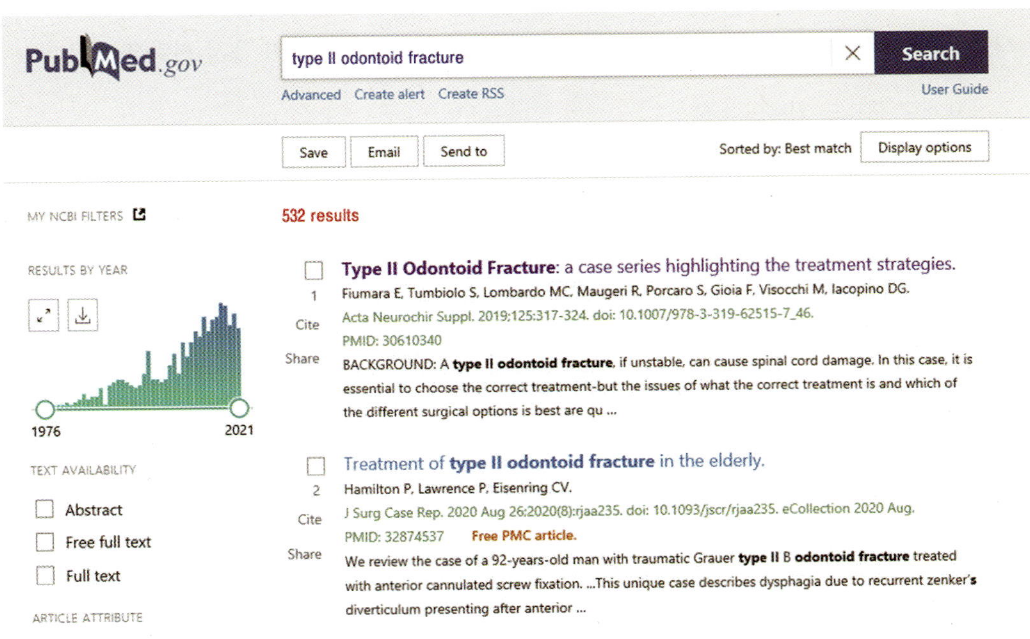

그림 3-10 타입 II 치돌기 골절의 근거 검색의 예

▶ 건강상태의 이해

치돌기 골절은 두 번째 목뼈의 치돌기에 골절이 발생한 것이다. 치돌기 골절은 타입 I, II, III로 나뉜다. 타입 I은 치돌기 끝 부분, 타입 II는 가장 흔한 타입으로 치돌기 기저부, 그리고 타입 III는 치돌기 기저부 아래 부분에 골절이 일어난 것이다. 골절 타입은 다시 안정성 골절과 불안정성 골절로 나뉜다. 안정성 골절은 골절 모습이 본래의 해부학적 자세와 정렬상태를 유지하는 것이고 불안정성 골절은 해부학적 정렬상태에서 벗어난 것이다. 사례의 타입 II 치돌기 골절은 가장 불안정한 골절로 대부분 수술적 치료가 필요하다. 타입 II 치돌기 골절은 주로 70세 이상에서 낙상 위험의 증가와 골다공증이 위험 요인으로 작용해서 발생하지만, 젊은 성인에서도 교통사고로 인한 외상으로 다수 발생한다. 골절로 척수가 압박되면 섬유 손상, 척수병증이 발생하며 주 증상으로는 등, 팔, 다리가 마비되거나 통증을 느낀다.

▶ 검진

병력 청취

병력 청취는 박스 3-12 타입 II 치돌기 골절 환자 최 ○○의 기초 정보를 참고하고, 그 내용을 바탕으로 신체계통 조사를 한다.

신체계통 조사

병력 청취와 타입 II 치돌기 골절에 대한 지식을 바탕으로 심폐계통, 신경근육계통, 감각계통 그리고 관절계통 조사를 한다.

테스트 및 측정

최 ○○ 환자 자신의 물리치료 목표, 병력 청취, 신체계통 조사 결과 그리고 치료사의 전문지식을 바탕으로 ICF 장애모델 각각의 운동기능 영역에 대한 테스트 및 측정 전략을 세운다.

- 신체계통 구조 및 기능의 손상
  - 촉각기능, 온도 및 기타 감각기능, 통증, 근력, 근긴장도, 운동내성, 호흡기능, 관절운동성, 보행패턴, 수의적 움직임 조절능력 그리고 낙상위험을 검사한다.
- 활동 제한
  - 장거리 보행, 다양한 지면 보행, 장애물 보행, 계단 보행, 장소 이동, 운전 등 모든 이동성 활동의 제한 정도와 휠체어 사용능력을 검사한다.
- 참여 제한
  - 지지하고 선 자세에서는 탁구를 칠 수 있다. 하지만 이전의 여가 활동이었던 자전거 타기와 조깅은 전혀 하지 못한다.

위와 같은 검진 내용을 ICF 장애모델 기록지에 기록한다(그림 3-11).

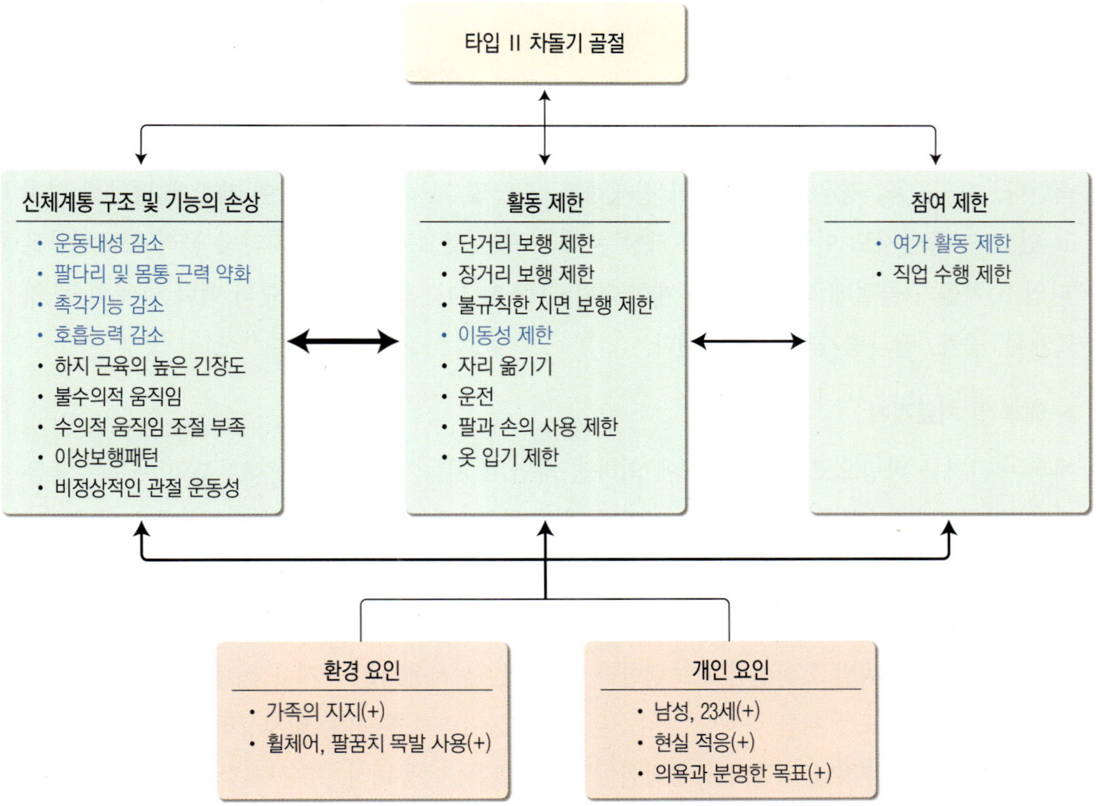

그림 3-11 최 ○○의 ICF 장애모델을 이용한 물리치료 검진 기록, 평가, 진단의 예

▶ 평가

ICF 장애모델 기록지에 검진 자료를 기록하고 각 영역 및 구성항목 간의 관계를 비교 분석한 결과를 화살표 굵기와 방향, 색깔 글씨로 표시한다. 예를 들어 그림 3-11을 보면 신체계통 구조 및 기능의 손상과 활동 제한 간의 연관성이 크고 환경 및 개인 요인이 영향을 미친다.

- 비정상적 움직임: 최 ○○은 이동성에 뚜렷한 제한이 있었다. 이동, 보행, 자리 옮기기(transfer) 그리고 운전처럼 하지기능이 필요한 활동이 특히 제한적이다. 이것은 운동내성 감소, 근력 약화, 촉각기능 감소, 호흡능력 감소와 관련 있다. 이동성 제한으로 여가 참여, 주로 스포츠 활동 참여에 제한이 많다.
- 가족과 치료사는 환경 요인으로 최 ○○을 지지하고 있다. 현재 휠체어와 팔꿈치 목발을 사용해서 실내 · 외로 이동한다.
- 개인 요인으로 치료에 대한 의욕과 분명한 목표, 현실 수용 자세는 기능회복의 촉진 요인으로 작용할 것이다.
- 최 ○○의 주요 문제점은 이동성 제한이며, 웹 디자이너라는 직업을 고려하면 현재 상태가 직업 활동 및 참여에 치명적인 영향을 미치지는 않을 것이다. 상황 요인은 모두 촉진 요인으로 기능회복에 긍정적 영향을 미칠 것이다.

▶ 물리치료 진단

ICF 장애모델의 신체계통, 사람, 사회 수준에서 운동기능장애를 확인하고 영역별로 우선순위에 해당하는 항목을 확인한 다음 영역 간에 미치는 영향이 가장 큰 운동장애 영역과 구성항목을 선택한다. 최 ○○의 경우 활동 제한이 신체계통 구조 및 기능의 손상, 참여 제한에 영향을 미치고 있고 그 중에서도 이동성 제한이 가장 문제가 되는 것으로 보인다. 따라서 물리치료 진단은 '타입 II 치돌기 골절에 의한 이동성 제한'이다(그림 3-11). 물리치료 진단의 맥락은 예후 및 치료계획, 중재, 결과평가의 지침이 된다.

▶ 예후 및 치료계획

예후는 근거를 바탕으로 한다. 근거에 의하면 타입 II 치돌기 골절 환자 대부분의 예후는 좋은 편이다. 치료계획 시 최 ○○의 ICF 영역별 구성 항목, 환자 및 치료사의 의견, 예후(기대되는 신경학적 향상 및 환경 및 개인 요인에서 촉진 요인의 작용) 등을 고려한다. 8주간의 물리치료 장기목표는 자전거 타기 같은 여가 활동의 재개와 운전이다. 단기목표는 두 가지이다. 첫째, 건물 안에서 팔꿈치 목발로 안전하게 보행한다. 둘째, 손을 사용하는 과제를 독립적으로 수행한다.

첫 번째 단기목표를 위한 중재에는 감소된 근력, 불수의적 움직임, 비정상적 보행패턴 그리고 비협응적 수의적 움직임 조절이 포함되어야 한다. 호흡, 운동내성, 지구력 감소도 보행능력 감소에 영향을 미친다. 특정 자세 취하기와 자세 변경, 장거리 보행 또는 다양한 환경에서의 보행, 운전, 스포츠 활동도 중재의 목표이다. 특히, 휠체어와 팔꿈치 목발 사용 같은 보조기구의 적극적인 활용을 고려해야 한다. 두 번째 단기목표를 위한 중재는 첫 번째 목표의 중재와 대부분 겹친다.

▶ 중재

협조/의사소통/기록, 환자/보호자 교육 그리고 절차적 중재로 이루어진다. 이 단계에서는 치료사가 제공하는 다음과 같은 절차적 중재(직접 중재)에 중점을 둔다.

- 환자의 오른쪽 어깨통증을 줄이고 운동성을 증가시키기 위해 능동 및 수동 운동을 포함한 도수치료를 실시한다.
- 운동내성을 높이기 위해 상지 에르고미터훈련을 실시한다.
- 근력강화를 위해 기구를 이용한 근력운동과 코어강화훈련을 실시한다.
- 동작 반응을 향상시키기 위해 불안정한 지지면에서 균형훈련을 하고, 지지하고 선 자세에서 치료적 목적으로 탁구치기 운동과제를 단계적으로 연습한다.
- 보행능력을 향상시키기 위해 치료실에서 운동치료와 평행봉 보행훈련을 실시하고, 실외의 다양한 환경에서 걷기 연습과 지구력 향상 훈련을 한다.
- 여가 활동 참여를 위해 수중운동프로그램으로 수영과 관련된 기술 요소를 훈련한다.
- 휠체어 사용능력을 높인다.

표 3-5에는 위의 절차적 중재의 내용을 ICF 장애모델의 영역별로 분류하고 중재의 제공자가 설명되어 있다.

표 3-5 최 ○○의 중재법

	중재 목표	중재		
		방법	강도	제공자
신체계통 구조 및 기능	통증감각	도수치료	5/wk, 30min	PT
	운동내성	에르고미터훈련	5/wk, 30min	교육 후 모니터링
	관절운동성	수동 및 능동 관절운동	7/wk, 30min	PT, 보호자
	사지근력	기구를 이용한 근력운동	5/wk, 30min	교육 후 모니터링
	몸통근력	코어강화훈련	3/wk, 30min	PT
	불수의적 반응	불안정한 지지면에서 균형훈련 (탁구 포함)	5/wk, 30min	PT
	보행패턴	평행봉에서 보행훈련	7/wk, 30min	PT, 보호자
활동 및 참여	서기	이동훈련을 통한 반복연습	7/wk, 30min	PT, 보호자
	선 자세 유지	불안정한 지지면에서 균형훈련	7/wk, 30min	PT, 보호자
	단거리 보행	보행훈련, 실외훈련	7/wk, 30min	PT, 보호자
	장거리 보행	보행지구력 훈련	3/wk, 30min	PT
	장소 이동	병원 주변으로 실외 훈련	7/wk, 30min	PT, 보호자
	손과 팔의 사용	치료적 게임훈련	7/wk, 30min	PT, OT, 보호자
	여가 활동	수영	3/wk, 30min	PT
환경 요인	이동을 위한 보조도구 사용	휠체어 훈련	3/wk, 30min	PT

PT: Physical Therapy(물리치료), OT: Occupational Therapy(작업치료), wk: week

▶ **결과평가**

8주간의 치료과정에서 최 ○○의 기능은 지속적으로 향상되었고, 퇴원 전 실시한 평가 결과는 다음과 같다.

- ASIA C등급에서 D등급으로 향상되었다.
- SCIM(척수독립지수평가, Spinal Cord Independence Measure) 점수는 93/100점으로 활동 제한이 크게 향상되었다.
- 첫 번째 단기목표인 보행능력 향상의 경우, 대부분의 하지 주요 근육의 근력이 3/5, 4/5에서 5/5로 향상되었지만, 파워는 부족하다. 운동자각도를 평가하는 Borg Rating Scale로 측

정한 운동내성은 10/100점으로 여전히 개선이 필요하지만, 근긴장도는 정상으로 회복되었다. 이와 같은 향상은 보행패턴 및 수의적 움직임의 조절력 향상에 도움이 되었다. 현재 최 ○○은 보조도구 없이 독립적으로 15분 정도 걸을 수 있지만, 집 밖에서는 피로감을 쉽게 느껴 팔꿈치 목발이나 휠체어를 사용한다. 3층 정도는 계단 보행이 가능하지만 뛰는 것은 못한다.

- 두 번째 단기목표인 손을 사용한 독립적 과제수행의 경우, 오른쪽 어깨관절의 굽힘 범위가 110도에서 150도로 증가되었고, 동력계(dynamometer)로 측정한 양쪽 손의 파워는 치료 전에 비해 50% 향상되었지만, 같은 연령대의 정상 남자 성인과 비교하면 절반에도 못 미치는 수준이다. 근 파워 부족과 감각손상으로 타이핑 같은 일상과제의 수행은 어렵지만, 컵을 들고 마시기와 간단한 식사준비는 가능하다.
- 장기목표인 여가 활동 재개는 주변이 조용하고 편평한 곳에서는 소형자전거를 탈 수 있게 되었다.

정리하면, 최 ○○의 8주간의 물리치료 절차는 적절하였고 중재의 결과로 단기목표와 장기목표를 대부분 수행하였다. 최 ○○의 물리치료는 성공적으로 이루어졌다.

2) 파킨슨병: 김 ○○

김 ○○과 병력 청취를 바탕으로 작성한 기초 정보는 박스 3-13의 내용과 같다. 환자/고객관리 모델의 6가지 요소로 물리치료를 수행하고 이 과정에서 ICF 장애모델, 근거, 평가도구, 가설 등이 어떻게 활용되는지 알아보자(그림 3-12).

박스 3-13 파킨슨병 환자 김 ○○의 기초 정보

김 ○○은 88세 남성으로 1년 전 파킨슨병 진단을 받았다. 현재 아내와 함께 엘리베이터가 있는 아파트에 살고 있으며, 회사를 소유하고 있지만 지금은 아들이 경영하고 있다. 발병 전에는 매일 직접 운전해서 회사에 출근해 저녁까지 근무했지만, 지금은 오전 근무만 하고 집으로 돌아온다. 파킨슨병 진단을 받은 이후로 생각하는 것도 느려지고 매사에 시간이 많이 걸린다. 사무실 길이는 약 37m로 하루에도 여러 번 왕복하는데 점차 수행속도가 느려지고 있다. 무릎과 허리 관절염도 심하다. 앉은 자세에서 일어설 때 통증이 심하고 1m 정도 떨어진 곳에서도 들릴 정도로 염발음이 크다. 차를 타고 내리는 것도 어렵다. 회사에서 돌아오면 저녁을 먹고 9시에 잠자리에 든다. 바닥이 고르지 못한 길에서는 균형을 잡기 어렵고 아파트 엘리베이터를 타기 위해 복도의 벽을 짚고 걷는다. 자꾸 넘어질 것 같아 불안하고 특히 아침에 그렇다. 아침에 침대에서 일어나는 것도 어렵다. 물리치료를 받고 일상 활동을 좀 더 효율적으로 수행하고, 무릎 통증이 감소하고, 낙상 위험도 줄고, 회사 출근도 잘하게 되기를 바라고 있다. 현재, 카르비도파-레보도파(carbidopa-levodopa)를 복용하고 있다. 물리치료 스케줄을 정할 때는 약을 복용하고 얼마 지나지 않은 시간에 치료시간을 정하는 것이 효과적일 것이다. 또한 관절염 때문에 매일 이부프로펜을 복용하고 있다. 의무기록지 조사에서 안정 시 심박수는 55bpm/min, 혈압은 136/70mmHg이다.

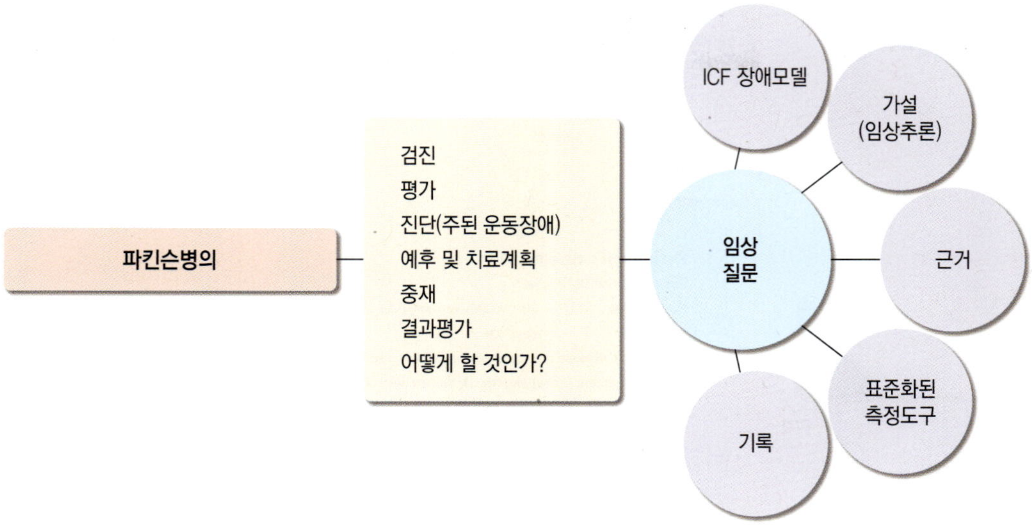

그림 3-12 파킨슨병의 물리치료

▶ 근거 검색

먼저 파킨슨병(Parkinson's disease)의 물리치료 지식을 다음의 내용을 참고로 점검해 보자.

- 파킨슨병의 정의, 특성을 이해하고 있는가? 건강상태의 이해
- 수집할 정보 및 측정할 데이터, 측정도구는 무엇인가? 검진
- 수집한 정보 및 측정한 데이터 간의 연관성은 어떤 점에 중점을 두고 비교 분석할 것인가? 평가
- 주요 운동장애(신체계통 구조 및 기능의 손상, 활동 제한, 참여 제한)는 무엇인가? 물리치료 진단
- 예후는 어떠한가? 예후
- 적합한 치료계획은 무엇인가? 치료계획
- 필요한 중재 실행을 위한 지식과 수행방법은 충분히 숙지하고 있는가? 중재
- 결과평가의 목적과 재측정할 자료는 무엇인가? 결과평가

위와 같은 질문에 대한 전체적인 그림이 그려지지 않는다면 파킨슨병 물리치료 수행을 위해 전문지식의 업데이트가 필요하다. 최신의 업데이트된 지식을 갖추기 위해 먼저 교과서, google 학술 검색, PubMed 그리고 Physical Therapy Journal (PTJ) 등의 학술 전문 사이트에서 근거를 검색한다. 다음은 '파킨슨병(Parkinson's disease)', '물리치료(physical therapy)'를 핵심단어로 PubMed에서 근거를 검색한 예이다(그림 3-13). 이외에도 examination, prognosis, intervention, assessment tool 등 필요한 핵심단어를 추가하고 조합하여 다양한 근거를 접할 수 있다.

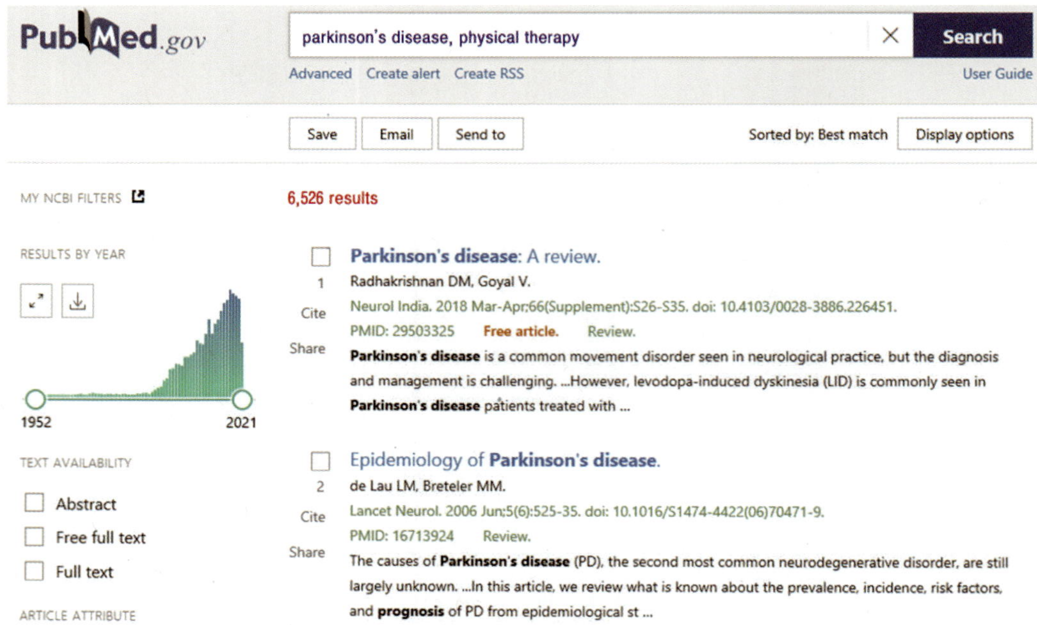

그림 3-13 파킨슨병 근거 검색의 예

▶ 건강상태의 이해

파킨슨병은 대표적인 신경퇴행성 질환으로 도파민을 생산하는 신경세포가 원인 모르게 서서히 소실되는 질환이다. 파킨슨병은 도파민이 정상 수준보다 60~80% 이상 줄어들면서 증상이 나타나기 시작한다. 질병관리본부의 보고서에 따르면 우리나라 파킨슨병의 유병율은 10만 명당 27.8명이다. 건강보험심사평가원 데이터에 의하면 2014년 96,673명이던 파킨슨병 환자가 2017년 115,679명으로 3년 사이 20%가 증가했을 만큼 증가율도 높다. 환자의 47%는 80대 이상이고, 70대 38%, 60대 12%, 50대 3%로, 환자의 99%가 50대 이상이다. 파킨슨병 환자의 진행속도는 다양하지만 발병 나이가 늦을수록 그리고 자세 불안정성이 있는 환자일수록 병의 진행속도가 빠르다. 파킨슨병의 운동성 징후로는 진전, 운동감소증(hypokinesia), 경축(rigidity), 운동느림증(bradykinesia), 종종걸음 패턴(festinating gait pattern), 자세 불안정성, 자동성 감소(loss of automaticity), 이중과제 수행의 어려움 그리고 마비성 구어장애(hypokinetic dysarthria) 등이 있다. 비운동성 징후로는 통증, 인지능력 감소, 수면장애, 감각 이상, 자율신경 실조증, 피로 그리고 행동 변화(예: 우울증, 분노, 냉담) 등이 있다. 파킨슨병의 분류는 다음과 같다. 자세 불안정 및 보행 장애가 두드러진 타입, 진전이 두드러진 타입 그리고 이 두 가지가 혼합된 타입으로 나뉜다. 파킨슨병의 심각성은 자세 불안정성과 활동 제한을 기준으로 Hoehn과 Yahr 척도(Hoehn and Yahr scale)를 사용해서 제 1기–제 5기로 나뉜다.

▶ 검진

병력 청취

병력 청취는 박스 3-13 파킨슨병 환자 김 ○○의 기초 정보를 참고하며, 그 내용을 바탕으로 신체계통 조사를 한다.

신체계통 조사

병력 청취와 파킨슨병에 대한 지식을 바탕으로 신체계통 조사를 실시한다. 김 ○○이 어려워하는 침대 이동성과 앉은 자세에서 일어서기 운동과제를 수행하는 패턴을 관찰한다. 신체계통 구조 및 기능의 손상 수준에서 통증, 균형 조절, 하지 근력, 몸통 관절가동범위 그리고 운동 계획능력도 함께 알아 볼 수 있다.

테스트 및 측정

김 ○○의 물리치료 목표, 병력 청취, 신체계통 조사 결과 그리고 파킨슨병에 대한 치료사의 전문지식을 바탕으로 ICF 장애모델 각각의 운동장애 영역에 대한 테스트 및 측정 전략을 세운다.

- 신체계통 구조 및 기능의 손상: 무릎 통증, 몸통 축 회전 제한, 사고능력 지연, 보행패턴, 하지근력 감소 등의 문제가 있으므로, 다음과 같은 테스트 및 측정을 고려할 수 있다.
  - 무릎 통증: VAS(앉은 자세에서 일어설 때 통증 측정)
  - 몸통 축 회전 제한: 침대에서 일어설 때 좌우 몸통 축 회전 범위 측정
  - 사고능력 지연: MMSE(간이정신상태검사, Mini-Mental State Exam)
  - 보행패턴: 척추 운동성 결여에 따른 등 · 허리뼈 굽힘, 머리 전방자세, 외측 가쪽굽힘 등 신체분절 별 패턴 확인; FOGQ(보행동결검사, Freezing of Gait Questionnaire)
  - 하지근력: 앉은 자세에서 손을 짚고 또는 짚지 않고 일어설 수 있는지 확인하며, 손을 짚지 않고 일어서면 하지 근력은 최소 F+로 간주함
  - UPDRS(파킨슨병 평가척도, Unified Parkinson's Disease Rating Scale): 파킨슨병 환자의 장애와 장애수준 측정
  - Hoehn과 Yahr 척도: 파킨슨병의 진행 단계 확인
- 활동 제한: 낙상 위험, 침대에서 일어나기, 앉은 자세에서 일어서기, 걷기(고른 바닥 vs. 고르지 못한 바닥), 앉은 자세에서 일어서 걷기, 엘리베이터 사용 그리고 차타고 내리기 등의 제한이 있으므로 다음과 같은 테스트 및 측정을 고려할 수 있다.
  - 침대에서 일어나기 그리고 앉은 자세에서 일어서기 수행 시 소요되는 시간 측정
  - BBS: 일상생활에 필요한 다양한 대운동기술을 수행하는 기능적 균형능력과 낙상위험도 측정
  - 360도 턴 검사: 회사 그리고 집안 · 밖에서 선 자세 또는 걷다가 몸을 턴하는 동적 균형능력 측정

- 6MWT: 보행거리 측정
- TUG: 바닥이 고른 환경과 바닥이 고르지 않는 환경에서 이동성, 기능적 균형능력 그리고 보행능력 측정

• 참여 제한
  - 39-PDQ(39가지 파킨슨병 설문지, 39-question Parkinson's Disease Questionnaire): 이동성, 일상생활활동, 감정, 신체적 특징, 사회적 지지, 인지, 의사소통 그리고 신체적 불편감 등 8가지 하위 범주에서 파킨슨병 환자의 참여수준 측정

위와 같은 검진 내용을 ICF 장애모델 기록지에 기록한다(그림 3-14).

▶ 평가

김 ○○에게 일은 매우 중요하며 독립적 일상 활동에 대한 기대가 크다. 치료계획은 독립적 기능 회복과 회사에 매일 출근할 수 있게 도움을 주는 방향으로 정해야 한다. 하지만, 직접 운전을 하는 것은 이동성 제한과 사고능력의 지연으로 문제가 될 수 있으므로 가족과 상의가 필요할 것이다. 운동장애 측면에서 주요 문제점은 앉은 자세에서 일어설 때 무릎 통증, 기능적 활동 수행의 느려짐 그리고 자세 불안정성이다. 치료사는 검진과정에서 김 ○○이 누운 자세에서 일어설 때 몸통 축 회전 범위가 감소되었음을 파악하였다. 차타고 내리기 같은 연속과제 수행 시 움직임의 시작과 완전 수행이 어렵다. 운동과제(활동 수준) 기준으로 바닥이 고른 환경에서는 느리지만 비교적 안정적으로 걸을 수 있다. 하지만, 바닥이 고르지 못한 환경에서는 안정성이 떨어진다.

위와 같은 운동기능장애 분석을 통해 "제한된 척추 운동성, 무릎 통증으로 협응된 운동과제 수행이 어려울 것이다."라는 가설을 세울 수 있다. 이 같은 신체계통 구조 및 기능의 손상과 서동증으로 움직이는 범위가 제한될 것이며, 운동과제 수행의 각 단계에서 요구되는 안정성에 부정적인 영향을 미칠 것이다(그림 3-14).

▶ 물리치료 진단

ICF 장애모델의 신체계통, 사람, 사회 수준에서 운동기능장애를 확인하고 영역별로 우선순위에 해당하는 항목을 확인한 다음 영역 간에 미치는 영향이 가장 큰 운동장애 영역과 구성항목을 선택한다. 파킨슨병은 진행성 질환으로 신체계통 구조 및 기능의 손상, 활동 제한 그리고 참여 제한에 모두 영향을 미치지만 사례의 김 ○○은 자세 불안정성이 기능적 일상 활동 수행에 미치는 영향이 크다. 또한 관절염에 의한 통증도 운동기능 수행에 부정적인 영향을 미치고 있다. 정리하면, 건강상태는 신체계통 수준에 큰 영향을 미치고 이것이 활동 제한을 가져오는 것으로 볼 수 있다. 따라서 가장 문제가 되는 영역은 신체계통 구조 및 기능의 손상영역이다. 김 ○○의 구체적인 물리치료 진단은 '파킨슨병에 의한 자세 불안정성'이다(그림 3-14). 물리치료 진단 맥락은 예후 및 치료계획, 중재, 결과평가의 지침이 된다.

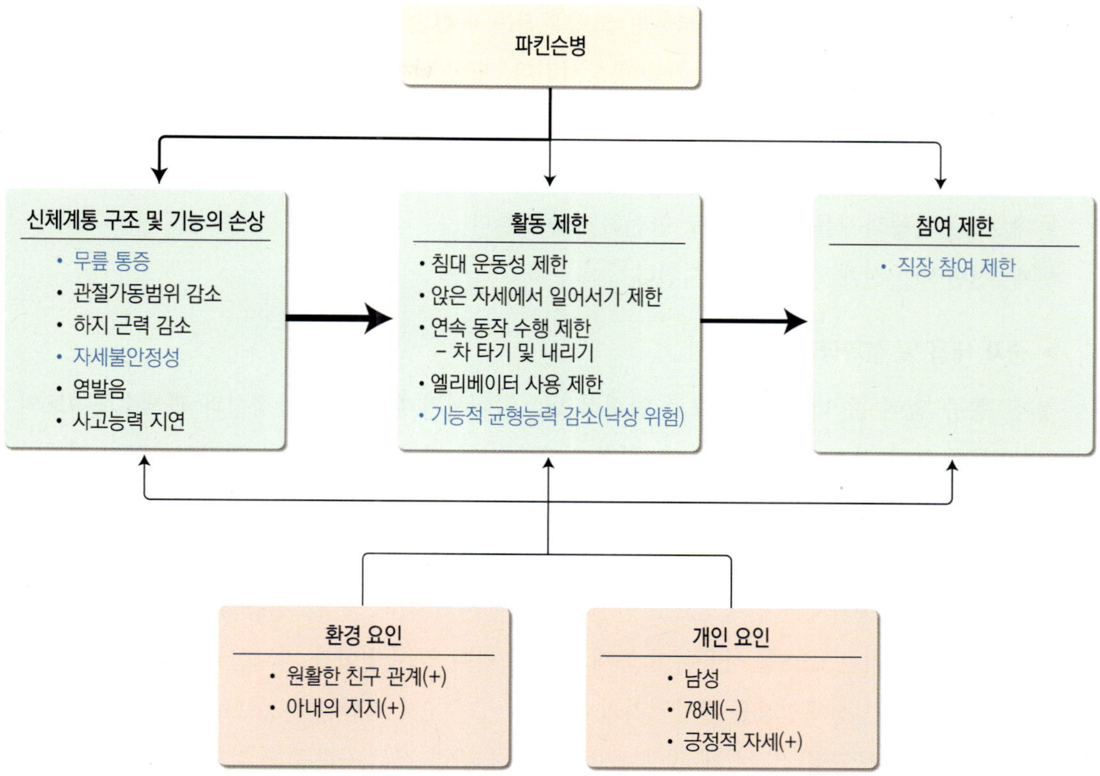

그림 3-14 김 ○○의 ICF 장애모델을 이용한 물리치료 검진 기록, 평가, 진단의 예

▶ 예후 및 치료계획

파킨슨병에 대한 치료법은 없다. 중재는 병의 진행속도를 최대한 지연시키고 증상을 최대한 잘 관리하는 것을 목표로 한다. 병의 진행속도는 사람마다 다르다. 활동 제한과 참여 제한이 경미한 경우에는 사례마다 다르지만 20~30년 동안 기능 수준이 잘 유지되기도 하고, 10년 내로 장애가 심해지면서 병의 진행이 빠른 사람도 있다. 파킨슨병 환자의 사망원인은 주로 폐렴이다. 파킨슨병의 약 30%에서 등이 굽은 구부정한 자세에 따른 등뼈 관절가동범위 및 유연성 소실이 발생해 폐렴으로 사망한다. 자세불안정성 및 보행 장애가 두드러진 타입에서 병의 진행 속도가 빠르고, 일상생활동작의 수행이 어렵고, 작업적 장애가 크며, 지적 손상이 심하고, 우울증에 걸릴 위험이 높아 의욕을 상실하기 쉽다.

사례의 김 ○○처럼 몸통 관절가동범위 제한은 특히 균형조절을 제한하지만 근거에 의하면 향상을 기대할 수도 있다. 김 ○○의 나이를 고려할 때 근육뼈대계통의 변화는 오랜 시간 진행된 것이며, 홈 프로그램을 잘 수행할지 여부도 기능적 향상 수준에 결정적 요인이 될 수 있다. 근거에 의하면 감각운동조직화접근법은 기능적 향상에 효과적이다. 마지막으로 앉은 자세에서 일어서기 전략을 수정함으로써 무릎의 통증을 줄이고 관절염의 진행을 늦출 수 있다. 파킨슨병 중재에 대한 근거에 따르면 운동은 파킨슨병 환자의 기능적 활동성을 전반적으로 향상시켜주고, 청각신호와 함께 적용한 보행훈련은 파킨슨병 환자의 단기간 보행속도 향상에 효과적이며, 균형훈련은 자세안정성을 향상시킨다. 또한 낙상 예방법에 대한 교육도 필요하다. 치료목표는 다음과 같다.

첫째, 통증 없이 좀 더 빠른 속도로 안정적으로 일어선다.

둘째, 모든 운동과제를 안정적으로 안전하게 수행한다.

셋째, 전반적인 신체건강을 향상시킨다.

▶ 중재 내용 및 결과평가

첫째, 통증 없이 좀 더 빠른 속도로 안정적으로 일어서기 위해 자세안정성과 과제수행속도의 향상, 무릎 통증 감소 그리고 몸통 축 회전 및 일어서기 전략을 수정한다. 결과평가로는 검진과정에서 사용했던 측정도구 중에서 TUG, VAS, 몸통 축 회전각도, 허리뼈/골반의 전방 움직임 등을 중재과정 중에 그리고 중재 기간이 끝날 무렵에 재측정하여 비교한다.

둘째, 모든 운동과제를 안정적으로 안전하게 수행하기 위해 균형조절능력 향상을 위한 중재를 한다. 결과평가는 BBS를 사용하여 중재 전후의 의미 있는 변화를 비교한다.

셋째, 전반적인 신체건강을 향상시키기 위해 김 ○○에게 적합한 운동프로그램이 필요하다. 결과평가는 자기보고식 건강상태 및 운동습관향상에 관한 질문으로 중재 전후를 비교한다.

요점

1. 환자/고객관리모델은 물리치료 표준절차이며 성공적 임상의사결정과정을 위한 단계적 가이드를 제공해주는 모델이다.
2. 환자/고객관리모델은 검진, 평가, 진단, 예후 및 치료계획, 중재, 결과평가의 6가지 요소로 구성되고, ICF 장애모델의 개념과 용어를 사용한다.
3. 검진은 병력 청취(의무기록지 조사 포함), 신체계통 조사 그리고 테스트 및 측정으로 구성된다.
4. 평가는 검진단계에서 수집한 자료를 비교, 분석 그리고 조직화하는 측정 자료에 대한 평가이다.
5. 진단은 물리치료 진단을 말한다. 신체계통 구조 및 기능의 손상, 활동 제한, 참여 제한을 각각 확인하고, 다른 영역에 영향력이 커서 우선 고려해야 하는 운동장애 영역 및 구성항목을 선택한다.
6. 예후에는 기능 향상 수준 및 필요 시간 예측 그리고 치료계획이 포함된다. 치료계획에는 치료목표(참여, 활동, 손상목표) 및 기대결과, 중재절차 및 테크닉, 중재기간 및 빈도 그리고 치료종결 기준 등이 포함된다. 치료목표를 세울 때는 활동과 참여 수준에서 정하고, 신체계통 구조와 기능의 손상 수준의 목표를 세울 때는 활동 영역과의 연관성을 고려한다.
7. 중재는 협조, 의사소통 및 문서화, 환자/보호자 교육 그리고 절차적 중재로 구성된다.
8. 결과평가는 중재가 신체계통, 사람 및/또는 사회 수준에서 기능 향상에 어떤 영향을 미쳤는지를 포함해서 물리치료 절차의 타당성을 확인하는 모니터링 과정이다.

연습문제

REVIEW QUESTIONS

1. 환자/고객관리모델에 대한 설명으로 틀린 것은?

① 물리치료 표준절차이다.

② ICF 장애모델의 개념과 언어를 사용한다.

③ 평가는 검진에서 수집한 자료의 평가를 뜻한다.

④ 환자/고객관리모델은 물리치료 표준절차가 아니다.

⑤ 초기가설의 수립은 검진 절차의 정보 수집을 통해 한다.

2. 물리치료 표준절차 수행 시 환자/보호자 교육을 실시하였다. 다음 중 어느 절차에 해당하는가?

① 검진

② 평가

③ 진단

④ 중재

⑤ 예후 및 치료계획

3. 검진과정에서 수집한 정보와 데이터를 분석, 조직화, 문제 확인 과정을 거쳐 물리치료 진단으로 연결 짓는 절차를 무엇이라고 하는가?

① 검진

② 평가

③ 진단

④ 중재

⑤ 예후 및 치료계획

연습문제 답

1. ④ 2. ④ 3. ②

학생활동 STUDENTS ACTIVITIES

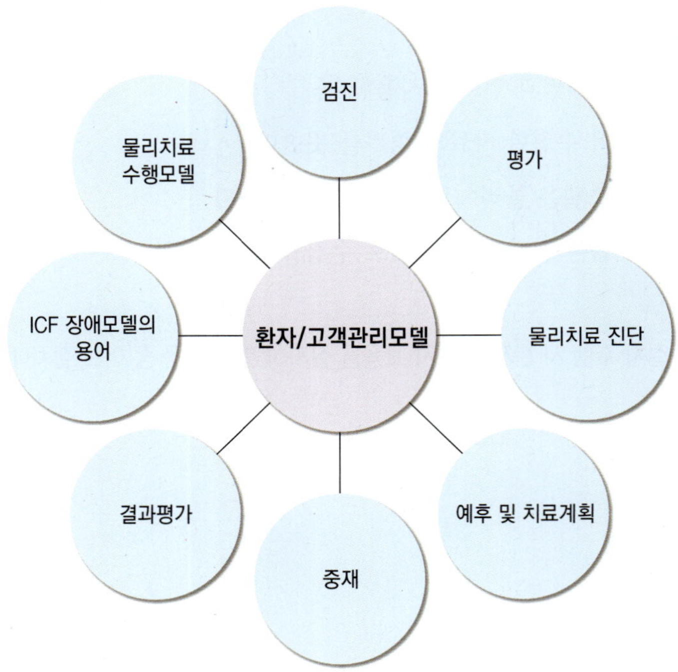

위의 관계도를 구성하는 핵심개념을 바탕으로 팀원들끼리 다음의 내용에 대한 의견을 교환해 보시오.

1. 환자/고객관리모델의 6가지 구성요소는 무엇인가?
2. 물리치료 수행모델인 환자/관리고객모델을 설명할 수 있는가?
3. 환자/고객관리모델에서 ICF 장애모델의 개념과 언어가 어떻게 사용되는지 설명할 수 있는가?
4. 물리치료사에게 환자/고객관리모델의 6가지 요소는 개별 환자의 니즈를 충족시키기 위해 해결해야 하는 임상질문이 된다는 것을 설명할 수 있는가?
5. 검진과 평가의 의미를 구분하여 설명할 수 있는가?

참고문헌 REFERENCES

1. Boissonnault J, Evans K, Tuttle N, et al. Reliability of the ECHOWS tools for assessment of patient interviewing skills. Phys Ther. 2016;96(4):443-455.
2. Bordin ES. The generalizability of the psychoanalatic concept of the working alliance. Psychotherapy: Theory, Research & Practice. 1979;16(3):252-260.
3. Guide to physicaltherapist practice 3.0. American physical Therapy Association.
4. Mohamed M, Wong CK. More than meets the eye: clinical reflection and evidence-based practice in an unusual case of adolescent chronic ankle sprain. Phys Ther. 2011;91(9):1395-1402.
5. O'Sullivan. SB, Schmitz TS. Physiscal rehabilitation, ed 5. F.A. Davis company, Philadelphia, 2007.
6. Rauch A, Escorpizo R, Riddle DL, et al. Using a case report of a patient with spinal cord injury to illustrate the application of the international classification of functioning, disability and health during multidisciplinary patient management. phys Ther. 2010;90(7):1039-1052.
7. Valvano J, Rapport MJ. Activity-focused motor interventions for infants and young children with neurological conditions. Infants & young children. 2006;19(4):292-307.

CHAPTER 04

물리치료질환별 환자/고객관리모델 접근

Physical therapy diseases and patient/client management model

핵심단어

- 무릎 골관절염 Knee osteoarthritis
- 다운증후군 Down syndrome
- 뇌졸중 Cerebrovascular accidents
- 유착성낭염 Adhesive capsulitis
- 물리치료 표준절차 Physical therapy standard procedures
- 검진 Examination
- 평가 Evaluation
- 진단 Diagnosis
- 예후 및 치료계획 Prognosis & plan of care
- 중재 Intervention
- 결과평가 Outcomes
- ICF 장애모델 ICF disablement model

학습목표

1. 무릎 골관절염 환자의 물리치료 표준절차를 이해할 수 있다.
2. 무릎 골관절염 환자 사례를 물리치료 표준절차에 따라 설명할 수 있다.
3. 다운증후군 환자의 물리치료 표준절차를 이해할 수 있다.
4. 다운증후군 환자 사례를 물리치료 표준절차에 따라 설명할 수 있다.
5. 뇌졸중 환자의 물리치료 표준절차를 이해할 수 있다.
6. 뇌졸중 환자 사례를 물리치료 표준절차에 따라 설명할 수 있다.
7. 유착성낭염 환자의 물리치료 표준절차를 이해할 수 있다.
8. 유착성낭염 환자의 사례를 물리치료 표준절차에 따라 설명할 수 있다.

환자/고객관리모델은 물리치료 표준절차이다. 물리치료 대표질환으로 무릎 골관절염, 다운증후군, 뇌졸중 그리고 유착성낭염의 물리치료 표준절차(검진, 평가, 진단, 예후 및 치료계획, 중재, 결과평가)를 알아보자. 환자/고객관리모델은 ICF 장애모델의 개념을 바탕으로 하므로 ICF 장애모델 기록지와 언어를 사용할 것이다.

1 무릎 골관절염 Knee osteoarthritis

1) 건강상태의 이해

무릎 골관절염은 흔한 만성질환으로 노인들의 무릎 통증의 대표적인 원인이며, 활동 제한과 참여 제한을 가져와 삶의 질에 부정적인 영향을 미친다(그림 4-1). 무릎 골관절염의 병리학적 특징은 초자연골의 소실과 염증에 따른 연골 아래뼈의 재모델링이다. 임상적 특징은 통증, 팽윤, 근 약화, 관절가동범위제한에 따른 뻣뻣함 그리고 기능적 활동능력 감소 등이다. 무릎 골관절염의 위험 요인 중에서 수정 가능한 것은 비만, 직업관련 활동 수준, 무릎 외상/수술 이력 등이다. 골관절염의 수정 불가능한 위험 요인은 연령, 성별, 관절 정렬상태 등이다. 무릎 골관절염 환자의 12.5~47%는 낙상의 위험이 있다.

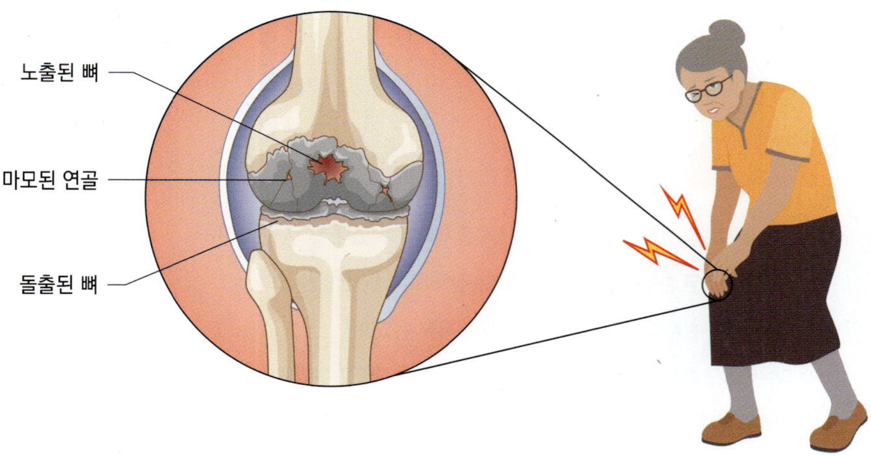

그림 4-1 무릎 골관절염

2) 검진

(1) 병력 청취

병력 청취 시 무릎 골관절염 환자에게 특별히 유용한 질문은 다음과 같다.

- 통증은 아침에 심한지, 오래 움직이지 않다가 움직일 때 심해지는지 또는 체중지지 자세를 오래 취한 다음에 심해지는가?
- 통증과 함께 관절에서 나는 소리(염발음) 또는 뻣뻣함이 30분 이상 지속되는가?
- 관절을 만지면 열감이 느껴지는가?
- 무릎 부상 이력이 있거나, 스포츠 또는 신체적으로 힘든 일을 하고 있는가?
- 무릎 골관절염의 가족 이력이 있는가?
- 현재 무릎 골관절염 때문에 보조도구를 사용하는가?
- 현재 일상생활활동 수준은 어떠한가?
- 집안 환경을 수정하거나 도움이 필요한가?
- 복용 중인 약이 있는가?
- 무릎 관련 수술 이력이 있는가?

(2) 신체계통 조사

- 심폐계통: 의무기록지에서 혈압, 심박수, 호흡수 확인
- 근육뼈대계통: 무릎 통증을 유발하는 근육뼈대계통의 다른 질환 유무 확인, 무릎 기능장애를 초래할 수 있는 다른 관절의 상태 확인

(3) 테스트 및 측정

신체계통 구조 및 기능의 손상, 활동 제한 그리고 참여 제한에 대해 각기 다음의 항목들을 테스트 및 측정한다.

① 신체계통 구조 및 기능의 손상

- 통증
- 능동관절가동범위, 수동관절가동범위, 끝 느낌
- 넙다리네갈래근, 뒤허벅지근, 엉덩이 폄근, 엉덩이 벌림근, 종아리근육의 근력
- 촉진(예: 관절경계선 통증)

② 활동 제한

- 침대 이동성
- 자리 이동성
- 보행

- 계단 보행
- 낙상

③ 참여 제한

- 가족구성원, 직업, 지역사회 활동, 사회 활동 등에 참여 수준

무릎 골관절염 환자의 신체계통 구조 및 기능의 손상, 활동 제한 그리고 참여 제한 수준을 측정할 수 있는 측정도구는 표 4-1과 같다.

표 4-1 ICF 장애모델에 따른 무릎 골관절염 환자의 운동장애 측정도구

측정도구	ICF 장애모델의 운동장애 영역		
	신체계통 구조 및 기능 손상	활동 제한	참여 제한
40m 빠른보행검사		√	
VAS	√		
MMT	√		
TUG		√	
Sensory test	√		
6 MWT	√	√	
BBS		√	
KOS-ADLS		√	
LEFS		√	
계단 오르기/내려가기검사		√	
SF-36			√
KOOS	√	√	√
WOMAC	√	√	

VAS: Visual Analog Scale, MMT: Manual Muscle Test, TUG: Timed Up & Go test, 6 MWT: Six Minute Walk Test, KOS-ADLS: Knee Outcome Score-Activities of Daily Living, LEFS: Lower Extremity Functional Scale, SF-36: 36-item Short Form survey, KOOS: Knee injury and Osteoarthritis Outcome Score, WOMAC: Western Ontario and Mcmaster universities osteo Arthritis index

검진 절차에서 ICF 장애모델 영역별로 확인할 수 있는 무릎 골관절염 환자의 일반적인 운동기능장애, 환경 요인, 개인 요인 그리고 테스트 및 측정도구를 ICF 장애모델 기록지에 정리하면 다음과 같다(그림 4-2).

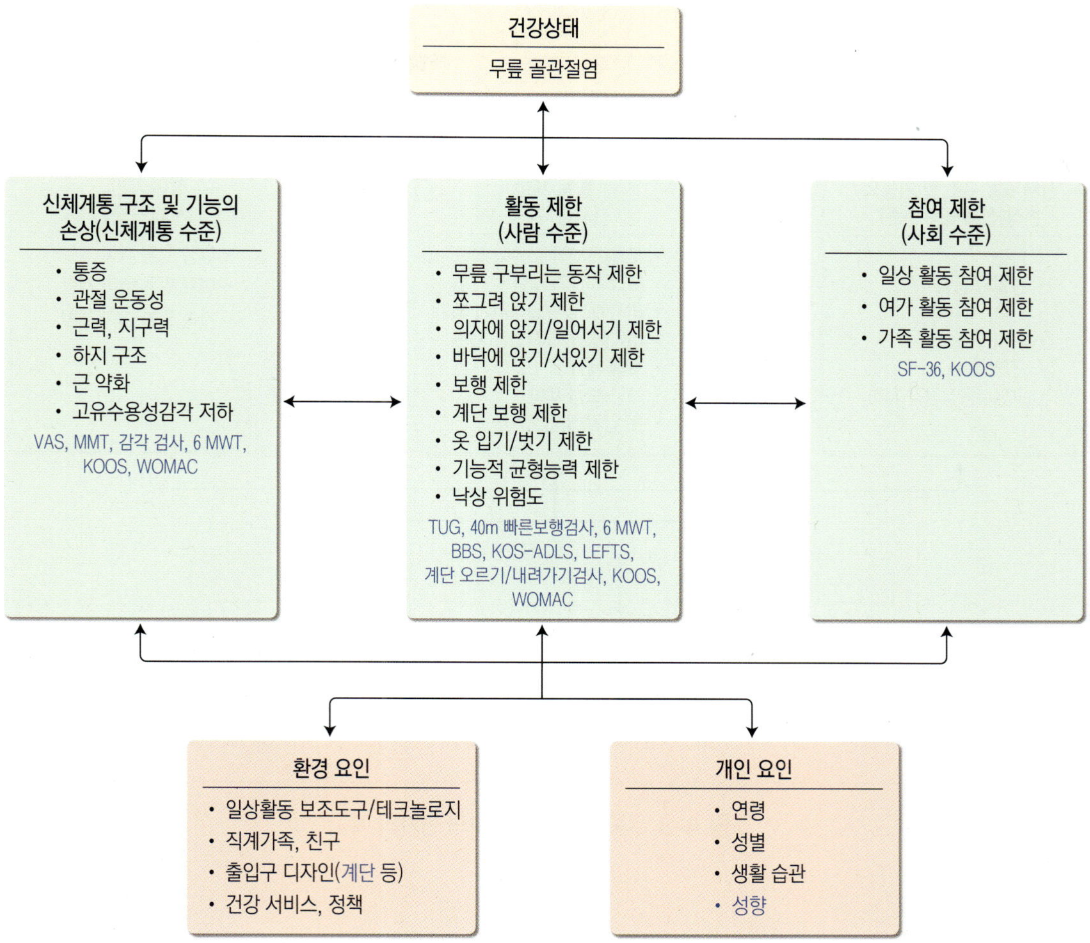

그림 4-2 ICF 장애모델 기록지에 무릎 골관절염 환자의 검진 내용 기록

3) 평가

검진 절차에서 무릎 골관절염 환자의 운동기능장애를 신체계통 구조 및 기능의 손상, 활동 제한, 참여 제한 영역에서 확인하고, ICF 장애모델 기록지에 기록한 다음 환경 요인, 개인 요인, 환자의 치료목표를 고려하여 각 영역과 영역을 구성하는 항목 간에 상호작용을 비교 분석하는 식으로 검진 절차에서 수집한 정보와 데이터에 의미를 부여한다. 영향을 주고받는 장애영역과 구성항목을 표시하고 중요도는 화살표의 방향과 굵기로 표현한다. 일반적으로 통증(신체계통 구조 및 기능의 손상)과 무릎을 구부리는 동작 제한(활동 제한) 간의 연관성이 크고, 활동 제한은 참여 제한을 야기한다. 환경 요인에서 출입구에 계단이 있는 것은 통증, 무릎 구부리는 동작 그리고 참여 제한에 장벽 요인으로 작용할 것이며, 골관절염 환자가 주로 노인층이라는 점을 감안할 때 오랜 시간에 걸쳐 패턴화된 성향도 모든 운동장애 영역에 촉진 또는 장벽 요인으로 작용할 것이다(그림 4-3).

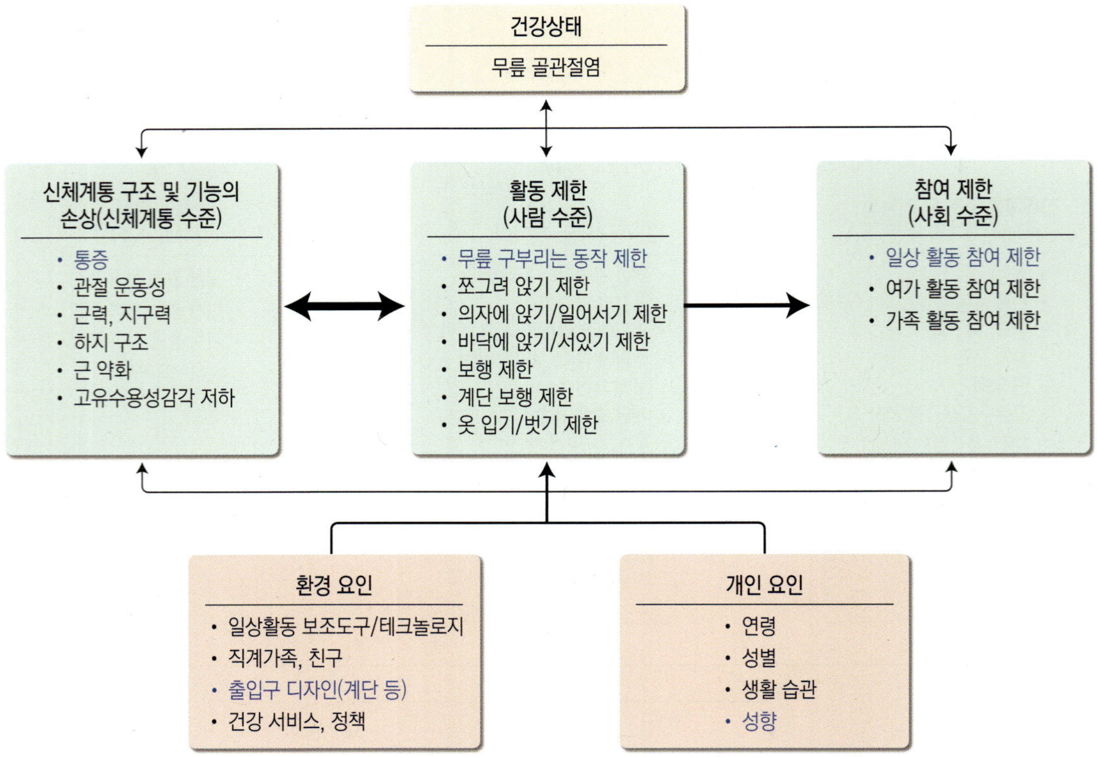

그림 4-3 무릎 골관절염 환자의 평가의 예

4) 진단

검진과 평가의 과정을 거쳐 우선적으로 고려해야 할 장애영역과 내용을 선택하는데, 이 결정은 다른 영역에 긍정적인 영향을 줄 수 있다는 관점에서 이뤄져야 한다. 먼저 신체계통 구조 및 기능의 손상, 활동 제한, 참여 제한을 각각 확인한다.

- 무릎 골관절염에 따른 통증: 신체계통 구조 및 기능의 손상
- 무릎 골관절염에 따른 무릎 구부리는 동작 제한: 활동 제한
- 무릎 골관절염에 따른 일상 활동 참여 제한: 참여 제한

그 다음, 다른 영역에 영향력이 커서 우선 고려해야 하는 운동장애 영역 및 구성항목을 선택한다. 평가과정(그림 4-3)을 기준으로 다른 영역에 가장 영향을 미치는 영역과 구성항목은 신체계통 구조 및 기능의 손상-통증이다. 따라서 물리치료 진단은 '무릎 골관절염에 의한 통증'이 될 것이다.

5) 예후 및 치료계획

양질의 근거에 의하면 무릎 골관절염은 구조적으로 퇴행이 진행되는 질환이다. 통증이 느껴지지 않을 수도 있지만 활동 제한 및/또는 참여 제한이 초래될 정도로 심한 경우도 있다. 영상 검사로 병의

진행 수준은 알 수 있지만 이것과 통증 정도의 연관성에 대한 신뢰할 만한 근거는 거의 없다. 무릎 골관절염은 예후가 다양하고 비만, 당뇨, 심혈관질환의 영향을 받기도 한다. 위험 요인으로 관절의 느슨함, 고유수용성감각 저하, 높은 연령, 높은 BMI 지수, 무릎 통증 악화, 활동 회피 행동, 근력 및 관절가동범위 감소, 관절염 진단 후 1년 후속평가 시 엉덩관절 가쪽돌림 범위 감소 및/또는 통증 증가 그리고 기타 동반 질환 등이 있다.

6) 중재

무릎 골관절염의 물리치료 중재는 임상가이드라인을 포함해서 그 근거에 대한 연구가 활발히 이루어져있다. 하지만, 중재의 기전이 복잡하고 여러 가지 요인을 조절해야 하므로 개별 환자 중심의 중재가 필요하다. 특히 무릎 골관절염 환자들이 대부분 고령층인 점을 감안할 때 협심증, 만성폐쇄성폐질환, 뇌졸중 병력 또는 비만 같은 문제를 동반하기 쉽다. 이 중에서 한 가지라도 해당된다면 운동은 더욱 어려운 일이다. 무릎 골관절염 환자 치료 시 다른 질환의 유무와 골관절염에 영향을 미치는 정도를 모니터링한다.

무릎 골관절염 환자의 중재로 근거수준이 높은 것부터 정리하면 다음과 같다.

(1) 관절 보호(근거수준: 높음)

염증이 있는 관절을 사용할 때는 체중부하를 줄이고, 움직이는 전략, 자세, 관절 정렬을 향상시키고, 한 자세를 오래 유지하지 않고, 어려운 활동은 과제분석을 통해 단계적으로 연습한다.

(2) 치료적 운동(근거수준: 높음)

유산소 능력, 근력 훈련, 신경근육 교육, 관절가동범위 증가에 중점을 둔다.

① 근력운동

- 통증, 장애, 약 복용 빈도 감소
- 18개월 내에 근력, 균형, 지구력, 자기효능감이 증가됨
- 비체중지지프로그램과 체중지지프로그램을 비교하면 향상 수준은 비슷함
- 유산소 걷기, 넙다리네갈래근 강화훈련을 함께하는 것이 진통제만 먹는 것보다 효과적임
- 건강 교육보다 저항운동이 더욱 효과적임

② 충격이 적은 유산소운동과 걷기

- 걷기, 요가, 수중 걷기는 통증 감소, 기능적 활동 및 호흡 능력 향상에 효과적임
- 수중치료는 40대 이상 경미한 수준에서 중등도의 환자에서 관절 뻣뻣함, 통증, 근력 그리고 삶의 질 향상에 단기적으로 효과가 있음
- 물에서 하는 운동과 땅에서 하는 운동의 효과 차이는 분명하지 않지만 물에서 하는 운동에서 부상 발생이 덜함

③ 홈 프로그램

- 매일 수행하는 것이 중요함
- 만성통증 관리에서 비용과 장기적인 측면에서 효과적임
- 집에서 하는 근력강화프로그램이 병원기반 프로그램 또는 아무것도 하지 않는 것보다 통증 감소와 기능향상에서 효과적임

(3) 신경근육재활(근거수준: 높음)

- 비체중지지 및 체중지지 자세에서 시행하는 고유수용성감각훈련은 전혀 치료를 하지 않는 것보다 통증 감소와 기능적 활동 수준을 향상시켜줌

(4) 도수치료(근거수준: 중간)

- 치료적 운동과 함께 적용하는 것이 효과적

(5) 체중 감소(근거수준: 중간)

- 과체중 환자에서 매주 체중을 0.25%씩 20주에 걸쳐 감소해나가면 통증과 기능장애가 감소함
- 체중감소가 무릎 골관절염의 진행을 늦춰준다는 분명한 근거는 없음

(6) 전기자극치료(근거수준: 낮음)

- TENS, 신경근전기자극치료는 통증 감소에 다소 효과가 있음

(7) 보조기(근거수준: 약함)

- 무릎 골관절염 환자에게 신발에 넣는 가쪽 쐐기타입의 인솔(insoles)은 추천하지 않음

(8) 안정(근거수준: 약함)

- 운동과 비교해서 통증 및 활동 · 참여 수준의 향상에 대한 효과가 적음

(9) 열/냉치료

- 근거가 부족함
- 비용 면에서 효과적이며 환자가 스스로 통증을 경감시킬 목적으로 시행할 수 있음

7) 결과평가

검진 절차에서 사용했던 측정도구를 사용해서 중재를 진행하는 과정 또는 치료를 종결하기 전에 재측정하여 중재 효과를 포함한 물리치료 절차의 효과를 확인한다.

박스 4-1의 무릎 골관절염 환자 김 ○○의 사례를 읽고 환자/고객관리모델의 절차에 따라 물리치료를 계획해 보자.

박스 4-1 무릎 골관절염 환자 김 ○○ 사례

골관절염 진단을 받은 김 ○○은 60세 여성이다. 한 달 전부터 무릎에 통증이 심해져서 걸을 때 다리를 약간 절뚝거리고 차를 타고 내릴 때 무릎을 편하기 움직이는 것이 어렵다. 현재 거주하고 있는 2층 연립에는 엘리베이터가 없어 계단을 올라가고 내려오는 것이 어렵다. 집안청소도 통증 때문에 전보다 힘이 든다. 김 ○○의 취미는 매일 아침 강아지와 집 앞 공원을 산책하는 것인데 지금은 못하고 있다. 일주일에 세 번, 마트에서 계산원으로 근무하던 것도 30분 이상 서 있는 것이 힘들어서 그만두었고 그 때문에 기분이 울적하다. 이전에 무릎 통증이 심해지면 옷 속에 보조기를 착용했었다. 다시 보조기를 사용해야 하는지 고민이다. 다행히 하루에 한 번씩 안부를 묻는 친한 친구가 가까이 살고 있다.

① 사례의 내용을 ICF 장애모델의 각 영역에 맞게 분류하고 항목별 측정도구를 확인하여 ICF 장애모델 기록지에 함께 기록해 보자(그림 4-4).
② 각 영역 및 구성항목 간의 연관성을 비교 분석하고 그 과정을 화살표 굵기 및 방향, 색깔글씨로 표시한다.
③ 영역 간의 영향력이 가장 큰 영역과 구성항목을 신중하게 선택한다.
④ 근거를 바탕으로 예후와 치료계획을 세우고 중재법에는 홈 프로그램의 내용을 포함시킨다.

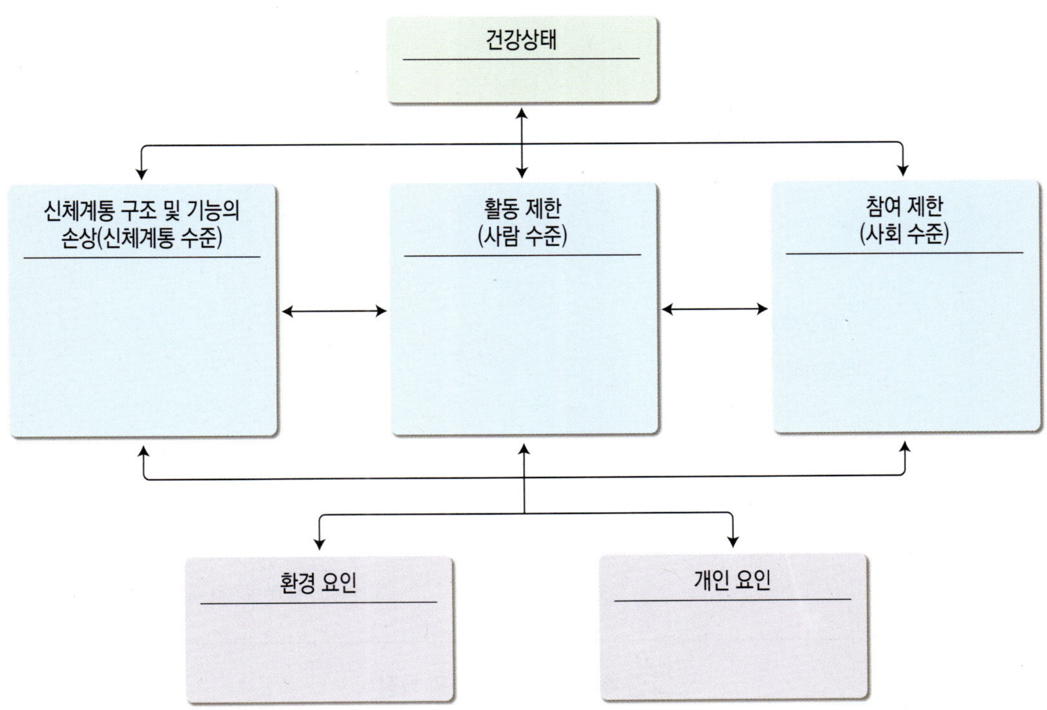

그림 4-4 ICF 장애모델 기록지

2 다운증후군 Down syndrome

1) 건강상태의 이해

다운증후군 또는 삼 염색체 21(trisomy 21)은 21번 염색체가 3개 존재하는 가장 흔한 염색체이상으로 아동기 지적장애의 원인이기도 하다. 발생률은 신생아 약 800명 당 1명 수준이며, 여성의 임신연령이 높아질수록 발생률은 증가한다. 출생 전 검사에서 약 82~87%가 진단되지만 출생 시 신생아의 생김새를 보고 다운증후군을 의심하기도 한다.

다운증후군의 신체적인 특징은 작은 귀, 편평한 뒤통수, 짧고 넓은 손, 크고 주름진 혀 등이다(그림 4-5). 다운증후군은 인대가 느슨해서 고리중쇠관절의 불안정성이 발생할 위험률이 약 15%로 알려져 있지만, 증상은 약 2% 정도에서만 나타난다. 뇌 부피가 작고, 위장계통의 구조적 · 기능적 이상, 저긴장증, 느슨한 인대, 소뇌의 부피 감소 그리고 비만 등으로 대운동기술의 발달이 지연되고, 이것은 인지발달에 부정적인 영향을 끼친다. 대운동기술 중에서도 특히 자세조절과 협응력이 요구되는 걷기, 달리기, 점프의 발달이 느리다.

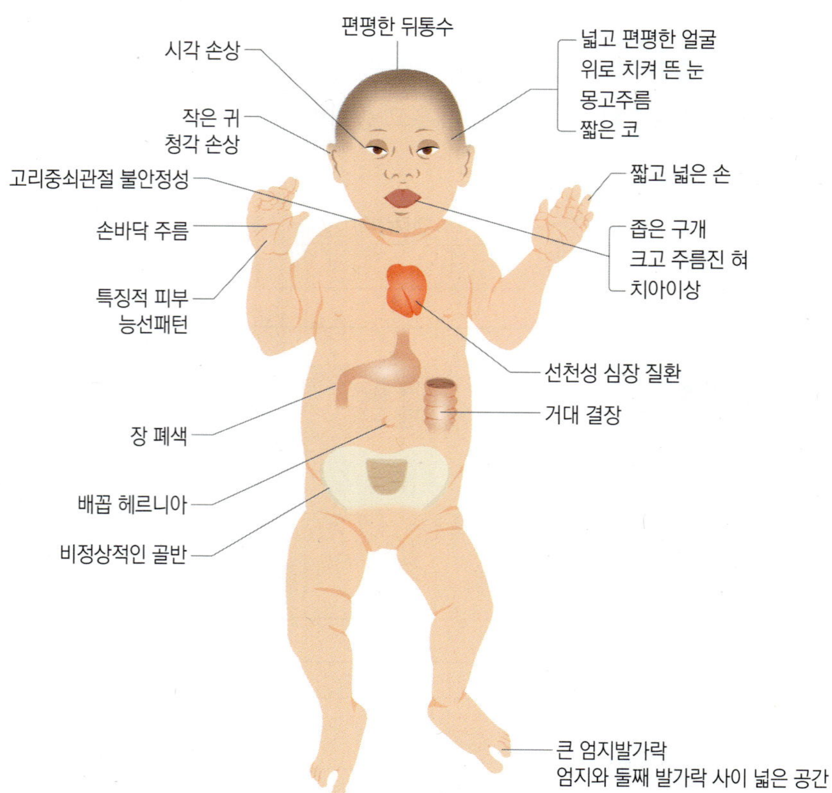

그림 4-5 다운증후군의 특징

2) 검진

(1) 병력 청취

출생, 발달, 의학적 병력에 대한 자세한 정보를 수집한다. 아이의 일반적인 움직임 패턴과 주로 무엇에 관심을 갖는지 관찰한다. 정보 수집을 위한 인터뷰를 진행하면서 안전한 장소에 아이의 발달에 적합한 장난감이나 호기심을 가질 만한 것을 미리 준비해 놓고 아이가 어떻게 상호작용을 하는지 관찰한다. 임신기간 중 합병증, 운동기술발달 시기 그리고 수술 및 약물치료에 대한 질문 등으로 의학적 정보를 수집한다. 발달이력, 주요운동기술 획득 시기 그리고 운동장애 수준에 관한 정보는 실현가능한 치료목표와 보다 정확한 예후를 예측하는 데 유용하다.

(2) 신체계통 조사

다운증후군은 거의 모든 신체계통의 구조 및 기능에 문제가 나타날 수 있으므로 신체계통 조사 시 기능장애가 의심되는 징후나 증상이 있는지 질문한다. 예를 들어 다음과 같은 질문으로 청각 및 시각 계통의 기능장애를 조사할 수 있다.

- 아이가 큰 소리에 놀라나요?
- 좋아하는 장난감을 보여주면 눈으로 따라 보나요?

행동문제에 대해서는 아이가 주로 흥분하는 이유, 진정시키는 방법, 진정에 도움이 되는 활동이나 장난감은 무엇인지 물어본다.

(3) 테스트 및 측정

다운증후군 아동에서 흔히 나타나는 운동장애는 신체계통 구조 및 기능의 손상, 활동 제한, 참여 제한 수준에서 테스트 및 측정도구를 이용해서 검사한다.

① 신체계통 구조 및 기능의 손상

- 키, 몸무게, 허리둘레, 체질량지수
- 저긴장증 및 자세긴장도 감소
- 인대의 느슨함과 관절 과운동성
- 자세조절 및 균형 부족
- 엉덩이 벌림근과 무릎 폄근 근력 감소
- 감각 민감도
- 미성숙한 기능적 운동패턴

② 활동 제한

- 주요운동기술 획득 시기(생후 6개월 이후부터 운동기술 발달 속도가 느려짐)
- 항중력적 자세 유지의 어려움
- 보행속도 및 보폭 감소
- 팔 뻗기 제한
- 점프 제한
- 달리기 제한

③ 참여 제한

- 가족 구성원의 역할, 또래 활동, 놀이터 활동, 학교 활동, 스포츠 활동 참여 제한

다운증후군의 신체계통 구조 및 기능의 손상, 활동 제한, 참여 제한 수준을 측정할 수 있는 측정도구는 표 4-2와 같다.

표 4-2 ICF 장애모델에 따른 다운증후군의 운동장애 측정도구

측정도구	ICF 장애모델의 운동장애 영역		
	신체계통 구조 및 기능 손상	활동 제한	참여 제한
ROM	√		
MMT	√		
디지털 MMT 측정기	√		
기능적 근력 측정	√		
PBS		√	
GMFM		√	
PDMS-2		√	
BMS		√	
PEDI		√	√
CAPE/PAC			√
SFA		√	√

ROM: Range of Motion, MMT: Manual Muscle Test, PBS: Pediatric Balance Scale, GMFM: Gross Motor Function Measure, PDMS-2: Peabody Developmental Motor Scale-2, BMS: Test of Basic Motor Skills of Children with Down Syndrome, PEDI: Pediatric Evaluation of Disability Inventory, CAPE/PAC: Children's Assessment of Participation and Enjoyment and Preferences for Activities of Children, SFA: School Function Assessment

검진 절차에서 ICF 장애모델 영역별로 확인할 수 있는 다운증후군의 운동기능장애, 환경 요인, 개인 요인 그리고 테스트 및 측정도구를 ICF 장애모델 기록지에 정리하면 다음과 같다(그림 4-6).

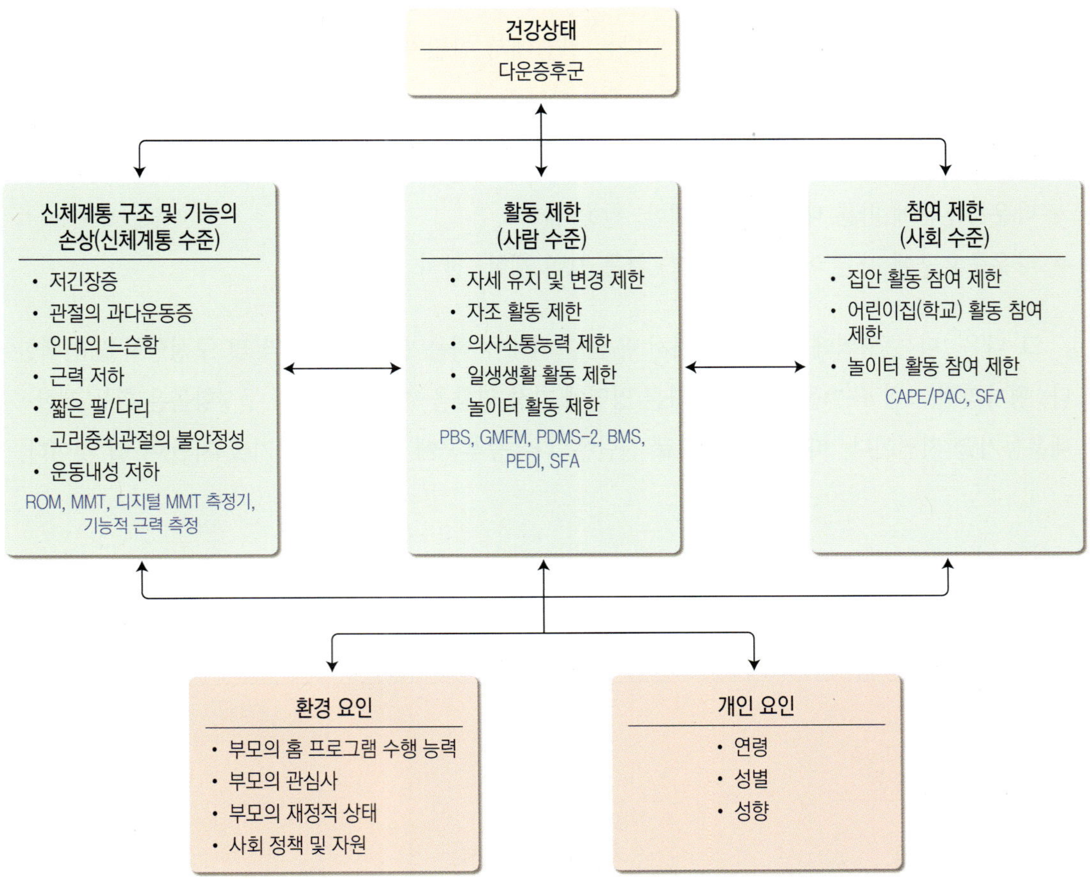

그림 4-6 ICF 장애모델 기록지로 다운증후군 아동의 검진 내용 기록

3) 평가

검진 절차에서 다운증후군의 운동기능장애를 신체계통 구조 및 기능의 손상, 활동 제한, 참여 제한 영역에서 확인하고 ICF 장애모델 기록지에 기록한 다음 환경 요인, 개인 요인, 아동/보호자의 치료목표를 고려하여 각 영역과 영역을 구성하는 항목 간에 상호작용을 비교 분석하여 검진 절차에서 수집한 정보와 데이터에 의미를 부여한다. 영향을 주고받는 영역을 표시하고 중요도를 화살표의 방향과 굵기로 표현한다. 다운증후군은 저긴장증과 인대의 느슨함(신체계통 구조 및 기능의 손상)이 활동 제한에 미치는 영향이 크다. 아동의 연령에 따라 활동 제한과 참여 제한 간의 영향도 달라질 것이다. 환경 요인에서 부모의 홈 프로그램 수행 능력과 사회적 지원은 다운증후군 아동의 운동기능 발달에 지대한 영향을 미칠 것이다. 개인 요인에서 연령은 아이의 운동장

애를 바라보는 시각을 주도할 것이다(그림 4-7).

4) 진단

검진과 평가의 과정을 거쳐 우선적으로 고려해야 할 장애영역과 내용을 선택하는데 이 결정은 다른 영역에 긍정적인 영향을 줄 수 있다는 관점에서 이뤄져야 한다. 먼저 신체계통 구조 및 기능의 손상, 활동 제한, 참여 제한을 각각 확인한다.

- 다운증후군에 따른 저긴장증 및 인대의 느슨함: 신체계통 구조 및 기능의 손상
- 다운증후군에 따른 대운동기술 제한: 활동 제한
- 다운증후군에 따른 어린이집(학교) 활동 참여 제한: 참여 제한

그 다음, 다른 영역에 영향력이 커서 우선 고려해야 하는 운동장애 영역 및 구성항목을 선택한다. 평가과정(그림 4-7)을 기준으로 다른 영역에 가장 영향을 미치는 영역과 구성항목은 활동 제한-대운동기술 지연이다. 따라서 물리치료 진단은 '다운증후군에 의한 대운동기술 지연'이 될 것이다.

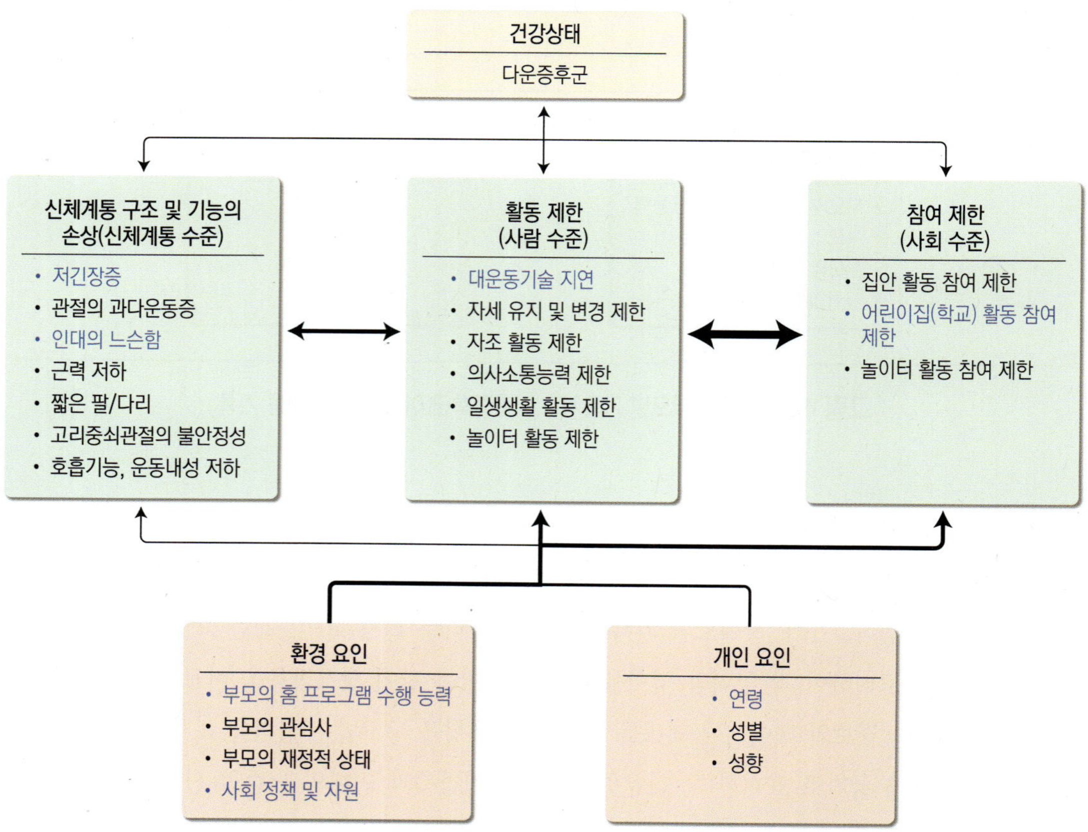

그림 4-7 다운증후군 아동의 평가의 예

5) 예후 및 치료계획

다운증후군 아동의 운동발달에 대한 질 높은 연구결과에 따른 근거는 다음과 같다. GMFM 측정 결과로 개발된 다운증후군 아동의 운동발달곡선에 의하면 대운동기술은 어린 연령에서 향상이 가장 크다. 주요 연구 결과는 다음과 같다.

- 대부분의 다운증후군 아동은 생후 18개월에는 앉을 수 있고 바닥에서 이동할 수 있다.
- 대부부의 다운증후군 아동은 생후 18개월에서 3세까지는 혼자 서고 걸을 수 있다.
- 대부분의 다운증후군 아동은 3세에서 6세 사이에 달리기, 계단 오르기/내려가기 그리고 점프를 할 수 있다.
- 모든 다운증후군 아동은 심한 정도와 상관없이 복잡한 운동기술일수록 학습에 시간이 많이 걸린다.

생후 12~14개월 다운증후군 유아에서 다리의 움직임이 활발할수록 독립적 보행시기가 빠르고, 체질량지수가 낮은 마른 체형과 신체활동이 많은 유아에서 그렇지 않는 경우와 비교해서 엉덩이 벌림근군과 무릎 폄근군의 근력이 좋다. 다운증후군 아동의 운동기술 발달시기에 대한 근거는 표 4-3을 참고하면 유용할 것이다. 연령을 기준으로 각 운동기술을 수행한 유아의 %를 알 수 있다.

다운증후군 아동 중재의 목표는 운동기술의 획득 속도를 높이고, 저긴장성과 관절의 불안정성을 보상하기 위한 전략에 따른 이차적 문제의 발생을 예방하고, 일상 활동에 참여를 높이는 데 있다. 대운동기술 발달 수준이 연령에 적합하더라도 구조화된 놀이와 여가 활동이 필요하다. 운동장애가 중등도 또는 심한 수준인 경우에는 물리치료 중재 없이 운동발달목표를 성취하기 어렵다.

표 4-3 다운증후군의 운동기술 습득 시기

운동기술	연령								
	6개월	12개월	18개월	24개월	30개월	3세	4세	5세	6세
뒤집기	51%	64%	74%	83%	89%	93%	97%	99%	100%
앉기	8%	78%	99%	100%	100%	100%	100%	100%	100%
네발기기	10%	19%	34%	53%	71%	84%	96%	99%	100%
서기	4%	14%	40%	73%	91%	98%	100%	100%	100%
걷기	1%	4%	14%	40%	74%	92%	99%	100%	100%
달리기	1%	2%	3%	5%	8%	12%	25%	45%	67%
계단 오르기	0%	0%	1%	1%	3%	5%	18%	46%	77%
앞으로 점프	0%	0%	0%	1%	2%	5%	18%	52%	84%

6) 중재

아동기 주요시기에 따라 중재 시 고려해야 하는 사항들도 달라진다. 유아기/걸음마시기의 치료 목표는 자세조절, 정위반응 및 균형반응 그리고 연령에 적합한 운동기술의 획득으로, 특히 독립적 이동성과 신체활동 수준의 향상에 중점을 둔다. 이후로도 자세조절과 균형조절 전략 향상은 중요하다. 이것을 바탕으로 취학 전 시기에는 달리기, 점프 그리고 공 다루기 기술처럼 고급 운동기술의 습득으로 신체건강, 신체 활동 수준, 또래와의 참여 수준이 높아지는 효과를 기대할 수 있다. 학령기에는 학교와 지역사회에 독립적으로 접근하는데 필수적인 기본 운동조절의 기초가 된다. 또한 뼈 건강을 위해서 체중지지 활동을 증가시키고 신체 활동 수준을 높인다.

다운증후군 아동은 갑상선기능저하증, 복부지방, 안정시대사율 감소, 저긴장증 및 느슨한 인대로 인한 활동의 어려움, 지적 장애와 행동 문제 그리고 렙틴 증가 등의 이유로 비만이 되기 쉽다. 물리치료사는 다운증후군 아동의 전반적인 건강을 위해 비만의 예방과 건강한 생활방식을 촉진해야 한다.

유아기부터 약 8세까지 다운증후군 아동을 대상으로 한 대표적인 중재법과 물리치료 용량에 대한 근거를 살펴보자(표 4-4). 대부분 표본 크기가 작거나 내적 타당도가 높지 않아 다운증후군 중재에는 이견이 있으므로 치료사의 전문적인 경험과 아동/보호자의 의견을 더욱 고려해야 한다.

표 4-4 다운증후군의 대표적인 중재법

중재법	연령	근거	용량
조기 중재	출생~3세	• NDT 및 중재제공자 훈련은 최상의 치료결과를 얻는데 중요한 요인이 아님 • 중재 강도 및 부모 참여는 기능 향상의 핵심 요소 • 부모는 집에서 할 수 있는 간단한 근력강화프로그램을 선호함	• 운동 강도가 중요함 • 부모 참여 및 발달 촉진 운동의 일상 활동 통합이 주당 치료 회수보다 중요함
트레드밀 훈련	아이 혼자 30초 앉기 또는 트레드밀에서 1분에 6걸음 걷기(=10개월 수준) 또는 혼자 3~6걸음 걷기가 가능한 시기	• 전동 트레드밀에서 아이를 잡고 보행연습을 시키는 부모교육은 독립적 보행의 시작 시기를 앞당김(평균 101일) • 운동형상학 및 보행패턴의 안정성 향상 • 다른 운동기술 발달에 긍정적인 영향을 미침 • 보행 패턴이 불안정할 때 시작하는 것이 좋음	• 주 5일, 매일 8분 연습 시 효과가 있음 • 발목에 웨이트를 달고 걷는 속도를 높이면 결과가 향상되지만 부모에게 한 번에 너무 많은 변수를 조작하게 하는 것은 부담이 될 수 있음

표 4-4 다운증후군의 대표적인 중재법(계속)

중재법	연령	근거	용량
자세 조절	15개월~6세	• 자세 시너지 발달과 향상에 초점 • 운동 협응력 향상을 위한 연습과 과제 수행조건 변경	• 가이드라인이 될 만한 근거는 없음
보조기	붙잡고 설 수 있을 때	• 신발 인솔/발보조기 및 발목보조기는 보행, 균형, 대운동기술을 향상시킴 • 아이가 잡고 서기 시작하면 보조기를 사용해야 함; 너무 빨리 시작하면 탐색 및 움직임의 다양성을 제한하므로 좋지 않음 • 보조기 타입 및 착용 시기에 대한 논란이 있음 • 신장, 체중, 체질량지수, 관절 과운동성 수준은 보조기 선택의 핵심 요소	• 유용한 연구결과는 없음 • 활발히 활동하는 시간에는 보조기가 필요함
유산소 운동	10.5세	• 심혈관 건강을 향상시키기 위해 유산소훈련과 근력훈련이 함께 필요하지만 근 약화/피로는 심혈관 건강에 제한 요인임	• 주 5~6회, 최소 30분
	8~15세	• 자전거를 배운 다운증후군 아동은 앉아서 하는 활동에 소비하는 시간이 줄고 중등도에서 강도 높은 활동에 보내는 시간이 더 많아짐 • 자전거 타기를 배우기 전에 다리 근력강화훈련이 필요함	
골밀도	10~19세	• 점진적 저항운동은 10~19세의 골밀도와 제지방체중을 높여줌 • 체중지지 활동에 중점을 둠	• 주 2회 25분씩 21주간 실시

7) 결과평가

검진 절차에서 사용했던 측정도구를 사용해서 중재를 진행하는 과정 또는 치료를 종결하기 전에 재측정하여 중재 효과를 포함한 물리치료 절차의 효과를 확인할 수 있다.

박스 4-2의 다운증후군 환자 김 ○○의 사례를 읽고 환자/고객관리모델의 절차에 따라 물리치료를 계획해 보자.

① 사례의 내용을 ICF 장애모델의 각 영역에 맞게 분류하고 항목별 측정도구를 확인하여 ICF 장애모델 기록지에 함께 기록한다.
② 각 영역 및 구성항목 간의 연관성을 비교 분석하고 그 과정을 화살표 굵기 및 방향, 색깔글씨로 표시한다.
③ 영역 간의 영향력이 가장 큰 영역과 구성항목을 신중하게 선택한다.
④ 근거를 바탕으로 예후와 치료계획을 세우고 중재법에는 홈 프로그램의 내용을 포함시킨다.

박스 4-2 다운증후군 아동 김 ○○ 사례

다운증후군 김 ○○은 15개월, 여아로 병원에서 외래로 물리치료를 받고 있다. 생후 6개월에 뒤집기를 시작했고, 10개월에 혼자 앉았으며, 12개월에 배밀이를 하였다. 현재, 잡고 세우면 서 있을 수 있지만 아직 스스로 붙잡고 일어서지는 못한다. 과거 병력으로 4개월 때 중등도 심실중격결손증으로 개방성 심장수술을 받았다. 수술 전에 비강 캐뉼라로 산소 보충치료를 받았지만, 그 이후로는 괜찮다. 갑상선기능저하증이 있어 티록신과 라니티딘을 복용하고 있다. 김 ○○은 막내로 5세 오빠가 있다. 부모는 최근 이혼을 했고, 엄마 혼자 두 아이를 키우고 있다.

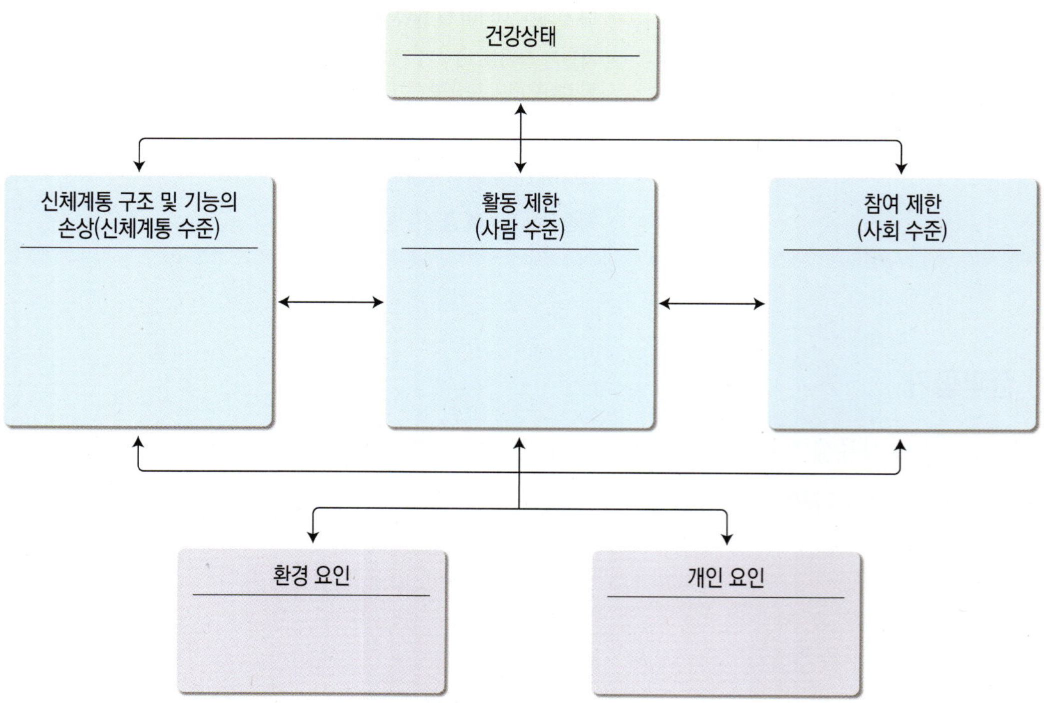

그림 4-8 ICF 장애모델 기록지

3 뇌졸중 Cerebrovascular accidents

1) 건강상태의 이해

WHO에 의하면, 뇌졸중은 24시간 이상 신경기능장애가 지속되는 뇌혈관 문제가 원인으로 작용하는 급성질환이다. 우리나라 2019년 뇌졸중 발생건수는 1,220만 건이었다. 수정 불가능한 위험 요인은 연령, 성별(남성>여성), 뇌졸중 발병 이력, 가족력, 인종(흑인>백인) 등이고, 수정 가능한 위험 요인은 고혈압, 심장 질환, 당뇨, 비만, 흡연 그리고 신체 무 활동성 등이다. 뇌졸중은 허혈성 경색이 70~80%이고 출혈성은 20%이다. 급성기는 발병 후 7일까지, 아급성기는 발병 후 1주일~4개월 그리고 만성은 발병 후 4개월 이후로 분류한다. 뇌졸중의 심각한 정도는 신체계통 구조 및 기능의 손상, 보행 속도를 기준으로 분류한다. 신체계통 구조 및 기능의 손상 정도를 분류할 때는 NIHSS (National Institutes of Health Stroke Scale)를 주로 사용하고, 점수 범위는 0~42점이다(표 4-5).

표 4-5 NIHSS에 의한 뇌졸중 심각도 분류

매우 심각함	> 25점
심각함	15~24점
경미함에서 중등도의 심각함	5~14점
경미함	1~5점

보행 능력은 보행속도와 상관성이 있기 때문에 활동 수준에서 뇌졸중의 심각도를 측정하며 주로 10 MWT(10-M Walk Test)로 보행속도를 측정한다. 결과에 따라서 집안 이동 가능, 제한적인 지역사회 이동 가능 그리고 지역사회 이동 가능으로 분류한다(표 4-6).

표 4-6 10 MWT에 의한 뇌졸중 심각도 분류

집안 이동 가능	< 0.4 m/s
제한적인 지역사회 이동 가능	0.4~0.8 m/s
지역사회 이동 가능	> 0.8 m/s

뇌졸중은 침범된 뇌혈관과 반구에 따라 증상이 다양하다. 임상증상은 운동, 감각, 관절운동성, 인지/행동 그리고 시각/지각 장애 등으로 분류된다. 뇌졸중 환자 73~88%에서 근 약화, 근파워 감소, 관절의 비정상적인 협응 작용(비정상적인 근육 시너지 작용) 그리고 손상된 개별 근육 작용 등에 의한 편마비 같은 운동장애가 발생한다(그림 4-9). 근 약화는 하지에서는 먼쪽 분절로 갈수록 심하고, 상지는 몸쪽 및 먼쪽 분절 모두 침범된다. 운동기술 감소로 침범되지 않은 쪽까지 영향을 미칠 수 있다. 감각문제로는 고유수용성감각 및/또는 체성감각 손상으로 팔·다리를 기능적으로 사용하는 것이 어렵다. 관절 운동성 문제는 중력 조절의 어려움, 근육 경직, 비신경학적 병인에 의한 결합조직의 타이트니스로 근육이 타이트해지고 관절가동범위가 소실된다. 인지 문제로 판단이 불안정하고 안전 문제가 발생한다. 뇌졸중 환자의 1/3에서 우울증을 경험한다. 시각/지각 장애로는 시야 소실 및/또는 특정 감각 자극을 지각하지 못하는 것으로 환자의 안전, 기능적 이동성 그리고 자조활동에 제한이 따를 수 있다.

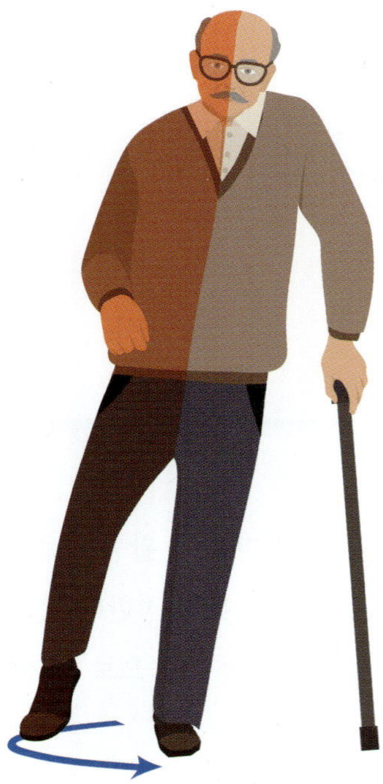

그림 4-9 편마비

2) 검진

(1) 병력 청취

병력 청취 시 뇌졸중 환자에게 특별히 유용한 질문은 다음과 같다.

- 이번이 첫 번째 뇌졸중 발병인가?

- 이전에도 뇌졸중이 발병한 이력이 있다면 재활프로그램의 내용과 재활 후에 어떤 활동을 하였는가?
- 심장질환, 높은 콜레스테롤 수치, 비만, 심방 세동 또는 당뇨가 있는가? 그렇다면 약을 복용 중인가? 약 이름은 무엇인가?
- 오른손잡이인가? 왼손잡이인가?
- 뇌졸중 때문에 원래는 오른손잡이(왼손잡이)였는데 왼손잡이(오른손잡이)로 바뀌었는가?
- 흡연을 하는가? 그렇다면 하루에 얼마나 피우는가?
- 음주를 하는가?
- 규칙적으로 운동을 하는가? 그렇다면 무슨 운동을 얼마나 자주 하는가?
- 뇌졸중 후 슬프다고 느낀 적이 있는가? 감정의 변화가 있는가?
- 뇌졸중의 위험 징후는 무엇인지 알고 있는가?
- 뇌졸중 위험 징후가 나타나면 어떻게 해야 하는지 알고 있는가?
- 뇌졸중의 위험 요인에 대해 알고 있는가?
- 앞으로 뇌졸중이 발생하지 않도록 스스로 조심해야 한다는 것을 알고 있는가?

(2) 신체계통 조사

뇌졸중은 대부분 65세 이상에서 발생하고 심혈관질환 및 당뇨가 있을 경우 발생 위험이 더 높다. 따라서 뇌졸중의 회복에 이런 질환들을 비롯해서 기타 연령과 관련된 질환들이 어떤 영향을 미칠 것인지 신체계통 조사가 필요하다.

(3) 테스트 및 측정

뇌졸중의 신체계통 구조 및 기능의 손상, 활동 제한, 참여 제한에 대해 각기 다음의 항목들을 테스트 및 측정한다.

① 신체계통 구조 및 기능의 손상

- 유산소 능력 및 지구력 감소
- BMI, 신체 둘레 변화
- 각성, 집중력, 인지 감소
- 뇌신경 기능 소실
- 피부통합성 이상
- 관절통합성 이상
- 운동기능 감소

- 근력 감소
- 통증
- 자세 이상
- 관절가동범위 감소
- 반사 이상
- 감각 이상
- 환기/호흡 및 가스교환 이상

② 활동 제한

뇌졸중 환자의 활동 제한 검진 시 가장 고려할 부분은 기능적 과제의 수행 능력을 분석하는 것이다. 과제를 안전하게 수행하기 위해 필요한 보조 수준, 장비 사용 여부, 과제 완수 시간 그리고 다양한 환경에서 움직임의 적응 등을 분석한다.

- 일상생활활동/이동성 제한(예: 침대 이동성, 앉은 자세에서 일어서기)
- 균형/자세조절 제한(예: 팔 뻗기와 균형 조절)
- 보행 제한
- 몸통 조절 능력 제한
- 상지 기능 제한

③ 참여 제한

- 가족구성원, 직업, 지역사회 활동, 사회 활동 등에 참여

뇌졸중의 신체계통 구조 및 기능의 손상, 활동 제한, 참여 제한의 각 항목을 측정하는데 유용한 측정도구를 살펴보자(표 4-7).

검진 절차에서 ICF 장애모델 영역별로 확인할 수 있는 뇌졸중 환자의 운동기능장애, 환경요인, 개인 요인 그리고 테스트 및 측정도구를 ICF 장애모델 기록지에 정리하면 다음과 같다(그림 4-10).

3) 평가

검진 절차에서 뇌졸중 환자의 운동기능장애를 신체계통 구조 및 기능의 손상, 활동 제한, 참여 제한 영역에서 확인하고 ICF 장애모델 기록지에 기록한 다음 환경 요인, 개인 요인, 환자/보호자의 치료목표를 고려하여 각 영역과 영역을 구성하는 항목 간에 상호작용을 비교분석하여 검진 절차에서 수집한 정보와 데이터에 의미를 부여한다. 영향을 주고받는 영역을 표시하고 중요도를 화살표의 방향과 굵기로 표현한다. 편마비(신체계통 구조 및 기능의 손상)와 기능적 이동성 제한(활동 제한) 간의 상호작용이 있지만 기능적 이동성 제한이 신체계통 구조 및 기능의 손상과 참

표 4-7 ICF 장애모델에 따른 뇌졸중 환자의 운동장애 측정도구

신체계통 구조 및 기능의 손상	활동 제한	참여 제한
유산소 능력 및 지구력 • 6 MWT	일상생활활동/이동성 • BI, CMSA, FIM, MAS, STREAM	일상 습관 측정 • COPM • MFIS • SA-SIP30 • SIS • SSQOL
인체측정학적 특성 • BMI, 둘레 측정		
각성, 집중력, 인지 • MMSE, GCS	균형/자세조절 • ABC 척도, BEST 검사, BBS, DGI, FRT, TUG	
뇌신경 기능	보행 • 6 MWT, 10 MWT, FGA, FIM,	
피부 통합성 • 피부 상태, 피부색, 유연성	몸통 조절 • PASS, TIS	
관절 통합성 • Shoulder load & shift test	상지 기능 • JHFT	
운동기능(운동조절, 운동학습) • FMA, 협응력 검사, NIHSS, TIS, PASS		
근육 수행력 • MMT, 5XSST, 디지털 MMT 측정기		
통증 • VAS		
자세 • 자세 관찰		
관절가동범위 • 각도계		
반사 통합성 • 심부건 반사		
감각 통합: 시지각 기술/무시 • 시계그리기 검사		
환기 및 호흡/가스 교환 • 호흡수, 산소포화도, 기도 청결		

MMSE: Mini-Mental State Examination, GCS: Glasgow Coma Scale, FMA: Fugl Meyer Assessment, NIHSS: National Institutes of Health Stroke Scale, TIS: Trunk Impairment Scale, PASS: Postural Assessment Scale for Stroke Patients, 5XSST: Five-Times Sit-to-Stand Test, BI: Barthel Index, CMSA: Chedoke-McMaster Stroke Assessment, FIM: Functional Independence Measure, MAS: Motor Assessment Scale, STREAM: Stroke Rehabilitation Assessment of Movement Measure mobility subscale, ABC 척도: Activities-Specific Balance Confidence Scale, BEST 검사: Balance Evaluation Systems Test, BBS: Berg Balance Scale, DGI: Dynamic Gait Index, FRT: Functional Reach Test, TUG: Timed Up & Go test, FGA: Functional Gait Assessment, JHFT: Jebsen Taylor Hand Function Test, COPM: Canadian Occupational Performance Measure, MFIS: Modified Fatigue Impact Scale, SA-SIP30: Stroke-Adapted Sickness Impact Scale-30, SIS: Stroke Impact Scale, SSQOL: Stroke Specific Quality of Life

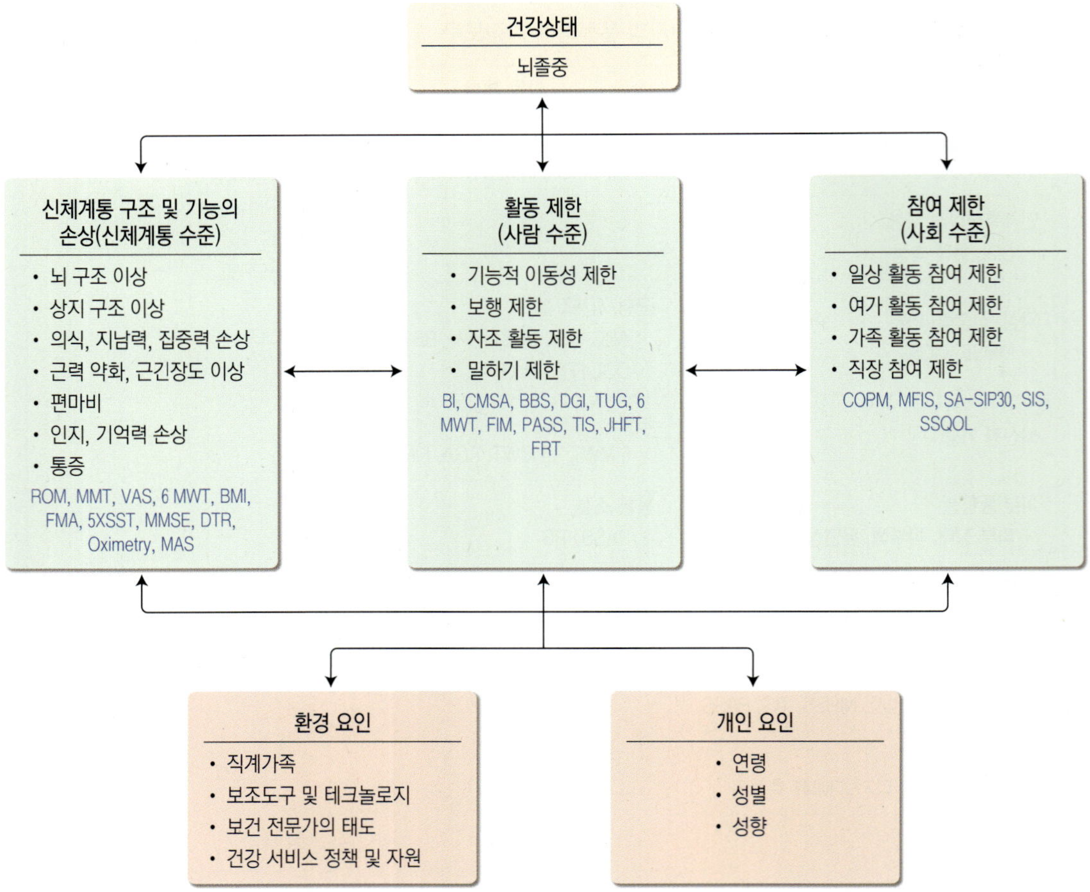

그림 4-10 ICF 장애모델 기록지로 뇌졸중 환자의 검진 내용 기록

여 제한에 미치는 영향이 가장 클 것이다. 뇌졸중은 노인성 만성운동장애로 직계가족(환경 요인)의 지지에 따라 활동 제한의 향상이 크게 달라진다(그림 4-11).

4) 진단

검진과 평가의 과정을 거쳐 우선적으로 고려해야 할 장애영역과 내용을 선택하는데 이 결정은 다른 영역에 긍정적인 영향을 줄 수 있다는 관점에서 이뤄져야 한다. 먼저 신체계통 구조 및 기능의 손상, 활동 제한, 참여 제한을 각각 확인한다.

- 뇌졸중에 의한 편마비: 신체계통 구조 및 기능의 손상
- 뇌졸중에 의한 기능적 이동성 제한: 활동 제한
- 뇌졸중에 의한 일상 활동 참여 제한: 참여 제한

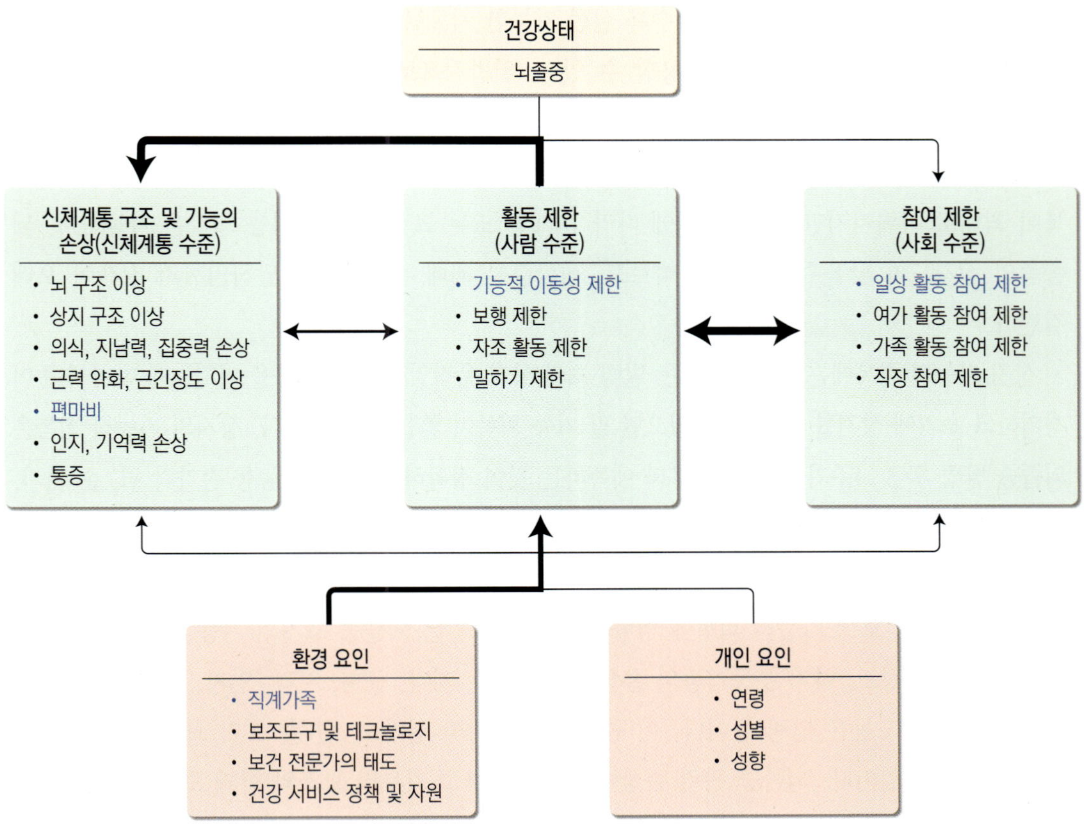

그림 4-11 뇌졸중 환자의 평가의 예

그 다음, 다른 영역에 영향력이 커서 우선 고려해야 하는 운동장애 영역 및 구성항목을 선택한다. 평가과정(그림 4-11)을 기준으로 다른 영역에 가장 영향을 미치는 영역과 구성항목은 활동 제한-기능적 이동성 제한이다. 따라서 물리치료 진단은 '뇌졸중에 의한 기능적 이동성 제한'이 될 것이다.

5) 예후 및 치료계획

현재의 근거들을 바탕으로 뇌졸중 환자의 생존 지표, 회복, 상지 기능의 회복 그리고 보행에 대한 예후는 다음과 같다. 뇌졸중 발병 후 생존 관련 지표로는 연령, 허혈성 대 출혈성 뇌출혈 그리고 뇌졸중의 심각도 등이다. 75세 이상은 뇌졸중 초기에 사망에 이를 위험이 크다. 허혈성 뇌졸중의 생존율이 출혈성 뇌졸중보다 높다. NIHSS 평가로 급성 허혈성 뇌졸중 발생 후 30일 이내 사망률을 예측할 수 있는데 NIHSS 점수가 높을수록 뇌졸중의 정도는 심각한 것으로 본다.

뇌졸중 후 회복은 뇌졸중 심각도, 나이, 동반 질환, 사회적지지 그리고 발병 전 기능 수준 같은 요인을 고려해야 하고 회복 수준은 환자마다 다르므로 예후를 예측할 때는 주의를 기울여야 한다. 치료결과를 정확하게 예측 할수록 실현 가능한 치료목표를 선택하고, 효과적인 중재 계획을 세우고, 환자/보호자 교육에 활용할 수 있다. 일반적으로, 뇌졸중 후 의학적 합병증이 없는 경우에 기능의 향상을 기대할 수 있다. 뇌졸중 환자의 1/3에서 우울증을 경험하는 것으로 알려져 있고, 이것은 기능 회복에 부정적 영향을 미친다. 뇌졸중 발병 후 초기 3~6개월 동안 기능 회복이 최대로 이뤄지지만, 환자 사례에 따라 18개월 또는 그 이후로도 기능 회복은 가능하다. 뇌졸중의 심각도가 낮을수록 회복이 빠르고, 심할수록 최대 수행력에 도달하기까지 시간이 오래 걸린다.

상지 기능의 회복에는 팔 마비 수준, 발병 초기 상지 움직임 유무가 영향을 미치는데 마비 수준이 경미하고 초기에 상지를 움직일 수 있으면 팔 기능 회복이 좋을 것으로 본다. 상지의 기능적 회복은 뇌졸중 발병 후 3~4주가 지난 다음부터 예측하는 것이 정확하다. 초기에 능동 손가락 폄, 손 펴기, 어깨 움츠리기 그리고 어깨 벌림 같은 움직임이 나타나면 상지 회복의 예후가 좋을 것으로 본다.

보행은 뇌졸중의 가장 중요한 치료목표로 집으로 복귀, 일상 활동 및 독립적 삶으로 참여를 예측할 수 있다. 보행 기능의 회복에 영향을 미치는 요인은 뇌졸중 초기의 기능적 수준, 상지 운동기능의 손상 정도, 하지 운동기능의 손상 정도, 감각, 지각, 균형, 시각, 인지, 요실금, 높은 체질량지수 그리고 높은 연령 등이다. 이 중에서도 마비의 심각도, 균형, 초기 보행 능력이 가장 중요한 예측 요인이다. 뇌졸중 관련 손상이 경미하거나 초기부터 보조와 함께 보행이 가능한 것은 독립보행이 가능할 것으로 예측할 수 있는 가장 강력한 지표이다. 보행관련 신체계통의 기능 손상이 있더라도 뇌졸중 후 6개월 이내에 뇌졸중 환자 60~80%가 독립 보행을 한다. 동측성 반맹(homonymous hemianopsia) 여부도 뇌졸중 환자의 보행 예측 인자이다. 하지 감각 및 운동 손상도 보행 기능과 회복 속도에 영향을 준다. 보행 속도로는 지역사회 보행여부를 예측할 수 있다. 균형은 보행능력의 핵심 요소이다. 재활치료에서 퇴원 시 측정하는 BBS 점수는 10 MWT와 상관관계가 높다. 급성기 치료를 위해 입원 시 측정한 BBS 점수가 20점 이하이고 FIM의 보행 측정 항목이 1점(완전 보조 필요) 또는 2점(최대 보조 필요)이라면 퇴원 시 집안에서 움직일 수 있는 수준 정도로 보행속도가 회복될 것으로 예측할 수 있다.

6) 중재

뇌졸중 환자의 물리치료 시 고려할 점은 다음과 같다. 첫째, 신경가소성과 운동 회복에 기초한 운동기술 획득 전략을 사용한다. 움직임은 뇌졸중 발병 전 수준으로 회복하는 것을 목표로 하지만, 일상의 의미 있는 운동과제의 수행을 위해 대체 운동기술을 훈련시키기도 한다. 둘째, 위험요인 감소와 최적의 건강상태 유지를 위한 교육을 실시한다. 셋째, 물리치료 시 언어, 인지, 우울증, 심장기능이상 그리고 시각 손상의 징후가 보이는지 주의해야 하고 이상이 발견되면 즉시 재활팀의 담당자에게 알린다.

(1) 근거에 기반한 신체계통 구조 및 기능의 손상의 향상을 위한 중재법

① 유산소 능력 향상

뇌졸중 환자의 치료에 신체활동과 유산소 기능을 통합적으로 적용한다. 유산소 능력이 높아지면 지구력, 보행속도와 효율성 그리고 뇌졸중의 재발 위험이 낮아진다. 유산소 운동프로그램은 환자의 기능적 제한, 선호하는 활동 그리고 운동 촉진 요인과 장벽 요인에 따라 개별프로그램으로 진행한다. 미국뇌졸중협회에서는 주 3회 20~60분간 운동하도록 권고하고 있다. 근거에 따라 뇌졸중 환자의 유산소 능력을 향상시키는 데 유효한 중재법은 다음과 같다.

- 트레드밀 보행
- 수중 운동
- 달리기
- 고정형 자전거 에르고미터, 팔 에르고미터, 팔-다리 에르고미터
- 기능적 활동: 뒤집기 반복, 앉은 자세에서 일어서기 반복

② 근력, 근 지구력, 협응력

근력훈련은 포괄적 치료계획의 한 요소로 기능적 과제 연습과 심혈관운동으로 구성된다. 다수의 연구결과에 따르면 하지 근력과 보행 간의 연관성, 특히 발목관절 발등굽힘근의 근력은 보행과 상관관계가 높다. 또한, 하지 근력과 6 MWT 그리고 하지근력과 보행속도 간에 상관관계가 있다. 2014년 미국뇌졸중협회에서는 주요 근육군을 사용하는 8~10가지 운동을 10~15회 반복하는 것을 1세트로 정하고 1~3세트, 일주일에 2~3일 그리고 참을 수 있는 수준에서 차차 저항을 높여갈 것을 권고하였다. 강도는 1회 반복할 수 있는 최대 중량의 50~80% 수준에서 한다. 근거에 따라 뇌졸중의 근력, 근 지구력 그리고 협응력을 높여줄 수 있는 중재법은 다음과 같다.

- 프리 웨이트 또는 커프 웨이트 훈련
- 기능적 이동성 훈련: 체중지지 또는 부분 체중지지 활동
- 탄력밴드운동
- 장비/기계사용
- 신경근 전기자극치료와 기능적 전기자극치료

③ 관절가동범위

구축은 뇌졸중에서 흔히 볼 수 있는 신체계통 구조 및 기능의 손상으로 신경, 근육, 뼈대계통이 부정적으로 복합적으로 작용한 결과이다. 미국뇌졸중협회에 의하면 뇌졸중 후에는 몸통, 팔, 다리 스트레칭 같은 유연성 강화 훈련이 필요하다. 정적 스트레칭 시 자세를 10~30초 유지하고 주 2~3일 실시한다. 근거에 따라 관절가동범위를 향상시킬 수 있는 중재법은 다음과 같다.

- 수동적 관절가동범위 운동
- 스트레칭: 근거수준 약함
- 시리얼캐스팅(serial casting)

④ 편측 무시

편측 무시는 병변 반대측에서 주어지는 감각 자극을 알아채거나 반응하지 못하는 것이다. 대부분의 환자에서 저절로 해결되지만 1/3 정도는 발병 1년 후에도 편측 무시가 나타난다. 편측 무시는 기능적 결과에 부정적인 영향을 줄 수 있어 적절한 중재가 필요하다. 근거에 의한 편측 무시를 향상시킬 수 있는 중재법은 다음과 같다.

- 시공간 스캐닝 및 편측 무시가 나타나는 쪽에서 과제 집중
- 시공간 스캐닝과 전기자극치료 동시 적용
- 프리즘 렌즈

⑤ 어깨 통증과 아탈구

편마비 환자의 어깨 통증 호소는 흔한 일이며 어깨 아탈구 및 경직을 포함해서 다양한 병인이 복합적으로 작용해서 발생한다. 근거에 의한 어깨 통증과 아탈구를 향상시킬 수 있는 중재법은 다음과 같다.

- 신경근 전기자극치료
- 포지셔닝 기구 사용
- 치료적 운동

⑥ 경직

뇌졸중 환자의 적어도 20%에서 경직이 나타나고 보통 발병 1~3개월에 나타난다. 경직은 다리보다 팔에서 발생한다. 경직은 마비의 심각도와 뇌졸중 발병 시 편마비 정도와 연관이 있다. 근거에 따라 경직을 향상시킬 수 있는 중재법은 다음과 같다.

- 약물 요법
- 스트레칭과 포지셔닝

(2) 근거에 기반한 활동 제한 향상을 위한 중재법

활동중심 중재법에는 일상 과제를 반복해서 연습하는 훈련이 포함되어야 하고 환자의 능동적 참여를 점차 확대시켜나가야 한다. 운동과제훈련의 난이도가 높아짐에 따라 운동 조절 변수(예: 과제 지속 시간, 기저면, 움직임 범위, 속도) 그리고 운동 학습 변수(예: 피드백과 연습 조건)를 적절히 조절한다.

① 보행 및 기능적 이동성

첫째, 체중지지트레드밀훈련은 환자의 몸통과 하지를 조절하여 보행을 보조하고 촉진한다. 특수 장비가 필요하고 치료사의 손과 구두로 큐(cue)를 주어야 한다. 체중지지트레드밀훈련이 지면에서 하는 트레이닝에 비해 보행 능력을 향상시키는데 효과적이라는 확실한 근거는 부족하다. 둘째, 과제-지향적 훈련은 점진적으로 환자의 참여를 유도하며 보행속도와 지구력을 향상시켜준다. 예를 들어 눈을 뜨고 팔로 지지하는 것을 최소화하면서 앉은 자세에서 일어서기를 11~13회 반복하는 것이다. 셋째, 휠체어, 워커, 지팡이 그리고 보조기 같은 보조 도구는 개별 환자 맞춤형으로 환자의 안전과 독립적 기능을 촉진할 목적으로 사용한다. 근거에 의한 보행 및 기능적 이동성을 향상시킬 수 있는 중재법은 다음과 같다.

- 체중지지트레드밀훈련
- 과제-지향적 훈련/서킷트레이닝
- 보조도구 사용

② 상지 활동 제한 관리

CIMT(억제유도움직임치료, Constraint-Induced Movement Therapy)는 침범된 상지의 학습된 비사용(learned nonuse)에 의한 기능적 손상을 줄여줄 목적으로 사용한다. 비마비측 손/팔은 장갑이나 슬링으로 사용을 억제시키고 마비측 손/팔은 연습(사용)을 증가시키는 것이다. 근거에 따라 상지 활동 제한을 향상시킬 수 있는 중재법은 다음과 같다.

- 과제-지향적 훈련
- 억제유도움직임치료

③ 낙상 예방

뇌졸중 환자의 최대 76%에서 낙상이 발생하는 것으로 알려져 있다. 근거에 따라 이동성 및 보행 훈련 시 다음 사항을 주의한다.

- 뇌졸중 후 낙상 및 낙상 위험 요인에 대한 환자 및 보호자 교육
- 동적 균형 훈련 및 민첩성 과제를 강조한 점진적, 개별화된 운동 프로그램
- 약물 조사 및 관리
- 환경 평가 및 안전 향상을 위한 환경 수정
- 신발 및 보조기 평가
- 보조도구 사용 및 안전 문제

7) 결과평가

검진 절차에서 사용했던 측정도구를 사용해서 중재를 진행하는 과정 또는 치료를 종결하기 전에 재측정하여 중재 효과를 포함한 물리치료 절차의 효과를 확인할 수 있다.

박스 4-3의 뇌졸중 환자 김 ○○의 사례를 읽고 환자/고객관리모델의 절차에 따라 물리치료를 계획해 보자.

박스 4-3 뇌졸중 환자 김 ○○ 사례

김 ○○은 69세, 남성으로 9개월 전에 좌측 허혈성 뇌졸중이 발생하였다. 발병 당시에 말투가 어눌하였고 우측 편마비가 나타났다. 뇌졸중 발병 후 3개월간 입원해서 물리치료를 받았다. 퇴원 당시 짧은 거리는 워커를 짚고 걸을 수 있었고, 이따금씩 지팡이를 짚고 걸을 수도 있었다. 이후로 일주일에 2회씩 외래로 가상현실훈련을 위주로 물리치료를 받았다. 중재의 목표는 우측 손의 사용, 우측 다리의 근력과 협응력 그리고 선 자세에서 균형 조절과 협응력 향상 등에 중점을 두었다. 현재 100m 정도는 독립적으로 걸을 수 있고 집 입구의 네 계단 정도는 올라가고 내려올 수 있다. 하지만, 가끔 넘어질 정도로 발끝이 바닥에 끌릴 듯이 걷고 신발도 발가락 부분이 주로 닳는다.

① 사례의 내용을 ICF 장애모델의 각 영역에 맞게 분류하고 항목별 측정도구를 확인하여 ICF 장애모델 기록지에 함께 기록한다(그림 4-12).
② 각 영역 및 구성항목 간의 연관성을 비교 분석하고 그 과정을 화살표 굵기 및 방향, 색깔글씨로 표시한다.
③ 영역 간의 영향력이 가장 큰 영역과 구성항목을 신중하게 선택한다.
④ 근거를 바탕으로 예후와 치료계획을 세우고 중재법에는 홈 프로그램의 내용을 포함시킨다.

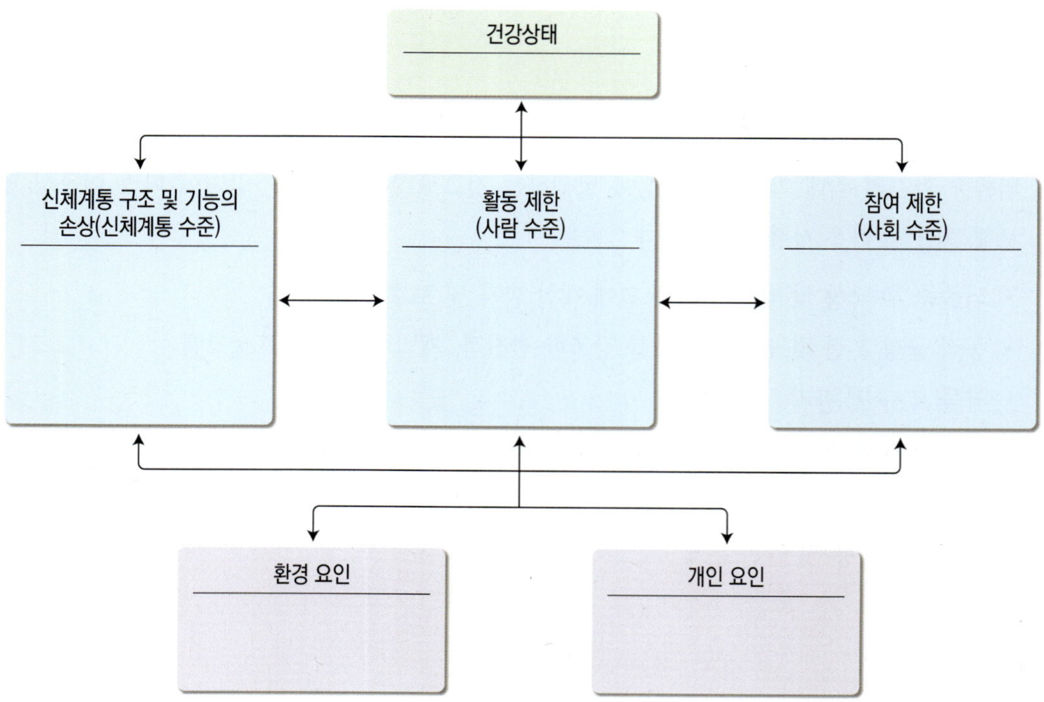

그림 4-12 ICF 장애모델 기록지

참고로, 뇌졸중 치료에 대한 국제적인 임상 가이드라인과 전문을 구할 수 있는 사이트는 다음과 같다.

■ 뇌졸중의 전반적인 관리

- National clinical guideline for stroke
  https://www.physio-pedia.com/images/a/ab/National_clinical_guideline_for_stroke,_Royal_College_of_Physicians_Intercollegiate_Stroke_Working_Party,_2012.pdf
- Canadian Best Practice Recommendations for Stroke Care
  https://www.strokebestpractices.ca/wp-content/uploads/2011/04/2010BPR_ENG.pdf
- Stroke Management. National Stroke Foundation
  https://strokefoundation.org.au/what-we-do/treatment-programs/clinical-guidelines
- Guidelines from the American Heart Association/American Stroke Association
  https://www.ahajournals.org/doi/10.1161/STR.0000000000000375

■ 뇌졸중 급성기 케어

- Stroke: Diagnosis and Initial Management of Acute Stroke and Transient Ischaemic Attack.
  https://www.nice.org.uk/guidance/ng128

■ 뇌졸중 재활

- Stroke Rehabilitation: Long-term Rehabilitation after Stroke
  https://www.nice.org.uk/guidance/ng128
- Clinical Guidelines for Stroke Management A Quick Guide for Physiotherapy
  https://strokefoundation.org.au/-/media/5B824A82E92946E9B72DA8F6324D06EB.ashx?la=en
- Canadian Best Practice Recommendations for Stroke Care: Stroke Rehabilitation
  http://www.ontariostrokenetwork.ca/wp-content/uploads/2013/11/Ch6_SBP2013_Transitions-_28Oct13_Final_Post.pdf

4 유착성낭염 Adhesive capsulitis

1) 건강상태의 이해

오목위팔관절의 유착성낭염은 어깨 통증이 차차 심해지고 어깨관절과 능동 및 수동 움직임이 점진적으로 감소하여 팔의 기능 장애를 가져온다(그림 4-13). 또한 침범 측 어깨 쪽으로 옆으로 누워 수면을 취하는 것이 어렵고, 어깨 움직임의 끝 범위에서 통증이 유발되고, 동작이 제한된다. 유착성낭염의 발생률은 약 2~5%이고, 40~60세 여성에게 주로 발생한다. 당뇨병 환자에서는 22.4%로 발생률이 높아진다. 정확한 병인은 알 수 없지만 사이토카인의 비정상적인 생산으로 장기적인 염증반응이 일어나 섬유증을 유발하고 관절인대복합체를 침범하는 것으로 본다.

유착성낭염은 4단계로 분류한다(표 4-8).

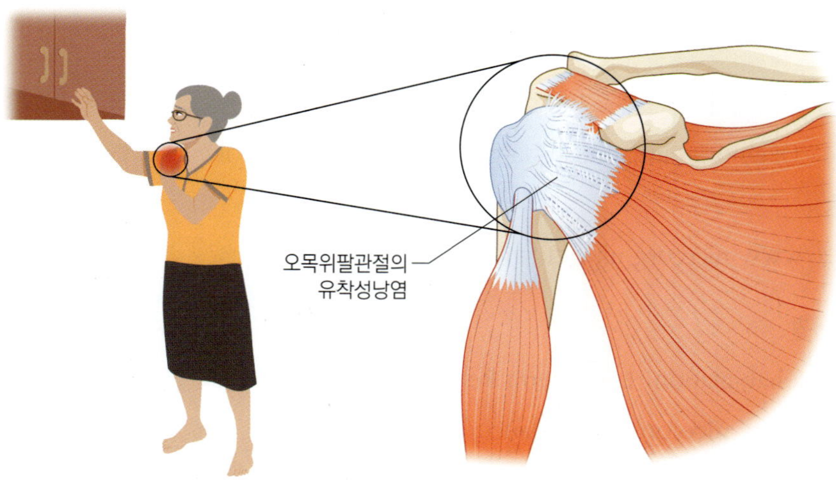

그림 4-13 유착성낭염

표 4-8 유착성낭염의 4단계

단계	증상	증상 지속 기간
제 1단계	• 끝 범위에서 날카로운 통증 • 안정 시 쑤심 • 수면 곤란	최대 3개월
제 2단계	• 모든 운동면에서 어깨 관절가동범위 점진적 소실	3~9개월
제 3단계	• 통증 • 관절가동범위의 심한 제한	약 9~15개월
제 4단계	• 어깨 움직임 시 약간의 통증 • 뻣뻣함	초기 증상 시작 후 15~24개월

2) 검진

(1) 병력 청취

어깨 통증은 최근에 느꼈지만 문제는 이미 수개월 전부터 지속된 것일 수 있고, 부상의 유무도 중요하다. 병력 청취에서 주요 증상에 대해 자세하게 정보를 수집하여 신체계통 수준의 손상을 확인하고, 이것이 활동 제한 및 참여 제한에 미치는 영향을 확인한다.

(2) 신체계통 조사

유착성낭염은 주로 임상적으로 진단하므로 어깨 뻣뻣함과 통증처럼 비슷한 증상을 보이는 회전근개 질환/파열, 오목위팔관절염, 위팔뼈 몸쪽 또는 빗장뼈 골절, 목뼈 디스크 퇴행, 종양 등과 감별진단이 필요하다. 유착성낭염은 관련 질환을 통틀어서 어깨 통증이 가장 심한 질환이다.

(3) 테스트 및 측정

유착성낭염의 신체계통 구조 및 기능의 손상, 활동 제한, 참여 제한 항목들과 측정을 위해 사용하는 도구들은 다음과 같다.

① 신체계통 구조 및 기능의 손상

- 통증: VAS 또는 NPRS(숫자통증등급, Numeric Pain Rating Scale)를 사용해서 기능적 활동 시 그리고 안정 시의 통증 수준 측정
- 자세 패턴: 앉은 자세 및 선 자세 패턴
- 목뼈 신경학적 스크리닝: 관절가동범위, 특수 검사
- 피부절/운동절 스크리닝, 심부건 반사, 상지긴장검사, 상지 관절 스크리닝
- 오목위팔관절의 관절가동범위(능동 및 수동): 위팔오목관절의 가쪽돌림, 안쪽돌림, 굽힘/벌림
- 모든 운동면에서 오목위팔관절의 부수 동작(accessory motion): 3D 운동면에서 관절의 과소운동성 확인
- 수동적 어깨 움직임 시 끝 범위 느낌
- 어깨 근력: MMT, 디지털 MMT 측정기
- 고유수용성감각/운동감각: 각도계, 경사계(inclinometer)

② 활동 제한 및 참여 제한

- 기본 일상생활활동: 통증에 따른 수면 패턴, 옷 입기/위생관리, 어깨 높이, 머리 위, 등 뒤로 팔 뻗기 제한, 운전 제한, 직업 활동 제한, 여가(스포츠) 활동 제한
- 가족구성원, 직업, 지역사회 활동, 사회 활동 등에 참여 제한

활동 제한은 주로 환자보고식 측정도구를 사용한다. 수면에 영향을 미치는 통증, 기본 일상생활활동 시 통증이나 동작 제한, 어깨 높이 또는 등 뒤로 팔 뻗기 활동 시 통증이나 동작 제한을 포함해서 기능의 변화를 측정한다. 유착성낭염 환자의 기능적 활동, 통증, 상지 기능 그리고 만족도 등을 측정할 수 있는 환자보고식 측정도구로는 ASES (American Shoulder and Elbow Surgeons Standardized Shoulder Assessment Form), DASH (Disabilities of the Arm, Shoulder and Hand), SPADI (Shoulder Pain and Disability Index), PSS (The University of Pennsylvania Shoulder Score), PSFS (Patient-Specific Functional Scale) 등이 있다.

검진 절차에서 ICF 장애모델 영역별로 확인할 수 있는 뇌졸중 환자의 운동기능장애, 환경 요인, 개인 요인 그리고 테스트 및 측정도구를 ICF 장애모델 기록지에 정리하면 다음과 같다(그림 4-14).

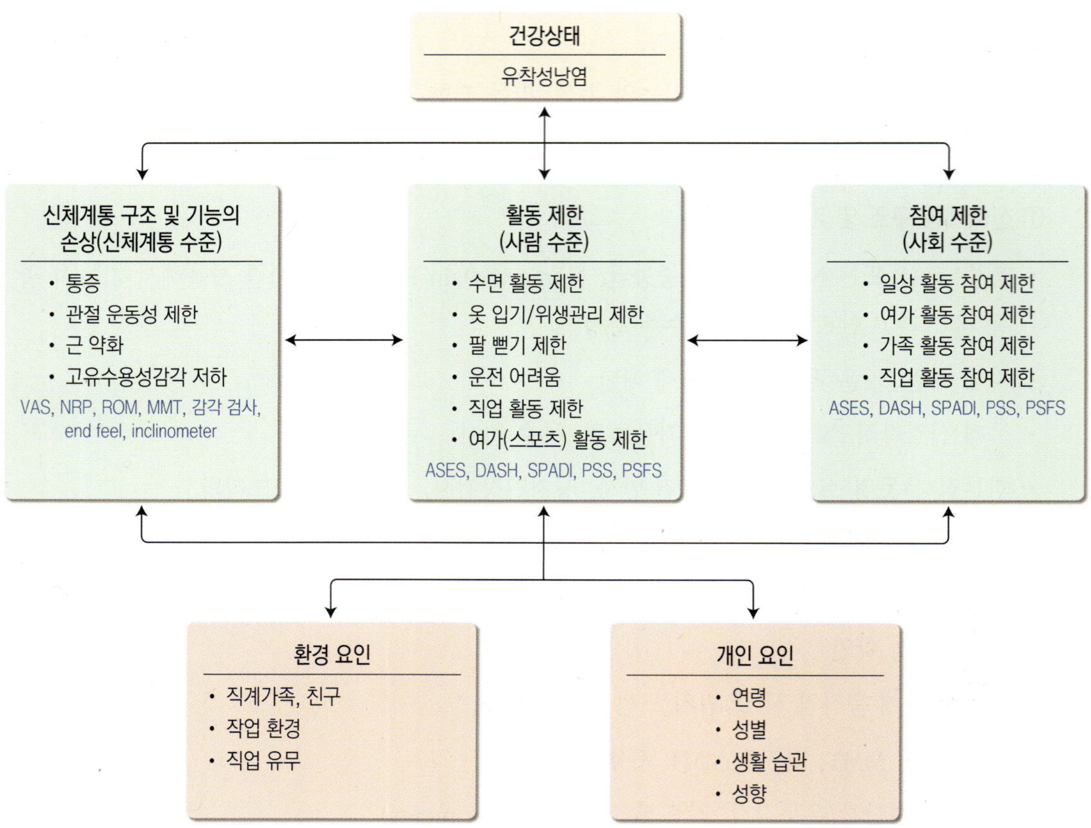

그림 4-14 ICF 장애모델 기록지로 유착성낭염 환자의 검진 내용 기록

3) 평가

검진 절차에서 유착성낭염 환자의 운동기능장애를 신체계통 구조 및 기능의 손상, 활동 제한, 참여 제한 영역에서 확인하고 ICF 장애모델 기록지에 기록한 다음 환경 요인, 개인 요인, 환자/

보호자의 치료목표를 고려하여 각 영역과 영역을 구성하는 항목 간에 상호작용을 비교 분석하여 검진 절차에서 수집한 정보와 데이터에 의미를 부여한다. 영향을 주고받는 영역을 표시하고 중요도를 화살표의 방향과 굵기로 표현한다. 유착성낭염의 운동장애를 포괄적으로 고려하면, 통증 및 관절 운동성 제한(신체계통 구조 및 기능의 손상)이 팔 뻗기 제한(활동 제한)에 미치는 영향이 가장 클 것이며, 팔을 많이 사용하는 직장인이라면 활동 제한은 직업 활동 참여 제한에 영향을 미칠 것이다. 또한 작업 환경(환경 요인)은 세 가지 수준의 운동장애에 모두 큰 영향을 미치는 장벽 요인이 될 것이다(그림 4-15).

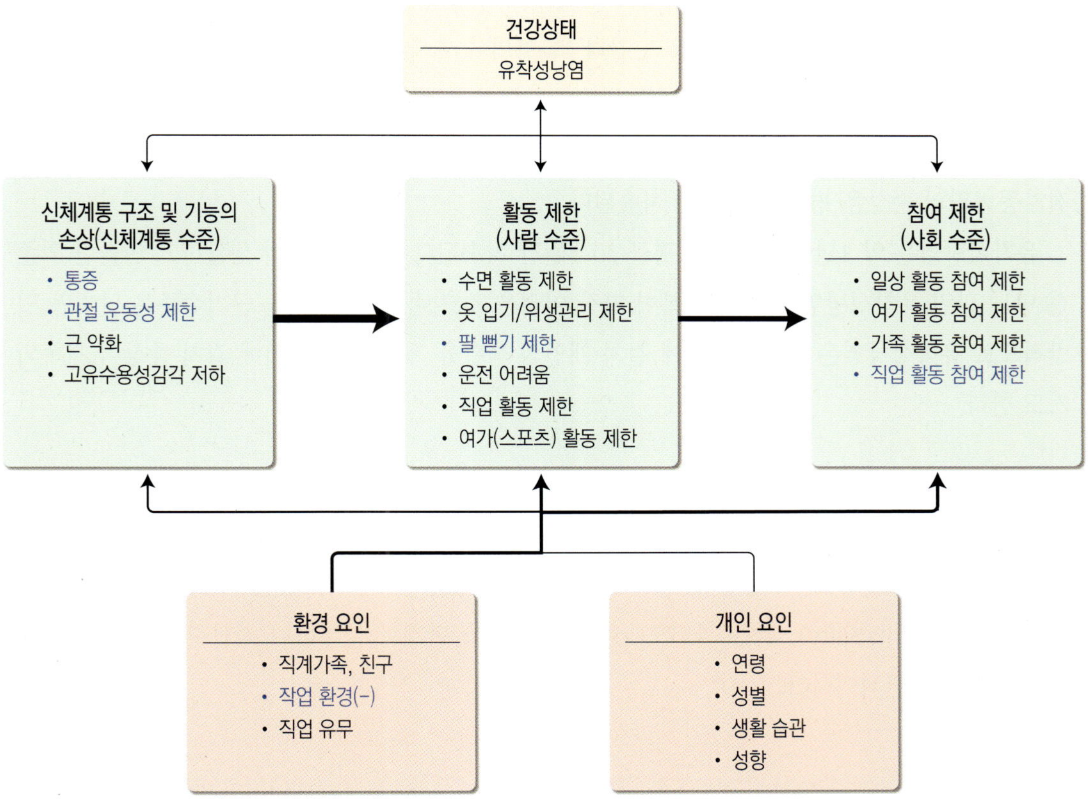

그림 4-15 유착성낭염 환자의 평가의 예

4) 진단

검진과 평가의 과정을 거쳐 우선적으로 고려해야 할 장애영역과 내용을 선택하는데, 이 결정은 다른 영역에 긍정적인 영향을 줄 수 있다는 관점에서 이뤄져야 한다. 먼저 신체계통 구조 및 기능의 손상, 활동 제한, 참여 제한을 각각 확인한다.

- 유착성낭염에 의한 통증 및 관절 운동성 제한: 신체계통 구조 및 기능의 손상
- 유착성낭염에 의한 팔 뻗기 제한: 활동 제한
- 유착성낭염에 의한 직업 활동 참여 제한: 참여 제한

그 다음, 다른 영역에 영향력이 커서 우선 고려해야 하는 운동장애 영역 및 구성항목을 선택한다. 평가과정(그림 4-15)을 기준으로 다른 영역에 가장 영향을 미치는 영역과 구성항목은 신체계통 구조 및 기능의 손상-통증, 관절 운동성 제한이다. 따라서 물리치료 진단은 '유착성낭염에 의한 통증 및 팔 뻗기 제한'이 될 것이다.

5) 예후 및 치료계획

유착성낭염의 자연사(natural history)는 논란의 여지가 있고 예후에 대한 근거도 제한적이다. 대부분은 기능이 완전히 회복되지만 장기적으로 어깨 통증과 동작 제한이 지속되기도 한다. 이에 대한 연구결과들을 살펴보면 다음과 같다. 환자의 50%에서 잔류 통증, 동작 제한 또는 이 두 가지가 7년 정도 지속된다. 발병 후 2년이 지나면 환자의 89%는 물리치료 유무에 상관없이 정상 또는 거의 정상에 가까운 수준으로 통증 없이 어깨 기능을 회복한다. 어깨의 모든 운동면에서 관절가동범위의 손상은 평균 22개월간 지속된다.

유착성낭염은 약 1년에서 3.5년, 평균 30개월간 지속된다. 주로 앉아서 생활하고 인슐린 의존형 당뇨 관련 유착성낭염 환자의 회복이 가장 어려운 것으로 알려져 있다. 근거수준은 낮지만 일반적으로 유착성낭염은 12~18개월에 걸쳐 개인의 생활을 제한하고, 수년에 걸쳐 증상이 지속되기도 한다.

6) 중재

전문가 합의에 따른 이론적 틀을 근거로 유착성낭염은 높은 과민도(high irritability), 중간 과민도(moderate irritability), 낮은 과민도(low irritability) 단계로 분류하여 적합한 치료전략을 선택하는 것이 일반적이다(표 4-9).

표 4-9 유착성낭염의 분류

높은 과민도 단계	중간 과민도 단계	낮은 과민도 단계
• 심한 통증: ≥7/10(VAS 기준)	• 중간 수준 통증(4/10~6/10)	• 낮은 수준 통증(≤3/10)
• 안정 시 통증 • 통증이 지속적으로 수면 방해	• 간헐적 통증	• 안정 시 통증 없음
• 기능적 수준 측정 결과에서 장애가 심함	• 기능적 수준 측정 결과에서 중등도 장애	• 기능적 수준 측정 결과에서 최소한의 장애
• 움직임의 끝 범위에 도달하기 전에 통증	• 움직임 끝 범위에서 통증	• 움직임 끝 범위에서 압력을 가할 때만 통증
• 능동관절가동범위가 수동관절가동범위보다 작음	• 수동관절가동범위에 비해 능동관절가동범위의 제한은 최소 수준	• 수동관절가동범위와 능동관절가동범위가 동일함

(1) 높은 과민도 단계

스트레칭은 통증이 유발되지 않는 범위 내에서 수행하고 통증 감소를 위해 열 치료, 전기자극 치료 그리고 냉 치료를 함께 실시한다. 관절가동범위 향상을 위한 인자치료에 대한 근거수준은 약하지만 단기적으로 통증 감소에 효과적인 것으로 본다. 스트레칭 운동은 수동 또는 능동-보조 형태로 통증이 유발되지 않는 범위에서 1~5초 정도 유지하는 방식으로 한다. 제 1단계 또는 제 2단계 관절가동술은 통증 감소, 관절가동범위 증진 그리고 환자보고식 기능 향상을 기대할 수 있다. 높은 과민도 단계에서 통증을 억지로 참고 중재에 참여한다면 치료결과에 부정적인 영향을 미치고 기능회복이 지연되므로 활동 수정, 운동 수준 그리고 스트레칭 강도에 관한 교육이 중요하다. 이 단계에서 관절 내 스테로이드 주사를 사용하기도 한다.

(2) 중간 과민도 단계

이 단계에서는 5~15초 동안 수동, 능동-보조 그리고 능동 관절가동범위 운동을 할 수 있다. 높은 과민도 단계에서와 마찬가지로 통증을 참을 수 있는 범위를 지나서 운동을 하는 것은 이득이 없다. 수동관절가동범위와 관절가동술로 구성된 매뉴얼치료는 통증을 줄여주고 관절가동범위와 기능을 향상시켜 준다는 연구결과가 있지만 근거수준은 약한 편이다. 어깨를 수동으로 벌림 및 가쪽돌림한 자세에서 1분 동안 제 4단계 후방 글라이드를 지속적으로 실시하면 같은 자세에서 지속적인 전방 글라이드 중재를 한 것보다 가쪽 벌림 범위가 향상된다. 또한 통증이 심해지는 활동은 수정하고, 환자가 참을 수 있는 수준에서 기본적인 기능적 활동훈련을 시작한다.

(3) 낮은 과민도 단계

끝 범위까지 힘을 주면서 스트레칭을 하고, 끝 범위 자세에서 스트레치 지속시간을 늘리고, 반복하중을 가하면 효과적이다. 낮은 과민도 단계에서 중재법에 대한 전문가 의견을 보면 관절가동술과 함께 매뉴얼 스트레칭을 하면 관절가동범위가 더욱 향상된다. 관절가동술의 강도는 환자의 민감도 수준에 따라 조절한다. 관절가동범위가 완전히 회복되기 전이라도 활동 중심 운동중재를 통해 기능의 향상을 기대할 수 있다.

7) 결과평가

검진 절차에서 사용했던 측정도구를 사용해서 중재를 진행하는 과정 또는 치료를 종결하기 전에 재측정함으로써 중재 효과를 포함한 물리치료 절차의 효과를 확인할 수 있다.

박스 4-4의 유착성낭염 김 ○○의 사례를 읽고 환자/고객관리모델의 절차에 따라 물리치료를 계획해 보자.

① 사례의 내용을 ICF 장애모델의 각 영역에 맞게 분류하고 항목별 측정도구를 확인하여 ICF 장애모델 기록지에 함께 기록한다(그림 4-16).

② 각 영역 및 구성항목 간의 연관성을 비교 분석하고 그 과정을 화살표 굵기 및 방향, 색깔글씨로 표시한다.

③ 영역 간의 영향력이 가장 큰 영역과 구성항목을 신중하게 선택한다.

④ 근거를 바탕으로 예후와 치료계획을 세우고 중재법에는 홈 프로그램의 내용을 포함시킨다.

박스 4-4 유착성낭염 김 ○○ 사례

김 ○○은 47세 여성이다. 여가 활동으로 스쿼시 운동을 한 후로 왼쪽 어깨에 통증이 생겼다. 통증은 1년 전에 목 부위에서 처음 시작되어 차차 왼쪽 어깨까지 통증이 느껴진다. 그 당시, 김 ○○은 의사 진료를 보고 항염증약과 왼쪽 어깨에 스테로이드 주사를 맞고 물리치료를 받았다. 왼쪽 어깨 관절과 목의 관절가동술, 가벼운 웨이트 운동 그리고 간섭파전기치료 등 7개월 동안 물리치료를 받았다. 5개월 동안 마사지와 통증유발점치료도 받았다. 통증과 왼쪽 어깨의 움직임 제한이 계속되어 정형외과진료를 보고 왼쪽 어깨에 스테로이드 주사를 맞았고 의사는 가벼운 운동을 추천했다. 이후로 증상이 좋아지는 것 같아 다시 스쿼시 운동을 했고, 운동을 한 다음날부터 다시 왼쪽 어깨가 심하게 쑤시고 왼쪽 팔 뒤쪽으로는 날카로운 통증이 느껴졌다. 왼쪽 팔을 움직이기가 어렵고 옷을 입고 세수를 하는 것이 힘들다. 왼팔을 조금만 움직여도 통증이 심해지고 밤에 왼쪽으로 돌아눕다 통증 때문에 잠에서 깬다. 뜨거운 물로 샤워를 하면 통증이 조금 덜해진다.

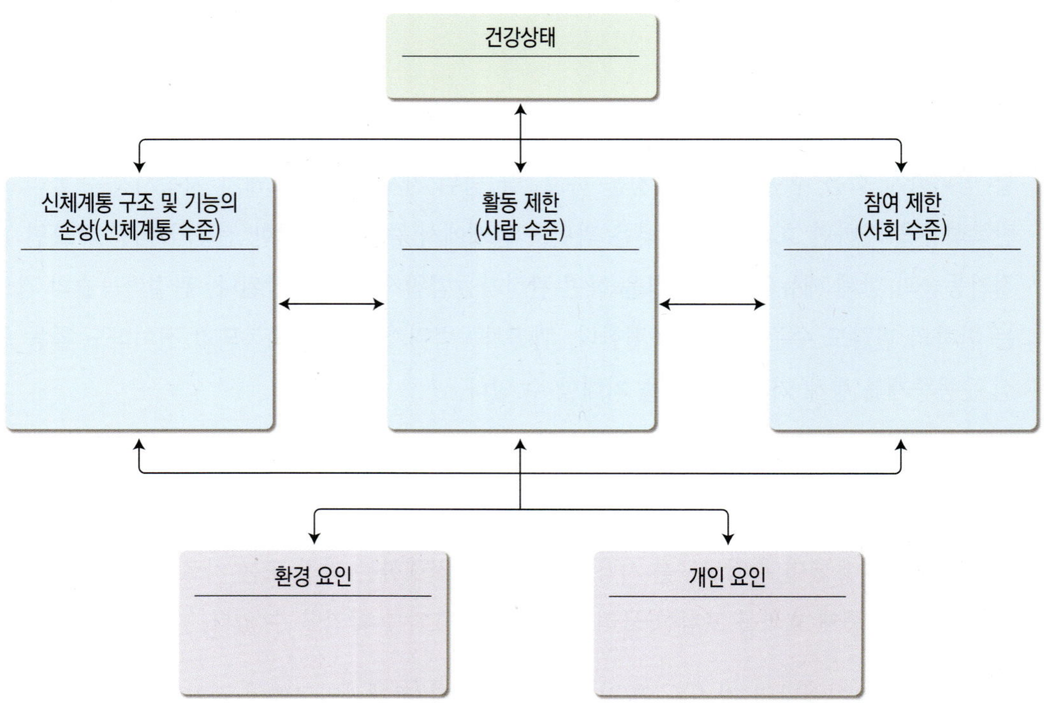

그림 4-16 ICF 장애모델 기록지

요점

1. 무릎 골관절염의 물리치료는 환자/고객관리모델의 6가지 절차로 이루어진다.
2. 다운증후군의 물리치료는 환자/고객관리모델의 6가지 절차로 이루어진다.
3. 뇌졸중의 물리치료는 환자/고객관리모델의 6가지 절차로 이루어진다.
4. 유착성낭염의 물리치료는 환자/고객관리모델의 6가지 절차로 이루어진다.

연습문제 REVIEW QUESTIONS

1. 무릎 골관절염 환자의 참여 제한을 측정할 수 있는 평가도구로 옳은 것은?

① VAS

② MMT

③ TUG

④ BBS

⑤ SF-36

2. 유착성낭염 환자의 물리치료 진단에서 활동 제한에 해당하는 것으로 옳은 것은?

① 어깨 통증

② 직장 휴직

③ 옷 입기 어려움

④ 어깨 근력 감소

⑤ 심부건 반사 이상

3. 다운증후군 환자의 건강상태에 대한 설명으로 옳은 것은?

① 근육긴장도가 높다.

② 발생률은 2,000명 당 1명꼴이다.

③ 대운동기술의 발달은 느리지 않다.

④ 21번 염색체가 2개 존재하는 염색체 이상이다.

⑤ 고리중쇠관절의 불안정성이 발생할 위험이 있다.

연습문제 답

1. ⑤ 2. ③ 3. ⑤

학생활동

STUDENTS ACTIVITIES

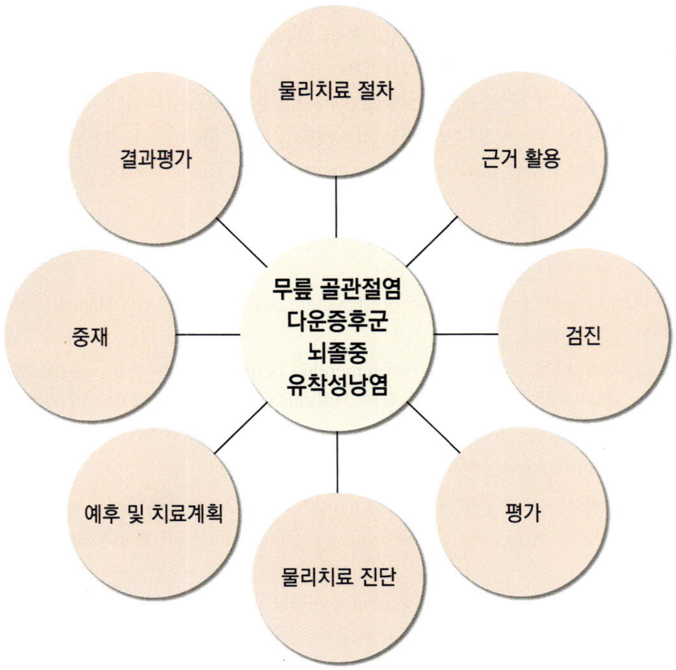

위의 관계도를 구성하는 핵심개념을 바탕으로 팀원들끼리 다음의 내용에 대한 의견을 교환해 보시오.

1. 무릎 골관절염의 물리치료 절차는 무엇인가?
2. 다운증후군의 물리치료 절차는 무엇인가?
3. 뇌졸중의 물리치료 절차는 무엇인가?
4. 유착성낭염의 물리치료 절차는 무엇인가?

참고문헌 REFERENCES

1. Almeida GJ, Schroeder CA, Gil AB, et al. Inter-rater reliability and validity of the stair ascend/descend test in individuals with total knee arthroplasty. Arch Phys Med Rehabil. 2010;91(6):932–938.
2. Barnhart RC, Connolly B. Aging and Down syndrome: implications for physical therapy. Phys Ther. 2007;87:1399-1406.
3. Beaton DE, Katz JN, Fossel AH, Wright JG, Tarasuk V, Bombardier C. Measuring the whole or the parts? Validity, reliability, and responsiveness of the Disabilities of the Arm, Shoulder and Hand outcome measure in different regions of the upper extremity. J Hand Ther. 2001;14(2):128-146.
4. Celik D, Coskunsu D, Kilicoglu O, et al. Translation and cross-cultural adaptation of the International Knee Documentation Committee Subjective Knee Form into Turkish. J Orthop Sports Phys Ther. 2014;44(11):899–909.
5. Chapman RS, Hesketh LJ. Behavioral phenotype of individuals with Down syndrome. Ment Retard Dev Disabil Res Rev 2000;6:84-95.
6. Collins TC, Petersen NJ, Menke TJ, et al. Short-term, intermediate-term, and long-term mortality in patients hospitalized for stroke. J Clin Epidemiol. 2003;56:81–87.
7. Coster W, Deeney T, Haltiwanger J, Haley S. School Function Assessment User's Manual. San Antonio, TX: The Psychological Corporation; 1998.
8. Dobson F, Hinman RS, Roos EM, et al. OARSI recommended performance-based tests to assess physical function in people diagnosed with hip or knee osteoarthritis. Osteoarthritis Cartilage. 2013;21(8):1042–1052.
9. Gabel CP, Michener LA, Burkett B, Neller A. The Upper Limb Functional Index: development and determination of reliability, validity, and responsiveness. J Hand Ther. 2006;19(3):328-349.
10. Hannafin JA, Chiaia TA. Adhesive capsulitis. A treatment approach. Clin Orthop Relat Res. 2000;372:95-109.
11. Hatano S. Experience from a multicentre stroke register: a preliminary report. Bull World Health Organ. 1976;54:541–553.
12. Hawker GA, Davis AM, French MR, et al. Development and preliminary psychometric testing of a new OA pain measure—an OARSI/OMERACT initiative. Osteoarthr Cartil. 2008;16(4):409–414.
13. Kelley MJ, Shaffer MA, Kuhn JE, et al. Shoulder pain and mobility deficits: adhesive capsulitis. J Orthop Sports Phys Ther. 2013;43(5):A1-A31.
14. King G, Law M, King S, et al. Children's Assessment of Participation and Enjoyment (CAPE) and Preferences for Activities of Children (PAC). San Antonio, TX: Harcourt Assessment; 2004.
15. Maly MR, Costigan PA, Olney SJ. Determinants of self-report outcome measures in people with knee osteoarthritis. Arch Phys Med Rehabil. 2006;87(1):96–104.
16. Mercer VS, Lewis CL. Hip abductor and knee extensor muscle strength of children with and without Down syndrome. . Pediatr Phys Ther. 2001;13:18-26.
17. Michener LA, McClure PW, Sennett BJ. American Shoulder and Elbow Surgeons Standardized Shoulder Assessment Form, patient self-report section: reliability, validity, and responsiveness. J Shoulder Elbow Surg. 2002;11(6):587-594.
18. Miller GD, Rejeski WJ, Williamson JD, et al. The Arthritis, Diet and Activity Promotion Trial (ADAPT): design, rationale, and baseline results. Control Clin Trials. 2003;24(4):462–480.
19. Nicholls E, Thomas E, van der Windt DA, Croft PR, Peat G. Pain trajectory groups in persons with, or at high risk of, knee osteoarthritis: findings from the Knee Clinical Assessment Study and the Osteoarthritis Initiative. Osteoarthr Cartil. 2014;22(12):2041–2050.
20. Roizen NJ, Patterson D. Down's syndrome. Lancet. 2003;361:1281-1289.
21. Roth EJ. Heart disease in patients with stroke: incidence, impact, and implications for rehabilitation, I: classification and prevalence. Arch Phys Med Rehabil. 1993;74:752–760.
22. Russell DJ, Rosenbaum PL, Avery LM, Lane M. Gross Motor Function Measure (GMFM-66 & GMFM-88) User's Manual. Toronto, Ontario, Canada: Wiley Blackwell Publishing Inc; 2007.
23. Sacco RL, Benjamin EJ, Broderick JP, et al. Risk factors. Stroke. 1997;28:1507–1517.
24. Roy JS, MacDermid JC, Woodhouse LJ. Measuring shoulder function: a systematic review of four questionnaires. Arthritis Rheum. 2009;61(5):623-632.
25. Veerbeek JM, Van Wegen EEH, Harmeling-Van der Wel BC, et al. Is accurate prediction of gait in nonambulatory stroke patients possible within 72 hours poststroke? The EPOS Study. Neurorehabil Neural Repair. 2011;25:268-274.

CHAPTER 05

물리치료 임상추론 타입

Types of the clinical reasoning in physical therapy

핵심단어

임상추론 Clinical reasoning

임상판단 Clinical judgement

임상실행 Clinical action

임상의사결정 Clinical decision making

임상가를 위한 가설지향알고리즘 II Hypothesis-oriented algorithm for clinicians II, HOAC II

패턴인식모델 Pattern recognition model

서술적 추론 Narrative reasoning

학습목표

1. 임상추론의 정의를 설명할 수 있다.
2. 임상추론의 역사를 설명할 수 있다.
3. 물리치료 임상추론의 특성을 설명할 수 있다.
4. 임상추론과 환자/보호자의 참여 과정을 설명할 수 있다.
5. 가설지향알고리즘 II(HOAC II)를 설명할 수 있다.
6. 패턴인식모델을 설명할 수 있다.

1 임상추론의 개요 Overview of clinical reasoning

1) 임상추론의 정의

문헌에서 임상의사결정과 임상추론은 일맥상통하는 개념으로 사용되기도 하지만, 미국물리치료협회에 의하면 임상추론은 행동에 대한 사고(thinking) 또는 판단(judgement)이고, 임상의사결정은 임상추론의 과정 중에 이뤄지는 행위(action)로 구분된다. 일반적으로 임상추론은 물리치료 절차 수행을 위한 물리치료사의 사고와 의사결정으로 정의된다.

2) 임상추론의 역사

임상추론 연구의 역사를 알아봄으로써 오랜 세월에 걸쳐 임상추론과 인지가 어떻게 개념화되었는지 알 수 있고, 현재 임상추론의 맥락을 이해할 수 있으므로 무엇을 학습해야 하는지 파악할 수 있다.

초기의 임상추론 연구는 주로 경험분석적 패러다임(empirico-analystic paradigm) 속에서 이뤄졌다. 이것은 행동 심리학과 인지 심리학에 기초한 의료결정이론(medical decision theory)이며, 임상추론을 개념화하기 위한 확률적 · 통계적 접근 방식이다. 임상추론 연구의 주된 주제는 지금까지도 임상 전문가 대 새내기의 임상추론방식의 차이에 관한 것이다. 최근 들어 해석적 패러다임과 비판적 패러다임에 대한 연구가 많이 이뤄지고 있는 추세이다.

(1) 행동주의

행동주의는 임상추론의 가장 오래된 연구형태로 임상추론 같은 정신현상은 행위를 분석하는 방법을 통해서만 이해할 수 있다는 관점이다. 행동주의 패러다임에서 수행된 임상추론 연구의 예를 들면 다음과 같다. 1950년대와 1960년대의 의사 및 의과대학 학생들을 대상으로 진단 기술을 테스트한 결과, 전문성이 높아질수록 진단 상의 문제해결을 위한 질문의 가지 수와 소요되는 시간이 감소하였다. 행동주의는 임상추론 교수법에도 영향을 미쳤다. 학생들의 수행에 즉각적인 피드백을 주고, 교수 목표는 측정 가능한 것이라야 한다는 개념은 행동주의에서 비롯된 것이다.

(2) 인지주의

인지과학은 살아있는 유기체나 기계가 보여주는 지적 활동을 설명하고자 한다. 인지주의는 정신 구조와 과정을 허용하지만 행동주의는 그렇지 않다. 정신 구조의 핵심은 정보처리, 기억 표상 그리고 문제해결이다. 임상추론에서 인지 구조를 활용한 가장 유명한 과정이 가설 연역적 추론이다.

(3) 가설 연역적 추론

가설 연역적 추론(hypothetico-deductive reasoning)은 어떤 현상을 관찰할 것으로부터 가설을 설정하고, 그 가설을 검증하는 과정을 통해 이론이나 법칙을 이끌어내는 과학적 방법이다.

(4) 전문가 대 새내기의 임상추론 연구

인지주의자들은 임상 전문가 대 새내기의 임상추론의 차이에 대한 연구에 많은 노력을 기울였고 이것은 대조법이라고도 한다. 대조법은 약 1980년부터 시작되었고 주로 문제해결접근법에 관한 연구가 이뤄졌다. 결론적으로, 전문가는 서술적 추론(narrative reasoning)과 전향적 추론 방식인 패턴인식모델 방식으로 환자의 문제점에 대한 첫 느낌을 갖고, 확인하고, 해결하는 반면, 새내기는 후향적 추론 방식인 가설지향알고리즘 II 모델을 주로 사용한다.

(5) 해석적 연구 접근법

비교적 최근의 개념으로, 조직화된 상황에서 변화가 없을 때 가장 효과적이라고 여기는 경험분석적 패러다임과는 대조적이다. 해석적 연구 접근법에서는 임상추론을 사회적 · 역사적 · 문화적으로 구조화된 인간 활동으로 본다. 개인의 행위는 맥락 속에서 이해할 때 개인이 중요하게 여기고 생각하는 것을 파악할 수 있다는 관점이다. 해석적 연구 접근법에서 임상추론은 복잡하고, 다면적이면서 통합된 그리고 과제-상황 중심적 과정이다.

3) 물리치료 임상추론의 특성

환자 사례는 본질적으로 모호한 면이 있어 필요한 정보를 정확히 파악하거나 알 수 없기 때문에 임상추론을 위한 틀이 필요하다. 물리치료 임상추론의 특성은 크게 세 가지이다. 첫째, 의학적 진단과정을 이해하고 기능장애의 이유와 결과에 대한 임상추론을 한다. 둘째, 물리치료사의 임상추론은 움직임 분석에 중점을 둔다. 이것은 물리치료 전문가의 임상추론 수행에서 핵심이 되는 부분이다. 셋째, 물리치료는 일회성으로 끝나는 것이 아니라 일정 기간 지속되는 속성을 갖고 환자와 상호작용이 이뤄지는 특성을 고려할 때, 환자/보호자와 협력적 의사결정이 필요하고 치료에 참여하도록 동기를 부여해야 한다. 협력적 임상추론 과정에는 환자와 관련된 여러 가지 개인 및 환경 요인과 환자가 질환 및 기능장애에 갖는 생각을 이해하는 것이 포함된다. 학생 또는 새내기 치료사는 임상추론 과정에서 이 같은 물리치료 관련 특성을 적용할 수 있는 역량을 길러야 한다.

4) 임상추론 과정

임상추론 연구의 역사를 통해 인지주의로부터 가설 연역적 추론이 발전한 것을 알 수 있다. 가설지향적 임상추론은 새내기 치료사 그리고 전문가일지라도 익숙하지 않는 환자 사례를 접할 때 사용하는 임상추론 방식이다. 물리치료 절차 수행에서 환자/보호자와 협력적 의사결정은 매우 중요한 개념이다. 환자는 자신의 기능장애에 대한 여러 정보원을 종합한 주관적인 사고를 가지고 물리치료사와 대면하기 때문에 물리치료사의 사고만큼 환자의 생각도 중요하다. 물리치료 절차 수행 시 의사결정에 참여하게 되면 치료결과에 책임감을 갖게 되고 결과에 대한 만족도가 높아진다. 임상추론과정에 환자를 참여시키는 주된 목적은 문제이해를 통한 건강행위의 변화를 이끌어내는 데 있다. 치료사는 환자를 지식의 원천으로 인식하고 협력적 관계로 발전시킬 때 문제해결을 위한 핵심적인 아이디어를 가질 수 있다. 물리치료 임상추론 과정은 가설 연역적 추론 방식과 함께 환자/보호자의 참여라는 맥락에서 이해한다. 이것을 협력적 물리치료 임상추론 과정이라고 한다(그림 5-1).

(1) 정보 인식 및 해석

물리치료사의 임상추론은 초기 자료를 수집하는 것으로 시작되며 ICF 장애모델의 관점에서 다양한 정보를 구해야 한다. 이 예비 정보로부터 환자의 기능장애에 대한 첫 느낌(first impression)을 갖는다.

(2) 초기 개념화 및 중복 가설 생성

테스트 및 측정 결과에 따라 처음 가졌던 느낌이나 생각이 더욱 강화되기도 하고 사고의 방향이 달라지기도 한다. 가설 생성을 위해 특정 자료의 해석 또는 추론 그리고 다양한 자료나 추론을 통합하는 과정이 필요하다. 가설은 신체계통 구조 및 기능의 손상, 활동 제한, 참여 제한, 환자의 기능장애의 원인 및 영향을 미치는 요인, 측정도구 선택, 예후 및 치료계획, 중재 그리고 재평가 등의 물리치료 절차를 수행하는 데 필수적인 아이디어이다. 보통, 초기가설은 구체적이지 않다. 예를 들어 "허리 또는 무릎에 문제가 있는 것 같다." 정도이다. 초기가설은 신체적, 정신적 또는 사회적인 측면에 관한 것이다. 진단과 연결될 수도 있고 그렇지 않을 수도 있다. 학생 또는 새내기치료사는 전문가와 달리 "타이트한 뒤허벅지근과 요통이 연관이 있을 것이다."처럼 주로 신체계통 구조 및 기능의 손상을 확인하는데 중점을 두고 가설을 세우는 경향이 있다.

(3) 환자 및 문제이해 향상(가설 수정)

환자 및 환자의 문제점에 대한 이해가 커지면서 초기가설을 수정하거나 새로운 가설을 고려하기도 한다. 구체적 가설이 수립될 때까지 가설 생성과 검증은 반복될 수 있고, 이에 맞게 충분한 정보를 수집해야 한다.

(4) 의사결정: 물리치료 진단 및 치료계획

구체적 가설 검증의 결과와 검진 단계에서 수집한 정보를 고려해서 물리치료 진단, 예후, 치료계획을 수립한다.

(5) 물리치료 중재

물리치료 중재도 가설을 검증하는 과정이다. 환자의 문제에 대한 가설이 제대로 수립되었다면 해결을 위한 근거중심 중재를 통해 기능향상을 기대할 수 있을 것이다. 치료사는 물리치료 중재 시 지속적으로 환자의 반응을 확인하고 치료 결과를 검토하면서 중재 관련 가설을 검증한다.

(6) 재평가

물리치료 중재가 끝나갈 무렵 실시하는 재평가 결과에 따라 가설 지지, 의사결정 그리고 물리치료 중재의 적합성을 확인할 수 있다. 이와 달리, 가설 수정/추가적인 자료 수집과 환자 문제의 재정의가 필요하기도 하다.

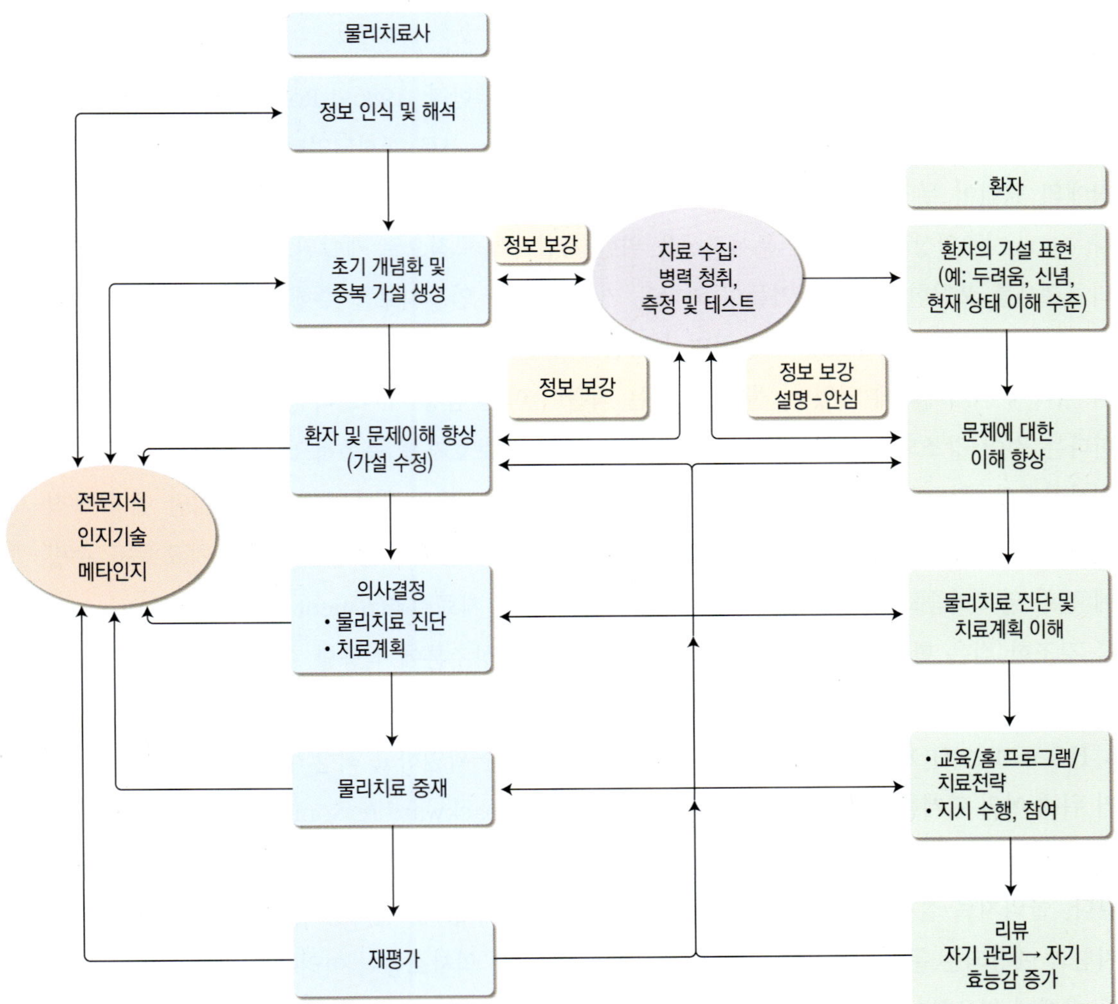

그림 5-1 협력적 물리치료 임상추론 과정

2 임상추론 타입 Types of clinical reasoning

미국물리치료협회는 아동물리치료협회에서 발행한 보고서(fact sheet)에 따라 임상추론 타입을 크게 HOAC II(임상가를 위한 가설지향알고리즘 II, Hypothesis-Oriented Algorithm for Clinician II)와 패턴인식모델(pattern recognition model)로 나눈다. HOAC II와 패턴인식모델 모두 가설을 세우고 평가한다는 점은 같지만 HOAC II는 테스트와 측정 결과에 따라 가설을 수립하고 검증하는 단계를 반복하며 물리치료 절차를 수행하고, 패턴인식모델은 전문적인 임상경험을 근거로 빠르게 패턴을 파악해서 가설을 평가한다는 것이 가장 큰 차이점이다. HOAC II는 학생 또는 새내기 치료사 그리고 전문가일지라도 익숙하지 않은 환자 사례의 물리치료 절차 수행 시 사용하는 임상추론 방식이다.

1) HOAC II

물리치료사는 일련의 가설을 바탕으로 평가와 중재를 수행한다. 1986년 Rothstein 및 Echternach는 '가설지향알고리즘(HOAC)'을 개발하였고 이후 HOAC II로 개정되었다. 가설은 환자의 기능장애의 원인이 무엇인지에 관한 치료사의 추측이고, 알고리즘은 일련의 문제해결 과정을 뜻한다. HOAC는 임상의사결정과 문서작성을 위한 지침서의 목적으로 개발된 체계적 접근법으로 물리치료사를 포함한 보건전문가들이 과학을 기반으로 한 임상치료를 수행할 수 있게 해준 최초의 틀(frame)이다. HOAC를 사용하면서 다음과 같은 변화가 나타났다. 첫째, 환자를 장애모델의 맥락에서 이해하게 되었다. 둘째, 치료는 직관이 아닌 임상 가이드라인을 바탕으로 이뤄져야 한다는 점이 강조되었다. 셋째, 임상추론 과정에 환자/보호자를 능동적으로 참여시키는 협력적 의사결정의 개념이 본격화되었다. HOAC가 과학적 임상추론의 최초의 노력이었지만 예방 목적의 중재나 위험 요인을 고려하는 지침은 제시하지 못했다. 환자의 문제점 확인과 치료 목표 수립에 관한 알고리즘도 부족한 편이었다. 하지만, 환자중심 치료결과(patient-centered outcomes)를 강조한 점은 혁신적인 것으로 장애모델 맥락에서 임상추론에 적용할 수 있는 기반을 제공하였다.

HOAC II는 HOAC가 개정된 것으로, 환자의 문제점을 확인하고 최상의 중재를 선택 · 적용하기 위해 여러 단계를 거쳐 의사결정을 하는 후향적 추론(backward reasoning) 방식이다. 여러 가지 정보를 수집해서 대상을 맞추는 '스무고개 놀이' 형식과 유사하다. HOAC II의 특징은 다음과 같다. 물리치료 절차(검진, 평가, 진단, 예후 및 치료계획, 중재, 결과평가)를 계획하고 수행하는 지침과 예상되는 문제를 예방하는 지침도 포함하고 있다. 의사소통이 어려운 환자를 포함하여 모든 사례에 적용할 수 있는 환자 관리 알고리즘이다. HOAC II는 현재 문제점, 예상 문제점, 환자가 인식한 문제점, 환자가 인식하지 못한 문제점, 가설, 검진 전략, 목표, 예측 기준, 가설검증 기준, 중재전략 그리고 구체적 치료방법 등의 용어를 사용한다. 기본 정의는 박스 5-1을 참고한다.

박스 5-1 HOAC II를 구성하는 용어 정의

- **현재 문제점(existing problems)**
  : 환자 또는 치료사가 인식한 문제로 신체계통 구조 및 기능의 손상, 활동 제한 및/또는 참여 제한의 장애이다.
- **예상 문제점(anticipated problems)**
  : 환자 또는 치료사에 의해 발견되며 예방을 위한 물리치료를 하지 않으면 발생할 수 있는 신체계통 구조 및 기능의 손상, 활동 제한 및/또는 참여 제한이다.
- **환자가 인식한 문제점(Patient Identified Problems, PIPs)**
  : 환자가 인식한 문제(현재 문제점 또는 예상 문제점)로 환자의 동의 없이 문제목록에서 지울 수 없다.
- **환자가 인식하지 못한 문제점(Non-Patient Identified Problems, NPIPs)**
  : 환자가 아닌 다른 사람이 인식하여 알게 된 환자의 문제점(현재 문제점 또는 예상 문제점)으로 환자 상담을 거쳐 문제목록에 추가한다.
- **가설(hypothesis)**
  : 환자의 기능장애의 원인을 모두 파악할 수는 없겠지만, 중재를 조직화하기 위해 문제의 원인에 대한 과학적 사고가 필요하다. HOAC II의 가설이란, "환자 문제점의 원인이 무엇일까?"에 관한 치료사의 추측이다. 보통 가설은 1개 이상으로, 활동 및/또는 참여 제한의 원인이 되는 신체계통 구조 및 기능의 손상에 관한 가설이 포함될 수 있다.
- **검진 전략(examination strategy)**
  : 치료사의 경험, 환자로부터 구한 정보, 유사한 다른 환자 사례의 정보를 바탕으로 한 검진계획이다. 모든 테스트와 측정을 수행할 수 없으므로 HOAC II에서 가설 지향적으로 선택한다.
- **목표(goals)**
  : 한 가지 이상의 중재법으로 향상을 기대하는 환자에게 의미 있는 운동기능이다.
- **예측 기준(predictive criteria)**
  : 측정의 임계값(역치)으로 가설검증에 있어 기준값으로 사용한다. 임계값에 도달하면 위험 요인이 감소되었거나 없어진 것으로 적어도 한 가지 이상의 기능문제가 해결된 것이다. 예측기준의 예를 보면 과제의 수행 빈도 또는 스트레칭 같은 예방 프로그램의 수행횟수가 있다.
- **가설검증 기준(testing criteria)**
  : 측정의 임계값(역치)으로 이 수치에 도달하고 환자의 문제가 해결되었다면 가설이 '참'으로 검증된 것이다.
- **중재전략(intervention strategy)**
  : 치료사가 환자의 문제점을 해결하기 위하여 고려하는 치료적 접근법이다. 예를 들어, 관절가동범위 증가를 위한 운동은 전략이고, 특정 운동법이 구체적 치료방법이 된다.
- **구체적 치료방법(tactics)**
  : 중재의 구성요소로 환자 치료를 위한 특정 운동법이나 테크닉이다. 중재의 전반적 목적은 전략이다.

환자의 문제점과 가설검증 기준은 물리치료 절차 전체 과정에서 핵심 요소이므로 자세히 알아보자. HOAC II에서는 환자의 문제점을 현재 문제점과 예상 문제점으로 나눈다. 현재 문제점은 현재 기능장애를 일으키는 문제로 즉각적인 치료가 필요한 것이고, 예상 문제점은 예방적 중재를 하지 않으면 앞으로 기능장애가 발생할 수 있는 문제이다. 현재 및 예상 문제점은 다시 환자가 인식하는 문제점과 환자가 인식하지 못하고 있는 문제점으로 나뉜다(그림 5-2). HOAC II에서는 환자가 인식한 문제 및/또는 인식하지 못한 문제들을 이론, 데이터, 근거를 바탕으로 확인한다. 환자가 인식한 문제점은 신체계통 구조 및 기능의 손상, 활동 제한 및/또는 참여 제한으로 나타나므로 치료사와 환자 모두 치료의 필요성을 인식한다. 치료사는 환자가 문제를 인식하고 있다 하더라도 문제의 원인에 대한 가설 수립, 가설검증 기준, 중재 결과, 가설의 정확성 그리고 환자중재전략 등을 환자와 협력적으로 의사결정을 해야 한다. 현재 확인된 문제와 관련해서 환자/보호자가 당장은 알지 못하지만 앞으로 발생할 수 있는 문제점도 함께 고려한다. 예를 들어 손가락관절염으로 통증을 호소하는 환자의 경우 손가락의 반복적 사용으로 통증이 더욱 증가하게 되면 직장에서 컴퓨터 키보드를 제대로 사용하지 못할 수 있다. 현재의 문제점은 손가락의 통증이라는 관절계통의 기능손상이지만, 앞으로 키보드 사용 및 직장 참여에 제한이 생길 수 있다는 문제도 예상할 수 있다. 따라서 지금 당장 필요한 통증 조절 치료와 함께 활동 및 참여 제한 수준의 장애가 발생하지 않도록 또는 최소화를 위한 예방적 조처도 함께 이뤄져야 한다.

가설검증 기준은 환자의 문제와 관련된 가설이 '참'이라는 것을 검사하기 위해 사용한다. 환자 문제점에 대한 예측 기준을 세우고 이것에 도달한다면 위험 요인이 감소되었거나 없어진 것이므로 그 문제는 거의 해결된 것으로 볼 수 있다. 예를 들어 요통 환자가 스트레칭운동을 규칙적으로 정해진 횟수만큼 실천하는지 체크해야 한다고 가정해 보자. 여기서 과제완전수행과 수행횟수는 예측 기준이 된다. 예측 기준은 정량적으로 측정 또는 관찰(예: 과제분석을 통한 과제수행 단계, 성공횟수/시도횟수, 수행한 날(일/주), 오류횟수, 과제완성시간, 거리, 속도)할 수 있는 것이어야 한다.

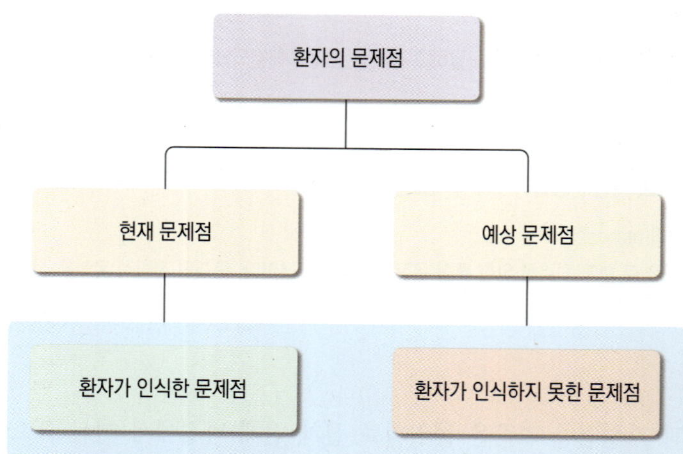

그림 5-2 HOAC II의 환자의 문제점 분류

HOAC II는 2개의 파트로 구성된다. 전체 또는 일부만 사용해서 환자 케어를 할 수 있는 단계적 가이드이다. 파트 1은 물리치료 절차의 전체 수행과정을 다루고, 파트 2는 중재의 모니터링과 수정 지침에 관한 것이다.

(1) HOAC II-파트 1

환자/고객관리모델의 구성 요소를 모두 다룬다(그림 5-3). 각 단계별로 치료사의 전문지식, 인지, 메타인지(자기성찰), 기능장애의 포괄적 개념 이해, 환자중심 접근 그리고 근거사용 등의 역량이 요구된다.

① 초기 데이터 수집

환자를 첫 대면하고 공감대를 형성하는 가벼운 병력 청취를 통해서도 환자/고객관리모델의 모든 절차를 가이드할 중요한 정보를 얻을 수 있다. HOAC II에서는 초기 데이터 수집도 가설 지향적으로 수행한다. 일련의 가설을 가지고 그 가설이 '참'인지 '거짓'인지 확인하면서 정보를 수집한다. 예를 들어 '테니스엘보우' 환자를 생각해 보자. 테니스엘보우에 관한 물리치료 전문지식을 바탕으로 손목을 위로 젖힐 때 통증이 유발되는지를 묻는다면 "손목을 위로 젖힐 때 통증이 심해질 것이다."라는 가설을 확인하는 것이 된다. 또한 가벼운 대화 속에서 환자가 가지고 있는 기능회복에 대한 기대 수준에 관한 정보를 수집할 수 있다. 예를 들어 척수손상 환자가 독립보행에 관한 기대를 드러낸다면 "척수손상레벨이 L2이므로 걸을 수 있을 것이다."의 추측이나 가설을 가정할 수 있다.

② 환자가 인식한 문제목록 작성

환자가 이미 문제라고 생각하는 점들을 목록으로 작성하는 것은 환자가 물리치료를 받으려는 이유를 기록하면 되므로 비교적 쉬운 일이다. 신체계통 구조 및 기능의 손상, 활동 제한 그리고 참여 제한 등 ICF 장애모델의 관점에서 포괄적으로 작성한다. 환자중심의 용어로 환자의 관점에서 할 수 있는 것과 없는 것을 작성한다. 대부분의 환자들은 현재의 기능장애가 나빠질 것을 염려하면서 스스로 앞으로 예측되는 문제점을 짐작하기도 한다. HOAC II는 근거에 바탕을 둔 객관성을 중요시한다. 치료사는 환자가 예측하고 염려하는 문제점을 문헌, 임상경험 그리고 전문지식적 관점에서 통합적으로 판단하여 문제목록에 추가한다.

③ 검사 전략 수립

초기 데이터 수집과 환자가 인식한 문제점들을 바탕으로 추가적으로 필요한 정보는 없는지 고민하는 것이 검사 전략이다. 검사 전략은 가설을 바탕으로 계획되어야 한다. 아직은 환자 문제의 원인에 대한 정확한, 구체적인 가설을 세울 수 없다. 초기의 여러 가지 가설이 '참' 또는 '거짓'인지를 확인하기 위한 정보 수집 전략을 세워야 한다. 환자 문제의 원인에 대한 추측을 하지 못하면 검사 전략을 수립할 수 없다. 예를 들어 독립보행이 어려운 노인 환자의 검사 전략을 세우는 것을 생각해 보자. 보행이 어렵다는 활동 제한을 확인하고 물리치료 전문지식을 바탕으로 "균형능력이 부족하여 독립보행이 어려울 것이다.", "몸통과 하지근력이 부족하여 독립보행이 어려울 것이다." 그리고 "보행에 참여하는 관절들의 운동범위제한으로 독립보행이 어려울 것이다."처럼 세 가지 가설을 가정해 볼 수 있다. 이 가설들을 검증하기 위해 균형검사, 근력검사 그리고 관절가동범위 검사 등의 검사 전략이 필요할 것이다. 검사 전략을 수립하는데 물리치료질환에 대한 전문지식과 조사 전략 수립 같은 인지기술 역량이 요구된다.

④ 검사 수행, 데이터 분석, 가설 수정 및 추가 검사 수행, 가설(들) 채택 또는 기각

검사는 근거를 바탕으로 각 평가마다 사정(administration) 방법과 유의사항을 준수하여 시행하고, 매뉴얼이나 지침에 따라 검사결과를 해석한다. 검사내용은 시험적 가설과 연관된 것이어야 하고, 측정 결과에 따라 가설이 입증(참)되거나 기각(거짓)된다. 검사결과의 해석은 치료사의 임상의사결정 역량 중에서 인지기술에 해당한다.

⑤ 환자가 인식하지 못한 문제점 문제목록에 추가

환자가 인식하지 못한 현재 및 예상 문제점을 문제목록에 추가한다. 예를 들어 정강뼈 절단 환자의 경우 무릎 굴곡 구축과 활동 제한이 생기기 쉽다. 환자는 이 사실을 모르겠지만 치료사는 전문지식을 바탕으로 예상할 수 있다. 이 사례에서는 절단으로 인해 앞으로 발생할 수 있는 문제점들에 대해 치료사가 미리 인식하고, 문제목록에 추가하여 예방적 조처를 취해야 할 것이다. 발생이 예견되는 문제점을 예방하고 조처하는 것이 HOAC II의 강점이다. 환자가 인식하지 못한 문제점은 초기 데이터 수집 단계에서 발견할 수도 있지만 검사를 수행하는 과정에서 알게 되기도 한다.

⑥ 가설 수립을 위한 타당성 확인

현재 문제점 또는 예상 문제점에 대한 타당한 가설을 세워야 한다. 현재 문제점에 대해서는 이 문제를 해결하기 위해 달라져야 할 것이 무엇인지에 대한 자세한 가설이 필요하다. 예상 문제점에 대해서는 위험 요인을 없애야 하는 타당성과 중재를 하지 않을 경우 나타날 수 있는 결과에 대한 인과관계를 고민해야 한다. 근거를 바탕으로 현재 문제점과 예상 문제점에 대한 가설을 수립하기 위한 타당성이 있어야 한다.

⑦ 가설 수립

현재 문제점 또는 예상 문제점에 따라 가설 수립의 방향이 달라진다.

- 현재 문제점의 원인에 대한 단일 또는 복합 가설 수립

환자의 현재 문제점에는 신체계통 구조와 기능의 손상, 활동 제한 및/또는 참여 제한 같

은 근본적인 원인(들)이 있다. 모든 가설은 측정 가능한 것이어야 한다. 치료사가 문제의 원인에 확신을 가질 수 없다면 보다 정확하게 예후를 예측하고 중재를 계획하기 어렵다. 문제의 원인에 대한 가설을 수립한다는 것은 물리치료 진단과 중재 간의 연결성을 구체화하는 것이다. 모든 중재는 문제발생의 원인에 대한 가설과 연관성이 있어야 한다. 사례를 들어 내용을 이해해 보자(박스 5-2).

박스 5-2 환자의 현재 문제점과 중재 간의 연관성

김 OO은 뇌졸중 환자로 독립적 서기가 어렵다. 물리치료사는 "넙다리네갈래근의 근력 약화로 독립적으로 설 수 없을 것이다." 그리고 "서서 활동하는 시간의 부족으로 독립적으로 설 수 없을 것이다."와 같은 물리치료 진단에 대한 가설을 세울 수 있다.

첫 번째 가설을 분석해보면 "선 자세를 유지할 수 없다."라는 활동 제한과 '근력 약화'라는 신경근육계통의 기능적(physiological) 손상이 서로 부정적인 영향을 미친다. 신체계통과 사람 수준 중에서 어느 쪽에 중점을 두는 것이 부정적 상호 작용의 고리를 끊고 긍정적 상호작용으로 이끌어 갈 수 있을 것인지가 중재 계획의 핵심이 될 것이다. 이 연관성에 따라 약화된 넙다리네갈래근의 근력 강화(손상중심 중재) 및/또는 보조도구 등을 활용한 선 자세의 연습[활동(과제)중심 중재]의 치료전략을 고려해야 할 것이다.

두 번째 가설을 분석해보면 서서 하는 활동의 부족을 "선 자세를 유지할 수 없다."라는 활동 제한의 원인으로 가정하였다. 이때는 보조도구 등을 활용한 선 자세의 연습이 주된 치료전략이 될 것이다.

가설을 이루는 핵심 요소는 중재법에 의해 조절될 수 있고, 정량적 평가를 할 수 있을 때 중재의 효과를 모니터링하고 주기적으로 치료 결과를 평가할 수 있다. 박스 5-2의 사례 김 OO의 경우 근력은 MMT 독립적 서기 능력은 BBS 2번 항목(0점-지지 없이 30초 동안 설 수 없음; 1점-30초 동안 지지 없이 서기 위해서 여러 번의 시도가 필요함; 2점-지지 없이 30초 동안 설 수 있음; 3점-감독 하에 2분 동안 설 수 있음; 4점-안전하게 2분 동안 설 수 있음)으로 측정하여 치료경과를 모니터링할 수 있다.

- 예상 문제점에 대한 예방적 중재 필요성의 근거 제시

  물리치료사는 보건 전문가로 데이터를 바탕으로 운동 기능상의 위험 요인을 확인하고 근거에 기반한 조처를 통해 앞으로 발생할 수 있는 문제를 예방하거나 줄일 수 있다. 이 단계에서는 중재를 하지 않을 경우 나타날 수 있는 모든 문제들을 이론적 근거 또는 관련 데이터를 들어 기록한다. 이것은 예상 문제점에 적절한 중재를 제공해야 하는 타당한 이유가 된다.

⑧ 최종 문제목록 작성

확인된 문제들이 물리치료 중재로 해결할 수 있는 것인지 결정한다. 작업치료나 언어치료가

필요하다면 팀 회의 등을 통해 의견을 전달한다. 자료와 근거를 바탕으로 물리치료가 전혀 도움이 될 것 같지 않은 문제는 환자와 상의하여 문제목록에서 제외시키고 수정이 필요한 부분은 수정한 후 기록으로 남긴다.

⑨ 문제점별로 한 가지 이상 치료목표 설정

각 목표 달성에 필요한 시간적 내용을 포함한다. 목표는 환자 중심적이어야 하고 환자의 현재 또는 미래의 삶의 질에 의미 있는 치료 결과를 가져오는 것이어야 한다.

- 현재 문제점의 치료목표 설정

  치료 목표는 환자에게 의미 있는 활동과 참여 수준에서 정한다. HOAC II에서 신체계통 구조 및 기능의 손상 수준의 변화는 가설검증의 기준을 달성했는지 확인하기 위해 모니터링 하는 것이지 치료목표는 되지 않는다.

- 예상 문제점의 치료목표 설정

  예상 문제점에 대한 치료목표는 문제가 발생하지 않도록 예방하는 것이다.

⑩ 가설검증/예측 기준 수립

- 현재 문제점에 대한 가설검증 기준 수립

  HOAC II에서 가설이란 단어를 사용하는 이유는 치료사가 문제의 원인(즉, 치료적 진단)이라고 생각한 것이 맞는 것인지 틀린 것인지 확인할 수 있는 방법이기 때문이다. HOAC II는 환자를 대상으로 한 가설검증을 요구한다. HOAC II에서 치료사는 환자의 현재 문제점의 원인에 대한 가설을 세우는데, 주로 신체계통 구조 및 기능의 손상에 의한 기능감소의 맥락에서 이루어진다. 손상이란 기관 또는 계통의 기능 소실로 관절가동범위, 근력, 협응력 그리고 지구력 등의 감소를 말하며 주기적으로 측정해야 한다. 문제 해결을 위해 달성해야 하는 손상의 향상 정도를 '가설검증 기준'이라 한다. 손상 수준의 문제가 여러 가지일 경우 각각의 가설검증 기준이 필요하다. 가설검증 기준을 달성하면 문제는 해결된 것으로 본다.

- 예상 문제점에 대한 예측 기준 수립

  예상 문제점에 대한 예측 기준은 가설검증 기준과 다르다. 예를 들어 심장수술 후 폐렴이 생길 위험이 있는 환자를 생각해 보자. 폐렴은 발생 가능한 예상 문제이므로 걷기 운동 및 호흡 운동 같은 중재가 이뤄질 것이다. 이 두 가지 중재법은 예방적 조처이다. 왜냐하면 폐렴 발생의 위험률을 잠재적으로 낮추는 것과 연관이 있기 때문이다. 걷기 운동의 예측 기준은 하루 중 보행 거리가 될 것이고, 호흡운동의 예측 기준은 호흡운동기로 측정한 흡기량 및 객담을 수반한 기침 횟수가 될 것이다. 예측 기준이 성취되면 더 이상 예방적 중재는 필요하지 않다. 예측 기준은 예방을 위한 중재기간을 정할 때 쓰인다. 예측 기준은 목표와 다소 비슷해 보이지만 예측 문제에만 해당하는 것으로 예측 문제의 발생 또는 재발을 예방하는 것이다. 그러므로 예상 문제는 가설 검증을 할 수 없다.

⑪ 가설검증 기준 및 예측 기준 재평가 계획, 문제 및 치료목표 평가 수립

가설을 검증하기 위해 여러 가지 가설검증 기준을 사용하고 변화를 측정하지만, 모든 가설검증 기준이 같은 속도로 향상되거나 변화하지 않는다. 예측 기준이 여러 가지일 경우, 이것 역시 동시에 이뤄지지 않는다. 치료시간마다 신체계통 구조 및 기능의 손상, 활동 제한 수준을 측정하고 재평가하는 것은 소모적이며 실용적이지 않다. 의미 있고 측정 가능한 변화의 타임라인(timeline)을 예측하고 재평가 스케줄을 정해야 한다. 모든 목표가 동시에 이루어지는 것이 아니므로 단기목표와 장기목표로 나누어서 확인하는 것이 바람직하다.

⑫ 가설 및 예상 문제점에 기반한 중재전략 및 구체적 치료방법 계획

중재전략을 계획한다는 것은 어떤 중재법을 적용할 것인지 큰 그림을 그려보는 것이다. 앞서 예로 들었던 심장수술 후 폐렴이 발생할 가능성이 있는 환자의 중재전략에 대해 가정해 보자. 다음의 2가지 구체적인 중재전략을 생각할 수 있다. 첫째, 환자가 기도 청소를 할 수 있도록 교육한다. 둘째, 예방적 조처로 잦은 보행 훈련 및 호흡운동기의 사용방법을 알려준다.

구체적인 치료방법을 계획한다는 것은 중재법을 구성하는 요소로써 중재의 빈도, 기간 그리고 강도 등을 구체적으로 계획하고 명시하는 것이다. 다시 폐렴 환자의 사례를 생각해보면 수립한 두 가지의 중재전략에 대한 구체적 치료방법을 세우는 것이다. 먼저 기도청결법에 대해 환자로 하여금 시간마다 특정 횟수만큼 기침을 하게 하고, 가래의 양이 증가할 때 기침 횟수를 늘리는 방법에 대해 교육한다. 그 다음으로 일반적 예방법에 해당하는 보행 및 호흡운동기의 사용은 하루에 5번 매일 호흡운동기를 바른 방법으로 사용하고, 적어도 5차례 걷는 식으로 구체적인 치료방법을 세운다. 또한 치료 제공자(예: 치료사, 환자, 보호자, 간병인 등)를 구체적으로 명시한다.

⑬ 구체적 치료 실시

구체적인 치료방법이 정해지면 이제 실행의 단계이다. 국내의 경우, 환자에게 직접중재(direct intervention)를 제공하는 것이 보편화되어 있지만, 현재 물리치료를 가이드해주는 역동체계이론과 신경그룹선별이론(neuronal group selection theory) 같은 운동조절이론에 따르면, '다양한 환경에서의 연습과 반복'의 운동학습을 강조하고 있다. 익숙한 환경(가정, 직장, 지역사회 등)에서 환자 스스로 또는 보호자의 도움을 받아서 할 수 있는 중재법이 제공되어야 한다. 치료사의 중재 범위에는 직접중재를 비롯해 상담, 홈 프로그램 계획/교육/모니터링이 포함된다.

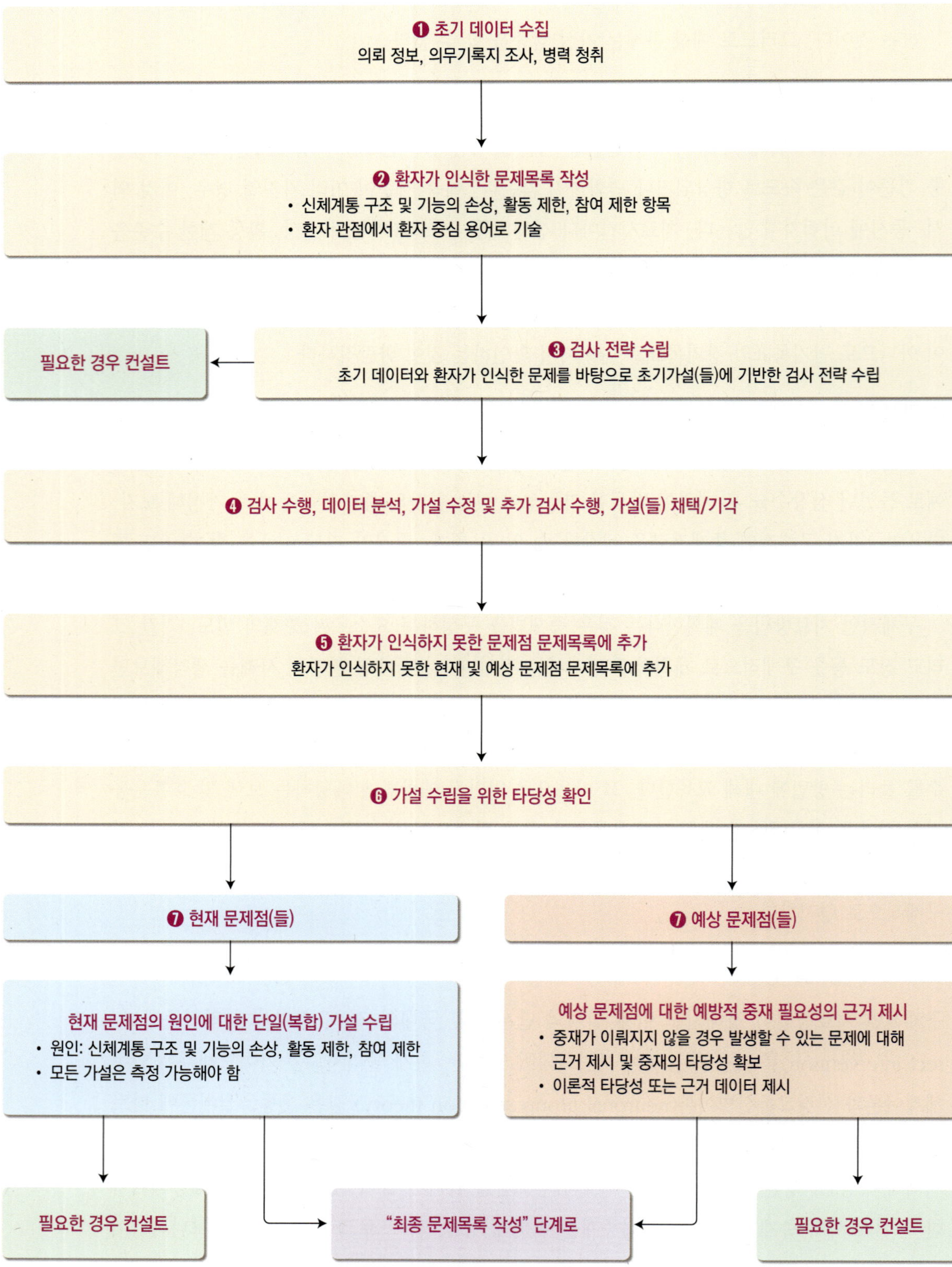

그림 5-3 HOAC II 파트 1

필요한 경우 컨설트

❽ 최종 문제목록 작성
- 대부분의 문제점은 수정이 필요 없음
- 작업치료나 언어치료 등이 필요하면 팀 회의를 통해 전달하고 관련 문제목록에서 삭제
- 문제점은 최대한 상세히 기록, 미해결 부분 확인, 필요시 문제 수정
- 환자가 인식한 문제에 변화가 있을 시 환자 상담 후 기록

❾ 문제점별로 한 가지 이상 치료목표 설정
- 중재로 달성 가능하고, 측정 가능해야 함
- 목표 달성을 위한 시간 명시
- 예상 문제점의 경우, 중재를 통해 피할 수 있는 문제 기술
- 목표는 환자 중심적이고, 치료 결과는 환자의 현재나 미래의 삶의 질에 가치가 있는 것이어야 함

현재 문제점(들)
- 환자에게 의미 있는 활동과 참여 수준에서 설정
- 각 목표 달성을 위한 시간적 내용 포함

예상 문제점(들)
- 문제가 발생하지 않도록 예방

❿ 가설검증 기준 수립
- 가설의 타당성 검사
- 측정 가능한 특정 수준의 목표를 달성(종종 '손상' 수준 포함) 했다면 문제가 해결될 것임(가설이 '참'일 때)

❿ 예측 기준 수립
- 예상 문제가 발생하지 않을 측정 수치 또는 행위변화 수준
- 예상 문제의 발생 또는 재발을 예방하는 것으로 예측 문제의 가설 검증은 해당 없음

필요한 경우 컨설트

⓫ 가설검증 기준 및 예측 기준 재평가 계획, 문제 및 치료목표 평가 수립
- 자료와 근거를 바탕으로 가설검증 기준과 예측 기준의 변화를 측정하는 주기를 정함
- 단기목표와 장기목표로 나누어 확인

필요한 경우 컨설트

필요한 경우 컨설트

⓬ 가설 및 예상 문제점에 기반한 중재전략 및 구체적 치료방법 계획
- 중재전략: 중재가 가설검증 및 예측 기준의 긍정적 변화를 미칠 것에 대한 근거 제시
- 구체적 치료방법 계획: 중재의 빈도, 기간, 강도를 구체적으로 계획 및 명시하고 치료 제공자 (예: 치료사, 가족, 환자 등) 명시

⓭ 구체적 치료 실시

그림 5-3 HOAC II 파트 1(계속)

(2) HOAC II-파트 2

HOAC II-파트 1이 개념적 틀 안에서 중재계획을 전개해 나간다면, 파트 2는 파트 1에 비해 개념적 특성이 덜한 편이다. 초기에 정한 치료 목표가 실현 가능한 것인지, 환자 케어에서 부족한 부분은 없는지 다시 한 번 확인하는 질문들로 구성된 알고리즘이다. 파트 2는 문서화 또는 간단한 임상의사결정 수행에 필요한 가이드 역할을 한다. 치료목표, 구체적 치료방법, 중재전략 그리고 가설이 변경되면 파트 2의 알고리즘에 따라 논리적으로 해결한다. 선택한 가설검증방법의 타당성과 치료과정에서 나타난 변화에 대한 모니터링 내용도 기록한다. 파트 2는 평가과정에 도움이 될 뿐 아니라 중재의 효과를 검사할 수 있는 논리적 틀을 제공한다. HOAC II-파트 2는 현재 문제점 재평가 알고리즘과 예상 문제점 재평가 알고리즘으로 구성된다.

① 현재 문제점 재평가 알고리즘

환자의 현재 문제점에 대한 일련의 질문들로 구성되어 있다(그림 5-4). 치료목표가 달성된 경우, 중재법이 직접적 원인으로 작용해서 기능이 향상된 것인지 확인해야 한다. 알고리즘과 가설검증 기준을 이용해서 치료적 접근법의 적절성, 중재 효과 그리고 가설 적합성에 대한 포괄적 이해를 갖출 수 있다. 예를 들어 뇌졸중으로 독립적으로 셔츠를 입을 수 없는 환자가 있다고 가정해 보자. 근육 약화, 협응력 부족, 위치감각 부족 등의 다양한 이유를 들 수 있고, 모두 혼자 셔츠를 입지 못하는 원인에 대한 가설이 된다.

- 근육 약화로 혼자 셔츠를 입기 어려울 것이다.
- 협응력 부족으로 혼자 셔츠를 입기 어려울 것이다.
- 위치감각 부족으로 혼자 셔츠를 입기 어려울 것이다.

위의 세 가지 가설의 검증기준은 각각 동력기로 측정한 근력, 협응력 테스트 수행 수준 그리고 목표물로 팔을 가져갈 때 발생한 에러(error) 횟수가 될 것이다. 세 가지 기준을 모두 달성한다면 환자는 스스로 옷 입기가 가능하겠지만, 어느 두 가지 기준에서만 목표를 달성했다면 스스로 옷 입기 목표가 실현될 것인지 불분명해진다. HOAC II-파트 2의 현재 문제점 재평가 알고리즘을 사용하면 시간의 경과에 따른 치료목표의 달성과 가설검증 기준의 변화 간의 연관성을 생각할 수 있고, 환자의 기능회복 과정을 이해할 수 있다. HOAC II-파트 2는 환자의 문제점이나 변화가 생기는 부분에 대해 지속적인 피드백을 가질 수 있어서 치료사의 전문성을 향상시키는 데 매우 유용하다.

② 예상 문제점 재평가 알고리즘

환자의 예상 문제점에 대한 일련의 질문들로 구성되어 있다(그림 5-5). 치료사는 예상 문제점에 대해 가장 먼저 발생할 것으로 염려했던 문제가 이미 발생했는지 확인하는 질문을 한다.

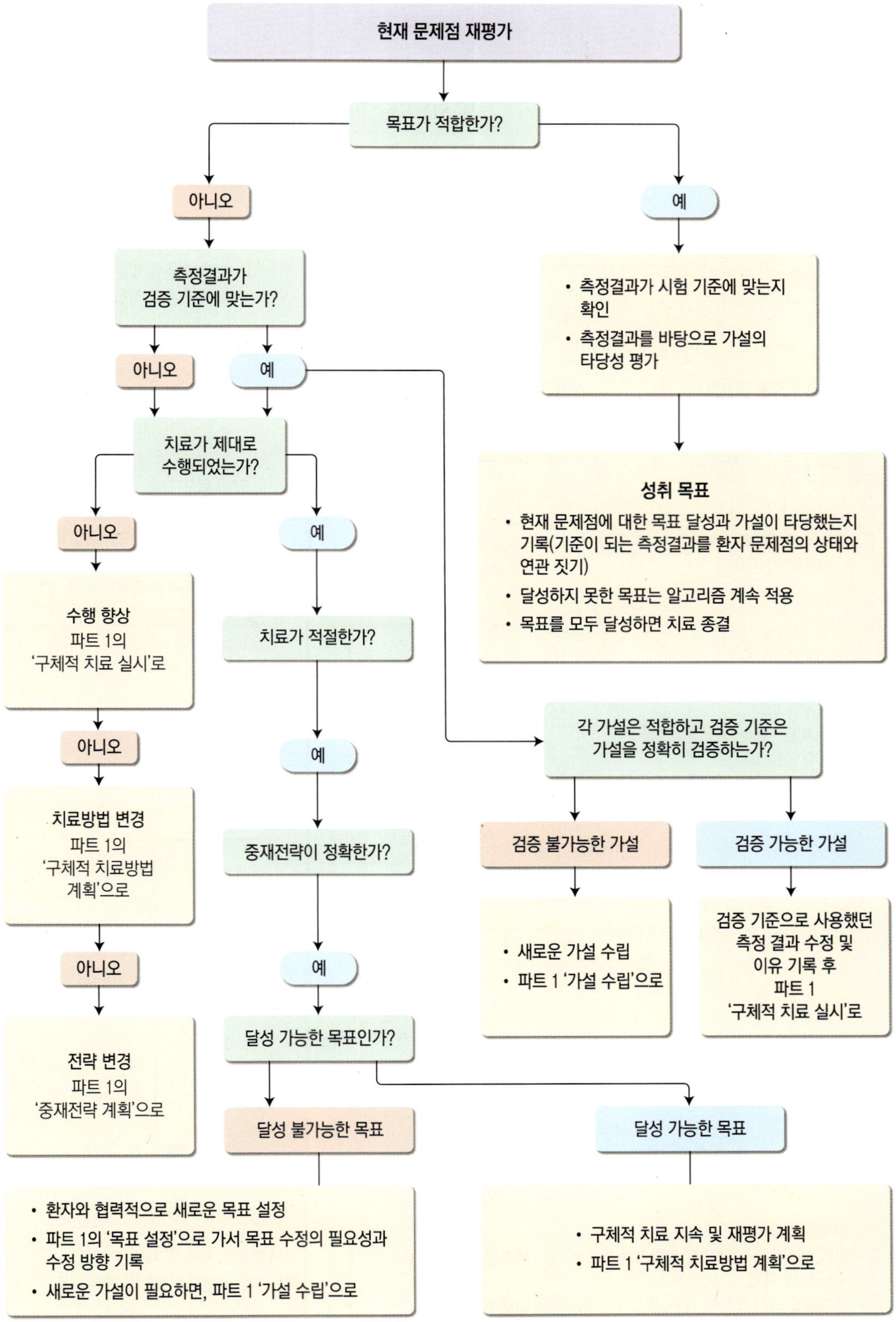

그림 5-4 HOAC II 파트 2의 환자의 현재 문제점 재평가 알고리즘

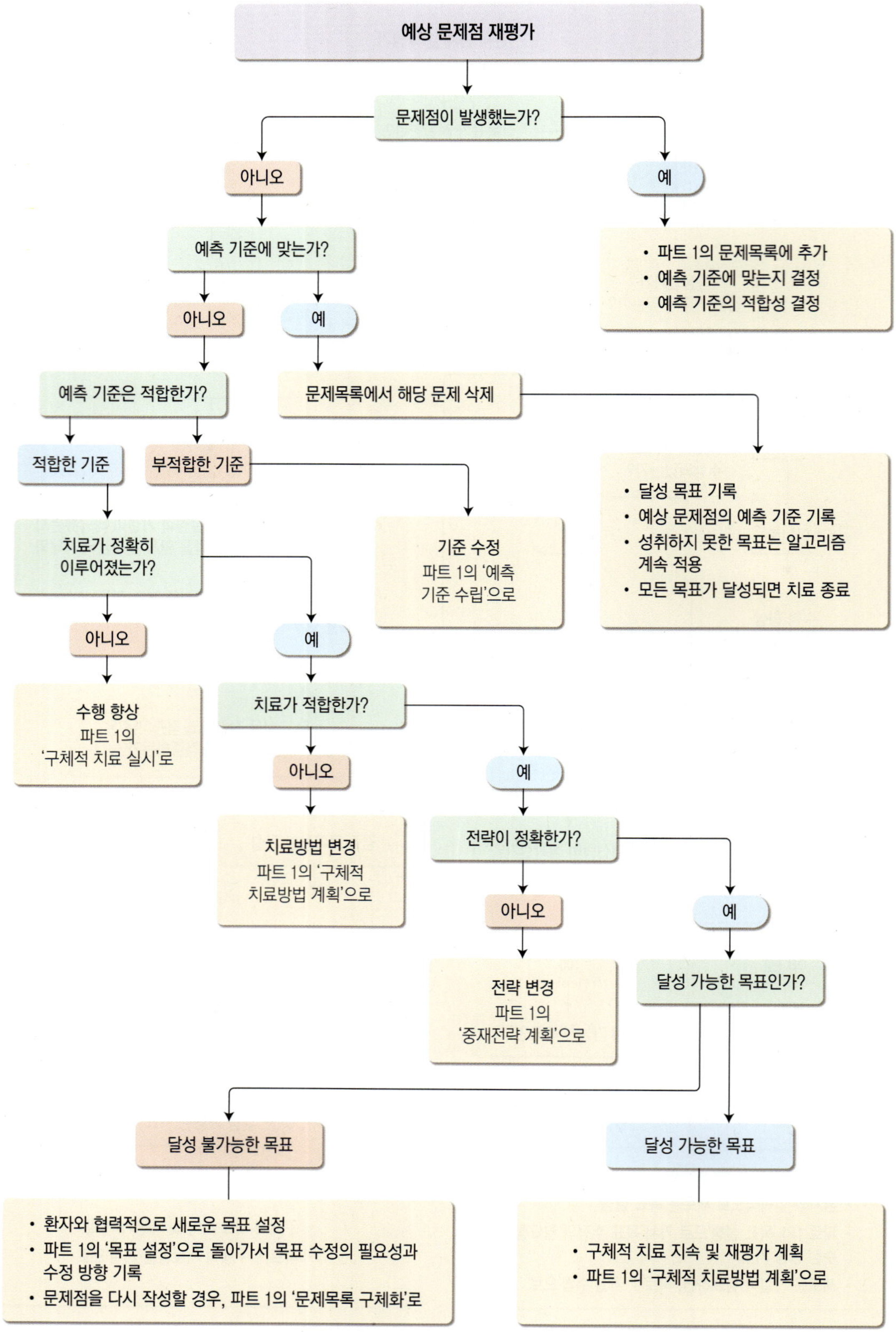

그림 5-5 HOAC II 파트 2의 환자의 예상 문제점 재평가 알고리즘

이미 문제가 발생했다면, 예방 단계에 해당하지 않으므로 현재 문제점 목록으로 옮겨서 기록한다. 예상했던 문제점이 실제로 발생했는지의 여부에 따라 그림 5-5의 절차대로 임상추론과정을 수행한다.

결론적으로, HOAC II는 다음과 같이 정리할 수 있다. 첫째, 환자치료에 과학과 근거를 사용해서 임상치료의 질을 높여준다. 실제로, 치료사들은 HOAC II를 구성하는 대부분의 질문들을 이미 임상에서 사용하고 있다. 하지만, 논리적 틀에서 벗어나기도 하고, 문서기록 형식이 적합하지 않거나, 재활팀 간의 의사교환이 부족한 경우도 있다. 각 치료기관 및 치료사의 특성에 맞게 HOAC II를 활용해서 체계적으로 임상추론을 시행한다면 시간, 비용 그리고 효과 면에서 효율적일 것이다. 둘째, HOAC와 달리 HOAC II는 예방물리치료를 포함하며, 이와 관련된 평가 및 위험 요인 감소에 필요한 시간을 정량화할 것을 강조한다.

가설 연역적 추론 방식인 가설지향알고리즘 II는 환자/고객관리모델의 모든 절차에 포함된다(그림 5-6).

아동용 가설지향알고리즘은 부록 3(pp.335~338)을 참고한다.

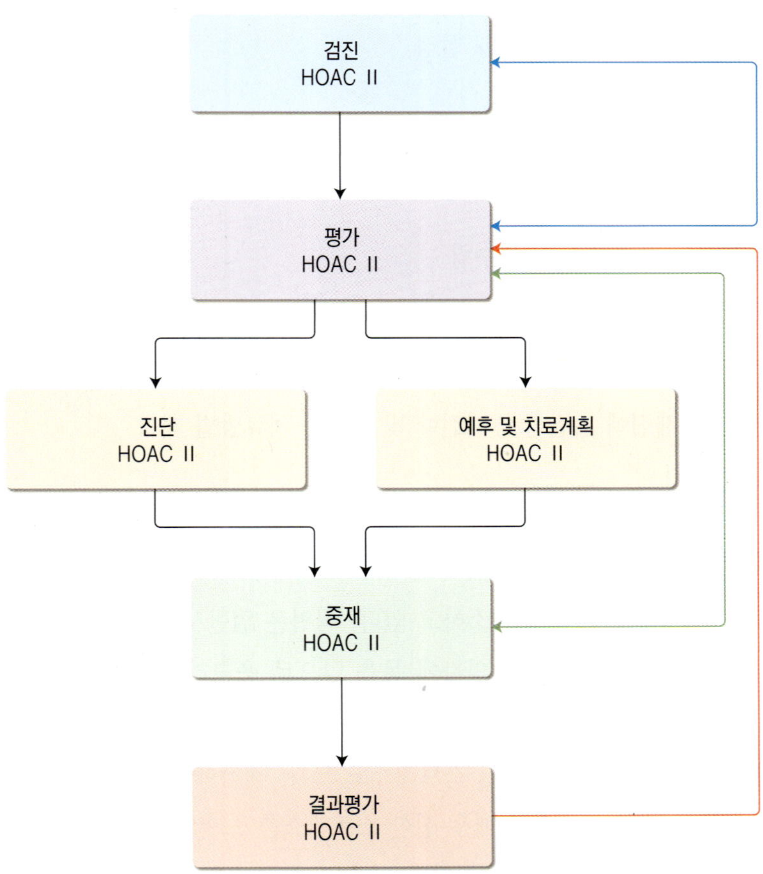

그림 5-6 환자/고객관리모델과 HOAC II

(3) 사례를 들어 HOAC II 이해하기

요통 환자 김 ○○의 사례를 들어 HOAC II-파트 1의 개념 안에서 물리치료 절차(검진, 평가, 진단, 예후 및 치료계획, 중재, 결과평가)를 적용해 보자. 먼저 HOAC II-파트 1의 구성 단계부터 상기해 보자.

- 초기 데이터 수집
- 환자가 인식한 문제목록 작성
- 검사 전략 수립
- 검사 수행, 데이터 분석, 가설 수정 및 추가 검사 수행, 가설(들) 채택/기각
- 환자가 인식하지 못한 문제점 문제목록에 추가
- 가설 수립을 위한 타당성 확인
- 현재 문제점의 원인에 대한 단일(복합) 가설 수립/예상 문제점에 대한 예방적 중재 필요성의 근거 제시
- 최종 문제목록 작성
- 문제점별로 한 가지 이상 치료목표 설정
  : 현재 문제점의 치료목표 설정
  : 예상 문제점의 치료목표 설정
- 가설검증 기준/예측 기준 수립
  : 현재 문제점의 가설검증 기준 수립
  : 예상 문제점의 예측 기준 수립
- 가설검증 기준 및 예측 기준 재평가 계획, 문제 및 치료목표 평가 수립
- 가설 및 예상 문제점에 기반한 중재전략 및 구체적 치료방법 계획
- 구체적 치료 실시

① 초기 데이터 수집

김 ○○은 47세 여성으로 요통을 호소하고 있다. 직업은 일반사무직으로 몇 시간씩 컴퓨터 앞에서 휴식 없이 일할 때가 많다. 의자에 몸을 앞으로 웅크리고 앉으면 통증이 심해져서 몸을 똑바로 세우고 앉으려고 노력하는데 이때 몸에 힘이 많이 들어간다. 최근에 같은 부서의 동료들이 정리해고 되어 정신적인 스트레스도 크다. 직장에 출근하면 요통뿐 아니라 정리해고 된 동료들에 대한 걱정으로 매우 심한 스트레스를 느껴 일의 능률이 떨어지는 것 같다고 한다. 차를 타고 내릴 때, 아침에 양말을 신을 때 통증을 느낀다. 밤에 침대에서 자세를 바꿀 때 통증 때문에 잠을 깨고 몸을 앞으로 구부릴 때마다 통증이 있다. 취미활동으로

해오던 주말 농장과 자전거 타기도 할 수 없다. 통증은 약 3개월 전부터 시작되었고, 통증이 시작되기 이틀 전에 이사를 하면서 무거운 짐을 여러 차례 들어 옮겼다. 김 ○○은 요통 이외에 다른 의학적 문제는 없다. 허리뼈 X-선 사진 결과는 정상이었고, 요통을 느낀 것도 이번이 처음이다. 통증은 허리뼈 신체중심선 주위로 간헐적으로 느껴진다. 지난 2개월간 통증의 강도와 빈도는 변화가 없다.

② 환자가 인식한 문제목록 작성

환자가 인식한 문제목록을 박스 5-3처럼 작성하고 초기 자료 수집을 하는 동안 요통이 환자의 건강에 미치는 영향을 정량화하기 위하여 다음의 2가지 검사를 실시한다. 먼저, 환자의 전반적인 신체적 · 정신적 건강상태를 알아보기 위해 SF-36과 요통 환자의 신체적 장애를 평가하는 RMQ(롤랜드-모리스 장애 질문서, Roland Morris Questionnaire) 검사를 실시한다. 두 가지 측정도구 모두 임상에서 사용하기에 적합하다.

박스 5-3 김 ○○이 인식한 문제목록

- 침대에서 몸을 움직이기 어려움
- 의자에서 몸을 앞으로 숙이고 앉아 있기 어려움
- 차타고 내리기 어려움
- 양말 신기 어려움
- 자전거 타기 어려움

③ 검사 전략 수립

환자가 인식한 문제들을 바탕으로, 환자가 호소하는 여러 가지 장애는 허리뼈가 굴곡된 자세로 있는 것과 밀접한 연관이 있는 것으로 보인다. 이 가설을 설정할 수 있는 근거는 인터뷰에서 몸을 앞으로 굽힐 때 주로 통증이 발생하기 때문에 몸을 똑바로 세운 자세로 일해야 한다는 정보로부터 찾을 수 있다. 따라서 허리뼈의 부가적 움직임(accessory motion) 검사를 실시할 필요가 있다.

④ 검사 수행, 데이터 분석, 가설 수정 및 추가 검사 수행, 가설(들) 채택/기각

- 통증이 간헐적으로 허리뼈 신체중심선에서만 느껴지고 신경근 문제로 인한 근 약화나 이상감각이 없기 때문에 연부조직 검사에 초점을 맞춘다.
- 환자가 여가 활동으로 복귀를 원하고 있기 때문에 허리뼈 앞쪽 굽힘, 가쪽굽힘 범위를 측정한다.

- 넙다리뒤근육, 엉덩관절 굽힘근의 부착 부위가 단축되면 허리뼈의 자세에 영향을 미치므로 하지직거상 검사와 토마스 검사로 근 길이를 평가한다.
- 통증은 간헐적이며 허리뼈 중심부위로 집중되어 있고, 주로 몸통 굽힘 동작에서 느껴지므로 심각한 질환 또는 추간판탈출증은 아닐 것으로 추측할 수 있다. 따라서 감각검사와 반사검사 같은 신경학적 검사는 실시하지 않는다.
- 요추부 전방, 후방, 측방 관절가동범위, VAS 그리고 엎드린 자세에서 메이트렌드의 후방-전방 중심압검사로 허리뼈 각 가시돌기의 뒤-앞 부가적 움직임을 측정한다.

⑤ 환자가 인식하지 못한 문제점 문제목록에 추가

- 앉아서 일하는 시간이 많기 때문에 허리통증이 심해질 위험이 높다.
- 직장의 심한 정신적 스트레스는 허리통증을 악화시킬 수 있는 위험 요인이다.
- 양측 하지직거상 검사 제한과 앞뒤 굽힘 제한은 허리뼈에 지나친 힘이 전달될 수 있는 위험 요인으로 통증이 심해질 수 있다.

⑥ 가설 수립을 위한 타당성 확인

HOAC II에서는 왜 환자가 인식하지 못한 문제점들도 중재가 필요한지 이론적 근거를 들어야 한다. 김 ○○의 경우, 환자가 인식하지 못하는 사이 통증이 시작되었으므로 통증을 유발하거나 악화시킬 수 있는 다른 위험 요인을 확인하는 일은 매우 중요하다. 환자의 직업은 오랜 시간 앉아서 하는 업무이므로 허리뼈 운동범위가 제한될 가능성이 크다. 즉, 척추 관절가동범위 제한 및 넙다리뒤근육 길이 단축은 환자가 통증을 느끼고 일상생활 수행을 어려워하기 전부터 시작되었을 것이다. 장시간 앉아서 일을 하는 직업을 가진 사람은 요통이 발생할 위험성이 높고, 정신적 스트레스는 만성 요통으로 발전할 수 있는 위험 요인이다. 양측 하지직거상 검사에서 제한이 있는 것도 요통의 위험 요인이다. 넙다리뒤근육이 타이트해지면 골반을 뒤쪽으로 끌어당기고 이차적으로 허리뼈가 굽힘되는 기전이 작동하므로 요통이 증가된다.

⑦ 가설 수립

김 ○○은 아래 허리뼈에 만성염증으로 통증 및 일상생활 수행이 어려울 것이다. 또한 만성염증은 다양한 신체계통 구조 및 기능의 손상에 의해 악화될 것이다. 허리뼈 굽힘 및 폄 제한, 부가적 움직임의 제한은 오랜 시간에 걸쳐 발달한 것으로 허리뼈 구조물에 염증이 있는 것 같다.

⑧ 최종 문제목록 작성

환자가 인식한 문제와 인식하지 못한 문제를 검토해서 통합된 문제목록을 작성한다. 김 ○○의 문제목록은 박스 5-4와 같다. 앉은 자세로 장시간 일하는 것, 일과 관련된 정신적 스트레스 그리고 짧아진 넙다리뒤근육은 요통이 지속되는 위험 요인이다.

박스 5-4 김 ○○의 최종 문제목록

- 침대에서 통증 없이 몸을 뒤척일 수 없다.
- 몸통을 앞으로 굽히면 통증을 느낀다.
- 밤에 통증 때문에 잠에서 깬다.
- 일의 효율이 떨어진다.
- 아침에 양말을 신을 때 통증이 있다.
- 차를 타고 내릴 때 통증이 있다.
- 주말 농장 활동과 자전거를 탈 때 통증이 있다.

⑨ 문제점별로 한 가지 이상 치료 목표 설정

목표는 환자가 일정한 시간 안에 성취할 수 있는 기능을 말한다. 목표가 달성되면 치료는 의미 있는 것이고, 제대로 설정된 가설에 근거한 가장 효과적인 중재가 이루어졌다는 뜻이 된다. 사례 김 ○○의 목표는 침대에서 몸을 뒤척일 때 통증이 없고, 밤에 통증 때문에 잠에서 깨는 일 없이 수면을 취하고, 책상 앞에 앉아서 몸을 구부리거나 일상생활에서 몸을 굽힐 때 통증을 느끼지 않고, 직장에서 요통 발생 전 수준으로 업무 효율성을 회복하는 것이다. 또한, 통증 없이 양말을 신고, 차를 타고 내릴 수 있으며, 이전에 즐기던 여가 활동을 다시 시작하기를 바라고 있다.

목표 달성에 필요한 시간은 과제의 난이도 순으로 정한다. 어려운 과제나 기능일수록 목표 달성에 필요한 시간이 길어진다. 아직 물리치료질환의 타임라인이나 가이드라인의 정립은 부

박스 5-5 김 ○○의 치료목표

- 2주 안에 통증 없이 침대에서 몸을 뒤척이고 밤에 깨지 않고 수면을 취할 수 있다.
- 3주 안에 통증 없이 의자에 앉아서 일을 할 수 있고, 몸을 앞으로 기울여도 통증이 없을 것이다.
- 4주 안에 양말을 신고, 차에서 타고 내릴 때 통증이 없을 것이다.
- 8주 안에 주말 농장 활동 및 자전거 타기를 할 수 있을 것이다.

족한 실정이다. 문헌에서 목표 달성과 관련된 근거를 찾기가 어렵다면 전문적 임상경험과 환자의 목표를 통합해서 실현 가능한 목표를 세운다(박스 5-5).

⑩ 가설검증 기준/예측 기준 수립

• 현재 문제점에 대한 가설검증 기준 수립

HOAC II는 가설검증을 위한 기준이 필요하다. 첫 번째 가설검증 기준은 '통증 없이 앞쪽 굽힘 110도, 뒤쪽 굽힘 25도의 수행'이다. 이 운동범위는 김 ○○의 치료목표 중 하나인 여가 활동의 재개에 필요한 요통이 없는 성인의 평균 운동범위이다. 두 번째 가설검증 기준은 '허리뼈 부가적 움직임 검사 시 통증을 호소하지 않음'이다. 이 검사를 할 때 김 ○○이 통증을 호소하지 않으면 '정상'으로 해석한다. 부가적 움직임의 제한은 요통 발생의 중요 요인이므로 가설검증 기준으로 정하였다. 부가적 움직임 검사에서 통증이 유발되지 않으면 국소적 염증은 없는 것으로 본다.

• 예상 문제점에 대한 예측 기준 수립

예측 기준은 치료가 시작될 때 결정된다. 위험 요인에 대한 가설검증은 실제로 발생한 문제가 아니므로 할 수 없다. 오래 앉아 있기와 관련된 위험 요인을 제거하기 위해 환자와 인터뷰에서 책상에 1시간 이상 앉아서 업무를 하는지, 또는 1시간 업무 후에는 규칙적으로 스트레칭이나 짧은 거리일지라도 걷기를 하는지 확인해야 한다. 정신적 스트레스라는 위험 요인의 영향을 최소화하기 위하여, 직장 스트레스는 최소한 요통이 발생하기 전과 같은 수준으로 감소되어야 한다. 또 다른 위험 요인 중 하나인 넙다리뒤근의 단축은 하지직거상 검사로 확인한다. 결과가 80도 미만일 경우, 넙다리뒤근의 단축으로 인한 요통을 의심할 수 있다. 이 경우, 정신적 스트레스와 달리 치료적 중재로 해결할 수 있다.

⑪ 가설검증 기준 및 예측 기준 재평가 계획, 문제 및 치료목표 평가 수립

신체계통 구조 및 기능의 손상, 활동 제한 및/또는 참여 제한 수준에 변화가 생기면 재평가를 시행한다. 목표를 기준으로 긍정적 변화가 일어나고 있는지 치료시간마다 관절가동범위와 하지직거상 검사를 실시한다.

⑫ 가설 및 예상 문제점에 기반한 중재전략 및 구체적 치료방법 계획

김 ○○의 구체적인 치료방법은 허리뼈의 움직임 증가 및 엉덩관절의 관절가동범위 증가에 필요한 운동 횟수를 계획하고 실시하는 것이다. 의자에서 매 시간 일어서고 다시 앉는 횟수도 체크해야 한다. 장시간 앉아 있기가 허리뼈 운동범위의 감소와 엉덩관절의 운동범위의 손상을 유발한다는 가설에 따라 직장에서 장시간 앉아 있기는 피해야 한다. 김 ○○의 구체적 치료방법은 L3-5 가시돌기 후방-전방 압박 3~5세트이다. 각 세트는 환자가 엎드려 누운 자세에서 허리뼈 손상 수준마다 30초간 압력을 가하는 것이다. 환자가 통증을 호소할 때까지 점차적으로 압력의 양을 늘려가고 끝 범위에서 압력을 유지한다. 각 세트를 마친 다음, lumbar prone press-up 10회 그리고 바로 누운 자세에서 양쪽 무릎 가슴으로 가져오기를 10회 실시한다.

⑬ 구체적 치료 실시

요통 환자 김 ○○의 사례를 들어서 HOAC II-파트 1의 알고리즘을 적용해보았다. 물리치료 진단 및 중재 후에는 전체적인 수행에 대한 평가가 필요하다. HOAC II-파트 2에서 기술한 것처럼, 재평가는 중재 효과에 대한 임상추론을 위한 개념적 지침이다. 김 ○○은 3개월 동안 10회 치료를 받았다. 그 결과 치료목표는 모두 달성되었지만, 침대에서 뒤척일 때 몇 초 동안 간헐적 통증이 남아 있고 VAS로 측정한 결과는 '1점'이었다. 침대에서 뒤척이기는 몇 시간 동안 누워 있는 자세와 연관성이 있다. 수면을 취하는 동안 오랜 시간 누워 있기 때문에 허리뼈의 뻣뻣함이 증가되어 침대에서 뒤척일 때 경미한 통증이 생기는 것으로 생각된다. 치료를 종결하기 전, 김 ○○에게 아침에 잠에서 깨면 침대에서 일어나기 전에 lumbar prone press-up 10회 그리고 바로 누운 자세에서 양쪽 무릎 가슴으로 가져오기 10회를 실시할 것을 교육하였다. 이 운동은 밤에 수면을 하는 동안 발생한 척추의 뻣뻣함을 감소시켜 줄 것이다. 치료 종결 전에 실시한 SF-36과 RMQ 측정 결과는 초기 측정과 비교해서 의미 있는 수준으로 향상되었다.

결론적으로, HOAC II를 개별 환자에게 적용함으로서 환자 케어의 근거를 이상적으로 적용할 수 있고, 중재 선택의 적합성을 입증할 수 있다.

HOAC II-파트 1은 다음과 같이 4단계로 요약할 수도 있다.

- 제 1단계: 환자의 병력정보를 수집한다.
- 제 2단계: 환자/가족 인터뷰를 통해 환자의 현재 및 예상 문제점에 대한 가설을 세운다.
- 제 3단계: 가설검증은 테스트 및 측정 결과에 따라 '참', '부분적 참' 또는 '거짓'으로 판단하며, 환자인터뷰 정보와 연관 지어 인과관계를 구성한다. 가설검증 결과 '참'이 아닌 경우에는 과학적 사고과정을 거쳐 가설을 재설정한다.
- 제 4단계: 필요한 경우 추가적인 검사와 측정을 수행한다.

위의 네 단계를 사례에 적용해 보자. 이 OO은 3세 남아이며, 재태기간 32주에 태어났고 걷지 못한다(박스 5-6).

박스 5-6 이 ○○의 HOAC II 4단계 적용

- 제 1단계: 아동의 보호자에게 다음과 같은 기본정보들을 질문한다.
  - 출생이력: 임신 중 또는 분만 중 합병증, 조산 여부, 신생아집중치료실 입원 여부
  - 출생 후 운동발달지표(이정표) 획득 시기: 목 가누기, 뒤집기, 앉기 등
  - 먹기 및 영양상태, 수면 양상, 의사소통, 인지수준 등
  - 가족 및 주변 환경: 싱글 맘(치료에 적극적), 2명의 누나, 아파트 거주
- 제 2단계: 발달지연 또는 뇌성마비 진단의 가능성에 관한 가설을 세운다.
- 제 3단계: 기능적 움직임, 관절가동범위, 근력, 자세, 근 긴장도, 반사, 표준화된 아동발달평가도구 등을 이용해 측정 및 평가를 실시한다.
- 제 4단계: 위의 측정 및 평가결과를 통합적으로 해석한 이 ○○의 물리치료 진단은 그림에서 보는 것처럼 경직형 양하지뇌성마비이다.

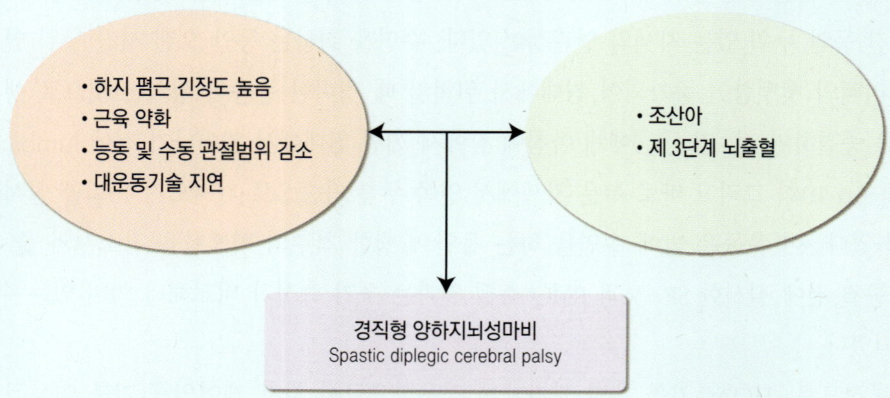

2) 패턴인식모델

패턴인식모델이란 전문적 임상 경험과 전문적으로 구조화된 지식을 바탕으로 익숙한 사례에 대한 패턴을 파악해서 바로 가설을 평가하는 환자 중심적, 전향적 추론 방식이다. 주로 전문가가 기존지식과 경험을 기반으로 익숙한 사례를 접했을 때 사용하는 방법이다. 임상경험이 부족한 치료사에게 특정 임상 패턴을 인식하기란 쉽지 않은 일이다. 전문가들은 패턴을 인식한 후 평가를 통해 가설을 확실히 뒷받침해주는 근거를 제공한다. 패턴인식모델에서는 가설을 세우고 검증하는 과정보다는 치료사의 기억에 저장되어 있는 전문지식을 조직화하는 데 초점을 둔다. 즉, 현재 환자의 문제해결 방법으로 이전에 치료했던 경험들 중에서 성공적이었던 치료 및 관리전략을 선택한다. 하지만, 아무리 전문가일지라도 새로운 임상사례에 관해서는 새내기 치료사들이 주로 사용하는 HOAC II 방식을 사용한다.

(1) 패턴인식모델의 단계

- 제 1단계: 환자의 병력을 깊이 있게 이해한다.

- 제 2단계: 환경 요인 맥락에서 물리치료 진단에 중요한 영향을 미칠 요소들을 확인한다.
- 제 3단계: 현재 환자와 같은 사례의 모든 환자들이 공통적으로 가지고 있는 '패턴'을 확인한다.

(2) 사례를 이용한 패턴인식모델의 이해

마찬가지로 이 ○○(조산아로 태어나 걷지 못하는 3세 아동)의 사례를 들어 전문가는 어떻게 패턴인식모델의 추론 방식으로 물리치료 진단에 도달하는지 알아보자.

- 제 1단계: 가족들의 걱정은 아이가 걷지 못하는 것과 유치원 진학에 관한 것이라는 점을 이해한다.
- 제 2단계: 가족관계(싱글 맘, 2명의 누나), 주택환경(아파트거주) 그리고 엄마의 물리치료 참여의 적극성 등이 환경 요인에 해당한다.
- 제 3단계: 아이가 네발기기나 뒤집기를 할 때 다리의 분리움직임이 매우 제한적이라는 점을 확인한다. 같은 나이의 다른 경직형 양하지뇌성마비와 움직임 패턴이 매우 유사함을 파악하고, 출생병력으로부터 경직형 양하지마비의 위험 요인 패턴을 확인한다.

물리치료전문가는 전향적 추론방식과 함께 서술적 추론(narrative reasoning)으로 환자 개인에게 중점을 둔 분석적 문제해결방식을 사용한다. 환자와 지속적으로 교감하면서 다양한 정보를 수집하고 평가와 치료로 연결 짓는다. 또한 치료적 기술과 기법보다는 환자를 격려하고 치료에 능동적으로 참여시키고 환자 교육에 중점을 둔다.

요점

1. 임상추론은 물리치료 절차 수행을 위한 물리치료사의 사고와 의사결정이다.
2. HOAC II는 예방의 개념이 포함되어 있고, 모든 환자 사례에 적용할 수 있다. HOAC II는 임상 경험이 부족하기 쉬운 학생 또는 임상 새내기가 주로 사용하는 후향적 임상추론 방식이다.
3. HOAC II-파트 1은 초기 데이터 수집, 환자가 인식한 문제목록 작성, 검사 전략 수립, 검사 수행, 데이터 분석, 가설 수정 및 추가 검사 수행, 가설(들) 채택/기각, 환자가 인식하지 못한 문제점 문제목록에 추가, 가설 수립을 위한 타당성 확인, 현재 문제점의 원인에 대한 단일(복합) 가설 수립, 예상 문제점에 대한 예방적 중재 필요성의 근거 제시, 최종 문제목록 작성, 문제점별로 한 가지 이상 치료목표 설정(현재 문제점의 치료 목표 설정, 예상 문제점의 치료 목표 설정), 가설검증 기준/예측 기준 수립(현재 문제점의 가설검증 기준 수립, 예상 문제점의 예측 기준 수립), 가설검증 기준 및 예측 기준 재평가 계획, 문제 및 치료목표 평가 수립, 가설 및 예상 문제점에 기반한 중재전략 및 구체적 치료방법 계획 그리고 구체적 치료 실시로 구성된다.
4. HOAC II-파트 2는 중재의 모니터링과 중재 계획의 변경 시 유용하다.
5. 패턴인식모델은 전문적 임상 경험과 전문적으로 구조화된 지식을 바탕으로 익숙한 사례에 대한 패턴을 파악해서 바로 가설을 평가하는 환자 중심적 · 전향적 추론 방식이다.

연습문제

REVIEW QUESTIONS

1. 물리치료 임상추론의 특성으로 옳은 것은?
   ① 주관적 판단에 의존한다.
   ② 의학적 진단에 중점을 둔다.
   ③ 움직임 분석에 중점을 둔다.
   ④ 초보자도 패턴 인식 기법을 사용한다.
   ⑤ 행동주의에서 가설 연역적 추론이 발전하였다.

2. 다음의 정의로 옳은 것은?

   '환자 문제점의 원인이 무엇일까?'에 관한 치료사의 추측이다.

   ① 가설
   ② 목표
   ③ 검진
   ④ 중재전략
   ⑤ 구체적 치료방법

3. 예방의 개념을 포함하고 다양한 정보로부터 가설을 수립하고 검증하는 후향적 임상추론 방식으로 옳은 것은?
   ① 윤리적 추론
   ② 서술적 추론
   ③ 패턴인식모델
   ④ 가설지향알고리즘
   ⑤ 가설지향알고리즘 II

연습문제 답

1. ③ 2. ① 3. ⑤

학생활동 STUDENTS ACTIVITIES

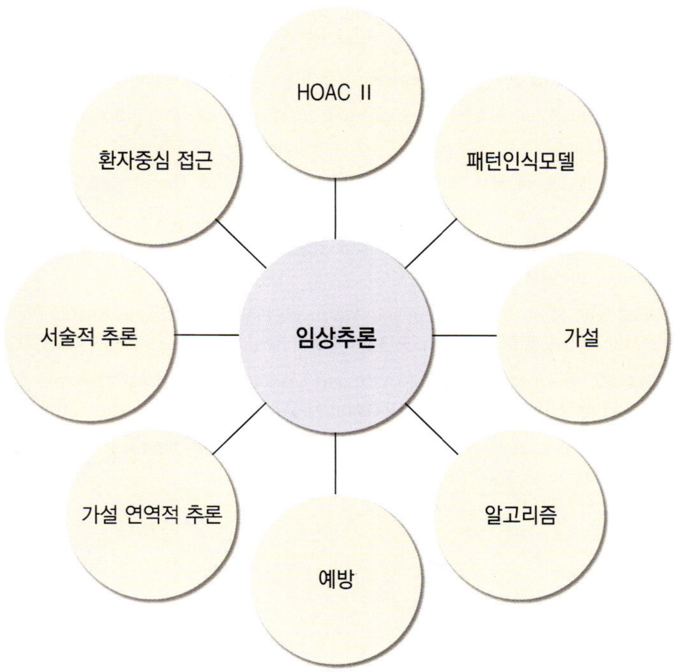

위의 관계도를 구성하는 핵심개념을 바탕으로 팀원들끼리 다음 내용에 대하여 의견을 교환해 보시오.

1. HOAC II의 용어로는 무엇이 있는가?
2. HOAC II의 특징과 절차는 무엇인가?
3. 패턴인식모델의 특징과 절차는 무엇인가?
4. HOAC II와 패턴인식모델의 차이는 무엇인가?

참고문헌 REFERENCES

1. Atkinson HL, Nixon-Cave K. A Tool for Clinical Reasoning and Reflection Using the International Classification of Functioning, Disability and Health (ICF) Framework and Patient Management Model. Phys Ther. 2011;91:416-430.
2. Baker SE, Painter EE, Morgan BC, et al. Systematic Clinical Reasoning in Physical Therapy (SCRIPT); Tool for the Purposeful Practice of Clinical Reasoning in Orthopedic Manual Physical Therapy. Phys Ther. 2017;97:61-70.
3. Christensen N, Black L, Furze J, et al. Clinical Reasoning; Survey of Teaching Methods, Integration, and Assessment in Entry-Level Physical Therapist Academic Education. Phys Ther. 2017;97:175-186.
4. Gilliland S, Wainwrigh SF. Patterns of Clinical Reasoning in Physical Therapist Students. Phys Ther. 2017;97:499-511.
5. Hendrick P, Bond C, Duncan E, et al. Clinical Reasoning in Musculoskeletal Practice; Students' Conceptualizations. Phys Ther. 2009;89:430-442.
6. Huhn K, Gilliland SJ, Black LL, et al. Clinical Reasoning in Physical Therapy; A Concept Analysis. Phys Ther. 2019;99:440-456.
7. Kenyon LK. The Hypothesis-Oriented Pediatric Focused Algorithm; A Framework for Clinical Reasoning in Pediatric Physical Therapist Practice. 2013;93:413-420.
8. Rhon DI, Deyle GD, Gill NW. Clinical Reasoning and Advanced Practice Privileges Enable Physical Therapist Point-of-Care Decisions in the Military Health Care System; 3 Clinical Cases. Phys Ther. 2013;93:1234-1243.
9. Wainwright SF, Shepard KF, Harman LB, et al. Novice and Experienced Physical Therapist Clinicians; A Comparison of How Reflection Is Used to Inform the Clinical Decision-Making Process. Phys Ther. 2010;90:75-88.
10. Wainwright SF, Shepard KF, Harman LB, et al. Factors That Influence the Clinical Decision Making of Novice and Experienced Physical Therapists. Phys Ther. 2011;91:87-101.

CHAPTER 06

임상의사결정과 근거

Clinical decision making and evidences

핵심단어

근거 Evidences
논문 Article
연구(리서치) Research
근거수준 Levels of evidences
권고등급 Grades of recommendations
메타분석 Meta analysis
체계적 고찰 Systematic review
무작위배정 Randomization
근거중심물리치료 Evidence-based practice, EBP
치료기반 근거 생성 Practice-based evidence, PBE
P-I-C-O
변수 Variables
독립변수 Independent variables
종속변수 Dependent variables
명목척도 Nominal scale
서열척도 Ordinal scale
등간척도 Interval scale
비율척도 Ratio scale

학습목표

1. 근거를 구성하는 3가지 요소 및 통합적 작용을 설명할 수 있다.
2. 메타분석과 체계적 고찰의 차이를 설명할 수 있다.
3. 검색사이트와 저널 목록을 활용하여 근거를 찾을 수 있다.
4. P-I-C-O의 구성요소를 설명하고 작성할 수 있다.
5. 변수 및 척도의 개념 및 종류를 설명할 수 있다.
6. 근거중심물리치료의 개념과 단계를 설명할 수 있다.
7. 사례를 들어 근거중심물리치료 단계를 설명할 수 있다.

1 근거의 이해 Overview of the evidence

1985년 Wolf는 그의 저서 『Clinical Decision Making in Physical Therapy』에서 과거에 사용하던 치료법을 전혀 업데이트하지 않고 그대로 사용하는 '단순 경험에 의한 치료(simple empiricism)'는 매우 위험한 행위라고 하였다. 1996년 Harris는 치료사의 가장 큰 책임은 근거를 기반으로 한 치료라고 했으며, 물리치료전문가의 핵심가치를 실현하는 방법도 근거를 바탕으로 한 양질의 물리치료를 제공하는 것이다. 모든 산업분야가 그렇지만 보건의료 및 교육 분야에서도 개인적 경험에만 의존한 채 근거와 객관성이 결여된 치료는 더 이상 받아들여지지 않는다.

이 장에서는 치료사가 꼭 알아야 하는 근거의 개념, 근거를 이해하기 위한 기본 통계 용어, 근거수준, 권고등급, 물리치료 분야별 중요한 근거, 근거중심물리치료 그리고 근거중심물리치료의 사례 등을 학습한다.

1) 근거의 정의

흔히 근거라고 하면 질 높은 임상연구결과, 즉 논문을 생각하기 쉽지만, 실제로 근거란 양질의 논문, 치료사의 전문적 임상 경험 그리고 환자/보호자의 성향(가치)을 모두 고려해서 도출된 결과물이다(그림 6-1). 물리치료의 각 절차(검진, 평가, 진단, 예후 및 치료계획, 중재, 결과평가)를 잘 수행하기 위해서는 끊임없는 의사결정이 필요하며, 이때 근거를 바탕으로 단계적으로 풀어나가야 한다. 현대 사회는 첨단기술의 발달로 누구나 쉽게 정보를 접할 수 있다. 우리들은 일상의 소소한 결정에서도 다양한 정보를 수집 · 비교하는 과정을 거쳐 근거를 바탕으로 가장 합리적인 선택을 한다.

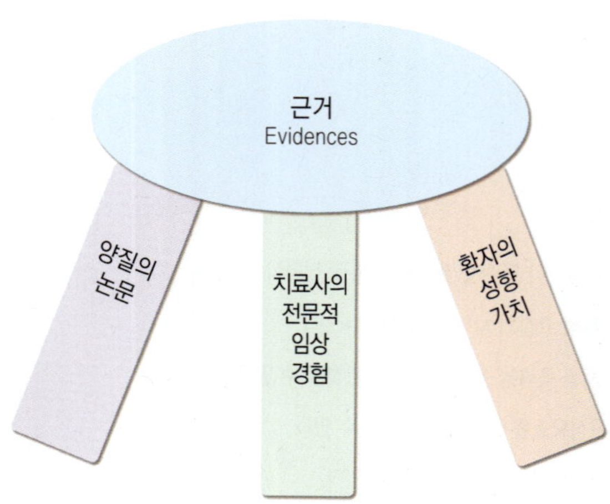

그림 6-1 근거의 구성요소

- 양질의 논문: 임상적으로 적절한, 환자 중심적 평가진단의 정확성, 예후 요인, 중재 효과 등에 관한 임상연구 결과, 즉 논문을 뜻한다.
- 치료사의 전문적 임상경험: 치료사가 과거의 경험을 전문적 수준에서 임상의사결정에 반영하는 능력을 말한다.
- 환자 고유의 가치: 물리치료에 대한 임상결정에서 고려해야 하는 환자의 성향, 기대치, 가치를 뜻한다.

2) 근거 검색 사이트 및 물리치료 저널 목록

(1) 근거 검색 사이트

물리치료 근거를 검색할 수 있는 전문 검색 사이트로는 PubMed, Google Scholar(구글 학술 검색) 그리고 PEDro가 대표적이다. PubMed에서 근거를 검색하는 방법을 알아보자.

- 먼저 구글 검색창에 PubMed를 입력하고 엔터키를 누른다.

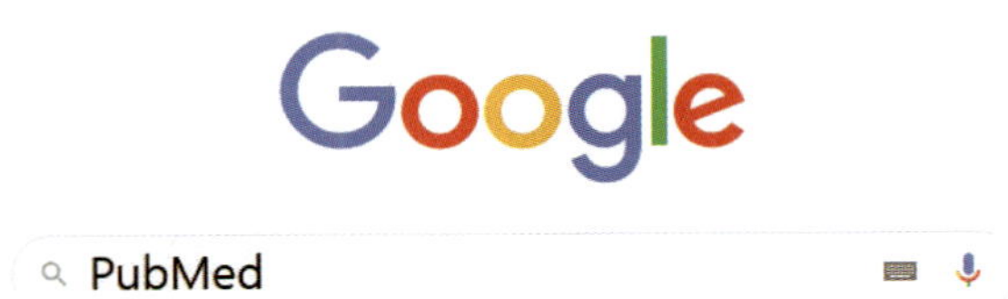

- PubMED 사이트를 클릭한다.

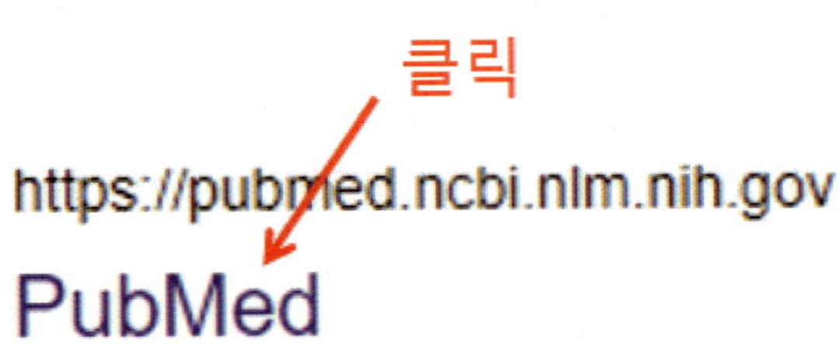

- PubMed 웹사이트로 이동하면 PubMed 검색창으로 연결된다.

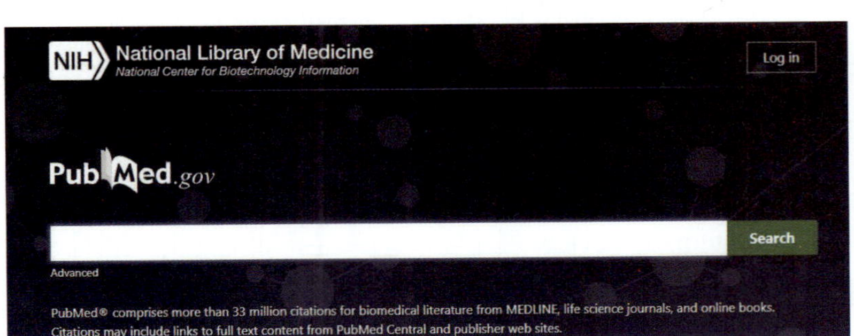

- 검색창에 검색할 핵심단어를 입력하고 search를 클릭한다. 예를 들어 목통증이 있는 환자의 물리치료를 위한 가이드라인을 검색하고자 한다면 핵심단어는 neck pain, physical therapy 그리고 guideline이 될 것이다.

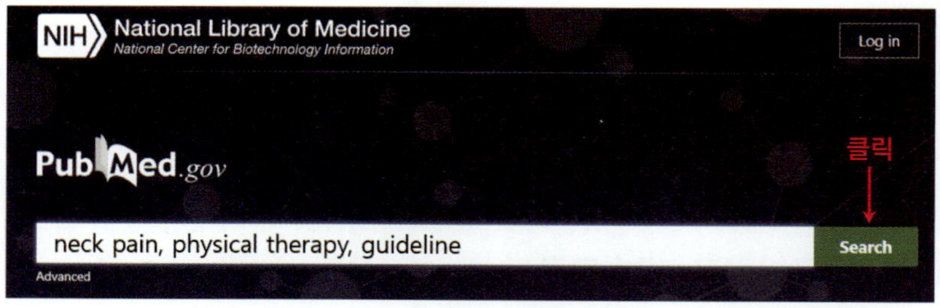

- 총 112개의 결과가 검색되었다. 112개의 결과가 모두 검색자가 검색하고자 하는 내용에 적합한 것은 아니다. 상위에 게시되는 논문 위주로 살펴보면 된다.

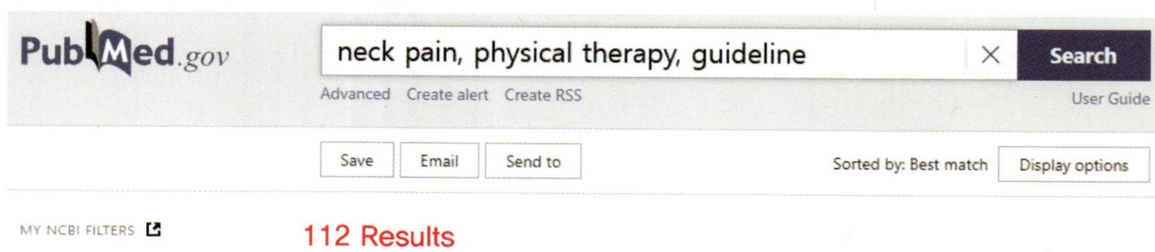

- 검색된 논문 목록창 왼쪽을 보면 TEXT AVAILABILITY 섹션이 있다. Abstract(초록), Free full text(무료 원문), Full text(원문) 등으로 자료의 제공 형태가 나뉜다. 초록을 통해서는 기본적인 정보를 읽어볼 수 있지만 Free full text를 클릭하면 무료 원문 자료 위주로 검색할 수 있다.

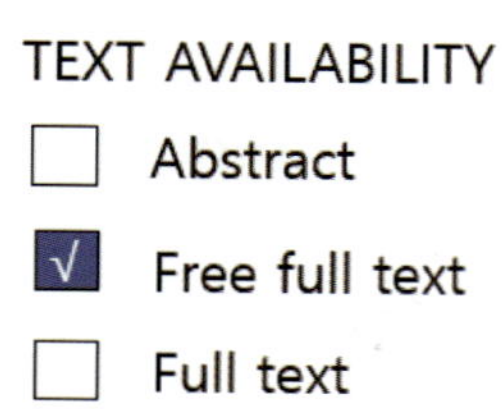

- 목통증에 대한 현재의 근거와 업데이트된 지식을 수집하고자 할 때는 체계적 고찰 논문을 읽는 것이 도움이 된다. 이때는 PubMed 화면 왼쪽의 ARTICLE TYPE(논문 종류) 박스를 찾는다. ARTICLE TYPE을 보면 Book and Documents(책과 문서), Clinical Trial(임상 실험), Meta-Analysis(메타 분석), Randomized Controlled Trial(무작위대조군연구), Review(리뷰) 그리고 Systematic Review(체계적 고찰)로 분류되어 있다. 여기서 Systematic review을 체크하고 다시 search를 클릭한다.

ARTICLE TYPE

- [ ] Book and Documents
- [ ] Clinical Trial
- [ ] Meta-Analysis
- [ ] Randomized Controlled Trial
- [ ] Review
- [x] Systematic Review

- 목통증 환자의 체계적 고찰 논문은 아래와 같이 5개가 검색되었고 모두 무료 원문을 다운로드할 수 있다.

1 Cite Share
Clinical Practice **Guideline** for **Physical Therapy** Assessment and Treatmer Page 1 Patients With Nonspecific **Neck Pain**.
Bier JD, Scholten-Peeters WGM, Staal JB, Pool J, van Tulder MW, Beekman E, Knoop J, Meerhoff G, Verhagen AP.
Phys Ther. 2018 Mar 1;98(3):162-171. doi: 10.1093/ptj/pzx118.
PMID: 29228289

2 Cite Share
Dry Needling Combined With **Guideline**-Based **Physical Therapy** Provides No Added Benefit in the Management of Chronic **Neck Pain**: A Randomized Controlled Trial.
Stieven FF, Ferreira GE, Wiebusch M, de Araújo FX, da Rosa LHT, Silva MF.
J Orthop Sports Phys Ther. 2020 Aug;50(8):447-454. doi: 10.2519/jospt.2020.9389. Epub 2020 Apr 9.
PMID: 32272030 Clinical Trial.

3 Cite Share
Low-Level Laser **Therapy** and Electrotherapy for **Neck Pain**: "Clinical Practice **Guideline** for **Physical Therapy** Assessment and Treatment in Patients with Nonspecific **Neck Pain**," Bier JD, Scholten-Peeters WGM, Staal JB, et al. Phys Ther. 2018;98:162-171.
Rampazo ÉP, Bellew JW, Pinfildi CE, Guerra RLS, Liebano RE.
Phys Ther. 2019 Jan 1;99(1):118-119. doi: 10.1093/ptj/pzy120.
PMID: 30476228 No abstract available.

4 Cite Share
Clinical Outcomes, Utilization, and Charges in Persons With **Neck Pain** Receiving **Guideline** Adherent **Physical Therapy**.
Horn ME, Brennan GP, George SZ, Harman JS, Bishop MD.
Eval Health Prof. 2016 Dec;39(4):421-434. doi: 10.1177/0163278715583510. Epub 2015 Apr 27.
PMID: 25917458

5 Cite Share
On "Clinical Practice **Guideline** for **Physical Therapy** Assessment and Treatment in Patients With Nonspecific **Neck Pain**," Bier JD, Scholten-Peeters WGM, Staal JB, et al. Phys Ther. 2018;98:162-171.
Whiteford CM, Steinbeck L, Dommerholt J.
Phys Ther. 2018 Sep 1;98(9):819-820. doi: 10.1093/ptj/pzy078.
PMID: 29961845 No abstract available.

지금까지 PubMed 검색 사이트에서 물리치료 임상의사결정이 필요한 내용을 임상질문으로 작성하여 검색하고 결과를 찾는 법을 알아보았다. 평소에 물리치료 관련 궁금한 점이 있다면 위와 같은 방법으로 궁금증을 해소하고 물리치료 전문지식을 업데이트할 수 있다. 물리치료 전문지식이 쌓인다는 것은 근거에 대한 지식이 넓어지고 깊어지는 것이다. 다음은 물리치료 근거검색을 할 수 있는 유용한 검색 사이트이다. RISS4U와 국회전자도서관은 한글논문을 검색할 수 있는 사이트이다.

- PubMed
  http://www.ncbi.nlm.nih.gov/pubmed
- Google Scholar
  http://scholar.google.co.kr/
- PEDro
  http://www.pedro.org.au/
- 국회전자도서관
  https://dl.nanet.go.kr/search/searchInnerList.do
- Riss4U
  http://www.riss.kr/index.do
- CINAHL
  https://health.ebsco.com/products/the-cinahl-database
- EMBASE
  https://www.elsevier.com/solutions/embase-biomedical-research
- Physiopedia
  http://www.physio-pedia.com/Main_Page
- WCPT
  http://www.wcpt.org/
- ProQolid
  http://hqlo.biomedcentral.com/articles/10.1186/1477-7525-3-12
- CSP Outcome Measures database
  http://www.csp.org.uk/professional-union/practice/evidence-base/outcome-measures

(2) 물리치료 관련 저널 목록

위와 같은 검색사이트와 함께 물리치료 관련 저널 사이트에서도 직접 근거를 검색할 수 있다. 대표적으로 Physical Therapy & Rehabilitation Journal (PTJ) 사이트에서 근거를 검색하는 법을 살펴보자.

• 구글 검색창에 Physical Therapy & Rehabilitation Journal 또는 Physical Therapy Journal을 입력하고 엔터키를 누른다.

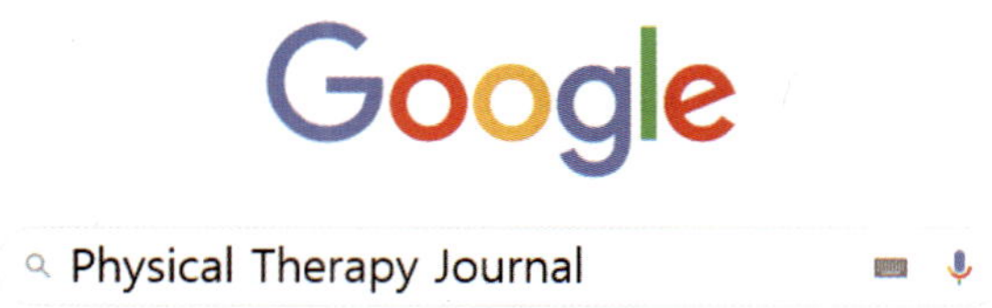

• Physical Therapy – Oxford Academic Journals 사이트를 클릭한다.

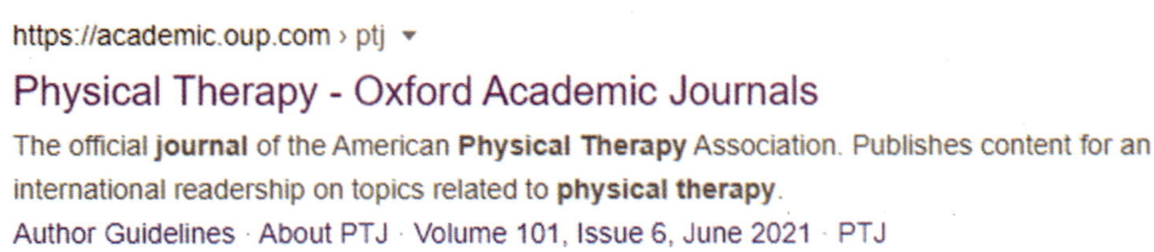

• PTJ 검색창에 clinical decision making(임상의사결정)이라는 검색어를 입력하고 검색한다.

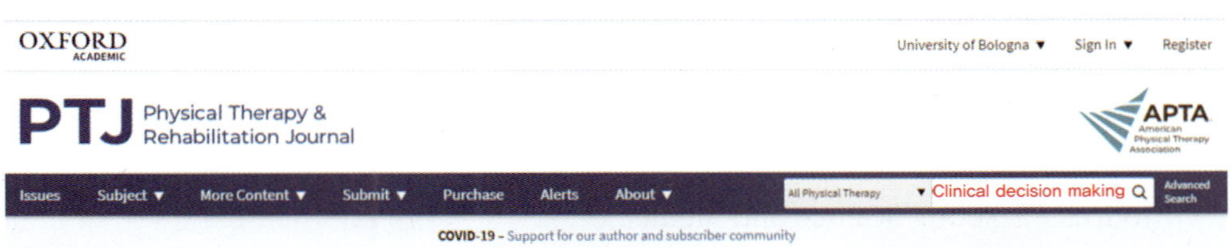

• 2,607개의 결과를 확인할 수 있다. 앞서 PubMed에서와 마찬가지로 논문의 종류, 자료형태 등을 선택한다.

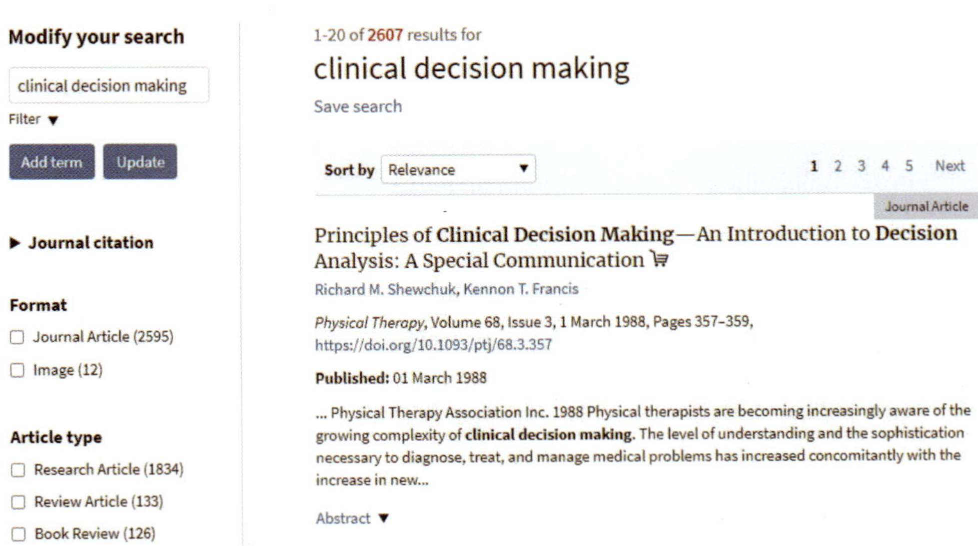

다음은 물리치료 근거검색을 할 수 있는 유용한 저널 사이트이다.

- 대한물리치료학회지
  http://www.kpt.or.kr/
- Physical Therapy & Rehabilitation Journal (PTJ)
  https://academic.oup.com/ptj
- Advances in Physiotherapy
  https://publons.com/journal/11453/advances-in-physiotherapy/
- Archives of Physical Medicine and Rehabilitation
  https://www.archives-pmr.org/
- Australian Journal of Physiotherapy
  https://www.sciencedirect.com/journal/australian-journal-of-physiotherapy
- Hong Kong Physiotherapy Journal
  https://www.worldscientific.com/worldscinet/hkpj
- Journal of Physical Therapy Science
  https://jpts.spts.jpn.com/
- Journal of Rehabilitation Medicine
  https://www.medicaljournals.se/jrm/
- Journal of Sports Science and Medicine
  https://www.jssm.org/
- Manual Therapy
  https://www.journals.elsevier.com/manual-therapy
- Physiotherapy
  https://www.physiotherapyjournal.com/
- Physiotherapy Research International
  https://onlinelibrary.wiley.com/journal/14712865
- Physiotherapy Theory and Practice
  https://publons.com/journal/7208/physiotherapy-theory-and-practice/
- Spine
  https://journals.lww.com/spinejournal/pages/default.aspx

3) 리서치

질 높은 논문은 리서치(research), 다른 말로 연구를 통해 만들어진다. 리서치는 접두어 're-(계속해서-)'와 동사 'search(찾다)'가 조합된 것으로 문제 해결을 위해 끊임없는 탐구가 반복되는 과정이다(그림 6-2). 리서치의 결과물인 논문은 종류가 다양하다. 논문의 질은 근거수준과 권고수준에 따라 분류한다.

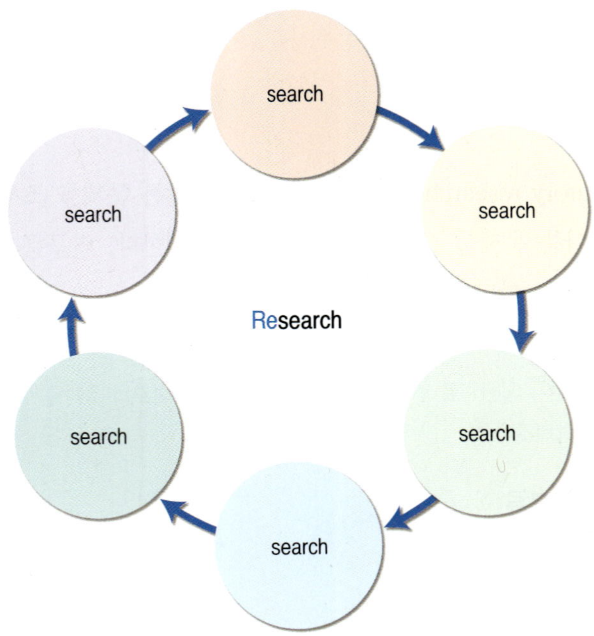

그림 6-2 리서치의 의미

(1) 연구 형태

연구 디자인은 다양하다. 연구목적, 수집된 자료형태, 비교연구 대상, 연구시점 그리고 연구의 시간적 진행방향 등으로 나눌 수 있다.

① 연구목적에 따른 분류

: 기술적 연구, 실험적 연구, 탐색적 연구로 나뉜다.

• 기술적 연구

기술적 연구(descriptive research)는 사람이나 현상의 특성을 기술하거나 설명할 목적으로, 주로 사례 연구, 관찰법(observational method) 그리고 설문의 형식으로 자료를 수집한다. 관찰법은 관찰자가 어떤 조작도 없이 실험대상자의 자연스러운 행위를 관찰하는 것으로, 예를 들어 노인들의 보행패턴이나 유아의 움직임을 아무런 개입 없이 관찰하는 것이다. 질적 연구가 기술적 연구에 속한다. 기술적 연구의 예는 질적 연구 부분을 참고한다.

- 실험적 연구

실험적 연구(experimental research)는 과학적 연구디자인이다. 가설, 측정, 계산, 비교할 수 있는 변수들로 구성된다. 무엇보다 실험적 연구는 통제된 환경에서 수행되는 실험 연구이다. 연구자는 데이터를 수집하고 연구 결과에 따라 가설을 지지하거나 기각한다. 실험적 연구의 목적은 독립변수와 종속변수 간의 연관성을 확인하는 것이다. 대표적인 예로 무작위대조군 연구를 들 수 있다.

예) 이동성 제한이 있는 노인 환자에서 보행 효율성 향상을 위한 운동이 활동 및 참여에 미치는 영향에 관한 VanSwearingen 등(2011)의 무작위대조군 연구

- 탐색적 연구

탐색적 연구(exploratory research)는 명확히 정의되지 않는 문제를 조사하기 위한 연구로 명확한 결과에 이르기보다는 문제를 잘 이해하기 위해서 수행한다. 연구문제의 발견, 변수의 확인, 가설 도출 등을 목적으로 한다. 예비조사, 설문, 인터뷰, 포커스 그룹 조사, 관찰 그리고 문헌조사의 방법을 사용한다.

예) 코로나 바이러스 감염 환자 입원치료 후 퇴원 6개월 때 증상 지속 여부의 조사를 위한 심폐운동검사에 관한 Debeaumont 등(2021)의 예비조사

② 수집된 자료형태에 따른 분류

: 질적 연구와 양적 연구로 나뉜다.

- 질적 연구

질적 연구(qualitative research)는 연구자가 연구대상이나 현상을 관찰 또는 인터뷰를 통해 이해하거나 어떻게 인식하고 있는지 조사하여 주관적으로 판단하는 탐색적 연구이다. 보통 대상자의 수가 적으며 통계분석은 하지 않는다. 질적 연구를 통해 양적 연구를 위한 가설을 도출할 수 있다.

예) 초기 무릎 골관절염 환자의 물리치료에 관한 MacKay(2019)의 연구

- 양적 연구

양적 연구(quantitative research)는 수치를 통해 연구하는 것으로, 연구자가 연구대상이나 현상에 대한 가설을 바탕으로 자료를 수집하고 통계적 검증을 통해 연구결과를 얻는 연구이다.

예) 양적 및 질적 방법을 사용한 폐 재활 후 삶의 질의 변화에 관한 Camp 등(2000)의 연구

③ 비교연구대상에 따른 분류

: 집단사례연구와 단일사례연구로 나뉜다.

- 집단사례연구

집단사례연구(groups comparison studies)는 모집단으로부터 무작위로 추출된 2개 이상의 서로 다른 집단을 비교하거나, 동일 집단 내에서 실험 전·후의 차이를 비교하여 가설의 검증을 통한 인과관계를 규명하는 연구이다. 질적 연구와 양적 연구로 나뉜다.

예) 미숙아와 만삭아의 모빌 놀이 수행력 연구에 관한 Heathcock 등(2004)의 집단사례연구

• 단일사례연구

단일사례연구(single subject studies)는 주로 개인을 대상으로 중재의 효과를 규명하기 위한 것으로 임상에서 치료 효과를 입증할 수 있는 간단하지만 체계적인 연구방법이다. 물리치료 절차를 잘 수행하고 기록하는 것만으로도 단일사례연구를 시작한 것이다. 단일사례연구는 중재가 제공되지 않는 일정기간을 기준(A)으로 특정기간에 걸친 중재의 제공(B)이 원인이 되어 연구대상자에게 어떤 변화가 나타나는지 알아보는 연구이다(A−B 연구). 예를 들어 만성요통 환자의 통증 감소를 위해 근막기법을 적용하고자 한다. 환자는 일반적인 물리치료를 받는 한 달 동안 통증의 감소가 없고(A: 근막기법 중재가 적용되지 않은 기간) 이후 다시 한 달 동안 근막기법 치료 후에(B: 근막기법 적용) VAS 점수가 낮아졌다면, 이것은 근막기법의 효과라고 할 수 있다. 단일사례연구의 연구대상은 한 개인뿐 아니라 동일 특성으로 묶을 수 있다면, 한 집단(지역사회, 국가)이 될 수도 있다.

예) 뇌졸중 후 달리기 훈련에 대한 Miller 등(2008)의 단일사례연구

④ 연구시점에 따른 분류

: 횡단연구와 종단연구로 나뉜다.

• 횡단연구

횡단연구(cross sectional studies)는 단면적 연구라고도 하며, 여러 그룹을 동시에 특정 시점에서 실험이나 조사를 통해 수집한 자료를 분석하는 연구이다. 시간과 비용 면에서 이점이 있지만, 변수 간에 인과관계를 설명하기에는 제한적이다(그림 6−3).

예) 뇌성마비아동이 보행 중 장애물 지나기 시 동적 균형과 몸통 조절의 운동 형상학적 분석에 대한 Malone 등(2016)의 횡단연구

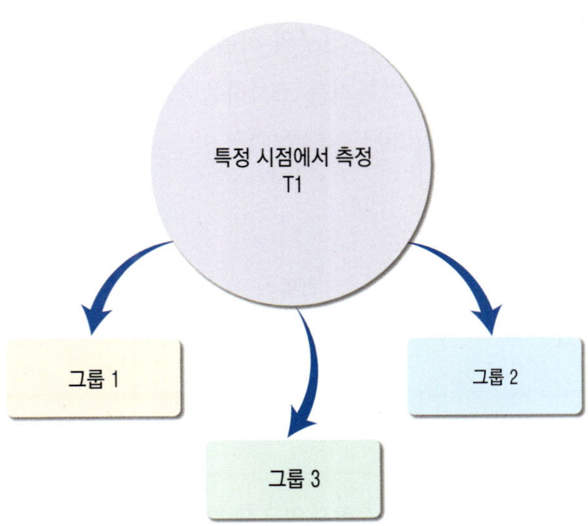

그림 6-3 횡단연구

• 종단연구

종단연구(longitudinal studies)는 일정기간에 걸쳐 연구대상을 주기적으로 관찰 또는 측정함으로써 그 대상의 변화를 파악하는 연구이다. 횡단연구에 비해 시간과 비용이 많이 소요된다. 코호트 연구는 대표적인 종단연구이다(그림 6-4).

예) 뇌졸중 생존자의 신체 활동과 심혈관 위험에 대한 Fini 등(2021)의 2년에 걸친 종단연구

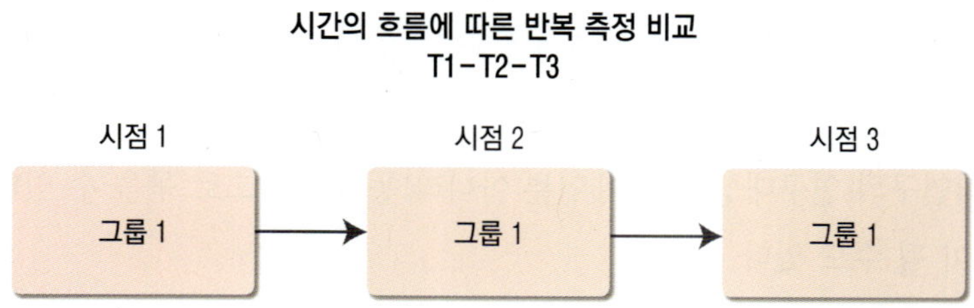

그림 6-4 종단연구

⑤ 연구의 시간적 진행방향에 따른 분류

: 전향적 연구와 후향적 연구로 나뉜다(그림 6-5).

• 전향적 연구

전향적 연구(prospective studies)는 연구의 시점과 진행방향이 미래지향적인 연구이다.

예) 독립보행을 하는 척수손상환자의 낙상 발생률과 관련 요인에 관한 Phonthee 등(2013)의 6개월간 전향적 연구

• 후향적 연구

후향적 연구(retrospective studies)는 연구의 시점이 과거의 특정한 시기 또는 과거의 일정한 기간인 연구이다. 과거의 의무기록지를 조사하는 연구가 대표적인 후향적 연구이다.

예) 물리치료 윤리 지식에 대한 Swisher(2002)의 후향적 연구

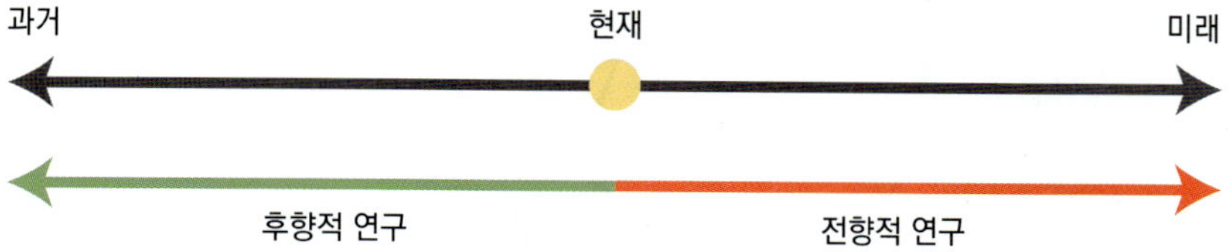

그림 6-5 전향적 연구 대 후향적 연구

연구 디자인은 두 가지 이상 복합적인 형태가 대부분이다. 예를 들어 뇌졸중으로 입원치료를 하고 퇴원 후에 신체활동과 관련 있는 수정 가능한 요인에 관한 Thilarajah 등(2020)의 연구는 퇴원 시점과 3개월 후에 관련 요인을 측정한 것으로 전향적, 종단 연구이다.

(2) 근거수준 피라미드

논문의 수준을 나타내는 근거수준 피라미드는 그림 6-6을 참고한다. 피라미드의 정점으로 올라갈수록 질 높은 훌륭한 근거이다. 가설을 기준으로 할 때 전문가 의견 및 동물실험, 사례보고 및 사례연구는 가설을 생성하기 위한 연구이고, 상위 수준으로 갈수록 가설을 검증하는 절차를 거친다. 각각의 근거수준의 정의 및 특징에 대해 알아보자.

- 전문가 의견 및 동물실험

  근거에서 전문가 의견도 중요하지만, 가설을 바탕으로 검증된 것이 아니기 때문에 근거의 수준을 정하자면 제일 아래 단계에 속한다. 동물실험 역시 사람을 대상으로 한 것이 아니므로 마찬가지이다.

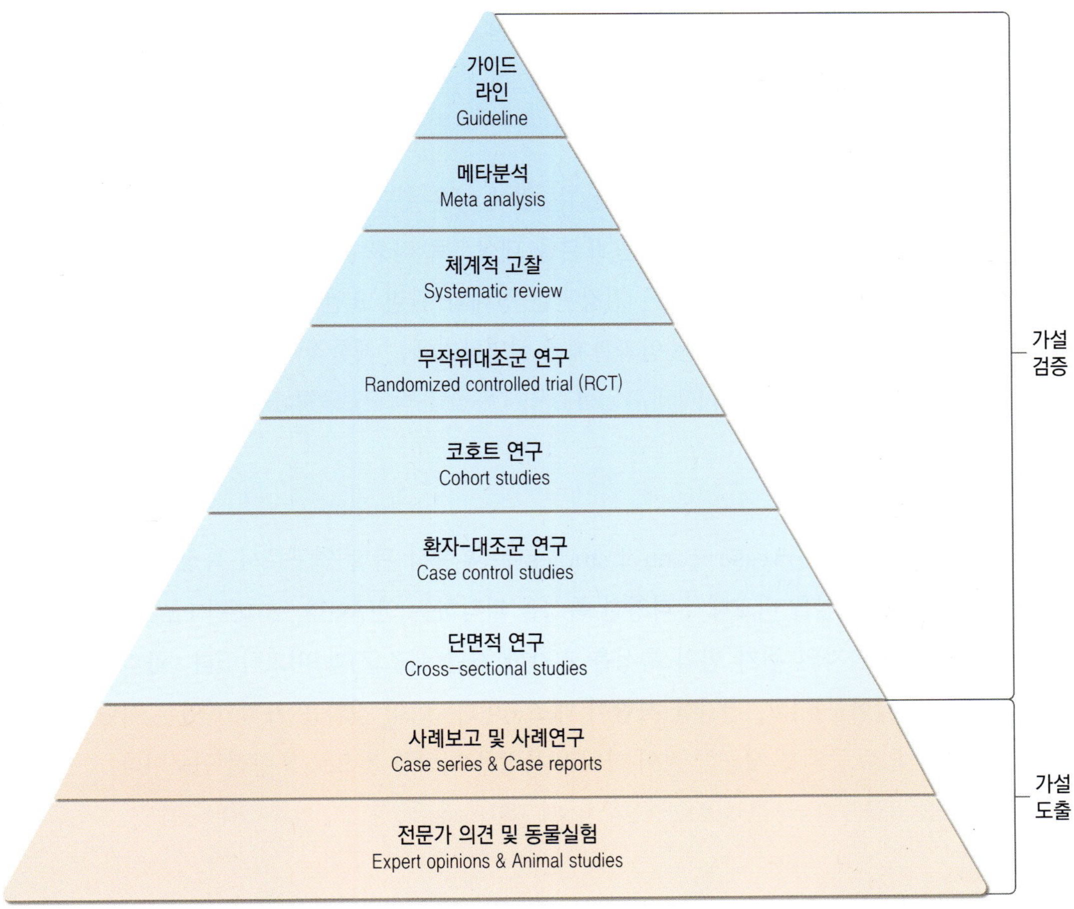

그림 6-6 근거수준 피라미드

- 사례보고 및 사례연구

사례연구(case reports)는 특정 질환의 치료에 관해 하나에서부터 열까지 심도 있게 기술한 논문이다. 사례연구를 통해 상위 수준의 연구를 수행할 수 있는 '가설'을 제공하게 된다. 사례보고(case series)는 환자 한 명 이상의 유사한 사례들을 종합적이고 체계적으로 기술한 것이다. 사례보고나 사례연구에서는 가설검증 또는 인과관계를 규명할 수 없고, 연구디자인도 정해진 것이 없다. 하지만, 해당 사례의 사전 · 사후 치료결과에 대하여 통계분석이 가능하고, 표와 그래프로 나타낼 수 있다.

사례보고 및 사례연구는 물리치료 중재 효과를 증명할 수 있는 매우 좋은 방법이다. 사례연구는 임상치료를 기술하는 것이 목적이므로 연구방법에 부담을 가질 필요가 없다. 사례연구에서 최상의 근거, 치료사의 전문적 임상경험 그리고 환자의 가치를 통합하여 최적의 치료를 제공할 수 있는 방법을 배울 수 있다. 사례연구의 작성방법은 다음과 같다.

- 환자사례에 대한 관련 문헌을 검색한다.
- 측정 가능한 치료목표를 세운다.
- 치료목표를 평가할 도구의 신뢰도를 평가한다.
- 환자의 병력, 이전의 치료, 검사결과, 의학적 특성 등에 대한 자세한 내용을 기술한다.

예) VDT 증후군 환자에 물리치료와 인간공학적 개입에 관한 이인희와 박상영(2010)의 사례연구

- 단면적 연구

단면적 연구(cross sectional studies)는 앞에 나온 횡단연구라고도 하며, 관찰 연구의 형태로 특정 시점에서 대표성이 있는 표본을 대상으로 자료수집이나 관찰을 통해 이뤄지는 연구이다. 단면적 연구의 목적은 건강관련 상태와 관련 요인 간의 연관성을 파악하는 것으로, 원인과 결과를 나타내는 인과관계를 설명하기에는 제한적이다.

예) 측두하악관절이상 환자에서 머리 목 굽힘 검사 시 목 굽힘근의 근전도 활성에 관한 Armijo-Olive 등(2011)의 단면적 연구

- 환자-대조군 연구

환자-대조군 연구(case-control studies)는 후향적 관찰 연구로서 특정질환을 가진 개인과 건강한 개인을 비교해서 다양한 특성을 파악하는 연구이다. 2016년 Pradhan 등은 초기 파킨슨병 환자의 쥐기 힘의 특성을 건강한 사람(대조군)과 비교하였다. 파킨슨병 환자가 환자군(실험군)이고, 건강한 사람이 대조군이다. 이미 질환을 가지고 있는 사람에게 미래지향적으로 중재를 제공한 것이 아니라 특성을 파악한 것으로 후향적 연구이다.

예) 만성 목통증 환자의 감각, 운동, 정신적 특성에 관한 Rampazo 등(2021)의 환자-대조군 연구

- 코호트 연구

코호트 연구(cohort studies)는 위험 요인에 노출된 대상을 전향적으로 추적 조사하여 위험

요인에 노출되지 않은 대상과 비교하는 연구이다. 여기서 '코호트'란 동일한 특성을 갖는 연구대상자로 정의된다. 2008년 Campo 등은 치료사 882명을 대상으로 직업에서 기인한 근육골격계통 질환에 대하여 1년 동안 전향적 코호트 연구를 시행하였다. 여기서 882명의 치료사가 코호트가 된다. 다시 말해서, 882명의 치료사들을 1년 동안 관찰하면서 근육골격계통 질환을 일으키는 특정 위험 요인들을 무엇인지 조사한 것이다.

예) 신체활동 및 인지활동과 장애 간의 연관성에 관한 Kurita 등(2020)의 2년에 걸친 전향적 코호트 연구

- 무작위대조군 연구

RCT(무작위대조군 연구, Randomized Controlled Trial)는 유효성의 근거를 제공하는 실험설계 연구다. '유효성'은 통제된 실험환경에서 중재가 제공된 결과이고, 일반적으로 '효과'라고 하는 것은 임상환경에서 제공된 중재의 결과이다. 무작위대조군 연구에서는 편의(bias)와 오류(error)를 최소화하기 위해 여러 가지 기법을 사용하며, 그 중에도 연구대상자의 무작위 배정과 눈가림법이 있다. 연구대상자의 무작위 배정이란 전체 집단에서 각 대상들이 실험대상으로 선택될 확률이 모두 동일하도록 하는 것을 뜻한다. 이때 주로 컴퓨터 난수표를 사용한다. 눈가림법(blind method)에는 단일 눈가림법과 이중 눈가림법이 있다. 단일 눈가림법은 연구대상자가 실험환경이나 연구의 목표를 알고 있으면 연구결과에 영향을 미칠 수 있으므로 연구대상자가 실험군에 속하는지 대조군에 속하는지, 어떤 치료를 받는지, 연구 목표가 무엇인지 모르게 함으로써 실험에서 발생할 수 있는 오차를 줄이는 기법이다. 이중 눈가림법은 연구자와 연구대상자 모두 실험이 끝날 때까지 어떤 그룹에 속해있는지, 어떤 치료를 받는지 모르게 하는 기법이다. 무작위대조군 연구는 이처럼 타당성을 높이기 위한 노력을 기울이기 때문에 임상 연구에서 절대 표준이라 할 수 있다. 무작위대조군 연구의 결과일지라도 환자에게 적용할 때는 논문의 연구대상자와 적용할 환자의 특성을 고려하여 일반화시킬 수 있는지 그리고 논문에서 사용한 중재법을 현재 임상환경에서 적용할 수 있을지 검토가 필요하다. 무작위대조군 연구는 단일기관보다는 다중기관에서 수행된 것의 가치가 더 높다.

예) 노인의 경미한 균형 기능장애 회복을 위한 운동중재의 효과에 관한 Yang 등(2012)의 무작위대조군 연구

- 체계적 고찰

체계적 고찰(systematic review)은 관심 주제에 대한 무작위대조군 연구, 코호트 연구, 환자-대조군 연구 등 질 높은 논문을 검색하여 기준에 맞는 논문들을 대상으로 체계적으로 분석하여 정리한 논문(그림 6-7)으로 통계검증 과정이 포함되지 않는 것이 다음에 설명할 메타분석과의 차이점이다. 체계적 고찰 논문을 통해 최신의 근거를 배울 수 있다. 잘 구성된 체계적 고찰논문은 명확한 임상질문, 고찰 대상 논문의 선정조건, 포괄적인 문헌조사, 각 연구 결과의 내적 타당도 분석, 연구결과의 분석방법 그리고 임상에 적용할 수 있는 연구결과 등의 요소를 갖추고 있다.

예) 암 관련 인지 손상 환자에게 운동의 효과와 물리치료의 적용에 관한 Campbell 등(2020)의 무작위대조군 연구 결과를 바탕으로 한 체계적 고찰 연구

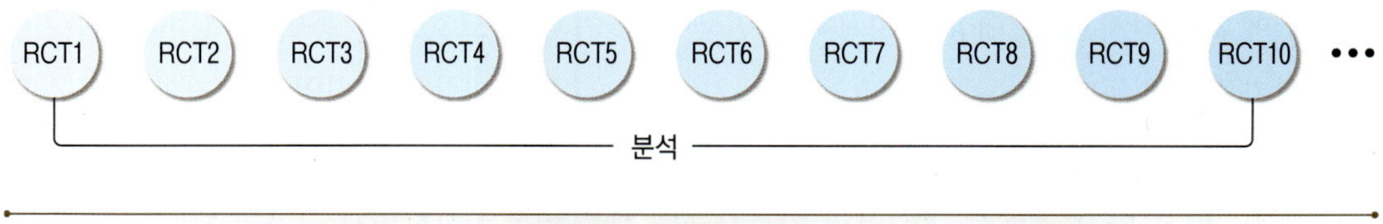

그림 6-7 체계적 고찰

2013년 Iona Novak은 질 높은 임상연구논문 166편(체계적 고찰 논문 74%)을 바탕으로 뇌성마비아동의 중재에 대한 체계적 고찰 논문을 발표하였다. 뇌성마비아동의 주요 치료 목표 10가지(경직, 구축, 근력, 운동 활동, 기능 및 자조활동, 의사소통, 식사, 행동 및 사회 기술, 부모 대처법, 뼈 밀도)에 대한 중재법을 신호등의 녹색(do it), 황색(probably do it), 적색(don't do it)으로 분류하였다(그림 6-8). 녹색은 효과가 있으므로 적용을 권장하는 것이고, 황색은 효과가 확실하지 않고, 적색은 효과가 없다는 의미이다.

- 메타분석

메타분석(meta analysis)은 체계적 고찰의 형태에서 유사한 주제의 무작위 대조군 논문들의 각 연구대상자를 하나의 새로운 연구대상자로 묶고 통계검증 절차를 거쳐 치료효과를 입증하는 연구이다(그림 6-9). 2014년 발표된 하지골관절염 환자를 대상으로 한 수중치료 효과에 관한 메타분석 논문을 예로 들어보면, 기준에 부합되는 무작위대조군 연구 논문 11편의 각각의 환자자료를 통계 처리하여 하지골관절염 환자와 수중치료의 효과를 규명한 바 있다. 메타분석에 주로 사용되는 통계량은 effect size, odd ratios 그리고 weighted mean differences이다. 특히 odd ratio가 많이 쓰인다. 값 1.0은 아무런 효과가 없다는 뜻이며, 2.0 이상일 때 중재효과가 강하다는 뜻이다. 즉, 특정 중재를 받은 연구대상자가 그 중재를 받지 않은 사람에 비해 기능이 2배 향상될 것이라는 의미이다. 근래에 들어 메타분석과 체계적 고찰이 함께 이루어지고 있는 추세이다.

예) 근육뼈대계통 통증 관리에 간섭파전류치료의 효과에 관한 Fuentes 등(2010)의 체계적 고찰 및 메타분석 연구

- 가이드라인

가이드라인(guidelines)은 체계적으로 개발된 임상치료지침으로, 공인된 진단 및 중재방법이 가이드라인에 해당한다. 가이드라인은 근거수준이 가장 높은 질 높은 근거이다. 근거검색사이트에서 가이드라인을 검색하면 대부분 원문을 다운로드 받을 수 있다. 최신 임상지견을 갖출 수 있고 물리치료 절차의 지침으로 활용할 수 있다. 다음은 최신의 CPG(임상치료가이드라인, Clinical Practice Guideline)의 일부이다. 구글에서 아래의 제목을 입력하거나 제공하고 있는 웹사이트에서 직접 원문을 다운로드 받을 수 있다.

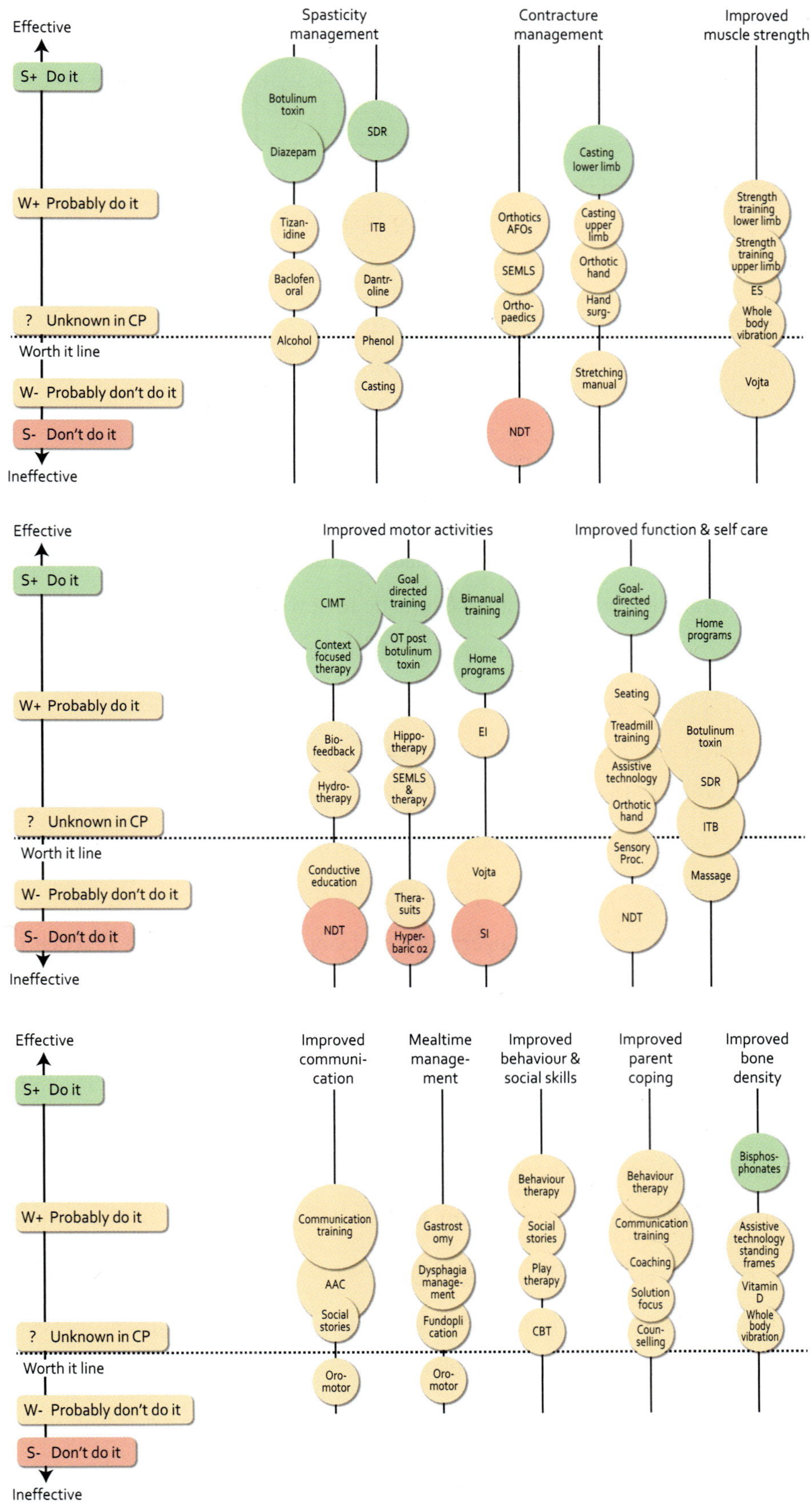

그림 6-8 뇌성마비 중재의 근거 분류

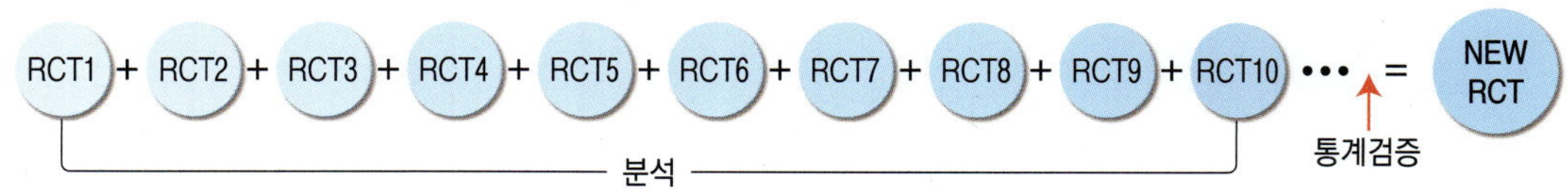

그림 6-9 메타분석

- 심부전증 환자의 임상물리치료 가이드라인
  Physical therapist clinical guideline for the management of individuals with heart failure
  https://academic.oup.com/ptj/article/100/1/14/5714224
- 앞십자인대 재활을 위한 근거 기반 임상가이드라인
  Evidence-based clinical practice update: practice guidelines for anterior cruciate ligament rehabilitation based on a systematic review and multidisciplinary consensus
  https://bjsm.bmj.com/content/50/24/1506.long
- 비특이성 목통증환자의 물리치료 평가 및 치료를 위한 임상가이드라인
  Clinical Practice Guideline for Physical Therapy Assessment and Treatment in Patients With Nonspecific Neck Pain
  https://academic.oup.com/ptj/article/98/3/162/4689128
- 유방암 관련 림프부종 중재를 위한 임상가이드라인
  Interventions for Breast Cancer–Related Lymphedema: Clinical Practice Guideline From the Academy of Oncologic Physical Therapy of APTA
  https://academic.oup.com/ptj/article/100/7/1163/5862539
- 정맥 혈전색전증 환자 또는 위험이 있는 개인의 물리치료를 위한 임상가이드라인
  Role of Physical Therapists in the Management of Individuals at Risk for or Diagnosed With Venous Thromboembolism: Evidence-Based Clinical Practice Guideline
  https://academic.oup.com/ptj/article/96/2/143/2686356
- 목 통증 관련 질환 및 편타성 부상 관련 질환의 치료를 위한 임상가이드라인
  The Treatment of Neck Pain–Associated Disorders and Whiplash–Associated Disorders: A Clinical Practice Guideline
  https://www.jmptonline.org/article/S0161-4754(16)30192-0/fulltext
- 수근관증후군의 물리치료 임상가이드라인
  Carpal Tunnel Syndrome: A Summary of Clinical Practice Guideline Recommenda-

tions-Using the Evidence to Guide Physical Therapist Practice
https://pubmed.ncbi.nlm.nih.gov/31039688/

- 발달성협응장애 아동의 물리치료 임상가이드라인
  Physical Therapy Management of Children With Developmental Coordination Disorder: An Evidence-Based Clinical Practice Guideline From the Academy of Pediatric Physical Therapy of the American Physical Therapy Association
  https://journals.lww.com/pedpt/Fulltext/2020/10000/Physical_Therapy_Management_of_Children_With.2.aspx
- 외상성뇌손상 환자의 임상가이드라인(초록)
  Clinical practice guidelines for rehabilitation in traumatic brain injury: a critical appraisal
  https://www.tandfonline.com/doi/abs/10.1080/02699052.2019.1641747?journalCode=ibij20
- 엉덩관절 및/또는 무릎 골관절염 환자의 물리치료 임상가이드라인(초록)
  Identifying and Prioritizing Clinical Guideline Recommendations Most Relevant to Physical Therapy Practice for Hip and/or Knee Osteoarthritis
  https://pubmed.ncbi.nlm.nih.gov/31258044/
- 발목 염좌의 진단, 치료, 예방을 위한 근거중심 임상가이드라인
  Diagnosis, treatment and prevention of ankle sprains: an evidence-based clinical guideline
  https://bjsm.bmj.com/content/46/12/854
- 무릎 골관절염 오타와 임상가이드라인
  The Ottawa panel clinical practice guidelines for the management of knee osteoarthritis. Part two: strengthening exercise programs
  https://www.researchgate.net/publication/313592824_The_Ottawa_panel_clinical_practice_guidelines_for_the_management_of_knee_osteoarthritis_Part_three_Aerobic_exercise_programs

(3) 근거수준과 권고등급

① 저널의 분류

논문이 실리는 저널의 종류도 다양하다. 크게 한글 논문과 영어 논문으로 구분할 수 있지만 이것 보다는 국제 유명학술지[주로 SCIE (Sicence Citation Index Expanded)], 한국연구재단

등재지, 한국연구재단 등재후보지, 기타 논문 등으로 구분한다. 앞에서 살펴본 근거수준 피라미드를 구성하는 논문들은 SCIE 저널에 실린 논문들이며 영문 저널 목록도 모두 SCIE 저널들이다.

② 근거수준

근거수준이란 임상시험이나 실험연구 결과의 강점에 순위를 매기는 분류체계로 IA, IB, IIA, IIB, IIC, IIIA, IIIB, IV, V로 나뉜다(표 6-1).

표 6-1 근거수준

근거수준	논문 종류
IA	무작위대조군 연구결과들의 메타분석
IB	개별 무작위대조군 연구
IIA	코호트 연구들에 대한 체계적 고찰 또는 메타분석
IIB	코호트 연구 또는 연구대상자 수가 적은 무작위대조군 연구
IIC	치료효과에 관한 연구(outcome research)
IIIA	환자-대조군 연구에 대한 체계적 고찰 또는 메타분석
IIIB	개별 환자-대조군 연구
IV	사례보고와 낮은 수준의 코호트 연구 및 환자-대조군 연구
V	비평적 분석이 배제된 전문가 의견

③ 권고등급

근거중심치료를 위해 환자 상태에 대한 측정도구나 중재에 대한 연구의 질 그리고 근거에 기반한 권고의 수준을 평가하는 근거-등급체계가 있다. SORT 체계는 여러 의학저널에서 사용하고 있다. SORT 체계는 간단하고, 환자 중심적 결과를 토대로 등급이 매겨진다. SORT 체계는 A, B, C 등급으로 나뉜다(표 6-2).

표 6-2 SORT 체계

A 등급 권고	일관된 양질의 환자 지향적 근거에 기반한다(예: 체계적 고찰 연구, 양질의 연구들의 메타분석, 양질의 임의적 통제 실험, 양질의 진단적 코호트 연구).
B 등급 권고	일관되지 않거나 제한적 질적 수준의 환자 지향적 근거에 기반한다(예: 체계적 고찰 연구, 질 낮은 연구나 일관되지 않은 결과를 가진 연구들의 메타분석).
C 등급 권고	동의, 질병 중심의 근거, 일반적인 관행, 전문가의 의견 또는 사례 시리즈에 기반한다(예: 합의 지침, 중간 수준 또는 생리적 결과만 사용한 질병 중심의 근거).

근거수준과 권고등급이 높을수록 양질의 논문이다. 근거중심물리치료에서 환자에게 적용할 논문의 질을 표시하기 위한 방법으로 근거수준과 권고등급을 제시한다. 현재는 주로 다음과 같이 권고등급을 표시하고 있다(박스 6-1).

박스 6-1 근거중심물리치료를 위한 권고수준의 활용

- **만성경추 통증**
  - 경추와 날개뼈 근육에서 근육 조절 변화와 자세 및 운동감각의 감소와 같은 내인성 요인이 자세에서 기인하는 목통증 발달에 관여한다. B 등급
  - 워크스테이션 설치가 불량하고 비디오 디스플레이 장치에 소요되는 시간이 길어지는 등의 외적 요인은 목통증을 유발한다. B 등급
  - 심부 목 굽힘근이나 힘을 향상시키기 위한 운동은 뻗기 및 팔로 하는 작업을 수행할 때 목뼈의 자세를 유지하고 안정시키는 능력을 향상시킨다. B 등급
- **전정신경염**
  - 활동-특이적 균형자신감척도(Activities-specific Balance Confidence, ABC) 검사는 환자 내 또는 환자 간 신뢰로가 높아 전정 장애를 가진 환자들에게 사용하기에 적합한 측정도구이다. B 등급
  - 머리밀기검사(head thrust test)는 특이성이 높아 말초전정기능 저하 측정도구로 적절하다. B 등급
  - 전정재활은 전정신경염 같은 편측성 말초전정기능장애 치료에 효과적이다. A 등급
- **파킨슨병**
  - 운동은 파킨슨병 환자의 신체적인 수행능력을 전반적으로 향상시킨다. B 등급
  - 청각신호와 함께하는 실행훈련은 파킨슨병 환자의 단기간 보행속도 향상에 영향을 미친다. B 등급
  - 균형훈련은 파킨슨병 환자의 자세안정성을 향상시킨다. B 등급
- **자폐스펙트럼장애**
  - MovementABC-2(Movement Assessment Battery for Children-2)는 자폐스펙트럼장애 아동의 운동기술을 평가할 수 있는 적합한 평가도구이다. A 등급
  - 멜라토닌, 종합비타민제, 마사지, 침, 운동, 음악치료 또는 동물보조 같은 보완대체요법은 안전하며, 자폐스펙트럼장애 아동의 행동측면에 향상을 기대할 수 있다. B 등급
  - 수중치료는 자폐스펙트럼장애 아동의 운동기술과 사회적 상호작용을 향상시킨다. B 등급
- **듀센형근이영양증**
  - 전신 당질코르티코이드를 사용하면 듀센형근이영양증 아동의 보행기간이 연장되고 삶의 질이 높아진다. B 등급
  - EK 척도(Egen Klassification scale)로 환기보조장치의 필요 여부와 시간의 흐름에 따른 신체기능의 소실 정도를 예측할 수 있다. B 등급
  - 보조적 팔다리 자전거 운동은 듀센형근이영양증 질환의 진행상의 특징인 점진적 근 약화와 기능 소실을 늦춰준다. B 등급
- **아킬레스건병증**
  - 비복근과 가자미근에 대한 원심성 운동으로 구성된 운동프로그램은 중등도 아킬레스건병증 환자의 통증 완화와 기능 회복에 도움이 된다. A 등급
  - 원심성 프로그램과 저강도 레이저 요법은 원심성 운동프로그램만 제공하는 것과 비교해서 통증 감소 및 발목 관절가동범위 증가에 효과적이다. B 등급

(4) 질 높은 근거의 평가기준

논문을 비평적으로 분석하기 위해 연구목적(study purposes), 연구방법(study methods), 연구결과(study results), 결론(conclusions) 등을 자세히 살펴보아야 한다. 가장 먼저 연구의 목적을 확인한다. 연구목적이 명료하고 목적에 명시된 임상질문에 맞게 문헌고찰이 이루어졌는지 검토한다. 연구방법과 연구디자인도 꼼꼼하게 살펴보아야 한다. 이상의 내용을 포함하는 다음의 4가지를 고려한다.

- 첫째, 근거수준과 권고등급을 확인한다.
- 둘째, 연구결과가 타당해야 한다. 박스 6-2의 내용은 연구결과의 타당성을 확인하는 데 유용한 체크리스트이다.
- 셋째, 연구결과는 의미 있는 것이어야 한다. 치료효과의 중요성 및 치료효과를 정확하게 평가했는지 확인한다.
- 넷째, 환자에게 적용이 가능해야 한다. 다음의 내용을 고려한다.
  - 논문의 연구대상자들과 환자의 특성을 비교해서 유사한 점과 다른 점을 비교분석한다. 대상자 간의 특성이 유사할지라도 연구결과를 일반화시켜서 적용할 수 있는 수준인지 판단한다.
  - 논문에서 사용한 치료법이 실제 환자에게 적용이 가능한 것인지 판단한다.
  - 치료의 이익과 불이익을 꼼꼼히 파악한다.
  - 환자가 치료에 갖는 가치와 기대를 고려한다.

박스 6-2 연구결과 타당성 체크리스트

- 환자가 치료에 무작위배정(randomization)되었는가? 무작위배정표(randomization list)는 비공개되었는가?
- 환자추적 기간은 충분하였는가?
- 자료 분석이 계획대로 실시되었는가(intention-to-treat analysis)?
- 환자와 치료사 모두 환자가 어느 치료그룹에 속하는지 모르는가(blind)?
- 환자에게 실험적 치료 이외의 모든 치료가 동등하게 제공되었는가?
- 연구시작 시점에 피험자 그룹 간의 동질성을 확인했는가?

*무작위배정은 연구에 참가하는 모든 대상자들이 실험이나 대조군에 배정될 확률이 동등하도록 배정하기 위해서 사용하는 방법으로 무작위대조군 연구의 핵심이다. 컴퓨터로 난수를 생성해서 무작위배정을 하는 법을 주로 사용한다.

2 근거중심물리치료 Evidence-based physical therapy

1) 근거중심물리치료의 이해

근거중심물리치료란, 질 높은 임상연구 결과를 치료사의 전문적 임상경험과 환자 고유의 가치를 통합적으로 고려하여 물리치료서비스를 제공하는 것을 말한다. 물리치료의 각 절차를 수행할 때는 늘 근거를 바탕으로 수행한다. 근거를 바탕으로 한 전문지식의 업데이트 수준이 높아질수록 근거중심물리치료의 수행이 쉬어지고 치료사로서 느끼는 의미도 커진다.

2) 근거중심물리치료의 단계

과학이 발달함에 따라 기존의 지식이 잘못된 것으로 판명되기도 한다. 근거중심물리치료를 실행한다는 것은 각 환자에게 객관적 연구근거에 기반한 치료서비스를 제공하는 것이다. 이를 위하여, 단순한 임상경험보다는 질 높은 임상연구 결과를, 임상경력에만 의존하기보다는 최신의 근거를 그리고 암기된 단순지식보다는 정보를 선택하고 평가하는 능력이 중요시된다.

근거중심물리치료는 임상질문에 대한 근거들을 찾아서 평가하고 분석하여 치료에 적용한 후, 다시 그 결과를 평가하는 과정으로 이루어진다. 이 책에서는 근거중심물리치료 과정을 6단계로 설명하지만, 단계는 보다 간단해지거나 세분화되기도 한다. 몇 단계로 분류하느냐보다는 개념을 이해하는 것이 중요하다.

- 제 1단계: 물리치료 표준절차(검진, 평가, 진단, 예후 및 치료계획, 중재, 결과평가)에서 문제점 또는 모호한 부분을 확인한다.
- 제 2단계: 환자의 특정 문제에 집중적으로 초점을 맞춘 임상질문을 작성한다. 임상질문은 물리치료 진단을 위한 평가, 예후 그리고 치료법/예방 등 크게 세 부분으로 나눌 수 있다. 표 6-3은 임상질문의 초점을 명확히 하고 근거수준을 선택하는 데 도움이 될 것이다.

표 6-3 근거검색을 위한 임상질문의 종류 및 근거수준

질문의 종류	질문의 초점	질 높은 근거수준
물리치료 진단을 위한 평가	• 진단 및 치료의 결과평가를 위해 사용하는 측정 도구의 신뢰도, 타당도, 반응도 확인 • 준거참조평가도구를 이용한 치료 목표설정 및 중재 계획	• 전향적 코호트 연구들의 메타분석 또는 체계적 고찰 • 공인 표준화된 평가도구와 관심 도구의 전향적 비교연구
예후	• 치료경과 • 예상되는 합병증	• 코호트 연구들의 메타분석 또는 체계적 고찰 • 코호트 연구
치료법/예방	• 치료법 선택 • 치료효과 • 예방법	• 무작위대조군 연구들의 메타분석 또는 체계적 고찰 • 무작위대조군 연구 • 코호트 연구의 체계적 고찰

- 제 3단계: 문헌 검색을 통해 작성한 임상질문에 적합한 질 높은 임상연구결과를 찾는다.
- 제 4단계: 수집한 논문의 타당성, 효과적인 측면, 임상으로의 적용 가능성 등을 비평적인 시각에서 분석하여 가장 적합한 논문(들)을 결정한다.
- 제 5단계: 선택한 논문(들)을 치료사의 전문적 임상경험과 환자 고유의 가치를 고려하여 치료에 적용한다.
- 제 6단계: 수행한 임상의사결정의 결과를 평가한다.

치료사와 환자가 협력적으로 건강관련 의사결정, 평가 및 중재의 다양한 방법 논의, 각각의 이득과 위험한 점 그리고 환자의 가치, 선호도, 주변 환경 등을 고려해서 협력적 의사결정(shared decision making)이 이뤄져야 한다. 의사결정에서 환자의 선호도는 검사나 중재에 관한 여러 결정을 할 때 중요한 작용을 한다.

3) P-I-C-O를 이용한 임상질문 작성

P-I-C-O는 환자사례를 구성하는 요소들을 분석하는 방법이다. 분명하고 간결하게 작성된 임상질문은 질 높은 근거를 찾기 위한 중요한 첫 단계로, 임상질문은 환자의 문제점과 직접 연결되므로 문헌검색을 통해 적합한 답을 찾아갈 수 있는 안내자 역할을 한다. 또한 임상질문이 제대로 작성됐다면 문헌검색에 중요한 핵심단어(keyword)를 결정하기가 수월해진다. 임상질문은 대체로 P-I-C-O의 4가지 요소를 포함한다. P-I-C-O가 무엇을 나타내는 약어인지 알아보자(박스 6-3). 특히, 'I (Intervention, Indicator, 또는 Tools): 중재법, 지표 또는 측정도구는 무엇인가?'는 중재법, 지표, 측정도구의 최신 지견에 해당하고 'C (Comparison): 비교의 대상의 되는 중재법, 지표 또는 측정도구는 무엇인가?'는 이미 효과가 있는 것으로 알려진 중재법, 지표 또는 측정도구이다.

실제로 다음과 같은 임상질문들을 예로 들 수 있다.

박스 6-3 P-I-C-O 약어의 뜻

- P (Patient, Problem 또는 Population): 환자, 문제점 또는 대상 인구는 무엇인가?
- I (Intervention, Indicator 또는 Tools): 중재법, 지표 또는 측정도구는 무엇인가?
- C (Comparison): 비교의 대상의 되는 중재법, 지표 또는 측정도구는 무엇인가?
- O (Outcomes): 목표로 하는 결과는 무엇인가?

[예시 1]

- P: 만성뇌졸중 환자에서
- I: 단하지보조기와 신발을 착용하는 것이
- C: 신발을 착용하는 것과 비교하여
- O: 보행기능이 향상되는가?

P는 환자로 만성뇌졸중 환자이고, I는 중재법으로 여기서는 단하지보조기와 신발을 함께 착용하는 것이고, C는 비교가 되는 중재법으로 단하지보조기만 착용하는 것이 되고, O는 알아보고자 하는 결과로 보행기능이 된다.

[예시 2]

- P: 골다공증 노인 환자에게
- I: 저항운동을 시행하는 것이
- C: 유산소운동을 하는 경우에 비해서
- O: 골절 위험이 감소하는가?

P는 환자로 골다공증이 있는 노인 환자가 되고, I는 중재법으로 저항운동이 되며, C는 비교가 되는 중재법으로 유산소운동이 되고, O는 알아보고자 하는 결과로 골절 위험이 된다.

[예시 3]

- P: 뇌성마비아동 운동장애는
- I: 대동작기능평가를 사용하는 것이
- C: 베일리발달평가보다
- O: 운동기능의 향상 수준을 민감하게 측정하는가?

P는 환자의 문제점으로 뇌성마비아동의 운동장애가 되고, I는 측정도구로 대동작기능평가(GMFM)가 되고, C는 비교가 되는 측정도구로 베일리발달평가가 되고, O는 알아보고자 하는 결과로 운동기능의 향상수준이 된다.

[예시 4]

- P: 파킨슨병 환자의
- I: 감각정보(시각 또는 청각신호)를 사용한 보행훈련이
- C: 일반적인 보행훈련과 비교하여
- O: 보행속도 향상에 효과적인가?

P는 환자로 파킨슨병 환자이고, I는 감각정보를 사용한 훈련이 되고, C는 비교가 되는 중재법으로 일반적인 보행훈련이 되고, O는 알아보고자 하는 결과로 보행속도 향상이 된다.

4) 사례로 배우는 근거중심물리치료 임상의사결정

임상의사결정에서 근거가 어떤 형태로 활용되는지 테니스엘보(tennis elbow) 환자 이 ○○의 사례(박스 6-4)를 살펴보자. 임상의사결정이 필요한 물리치료 절차는 중재법 선택에 관한 것으로 어떤 치료법이 가장 효과적일 것인지 근거를 바탕으로 다음과 같은 단계에 따라 임상의사결정을 수행할 수 있다.

박스 6-4 테니스엘보 환자 이 ○○의 기초 정보

이 ○○은 39세의 남성으로 직업은 목수이다. 5개월 전부터 오른쪽 팔꿈치 바깥부위에 간헐적으로 통증을 느꼈고, 4주 전 종일 망치질을 한 후부터 통증이 심해졌다. 물건을 잡거나 들어 올릴 때 힘을 쓸 수가 없었다. 망치질, 나사 조이기 그리고 운전을 할 때 증상이 더욱 악화되고 휴식을 취하거나 얼음찜질을 하면 통증이 감소된다. 밤이 되면 쑤시는 듯한 통증이 계속되고, 팔꿈치에 기대어 누울 때면 통증은 더욱 심해진다. VAS로 통증을 측정한 결과 4점이었다. 촉진 결과 피부온도는 정상, 짧은노쪽손목폄근 및 긴노쪽손목폄근에서 타이트니스가 느껴졌다. 팔꿈치를 펴보라고 했을 때 관절가동범위 끝에서 통증이 악화되어 VAS 점수가 6점으로 올라갔다. 손바닥을 아래로 향하게 하고 물건을 들 때는 8점으로 더욱 통증이 심해졌다. 이 ○○은 집(가게)에서 병원까지 1시간 운전 거리이므로 치료를 자주 받으러 오기는 힘든 상황이다.

- 제 1단계: 임상질문을 작성한다.

  테니스엘보 중재에 대한 전문적 경험과 지식의 정도에 따라 "테니스엘보에 효과적인 물리치료는 무엇인가?" 또는 "테니스엘보 환자의 통증완화 및 근력회복을 위하여 마사지와 열 치료 중에서 효과적인 것은 무엇인가?"와 같은 임상질문을 작성할 수 있다. 여기서는 두 번째 임상질문을 기준으로 설명할 것이다. 덧붙여서, 임상질문에서 종속변수와 독립변수를 찾는다면 '마사지'와 '열 치료'가 원인이 되는 독립변수이고, 통증 및 근력(결과)은 종속변수가 될 것이다.

- 제 2단계: 임상질문을 바탕으로 핵심단어를 선택하여 문헌검색을 한다.

  테니스엘보, 마사지, 열 치료, 통증, 근력 등을 핵심단어로 선택할 수 있다. 5개의 핵심단어를 필요에 맞게 2~3개 정도로 조합하여 앞에 소개한 문헌 검색 사이트에서 근거를 검색하여 수집한다.

- 제 3단계: 수집한 논문의 근거수준 및/또는 권고등급을 결정한다.

  검색결과 1개 이상의 논문을 찾았다면, 그 중에서 근거수준이 높은 체계적 고찰 논문을 선택한다. 논문을 통해서 테니스엘보 환자에게 국소마찰법, 가벼운 마사지와 스트레칭이 팔꿈치 부위로의 혈액공급과 타이트니스 해결에 효과적이며, 초음파도 어느 정도 치료효과가 있다는 근거를 찾을 수 있을 것이다.

- 제 4단계: 선택한 논문(들)을 임상경험, 환자의 가치/상황을 고려해 치료에 적용한다.

질 높은 임상연구결과, 치료사의 전문적 치료경험 그리고 환자가 운전을 하면 통증이 심해진다는 점과 거리상의 이유 등을 고려하여 마사지와 스트레칭 위주의 치료를 계획하고, 이 ○○이 혼자서 할 수 있는 스트레칭 방법을 교육하는 것으로 치료법을 계획할 수 있을 것이다.

- 제 5단계: 수행한 치료결과에 대하여 평가한다.

단계별 임상의사결정 과정 및 치료결과에 대하여 평가 및 자기성찰을 한다.

5) 물리치료 표준절차 수행에서 근거의 활용

일측성 하지 림프부종(unilateral lower extremity lymphedema) 환자 김 ○○의 사례(박스 6-5)를 들어 물리치료 표준절차 중에서 검진 과정을 수행할 때 근거를 어떻게 활용하는지 연습해 보자.

박스 6-5 일측성 하지 림프부종 환자 김 ○○의 기초 정보

김 ○○은 45세의 여성 환자로 병적 비만상태이며, 지난 8년간 왼쪽 하지 림프부종과 이로 인해 다리에 생긴 만성 궤양(ulcers)으로 치료를 받고 있다. 지난 8년간 봉와직염(cellulitis)과 궤양(ulcer)으로 7번 입원치료를 받았다. 의학적 진단명은 왼쪽 하지 제3단계 림프부종이다. 현재 왼쪽과 오른쪽 다리의 부피 차이가 몹시 심각한 수준이다. JH는 왼쪽 다리 봉와직염과 궤양 염증으로 7번 입원치료를 받았고, 림프부종 치료를 위하여 CDT(완전울혈제거요법, Complete Decongestive Therapy)를 2번 시도했지만 성공하지는 못했다. 직장은 그만 둔 상태이며 일상 활동과 여가 활동의 참여에도 제한이 있다. 김 ○○은 이번에 다시 외래로 림프부종에 대한 물리치료를 받기로 했다.

김 ○○의 담당치료사는 환자의 첫 방문 전에 미리 의무기록지를 검토할 것이고, 이때부터 환자의 림프부종에 대한 물리치료 절차가 시작된다. 먼저 건강상태의 이해를 통해 하지의 림프부종에서 물리치료의 필요성을 확인한다. '하지 림프부종은 어떤 질환인가?' 앞에서 소개한 문헌검색 사이트에서 '림프부종' 또는 'lymphedema'를 핵심단어로 가급적 체계적 고찰 논문을 검색한다. 질환에 대한 설명, 측정 도구, 예후 그리고 치료법에 대한 내용을 최신의 자료로 자세히 접할 수 있다.

림프부종은 완전 회복이 어려운, 만성, 진행성, 전신 쇠약성 질환으로 림프계통에 내재성 또는 후천성 문제로 단백질 농도가 짙은 체액이 축적된 상태를 말한다. 간질액에 단백질이 축적되면 감염이나 지방조직 비후, 섬유증이 발달한다. 말초 림프부종의 적절한 치료와 지속적인 관리가 이루어지지 않을 경우, 팔과 다리가 거대하게 확장되고 조직 변화가 따른다. 조기 진단과 효과적인 치료로 감염, 이동성 소실, 장기적인 신체적 · 정신적 문제들을 막을 수 있다. 림프부종의 초기 단계는 단순한 팔 · 다리 부종과 구별이 어렵다. 하지의 부종을 일으키는 질환에는 심부전증, 악성종양, 정맥성혈전증, 만성 정맥부전 등이 있다. 부종은 미세혈관의 여과율(filtration rate)이 상승되거나 림프흐름에 이상이 생겼을 때 발생하며, 경우에 따라서 이 두 가지 원인이 복합적으로 작용하여 림프배액을 초과했을 때 나타난다. 림프부종은 일차림프부종과 이차림프부종으로 나뉜다. 일차림프부종은 유전적 원인에 의하며, 이차림프부종은 림프로(lymphatic pathway) 장애에서 기인한다.

이제 본격적으로 검진 절차에서 "하지 림프부종 환자의 물리치료 검진에서는 어떤 정보를 수집해야 하는가?"라는 임상질문을 해결해 보자. 환자의 상태를 잘 이해하기 위해 근거에 따라서 ICF 장애모델의 신체계통 구조 및 기능의 손상, 활동 제한, 참여 제한, 환경 요인, 개인 요인에 관한 정보를 수집한다. 예를 들어 림프부종의 심각도는 어떻게 측정할 것인가? 'lymphedema', 'severity(심각도)' 또는 'stage(단계)'를 핵심단어로 교과서나 근거 검색 사이트를 이용한다.

■ 의무기록지 조사

- 20세, 26세 때 제왕절개로 출산 경험
- 왼쪽 하지 림프부종 및 만성 상처(궤양)
- 림프부종에 대한 가족력 없음
- 감염치료를 위해 매일 레보플록사신(levofloxacin) 750mg 복용
- 체중 77kg
- 신장 160cm
- BMI 30.08(고도 비만)
- 상태 악화로 2년 전 직장을 그만 둔 상태
- 신체활력징후: 안정 시 혈압 168/85mmHg, 심박수 93bpm, 호흡수 18bpm

■ 신체계통 조사

- 피부 계통: 김 ○○은 직장을 그만두기 전에 서서 일을 할 때는 꾸준히 신발을 신고 있어서 림프부종이 발까지 진행되지 않았다. 전 · 내측 다리에 있는 개방성 궤양 두 곳에 드레싱치료를 받았다. 다리의 피부상태는 부드럽고, 건조하며, 휴식과 팔 · 다리를 거상해도 팽윤이 감소하지 않는다. 창백 홍반(blanching erytherma)과 경미한 열감이 있고, 촉각압박에 통증을 호소한다. 지속적이고 타는 것 같은 느낌(burning pain)이 있다고 한다. 왼쪽 다리와 오른쪽 다리의 부피 차이가 심하다.

■ 테스트 및 측정

- 신체계통 구조 및 기능의 손상
  - 림프부종 심각도: 림프부종 단계는 표 6-4의 근거에 따라 2기에 해당하며, 다리 둘레 측정은 비침범 쪽 다리를 기준으로 침범 쪽 다리둘레를 측정한다. 선 자세로 바닥에서 10cm 높이에서부터 10cm 간격으로 다리 외측에 표시를 하고, 6군데 둘레를 측정한다. 다리가 원통형의 모습을 되찾아 누운 자세에서 다리를 들어 움직일 수 있을 때까지 같은 측정위치에서 반복 측정한다.

표 6-4 림프부종 단계

단계	임상 증상
잠복기(latency)	림프혈관 및/또는 림프절 손상; 림프부종은 나타나지 않음
1기(spontaneously reversible)	팔 · 다리가 붓고 무겁게 느껴짐; 함요성 부종이 나타남; 휴식 및/또는 팔 · 다리를 높이면 팽윤이 감소됨
2기(spontaneously irreversible)	팔 · 다리가 붓고 스펀지 같음; 조직 섬유증이 발달; 팔 · 다리가 단단하게 느껴짐; 휴식과 팔 · 다리 거상에도 팽윤이 감소되지 않음
3기(lymphostatic elephantiasis)	팔 · 다리가 림프계 손상으로 코끼리 다리처럼 매우 거대하게 확장됨; 유방암 환자에게는 거의 발생하지 않음

- 통증: 보행 시 3/10점, 날카로운 통증
- 팽윤
- 개방성 상처 크기: 0.5×0.5×6cm, 1.6×0.9×5.1cm(길이×너비×깊이)

– 활동 제한

- 매트이동 제한: 전적으로 다른 사람에게 의존적이었으므로 한 사람이 김 ○○의 왼쪽 다리를 매트에서 들었다 내려야 하고 몸을 돌릴 때도 마찬가지이다.
- 보행 제한: 왼쪽 다리의 부피와 무게로 인하여 보행이 매우 힘든 상태로 보조도구 없이는 걷지 못하고 계단보행도 하지 못한다. 집에서 병원까지 이동이 어려운 상황이다. 6m 거리를 걷는 보행속도는 0.3m/s이다. 김 ○○ 연령대의 평균보행속도는 1.4m/s이다.
- 앉은 자세에서 일어서기 제한

– 참여 제한

- 역할 수행 제한

ICF 장애모델, 무작위대조군 연구 결과, 근거중심물리치료 그리고 지식의 임상 적용(Knowledge Translation, KT)을 이해하고 환자/보호자 케어에 적용하는 것은 물리치료사의 필수 역량이다. 하지만 '알고 있는 것과 실제로 실천하는 것 간의 간격(know-do gap)'이 큰 것도 사실이다. 예를 들어 요통환자에게 적합한 중재법을 결정할 때, 환자에게 가장 적합한 질 높은 논문을 바탕으로 근거중심물리치료를 실천하기보다는 기존에 알고 있는 익숙한 방법에 환자를 맞추려는 경우도 있다. 임상의사결정에 근거를 적용할 때 영향을 미치는 요인으로는 치료사 개인과 근무하는 기관의 특성이 있다. 구체적으로 근거에 대한 개인적 생각과 믿음, 교육 수준, 시간, 검색사이트 접근 및 사용 여부, 근무기관의 문화와 리더십 그리고 근거의 활용능력 등이다.

근거중심물리치료를 수행하기 위해 필요한 것은 근거의 활용뿐 아니라 임상에서 근거를 생성하는 것이 더 중요하다. 물리치료 윤리에 연구 윤리가 포함되는 것은 임상치료와 더불어 대표적으로 단일사례연구 방식으로 임상연구를 함께 수행하는 것이 물리치료사의 기본 직무이기 때문이다. 근거의 탄생은 환자를 치료하면서 또는 관심 있는 주제에 대한 문헌탐색을 통해 구체적인 임상질문을 갖게 되는 것으로 시작한다. 저자의 경험을 비추어 보면 다음과 같은 과정을 거쳤다.

저자는 임상에서 뇌성마비아동을 치료하고 임상관찰을 하면서 "기능이 좋은 뇌성마비아동들도 앉은 자세에서 일어설 때 손을 짚더라도 왜 손바닥 전체를 쓰지 않을까?"라는 임상질문을 갖게 되었다. 관련 연구의 논문들을 통해서 뇌성마비아동의 기능적 수준에 따른 손의 사용에 대해 알아보았지만 궁금증을 해결하기 어려웠다. 이어서, 임상관찰과 질문을 바탕으로 "뇌성마비아동의 기능적 수준과 앉은 자세에서 일어서기 타입에 따라 엉덩이, 발 그리고 손에 가해지는 압력분포와 무게중심이동에 차이가 날 것이다."라는 임상가설을 수립하였다. 그 다음, 가설검증의 객관화, 정량화를 목표로 실험계획 및 실험을 하였고(그림 6-10), 실험결과는 양질의 논문에 발표하였다.

새로운 근거가 만들어지는 과정으로 이 결과는 다시 임상에서 근거로 활용될 것이고 임상 치료가 거듭되면서 업데이트되거나 새로운 시각에서의 궁금증은 새로운 근거 생성의 밑거름이 될 것이다. 근거중심치료와 치료기반 근거 생성은 지속적으로 영향을 주고받는 관계이다(그림 6-11).

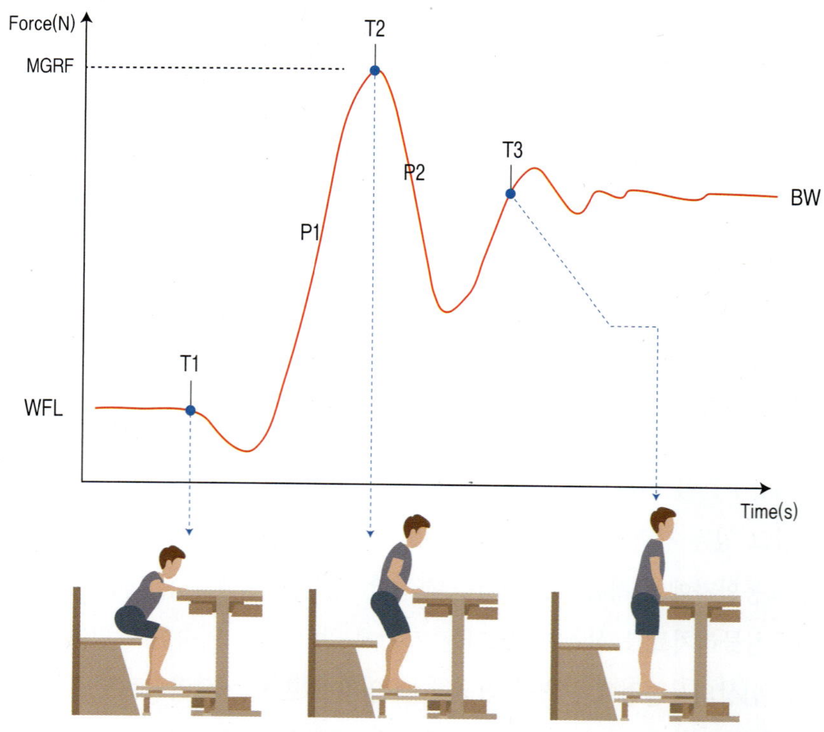

앉은 자세에서 일어서기. T1(움직임의 시작), T2(의자에서 일어서기), T3(엉덩이 폄) 시점에서 P1(준비기=T1−T2), P2(일어서기=T2−T3) 단계에서 힘의 변화를 측정한다. MGRF=Maximum Ground Reaction Force(최대지면반발력), WFL=Weight of Feet/Leg at rest(안정 시 발/다리 무게), BW=Body Weight(체중)

그림 6-10 뇌성마비아동의 앉은 자세에서 일어서기 시 엉덩이, 발, 손의 압력분포 측정
Disability and rehabilitation. Assistive technology, 2020

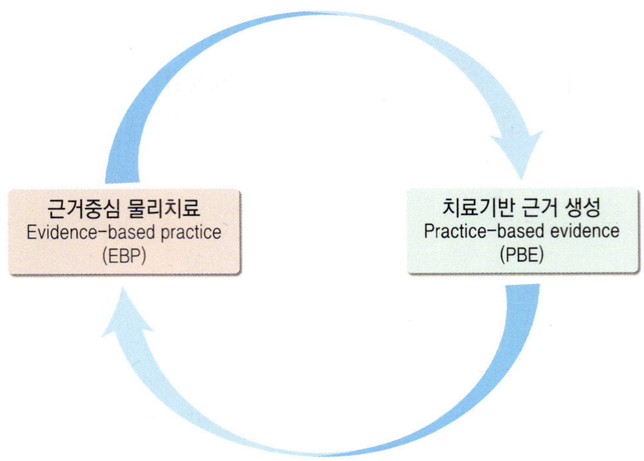

그림 6-11 근거중심물리치료와 치료기반 근거 생성의 순환 관계

3 변수 Variables

앞에서 근거중심물리치료의 첫 단계인 임상질문을 작성하는 P-I-C-O 그리고 제 2장에서 ICF 장애모델의 여러 영역을 구성하는 항목들에 대해 알아보았다. 임상질문을 구성하는 단어들과 운동장애 항목들을 변수(variables)라고 한다. 변수란 수치로 표현될 수 있는 관찰 가능한 대상이나 현상의 속성에 대한 정의이다. 예를 들어 팔을 앞으로 드는 모습은 관찰 가능한 것으로 '어깨 굽힘(shoulder flexion)'이라는 변수로 그 속성을 정의할 수 있다. 데이터(자료)는 변수를 수치로 표현한 것이다. 예를 들어 어깨 굽힘 150도라고 한다면 변수는 어깨 굽힘, 데이터는 150도가 된다. 물리치료에서 환자, 운동장애, 측정도구 그리고 중재법 등은 모두 변수이다.

변수는 크게 인과관계(cause-effect)와 수학적 개념으로 분류한다.

1) 인과관계에 따른 변수 분류

원인과 결과 관계에 따라 독립변수와 종속변수로 나뉜다(그림 6-12).

- 독립변수

  독립변수(independent variables)는 설명변수로 다른 변수에 영향을 미치기 때문에 원인변수라고도 한다. 예를 들어 슬링치료, 전기치료, 근력강화운동, 홈 프로그램, 상담 같은 중재법은 모두 독립변수에 해당한다.

- 종속변수

  종속변수(dependent variables)는 반응변수라고도 하며, 다른 변수에 영향을 받기 때문에 결과변수라고 한다. 물리치료 운동장애 항목들은 모두 독립변수(예: 중재법)의 영향을 받는 종속변수가 된다. 예를 들어 하지 근력강화운동으로 균형능력이 향상되었다면 하지 근력강화운동이 원인이 되는 독립변수이고, 그 결과가 되는 균형능력 향상은 종속변수가 된다.

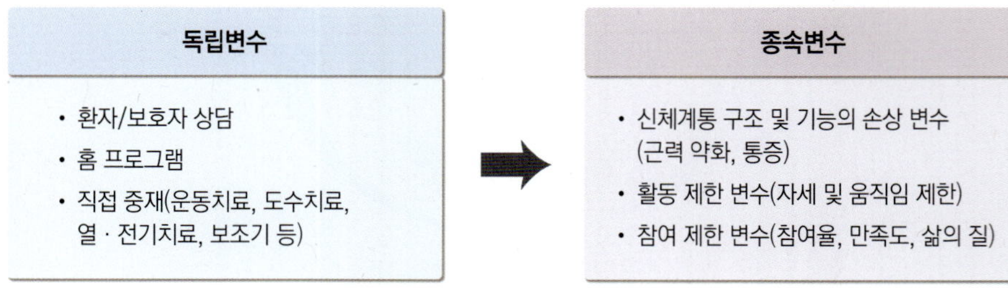

그림 6-12 독립변수와 종속변수

앞서 P-I-C-O의 [예시 2]를 들어 독립변수와 종속변수로 분류해 보자.

• P: 골다공증 노인 환자에게	골다공증 노인 환자: 대상자 변수
• I: 저항운동을 시행하는 것이	저항운동: 독립변수
• C: 유산소운동을 하는 경우에 비해서	유산소운동: 독립변수
• O: 골절 위험이 감소하는가?	골절 위험: 종속변수

2) 수학적 개념에 따른 변수 분류-척도

사물의 속성을 구체화하기 위한 측정의 단위를 척도라 한다. 측정수준에 따라서 명목척도, 서열척도, 등간척도 그리고 비율척도로 나뉜다.

■ 명목척도

명목척도(nominal scale)는 명칭척도라고도 한다. 질적인 차이로 사물, 사람 또는 속성을 구분하여 각 범주에 대하여 숫자나 기호를 부여하는 척도이다. 명목이라는 말처럼 명목상 이름을 붙인다는 의미이므로 명명된 숫자나 기호를 가지고 더하기, 빼기, 곱하기, 나누기를 할 수는 없다. 성별에서 명목상 남성을 '0', 여성을 '1'로 숫자를 부여했지만 사칙연산은 적용되지 않는다(그림 6-13). 명목척도로는 성별 이외에도 이름, 진단명, 인종 그리고 색깔이 있다.

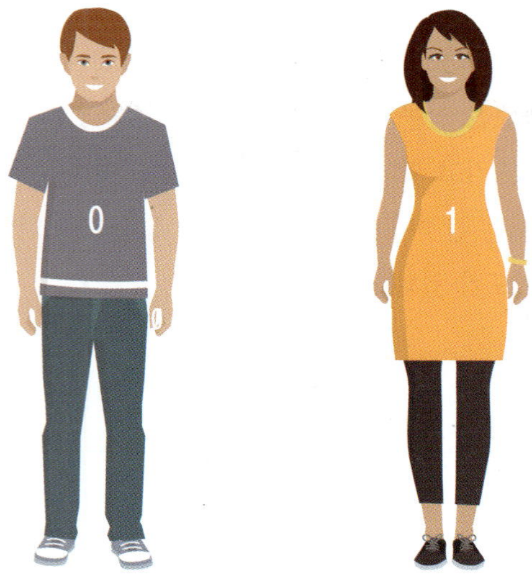

그림 6-13 명목척도의 예: 성별

■ 서열척도

서열척도(ordinal scale)는 순위척도라고도 한다. 사물의 속성에 대한 크기나 양의 많고 적음, 크고 작음과 같은 순서를 비교할 수 있도록 수치를 부여한 척도이다. 명목척도와 마찬가지로 더하기, 빼기, 곱하기, 나누기 같은 수학적 조작은 하지 못한다. 서열척도는 두 수치 간의 간격이 일정하지 않기 때문에 단순히 순위를 나타낼 뿐 얼마나 크고 작은지, 잘하고 못하는지 알 수 없다. 예를 들어 물리치료에서 많이 사용되는 MMT(0/1/2/3/4/5)는 순위를 나타낼 뿐 2등급이 1등급보다 근력이 2배라고는 할 수 없는 서열척도이다(그림 6-14). MMT 이외에도 서열척도로는 기능적독립측정도구(FIM: 1 / 2 / 3 / 4 / 5 / 6 / 7), 시각상사척도(VAS: 0/1/2/3/4/5/6/7/8/9/10), 사회경제적 수준(상/중/하), 교육수준(초졸/중졸/고졸/대졸) 그리고 성적(1등/2등/3등)이 있다.

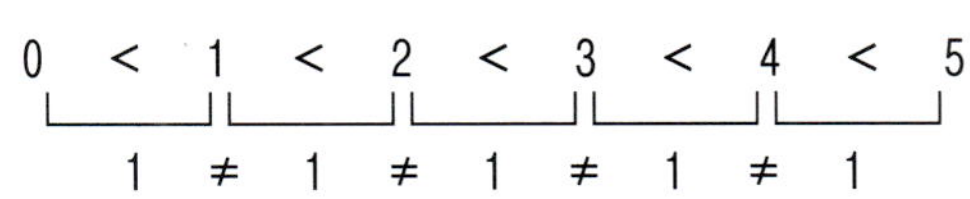

그림 6-14 서열척도의 예: MMT

■ 등간척도

등간척도(interval scale)는 간격척도 또는 동간척도라고도 한다. 등간척도는 서열화된 척도이면서 각 수치들 간의 간격이 같다. 등간척도의 속성을 갖는 변수로 온도를 들 수 있다. 예를 들어 2℃는 4℃보다 큰 서열화된 척도이면서 온도가 1℃씩 올라갈 때마다 그 간격은 동일하다(그림 6-15). 하지만 2℃가 4℃보다 2배 덥다고는 할 수 없다. 등간척도는 더하기와 빼기는 할 수 있지만, 곱하기와 나누기 법칙은 적용되지 않는데 그 이유는 절대영점이 없기 때문이다. 온도에서 0℃라는 것은 아무것도 없는 것이 아닌, 무엇이 있음에도 불구하고 임의적으로 얼음이 어는 온도를 0℃라고 합의한 것이다. 즉, 온도에서 0℃는 편의로 만들어진 기준점이다. 정리하면, 등간척도는 간격이 일정하고, 0값이 없는 것이다. 대표적인 예로는 온도, 지능지수, 연령대 그리고 연도가 있다.

$$0 < 1 < 2 < 3 < 4 < 5$$

$$1 = 1 = 1 = 1 = 1$$

그림 6-15 등간척도의 예: 온도

■ 비율척도

비율척도(ratio scale)는 가장 고단위의 척도로 서열척도와 등간척도의 속성을 모두 지니는 동시에 절대영점을 가지는 척도로서 절대값 0이 존재한다. 수학적으로는 사칙연산의 법칙이 적용된다(그림 6-16). 비율척도의 예로는 체중, 길이, 신장, 혈압수치, 보행속도, 관절가동범위, 근육활성도, 치료기간, 발병기간, 자녀 수, 근무경력, 소득, 시간 그리고 월수입이 있다.

2 4

0 5

1 3

$0 + 1 + 2 + 3 + 4 + 5 = 15$

$3 - 2 = 1,\ 5 - 3 = 2$

$2 \times 3 = 6,\ 3 \times 4 = 12$

$4 \div 2 = 2,\ 3 \div 1 = 3$

그림 6-16 비율척도

요점

1. 근거중심물리치료란 효과적인 물리치료의 제공을 위하여 질 높은 임상연구결과를 찾아서 치료사의 전문적 임상경험 및 환자 고유의 가치를 통합적으로 고려하여 치료에 적용하는 것이다.
2. 연구의 형태는 연구목적에 따라 기술적, 실험적 또는 탐색적 연구가 있고, 수집된 자료형태에 따라 질적 연구 또는 양적 연구가 있다. 비교연구대상에 따라 집단사례연구와 단일사례연구가 있다.
3. 근거수준 피라미드는 가장 아래 단계의 전문가 의견에서부터 최고 높은 단계의 가이드라인으로 구성된다.
4. 메타분석은 유사한 주제의 무작위대조군 연구 논문들의 각 연구대상자를 하나의 새로운 연구대상자로 묶어 통계검증 절차를 거쳐 치료효과를 입증하는 연구이다. 체계적 고찰은 관심주제에 대한 질 높은 논문을 검색 및 확인하는 절차를 거쳐 체계적으로 정리해놓은 논문으로 통계처리를 하지 않는 것이 메타분석과 다른 점이다.
5. 질 높은 근거의 평가기준은 '근거기준 및 권고등급', '연구결과의 타당성', '연구결과의 중요성', '환자에게 적용여부' 등이다.
6. 변수에는 인과관계에 따른 변수 분류에서 독립변수(원인)와 종속변수(결과)가 있고, 수학적 개념에 따른 변수 분류로 명목척도(예: 이름, 성별), 서열척도(예: 근력검사, 시각상사척도), 등간척도(예: 온도), 비율척도(예: 체중, 신장, 관절가동범위) 등이 있다.
7. 근거중심물리치료의 단계는 문제점 확인, 임상질문 작성, 문헌검색 및 질 높은 임상결과 수집, 논문 비교분석, 선택한 논문의 임상환자 적용, 전 임상의사결정 과정의 결과 평가를 기본개념으로 이루어진다.
8. 임상질문을 작성하는 가장 대표적인 방법으로 P(환자, 문제점, 대상인구) – I(중재, 지표, 평가도구) – C(비교) – O(결과)가 있다.

연습문제 REVIEW QUESTIONS

1. 근거의 3가지 구성요소로 옳은 것은?

① 질 높은 임상연구 결과
② 치료사의 전문적 임상경험
③ 환자 고유의 가치
④ 질 높은 임상연구 결과, 치료사의 전문적 임상경험
⑤ 질 높은 임상연구 결과, 치료사의 전문적 임상경험, 환자 고유의 가치

2. 주어진 임상질문을 P-I-C-O로 분류한 것으로 옳은 것은?

> 물리치료 환자에서 활동중심접근법이 손상중심접근법보다 일상생활 수행능력 향상에 효과적일까?

① P: 활동중심접근법
② I: 활동중심접근법
③ C: 일상생활 수행능력
④ O: 물리치료 환자
⑤ I: 손상중심접근법

3. 물리치료사는 NDT(신경발달치료, Neuro-Developmental Treatment) 핸들링기법으로 독립적 뒤집기를 연습시키고 있다. '독립적 뒤집기'를 나타내는 변수로 옳은 것은?

① 독립변수
② 종속변수
③ 비율척도
④ 서열척도
⑤ 명목척도

4. 근위축성 축삭경화증 환자의 근거중심물리치료를 위해 전문가 의견 보고서 1편, 임상사례보고서 2편, 코호트 조사연구 2편, 단일기관 무작위대조군 연구 2편, 다중기관 무작위대조군 연구 2편을 검색하였다. 근거수준에 따라 근위축성 축삭경화증 환자 물리치료에 최상의 근거를 제공하는 것으로 옳은 것은?

① 전문가 보고서

② 임상사례보고서

③ 코호트 조사연구

④ 단일기관 무작위대조군 연구

⑤ 다중기관 무작위대조군 연구

연습문제 답

1. ⑤ 2. ② 3. ① 4. ⑤

학생활동 STUDENTS ACTIVITIES

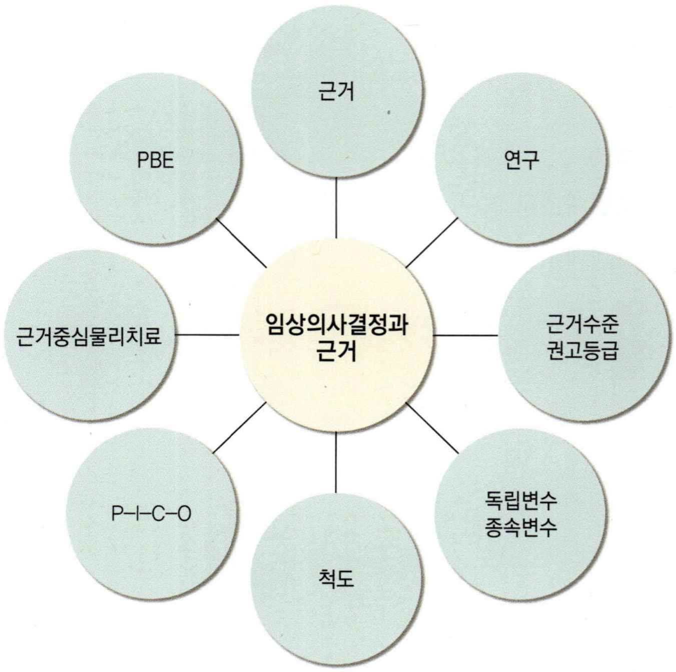

위의 관계도를 구성하는 핵심개념을 바탕으로 팀원들끼리 다음 내용에 대하여 의견을 교환해 보시오.

1. 책에서 제공한 검색 사이트에 접속하여 관심 있는 물리치료질환에 대한 체계적 고찰, 메타분석, 무작위대조군 연구, 단일사례연구, 사례조사 등의 근거를 검색해 보시오.
2. 평소에 궁금했던 물리치료관련 내용을 P-I-C-O를 활용하여 임상질문을 작성해 보시오.
3. 독립변수(원인)와 종속변수(결과)의 차이를 이해하고 물리치료와 관련된 예문을 만들어 보시오.
4. 학생들이 접할 수 있는 근거의 종류를 나열해 보시오.
5. 대표적인 4가지 척도의 개념을 이해하고 예를 들어 보시오.
6. 근거중심물리치료의 예를 들어 보시오.

참고문헌 REFERENCES

1. 이건철 외. 보건의료인을 위한 보건통계학. 현문사. 2011.
2. 이인희, 박상영. VDT 증후군 환자에 물리치료와 인간공학적 개입: 사례 연구. 대한물리치료학회지. 2010;22(4):91-96.
3. Armijo-Olive S, Silvestre R, Fuentes J, et al. Electromyographic Activity of the Cervical Flexor Muscles in Patients With Temporomandibular Disorders While Performing the Craniocervical Flexion Test: A Cross-Sectional Study. Phys Ther. 2011;91(8):1184-1197.
4. Camp PG, Appleton J, Reid WD. Quality of Life After Pulmonary Rehabilitation: Assessing Change Using Quantitative and Qualitative Methods. Phys Ther. 2000;80(10):986-995.
5. Campbell KL, Zadravec K, Bland KA, et al. The Effect of Exercise on Cancer-Related Cognitive Impairment and Applications for Physical Therapy: Systematic Review of Randomized Controlled Trials . Phys Ther. 2020;10093):523-542.
6. Campo M, Weiser S, Koenig KL, et al. Work-related musculoskeletal disorders in physical therapists: a prospective cohort study with 1-year follow-up.Phys Ther. 2008;88(5):608-619.
7. Debeaumont D, Boujibar F, Ferrand-Devouge E, et al. Cardiopulmonary Exercise Testing to Assess Persistent Symptoms at 6 Months in People With COVID-19 Who Survived Hospitalization: A Pilot Study. 2021;101(6)
8. Fini NA, Bernhardt J, Churilov L, et al. A 2-Year Longitudinal Study of Physical Activity and Cardiovascular Risk in Survivors of Stroke. Phys Ther. 2021;101(2):pzaa205.
9. Fuentes JP, Olivo SA, Magee DJ, et al. Effectiveness of Interferential Current Therapy in the Management of Musculoskeletal Pain: A Systematic Review and Meta-Analysis. Phys Ther. 2010;90(9):1219-1238.
10. Harris S: How should treatments be critiques for scientific merit? Phys Ther. 1996;76:175-181, 1996.
11. Heathcock JC, Bhat AN, Lobo MA, et al. The Performance of Infants Born Preterm and Full-term in the Mobile Paradigm: Learning and Memory. Phys Ther. 2004;84(9):808-821.
12. Kurita S, Doi T, Tsutsumimoto K, et al. Association of Physical Activity and Cognitive Activity With Disability: A 2-Year Prospective Cohort Study. Phys Ther. 2020;100(8):1289-1295.
13. MacKay C, Hawker GA, Jaglal SB. Do Physical Therapists Approach Management of People With Early Knee Osteoarthritis? A Qualitative Study. Phys Ther. 2019;100(2):295-306.
14. Malone A, Kiernan D, French H, et al. Obstacle Crossing During Gait in Children With Cerebral Palsy: Cross-Sectional Study With Kinematic Analysis of Dynamic Balance and Trunk Control. Phys Ther. 2016;96(8):1208-1215.
15. Manns PJ, Norton AV, Darrah J. Cross-sectional study to examine evidence-based practice skills and behaviors of physical therapy graduates: is there a knowledge-to-practice gap? Phys Ther. 2015;95(4):568-578.
16. McEwen I. 2009. Writing case report: a how-to manual for clinicians (3rd ed). Alexandria, VA: American Physical Therapy Association.
17. Miller EW, Combs SA, Fish C, et al. Running Training After Stroke: A Single-Subject Report. Phys Ther. 2008;88(4):511-522.
18. Morgan C, Darrah J, Gordon AM, et al. Effectiveness of motor interventions in infants with cerebral palsy: a systematic review. Dev Med Child Neurol. 2016 Mar 29. [Epub ahead of print].
19. Novak I, Mclntyre S, Morgan C, et al. A systematic review of interventions for children with cerebral palsy: state of the evidence. Dev Med Child Neurol. 2013;55(10):885-910.
20. Ottawa Panel. Ottawa panel evidence-based clinical practice guidelines for therapeutic exercises and manual therapy in the management of osteoarthritis. Phys Ther. 2005; 85(9):907-971.
21. Philadelphia Panel. Philadelphia Panel evidence-based clinical practice guidelines on selected rehabilitation interventions for neck pain. Phys Ther. 2001;81(10):1701-1717.
22. Phonthee S, Saengsuwan J, Siritaratiwat W, et al. Incidence and Factors Associated With Falls in Independent Ambulatory Individuals With Spinal Cord Injury: A 6-Month Prospective Study. Phys Ther. 2013;93(8):1061-1072.
23. Pradhan S, Scherer R, Matsuoka Y, et al. Grip force modulation characteristics as a marker for clinical disease progression in individuals with Parkinson disease: case-control study. Phys Ther. 2015;95(3):369-379.
24. Rampazo EP, da Silva VR, de Andrade ALM, et al. Sensory, Motor, and Psychosocial Characteristics of Individuals With Chronic Neck Pain: A Case-Control Study. Phys Ther. 2021;101(7):pzab104.
25. Swisher LL. A Retrospective Analysis of Ethics Knowledge in Physical Therapy (1970-2000). Phys Ther. 2002;82(7):692-706.

26. Thilarajah S, Bower KJ, Pua Y-H, et al. Modifiable Factors Associated With Poststroke Physical Activity at Discharge From Rehabilitation: Prospective Cohort Study. Phys Ther. 2020;100(5):818-828.
27. VanSwearingen JM, Perera S, Brach JS. Impact of Exercise to Improve Gait Efficiency on Activity and Participation in Older Adults With Mobility Limitations: A Randomized Controlled Trial. Phys Ther. 2011;91(12):1740-1751.
28. Waller B, Ogonowska-Slodownik A, Vitor M, et al. Effect of therapeutic aquatic exercise on symptoms and function associated with lower limb osteoarthritis: systematic review with meta-analysis. Phys Ther. 2014;94(10):1383-1395.
29. Wolf S: Clinical decision making in Physical Therapy. FA Davis, Philadelphia, 1985.
30. Yang XJ, Hill K, Moore K, et al. Effectiveness of a Targeted Exercise Intervention in Reversing Older People's Mild Balance Dysfunction: A Randomized Controlled Trial. Phys Ther. 2012;92(1):24-37.

CHAPTER 07

임상의사결정과 측정도구

Assessment tools for clinical decision making

핵심단어

표준화된 측정도구 Standardized assessment tools

신체구조 및 기능의 손상 측정
Assessment for impairment of body structure & function

활동 제한 측정 Assessment for activity limitation

참여 제한 측정 Assessment for participation limitation

신뢰도 Reliability

타당도 Validity

반응도 Responsiveness

준거참조측정도구 Criterion-referenced tools

규준참조측정도구 Norm-referenced tools

학습목표

1. 측정도구의 사용 목적을 설명할 수 있다.
2. ICF 장애모델의 운동영역 별로 측정도구의 분류를 이해하고 설명할 수 있다.
3. 측정도구의 신뢰도, 타당도, 반응도를 설명할 수 있다.
4. 준거참조측정도구의 유용성을 설명할 수 있다.
5. 측정도구의 선택, 수행, 점수해석 그리고 결과 공유의 중요성을 설명할 수 있다.
6. 측정도구를 사용한 활동중심 목표의 설정 방법을 설명할 수 있다.

1 측정도구의 이해 Understanding of assessment tools

1) 측정을 통한 평가의 중요성 및 목적

표준화된 측정도구를 사용해서 검진과 평가를 거쳐 근거기반 임상의사결정을 수행한다. 직관적·주관적 평가에 따른 만족감을 객관적 잣대로 오해하면 안 된다. 물리치료 표준절차는 초기 측정으로 시작해서 결과 측정으로 끝나는 과정이다. 환자/보호자 입장에서도 주기적 측정의 중요성을 이해할 때 물리치료검진과 치료에 보다 적극적으로 참여할 수 있다. 또한, 주기적 측정을 통한 평가기록은 치료적인 측면뿐 아니라 물리치료코드와 수가체계를 포함한 정책에도 지대한 영향을 미친다.

물리치료 표준절차에서 확인한 대로 객관적인 검진과 평가 과정을 거쳐 물리치료 진단, 예후 및 치료계획, 중재 그리고 결과평가가 이뤄진다. 물리치료 표준절차가 수행되는 과정에서 측정도구의 역할, 즉 사용 목적은 다음과 같이 세 가지이다(그림 7-1).

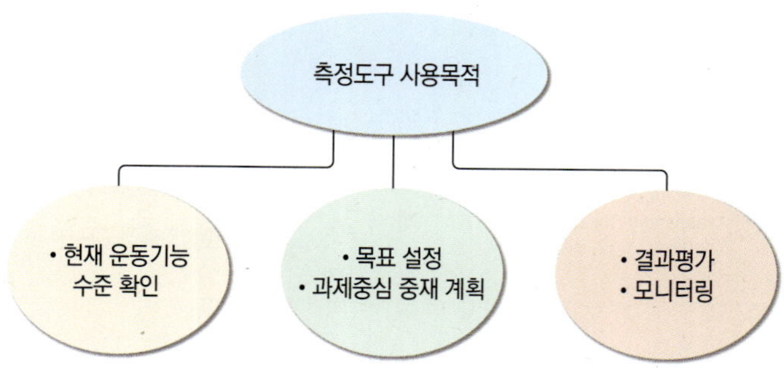

그림 7-1 측정도구 사용목적

① 환자의 현재 운동기능 수준 확인(identification)

신체계통 구조 및 기능의 손상, 활동 제한 그리고 참여 제한 수준에서 운동장애를 객관적, 정량적으로 파악할 수 있다.

② 목표 설정 및 중재 계획(goal setting & intervention planning)

준거참조 측정도구를 사용하면 일상생활과 밀접한 기능관련 치료 목표를 세우고 과제중심 중재를 계획할 수 있다. 이 장의 측정도구의 분류 중에서 준거참조측정도구의 장점 부분을 참조하면 자세한 내용을 확인할 수 있다.

③ 결과평가 및 모니터링(outcomes evaluation & monitoring)

중재 전후의 물리치료 절차의 효과를 평가할 수 있고 시간의 경과에 따른 주기적 후속 평가로 운동기능 수준의 변화를 모니터링할 수 있다.

2) 측정도구 사용을 위한 치료사 역량

과학적 근거에 기반한 임상의사결정의 중요성을 인식하고 있더라도, 근거를 의사결정에 적용하자면 구체적인 실천 전략이 필요하다. Chatham 대학교 Joseph Schreiber 교수는 '측정도구 지식 및 수행빈도 자가평가(self-assessment of knowledge and frequency of performance)' 체크리스트를 개발하고 치료사가 측정도구를 사용하는데 필요한 핵심역량을 제시하였다(표 7-1). 환자마다 적합한 표준화된 측정도구를 사용하기 위해 선택(selection), 수행(administration), 해석(interpretation) 그리고 정보의 공유(sharing) 기술 같은 네 가지 핵심역량이 요구되고, 각각의 역량을 구성하는 항목들을 들어 알고 있는 지식 수준과 실제 수행빈도가 어느 정도인지 체크하도록 되어 있다.

표 7-1 측정도구 지식 및 수행빈도 자가평가

Ⅰ. 지식 등급 자가평가(self-assessment of knowledge rating scale)
1. 익숙하지 않음: 각 기술을 구성하는 과제항목에 익숙하지 않다.
2. 익숙함: 각 기술을 구성하는 과제항목에 익숙하다.
3. 실기전문지식: 각 기술을 구성하는 항목을 실천할 충분한 지식이 있다.
4. 교육전문지식: 각 기술을 구성하는 항목을 실천 및 교육할 수 있는 충분한 지식이 있다.
5. 전문가지식: 각 기술을 구성하는 항목을 전문가 수준으로 실천 및 교육할 수 있다.

Ⅱ. 수행빈도 등급 자가평가(self-assessment of frequency of performance rating scale)
A. 없음: 한 번도 수행하지 않았다.
B. 간혹: 지난달에 수행하지 않았고 지난 4개월 동안 수행횟수가 2회 미만이다.
C. 다소 자주: 지난달에 1회 수행했지만 지난 4개월 동안 총 5회 미만이다.
D. 자주: 지난달에 2회 수행했지만 지난 4개월 동안 총 8회 미만이다.
E. 매우 자주: 지난 4개월 동안 총 15회 이상 수행하였다.

기술/과제(skill/task)	Ⅰ. 지식 등급 자가평가					Ⅱ. 수행빈도 등급 자가평가				
표준화된 측정도구 선택(selection) 기술	1	2	3	4	5	A	B	C	D	E
1. 근거에 기반한 선별검사용 측정도구 선택										
2. 근거에 기반한 신체계통 구조 및 기능 (손상) 측정도구 선택										
3. 근거에 기반한 활동(제한) 측정도구 선택										
4. 근거에 기반한 참여(제한) 측정도구 선택										
5. 검사 목적에 따른 준거참조 대 규준참조 측정도구 감별 및 선택										
표준화된 측정도구 수행(administration) 기술	1	2	3	4	5	A	B	C	D	E
1. 매뉴얼 이해, 해석, 검사가 가능하고, 평가항목을 정확히, 타당하게, 효과적인 방법으로 측정										
2. 환자의 수행력을 정확히 평가하기 위하여 테스트 방법을 타당한 수준에서 적절히 조정하여 수행										

표 7-1 측정도구 지식 및 수행빈도 자가평가(계속)

기술/과제(skill/task)	Ⅰ. 지식 등급 자가평가					Ⅱ. 수행빈도 등급 자가평가				
3. 측정결과에 따라 환자의 치료결과를 정확하게 분석										
4. 측정결과에 따라 치료 빈도와 기간을 정하고 문서화										
5. 임상의사결정을 위한 GMFM 검사										
6. 임상의사결정을 위한 PEDI 검사										
7. 임상의사결정을 위한 30초 보행검사										
8. 임상의사결정을 위한 TUDS 검사										
9. 임상의사결정을 위한 TUG 검사										
표준화된 측정도구 해석(interpretation) 기술	1	2	3	4	5	A	B	C	D	E
1. 수집한 자료를 ICF 장애모델의 신체계통, 사람, 사회 수준으로 분류										
2. 원점수, 표준점수, 백분위수, z점수, t점수, 신뢰구간, 점수변화의 결정 및 해석										
3. 측정값의 평가 자료와 다른 근거를 통합적으로 고려해 의사결정 근거 제시										
4. 측정결과를 임상관찰 및 다른 자료의 맥락에서 종합적으로 해석										
5. 측정결과를 기준으로 기능향상 수준 및 필요 기간 예측										
6. 측정결과를 치료 적응증, 프로그램계획, 시간 경과에 따른 중재결과의 평가, 치료 종결이나 중단 등의 근거로 활용										
표준화된 측정도구 수행에서 구한 정보의 공유(sharing) 기술	1	2	3	4	5	A	B	C	D	E
1. 환자의 현재 상태, 검사결과, 치료계획, 치료기대결과에 대한 환자/보호자 교육 및 피드백을 활용하여 치료계획과 치료기대결과 수정										
2. 공통의 의미 있는 언어로 지속적으로 문서를 작성하여 관련 정보를 간략하게 정리하고, 가족 및 치료팀의 다른 구성원들과 기록 공유										
3. 윤리적 · 법적으로 환자를 부정적으로 명명하지 않는 등 측정결과의 비밀 유지										
4. 측정결과는 환자의 전반적인 기능 수준, 가족, 문화, 언어, 환경 요인을 고려하여 의사소통										
5. 임상에서 동료가 적합한 측정도구를 사용할 수 있도록 도움을 줄 수 있음										

3) 측정도구의 분류

측정도구는 자료수집 방법, 측정체계 그리고 준거참조측정도구 대 규준참조측정도구로 분류할 수 있다.

(1) 자료수집 방법에 따른 분류

측정도구는 자료수집 방법에 따라 치료사중심측정도구와 환자중심측정도구로 나뉜다.

① 치료사중심측정도구

치료사중심측정도구(clinician-based tools)는 수행력측정도구(performance-based tools)라고도 한다. 초기 기능 수준과 치료중재에 대한 반응을 치료사 입장에서 평가한다. 객관적 측정 방식으로 신체계통 구조 및 기능의 손상(예: 골절 분류, 염좌 등급, 관절가동범위, 근력, 부종), 활동 제한(예: FIM, 보행속도) 그리고 참여 제한(예: 삶의 질 측정도구)을 측정한다. 수행력측정은 물리치료 초기평가, 재평가, 치료종결, 후속평가 등의 형태로 이뤄진다. 치료사중심측정도구는 다시 특정질환측정도구(disease-specific tools)와 포괄적측정도구(comprehensive tools)로 나뉜다. 특정질환측정도구는 특정질환과 기능영역을 측정한다. 예를 들어 뇌졸중 환자의 기능회복 수준을 예측하는 FMA, 척수손상 환자의 기능 수준을 측정하는 SCIM(척수독립지수평가, Spinal Cord Independence Measure) 그리고 뇌성마비아동의 시간의 경과에 따른 운동발달수준을 측정하는 GMFM이 있다. 포괄적측정도구는 다양한 질환에 사용할 수 있고 여러 기능영역을 측정한다. 예를 들어 PEDI(아동장애평가, Pediatric Evaluation of Disability Inventory)는 다양한 운동장애아동의 이동성, 사회인지 그리고 자조활동영역을 포함해서 아동의 전반적 발달 상태를 알아볼 수 있다. 특정질환측정도구와 포괄적측정도구를 상호보완적으로 함께 사용할 때, 환자의 기능 수준을 제대로 이해하고 중재의 유효성을 확인할 수 있다.

② 환자중심측정도구

환자중심측정도구(patient-based tools)는 환자보고식측정도구(self-report tools)라고도 한다. 신체계통 구조 및 기능의 손상, 활동 제한, 참여 제한 그리고 환경 및 개인 요인을 포함하여 환자가 직접 자신의 불편함에 대해 갖는 주관적 생각이나 느낌을 평가한다. 환자보고식측정도구도 다시 특정질환측정도구와 포괄적측정도구로 나뉜다. AIMS(관절염영향측정척도, Arthritis Impact Measurement Scale)는 관절염 환자에게만 사용하며 신체적 · 사회적 · 감정적 안녕상태를 측정한다. 반면, 삶의 질을 측정하는 측정도구들은 특정 질환에 국한되지 않고 정상인을 포함하여 질환이 있는 개인에 이르기까지 폭넓게 적용할 수 있다. SF-36(Short-Form Health Survey)은 성인의 삶의 질을 측정하는 도구로 다양한 환자에게 사용한다. 환자중심측정도구도 초기평가, 재평가, 치료결과평가 그리고 후속평가 등 목적에 따라 사용할 수 있다.

치료사중심측정도구와 환자중심측정도구 간의 연관성과 언제 사용해야 하는지 생각해 보자. 2008년 Boonstra 등은 슬관절전치환술 후 1년이 경과한 환자의 기능을 측정하기 위하여 환자중심측정도구 두 가지[WOMAC (Western Ontario and Mcmaster Universities Osteoarthritis Index), KSS (Knee Society Score)]와 치료사중심측정도구 세 가지(앉은 자세에서 일어서기 검사, 최대등척성수축량, TUG)를 비교하여 측정도구 간의 연관성을 조사하였다. 연구결과로, 치료사중심측정도구와 환자중심측정도구 간의 연관성은 약한 것으로 나타났으며, 앉은 자세에서 일어서기, TUG 같은 치료사중심측정도구가 활동중심 운동기능을 측정하는데 효과적이었다.

또 다른 사례로 지역사회에 거주하는 여성 노인 170명(평균연령 74.3세)을 대상으로 신체기능의 감소를 측정하기 위하여 수행력 측정도구와 환자보고식측정도구 간의 연관성을 알아보았다. 보행속도와 PPT(운동수행검사, Physical Performance Test)의 7번 항목을 수행력측정도구로 사용하였고, ADL(일상생활동작측정, Activities of Daily Living), IADL(수단적일상생활동작측정, Instrumental Activities of Daily Living), FSQ(기능상태질문서, Functional Status Questionnaire)의 사회활동영역을 환자보고식측정도구로 사용하였다. 연구결과는 Boonstra 등의 결과와 유사하였다. 수행력측정도구가 기능의 제한을 측정하는데 효과적이었고, 두 측정도구 간의 연관성은 약한 수준이었다.

위에서 예로 든 2개의 연구결과 이외에도 유사한 연구결과는 많다. 결론적으로 치료사중심측정도구와 환자중심측정도구 간의 연관성은 약하다. 즉, 두 가지 측정도구가 환자의 각기 다른 영역에 초점을 맞추고 있다는 의미이다. 수행력측정도구는 치료사의 관점에서 전문적으로 기능을 평가하며, 환자보고식측정도구는 환자/보호자의 관심사를 조사하는 것이 주된 목적이다. 의사결정에 유익한 상호보완적 정보를 제공해주므로 2가지 형태의 측정도구들을 함께 쓰는 것이 바람직하다.

(2) 측정체계에 따른 분류

측정체계는 기능의 변화를 민감하게 반영해야 한다. 수행력측정도구 및/또는 환자보고식측정도구의 측정체계는 정해진 틀은 없지만, 서술적 또는 정량적으로 측정하는 것이 일반적이다. 서술적 측정체계의 대표적인 것이 보조 수준이다. 독립적 수행, 감독, 근접 보조, 접촉 보조, 최소 보조, 중등도 보조 그리고 최대 보조로 분류한다(표 7-2). 주로 침대이동성, 이동, 보행, 기능적 균형능력을 측정하고 서술적 측정체계를 사용해서 기록한다. 정량적 측정체계를 갖는 측정도구의 측정결과는 단위가 있는 수치로 나온다.

표 7-2 보조 수준

보조 수준	정의
독립적 (independent)	환자 스스로 언제나 안전하게 활동을 수행한다.
감독 (supervision)	환자의 활동 수행 시 문제가 발생할 확률은 낮지만, 보조자는 환자가 팔을 뻗어 닿을 수 있는 거리에 있어야 한다.
근접 보조 (stand by assist/close guarding)	환자의 활동 수행 시 문제가 발생할 확률이 낮지 않기 때문에 보조자가 실제로 환자와 접촉하지는 않지만 손을 들고 언제라도 환자를 보조할 준비를 하고 있다.
접촉 보조 (contact guard assist)	환자의 활동 수행 시 도움이 필요할 확률이 높다. 보조자는 환자 몸에 손을 접촉하고 있는 상태에서 필요한 경우 보조를 제공한다(낙상위험이 높음).
최소 보조 (minimal assistance)	환자는 치료사로부터 25%의 보조(tactile cure: 촉각적 큐)를 받아 운동기술을 수행한다.
중등도 보조 (moderate assistance)	환자가 운동기술의 50%를 독립적으로 수행한다.
최대 보조 (maximal assistance)	환자는 운동기술의 적어도 75%에 대하여 치료사의 보조를 요한다.

(3) 준거참조측정도구 대 규준참조측정도구

준거참조측정도구와 규준참조측정도구의 가장 큰 특징은 다음과 같다. 준거참조측정도구는 측정결과를 특정 자세나 움직임 같은 외적 기준(external criteria)과 비교하고 규준참조측정도구는 연령과 성별에 따른 기준값(reference values)과 비교한다.

준거참조측정도구에서 사용하는 준거는 외적 기준, 즉 목표를 뜻한다. 목표는 직접 정할 수도 있고 측정도구의 항목 및/또는 항목의 세부 측정점수가 되기도 한다. BBS는 대표적인 준거참조측정도구로 측정항목 2번은 '독립적으로 선 자세 유지'이다. 측정체계는 0-1-2-3-4점으로 각각의 점수를 나타내는 내용이 외적 기준(목표)이다. BBS 2번 항목이 2점에서 3점으로 높아졌다면 외적 기준이 향상된 것이므로 서기의 기능이 좋아진 것으로 해석할 수 있다.

BBS 2번 항목: 독립적으로 선 자세 유지

- 4점: 안전하게 2분 동안 서 있을 수 있다.
- 3점: 감독 하에 2분 동안 서 있을 수 있다.
- 2점: 지지 없이 30초 동안 서 있을 수 있다.
- 1점: 여러 번 시도 끝에 지지 없이 30초 동안 서 있을 수 있다.
- 0점: 보조 없이 30초 동안 서 있을 수 있다.

표 7-3 준거참조측정도구 대 규준참조측정도구

	준거참조측정도구	규준참조측정도구
항목 구성	• 운동과제분석이 용이함 • 중재 목표와 밀접한 관계가 있음 • 모니터링에 민감함	• 운동과제분석이 어려움 • 중재 목표와 연관성이 약함 • 모니터링에 민감하지 않음
측정 목적	• 개인의 수행점수를 개별목표나 측정항목의 완전 수행의 정도와 비교 • 개인의 현재 수준을 파악할 수 있어 개별 환자의 치료목표 수립 시 유용 • 중재프로그램 계획 시 유용 • 도구의 구성항목들이 중재효과에 민감 • 시간의 경과에 따른 결과평가 시 유용	• 개인의 수행점수를 대표집단의 기준점수와 비교 • 연령, 성별이 동일한 대표집단의 기준값과 비교하여 현재 수준 파악 • 연령수준 수립 시에 사용
점수 측정	• 외적 기준(개별목표나 측정항목의 완전수행)에 따른 평가 • 개인의 이전 기능 수준과 비교	• 연령, 성별이 동일한 대표집단의 기준값과 비교
측정 방식	• 표준화된 형태로 사용	• 표준화된 형태로 사용
측정 속성	• 신뢰도 • 타당도 • 민감도	• 신뢰도 • 타당도

준거참조측정도구와 규준참조측정도구의 특성을 비교하고(표 7-3), 각각 물리치료 의사결정에 유용한 점은 무엇인지 알아보자. 준거참조측정도구의 구성항목은 일상생활과 밀접한 항목들로 구성되었고 앞에서 예로 든 BBS 그리고 GAS처럼 각 항목을 여러 단계로 나누어 과제를 분석할 수 있어서 현재 상태 확인, 환자 수준에 맞는 과제 지향적 치료 목표 및 중재 계획 그리고 과제중심 중재법으로 활용할 수 있다. 규준참조측정도구의 예로 6MWD는 정상인의 평균보행거리와 환자의 수행거리를 비교할 목적으로 사용한다.

측정도구에 따라 준거참조와 규준참조의 특성을 모두 갖추고 있는 것도 있다. 두 가지 형태의 측정도구를 목적에 맞게 사용해야 하지만, 특히 준거참조측정도구가 물리치료 표준절차의 각 단계별 특성을 모두 갖추고 있어 유용하다(그림 7-2).

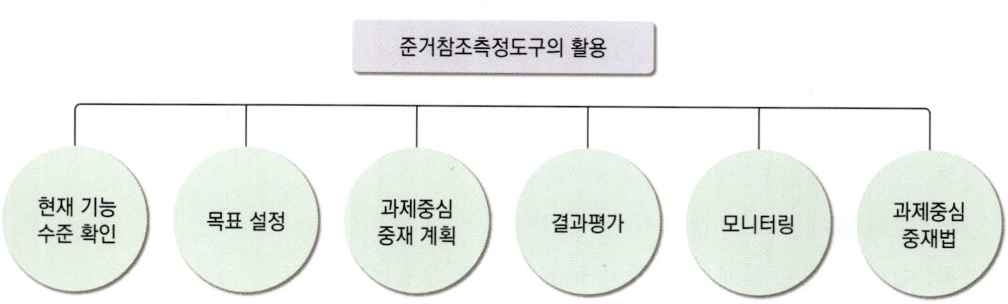

그림 7-2 물리치료에서 준거참조측정도구의 활용

2 측정도구의 선택 Selection of assessment tools

1) 측정 속성

측정도구의 측정 속성은 표준화(standardization)의 중요한 부분이다. 표준화란 객관화된 검사 절차를 수립하는 과정으로 매뉴얼(측정절차서), 필요 물품 및 장비, 측정 속성 연구 그리고 수행을 위한 교육이 필요하다. 매뉴얼은 측정 전략, 항목별 수행방법, 점수측정지침 그리고 결과 해석 가이드라인으로 구성된다. 측정 속성은 측정도구의 신뢰도, 타당도 그리고 반응도를 측정하고 확인하는 것이다. 대부분 엄격한 연구방법에 따라 수행되고, 그 결과는 근거수준이 높은 논문의 형식으로 출판된다. 신뢰도, 타당도, 반응도의 개념을 알아보자.

① 신뢰도

신뢰도(reliability)란 측정도구가 측정하고자 하는 내용을 얼마나 정확하게 오차 없이 측정하는지에 대한 측정도구의 일관성을 뜻한다. 신뢰도는 검사자간신뢰도, 검사자내신뢰도, 검사–재검사신뢰도 세 가지이다.

- 검사자간신뢰도(inter–rater reliability)

  두 사람 이상의 검사자가 어떤 측정도구를 가지고 동일한 대상을 측정했을 때 수행한 검사자들 간의 측정결과가 어느 정도 일치하느냐를 말한다. 예를 들어 물리치료학과 학생 2명 이상이 동일한 시점에 김 ○○이라는 환자의 관절가동범위를 각각 측정한 결과가 얼마나 일치하는지를 통계량을 이용해 측정한 값이다.

- 검사자내신뢰도(intra–rater reliability)

  동일한 검사자가 어떤 측정도구를 반복 측정했을 때 일관된 검사결과가 나오는 정도를 말한다. 예를 들어 검사자가 김 ○○의 어깨 굽힘 관절가동범위를 같은 날 오전과 오후에 측정한 값이 얼마나 일치하는지를 통계량을 이용해 측정한 값이다. 검사자내신뢰도는 검사 간격, 검사대상자의 피로, 반복평가로 인한 학습, 측정하고자 하는 특성의 변화 등에 영향을 받는다.

- 검사–재검사신뢰도(test–retest reliability)

  시점을 달리해서 같은 검사를 두 번 실시하는 것으로, 두 검사 각각의 결과값의 일관성을 측정하는 것이다. 예를 들어 디지털관절각도계로 관절가동범위를 시점을 다르게 두 번 측정하는 것으로 측정도구가 일정하게 영점을 원점으로 유지하고 있을 때, 디지털관절각도계의 검사–재검사신뢰도가 높게 나올 것이다.

신뢰도를 나타내는 값, 즉 신뢰도계수로는 다양한 통계량이 있지만 주로 ICC(급내상관계수, Intraclass Correlation Coefficient)를 사용한다. ICC의 기본개념과 ICC 값의 해석에 대하여 알아보자. ICC는 독립 측정이나 반복 측정의 결과가 일치하는 수준을 나타내는 통계량으로 값의 범위는 0.0~1.0이다. ICC 값이 최소 0.9(0.9×0.9×100%=89%) 이상 되어야 임상에서 적용이 가능한 수준의 신뢰도가 있다고 본다. ICC=0.9의 의미는 89% 수준의 일치도 밖에 안 되는 것이므로 실제로는 ICC=1에 가까울수록 바람직하다.

어떤 측정도구를 실제로 사용하기 전에 해당 측정도구에 전문역량(기술 및 교육능력)이 있는 치료사를 멘토로 해서 매뉴얼과 함께 측정도구 교육시간을 갖고 최소한 2명의 정상인과 환자를 대상으로 같은 기관 내 치료사들 간에 일치도를 확인한 후 사용하도록 한다. 관심을 갖고 있는 측정도구의 측정학적 속성에 관한 논문을 찾아보면 구체적인 교육시간, 최소 일치도 수준을 확인할 수 있다. 연구의 목적일 경우에도 다른 연구자나 치료사가 구해놓은 신뢰도를 인용하기보다는 실제로 측정도구를 사용하는 치료사들이 속한 기관에서 자체적으로 신뢰도를 측정하는 것이 바람직하다. 6개월 또는 1년 주기로 신뢰도를 조사함으로써 물리치료의 기본이 되는 정확하고 신뢰할 만한 측정 및 평가를 하도록 한다.

관심 있는 측정도구의 측정학적 속성의 근거를 찾아보는 방법을 알아보자. 예를 들어 요통 질문서의 신뢰도를 확인하기 위해 PubMed에서 oswestry disability index, reliability 두 단어를 핵심단어로 검색한다. 여러 가지 결과 중에서 "A comparison of five low back disability questionnaires: reliability and responsiveness"라는 요통을 측정하는 다섯 가지 질문서의 신뢰도와 반응도에 관한 논문을 알아보자(그림 7-3). 연구결과의 일부를 소개하면 다음과 같다. ODI (Oswestry Disability Questionnaire), QBPDS (Quebec Back Pain Disability Scale), RMQ (Roland-Morris disability Questionnaire), WDI (Waddell Disability Index) 그리고 SF-36(36-item Short-Form survey) 같은 요통 질문서 5가지 중에서 ODI, SF-36, QBPDS의 신뢰도가 높고 요통에 따른 기능의 향상 또는 악화를 확인할 수 있는 반응도가 만

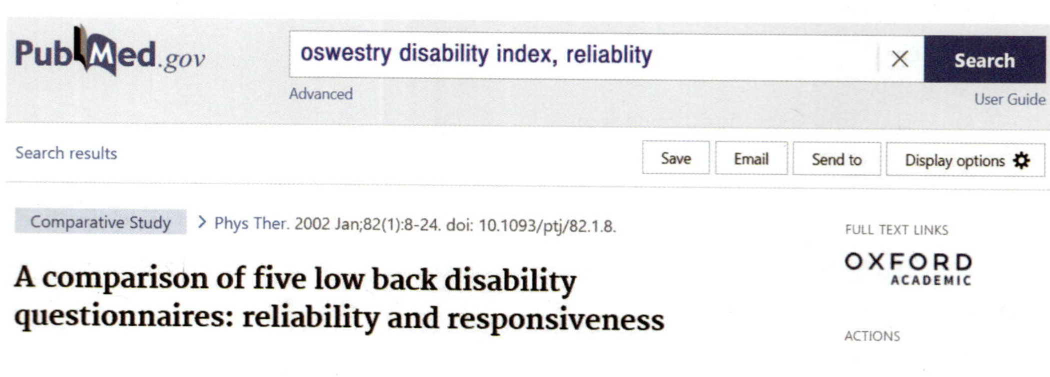

그림 7-3 측정도구의 신뢰도와 반응도 논문 검색의 예

족스러운 측정도구이다. 현재, 측정학적 속성에 관한 연구는 신뢰도, 타당도, 반응도를 함께 조사하는 추세이다.

학교와 임상에서 FMA를 사용하기 전에 PubMed에 FMA, interrater reliability를 핵심단어로 문헌검색을 하면 여러 결과가 검색되며 그림 7-4는 한 가지 예이다. 임상에서 FMA를 사용하기 전에 교육과 신뢰도 조사를 거쳐 사용하는 것은 물리치료 윤리 중에서 책임감에 해당하는 것으로 치료사의 기본 자질이라 할 수 있다.

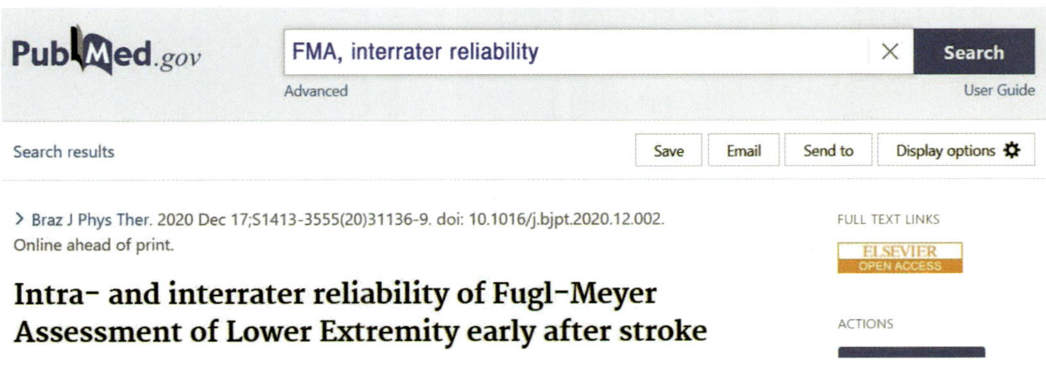

그림 7-4 FMA의 검사자내신뢰도와 검사자간신뢰도 검색

② 타당도

타당도(validity)란 측정도구가 측정하고자 하는 내용을 얼마나 충실히 측정했느냐에 관한 것으로, 검사목적에 따른 측정도구의 적합성을 의미한다. 타당도의 종류는 다양하지만, 대표적으로 구성타당도, 내용타당도, 동시타당도, 예측타당도, 내적 타당도 그리고 외적 타당도를 들 수 있다. 타당도를 나타내는 통계량은 여러 가지이지만 주로 ICC를 사용한다.

- 구성타당도(construct validity)

  측정도구가 만들어진 이론 혹은 가설을 검증한다.

- 내용타당도(content validity)

  측정도구가 검사하고자 하는 속성을 제대로 측정했는지에 관한 것이다.

- 동시타당도(concurrent validity)

  측정할 내용을 이미 공인된 검사도구(gold standard)와 비교한다.

- 예측타당도(predictive validity)

  측정 결과로 미래의 상태나 행위를 예측하는 것이다. 예를 들어 생후 3개월 때 TIMP(유아운동수행력검사, Test of Infant Motor Performance) 점수가 2세 때 운동발달 수준을 예측할 수 있다면 TIMP는 운동발달에 대한 예측타당도가 있는 측정도구라 할 수 있다. 또는 재활 초기 뇌졸중 환자의 FMA 점수로 예후를 잘 예측할 수 있다면 FMA의 예측타당도는 높은 것이다.

- 내적 타당도(internal validity)

  외재적인 요인이 아니라 중재법(독립변수)이 원인이 되어 측정변수(종속변수)가 변화된 정도를 말한다. 내적 타당도에 부정적 영향을 미치는 요인으로는 병력, 시간의 경과에 따른 자연회복, 집중력, 검사도구 등 다양하다. 근거중심물리치료에서 최상의 근거를 선택할 때 내적 타당도는 중요한 고려요인으로 작용한다.

- 외적 타당도(external validity)

  연구결과를 연구에 참여한 대상자뿐 아니라 같은 질환의 다른 환자들에게로 일반화시킬 수 있는 정도를 말한다. 외적 타당도에 부정적 영향을 미치는 요인으로는 연구대상자 중에서 중재에 특이소견을 나타내는 피시험자, 연구 장소, 중재시간 등이 있다. 내적 타당도와 외적 타당도는 근거수준을 정하는 데 매우 유용한 개념이다.

PubMed에서 관심 있는 측정도구의 타당도를 검색하고 활용하는 방법을 알아보자(그림 7-5). 예를 들어 파킨슨병 환자에게 FGA(기능적보행검사, Functional Gait Assessment) 적용을 고려하면서 FGA의 타당도를 조사할 경우, PubMed에 concurrent validity, functional gait assessment 두 단어를 사용해서 검색할 수 있다. 검색 결과 두 번째 논문이 FGA를 파킨슨병 환자에게 적용 시 구성타당도, 동시타당도, 예측타당도를 조사한 논문이다. 초록 및/또

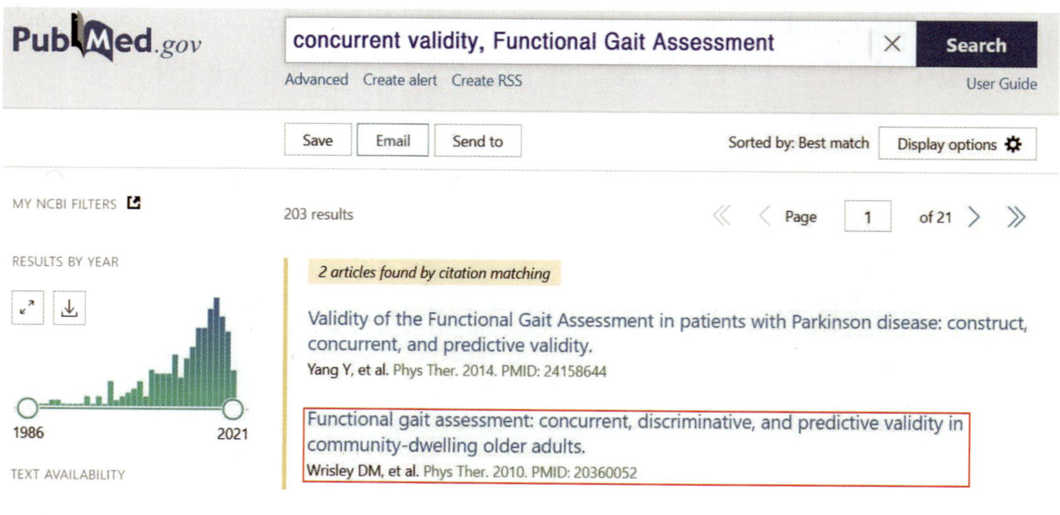

그림 7-5 타당도 검색 방법

는 원문을 확인하고 임상에 적용가능성을 판단하는 근거중심물리치료를 수행한다. 다른 관련 단어들을 조합해서도 문헌을 검색할 수 있다.

③ 반응도

반응도는 중재 전과 후의 점수변화가 실제로 환자의 기능향상을 반영하는지를 나타내는 통계량이다. 반응도를 나타내는 통계량은 ES (Effect Size), MCID (Minimal Clinically Important Difference), MDC (Minimal Detectable Change) 그리고 SRM (Standardized Response Mean) 등 다양하다. 실제로 환자의 기능에 의미 있는 향상이 나타난 것을 입증하는 중재 전 · 후 측정점수 상의 최소한의 변화를 말한다. 반응도는 "평가도구가 시간의 경과에 따른 변화를 측정할 수 있는가?", "평가도구가 환자에게 임상적으로 의미 있는 변화를 측정할 수 있는가?"와 같은 질문에 대한 답이다. 수행력평가도구, 환자보고식평가도구 모두 반응도가 확인된 것일수록 치료결과평가와 지속적인 모니터링에 유용하다. PEDI 측정도구의 반응도를 측정하여 중재 전과 후의 변화를 비교한 사례를 살펴보자(박스 7-1).

박스 7-1 PEDI의 반응도를 활용한 중재 전 · 후 효과 확인

김 ○○은 7세 남아로 눈썰매장에서 사고로 C1골절상을 입고 병원에서 3주 동안 물리치료를 받고 있다. 김 OO은 입원 당시에는 기능면에서 매우 의존적인 상태였으나, 최근에 스스로 앉기 시작했고 최소한의 지지를 받아 설 수 있게 되었다. 치료사는 PEDI-운동성 영역으로 입원초기 및 3주 후에 기능을 측정하였다. 입원 시 그리고 3주 후 재측정에서 PEDI 운동성 점수는 각각 6.1점과 35.9점이었다. 이제 위의 점수변화를 어떻게 해석해야 할 것인가? 점수의 변화가 실제로 기능의 변화와 연관이 있을까? 점수의 변화가 측정에러(measurement error)에 의한 것은 아닐까? 이와 같은 문제들에 대한 답은 반응도로 설명할 수 있다. PEDI의 반응도는 문헌에 의하면, MDC=5.1점이다. 사례로 든 김 ○○의 경우 3주 전 · 후의 점수 변화는 29.8점이므로 5.1점을 초과한다. 즉, 김 ○○은 3주간의 물리치료를 통해 실제로 의미 있는 운동기능의 변화가 나타났으므로 치료가 효과적이었다고 결론지을 수 있다.

2) 측정도구의 선택단계

임상 또는 연구목적으로 측정도구를 선택할 때는 다음의 7단계를 거친다(그림 7-6).

(1) 제 1단계: 측정도구를 사용하는 목적을 확실히 한다.

측정도구를 사용하는 목적은 물리치료진단, 예후, 치료계획, 치료법 선택 그리고 치료결과평가 등 다양하다. 측정목적에 따라 측정도구의 선택이 달라지므로 먼저, 사용하고자 하는 목적을 분명히 한다. 치료계획과 중재가 목적이라면 앞에서 설명했듯이 준거참조측정도구를 사용한다.

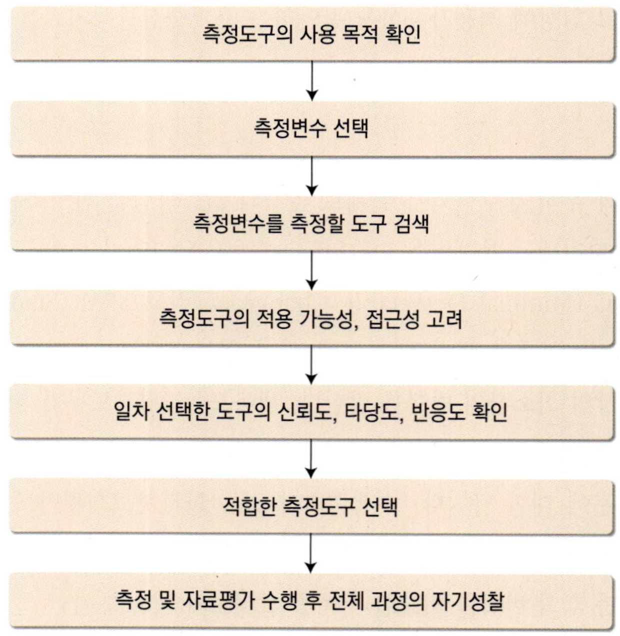

그림 7-6 적합한 측정도구 선택단계

(2) 제 2단계: 측정변수를 선택한다.

측정목적에 따라 측정변수가 달라진다. 중재법의 효과를 비교한다면, 치료목표가 측정변수가 된다. 다음과 같은 질문들은 치료목표에 따른 측정변수를 정하는 데 유용하다. 치료목표가 근력, 근긴장도 그리고 관절가동범위 같은 신체계통 구조 및 기능의 손상 수준인가? 또는 치료목표가 일상생활의 독립적 수행 및 사회참여 수준의 것인가? 치료 목표가 한 가지일지라도 측정변수는 1개 이상일 수 있다.

(3) 제 3단계: 선택한 측정변수를 측정할 수 있는 측정도구를 검색한다.

측정목적과 측정변수를 선택한 다음에는 가장 적합한 측정도구를 선택한다. 다음과 같은 3가지 방법이 있다.

- 측정목적과 측정변수를 바탕으로 핵심단어를 만들어 앞에 소개한 검색사이트에서 적합한 측정도구를 검색 및 확인한다. 특히 PubMed, ProQolid, CSP Outcome Measures database, HaPI Health & Psychological instruments 등이 유용한 사이트이다.
- 측정도구를 주제로 한 교과서 및 박사학위 논문들을 활용한다. 박사학위 논문에는 매우 다양하고 수준 있는 측정도구들이 체계적으로 소개 및 수록되어 있다.

- 전문가 제공 가이드라인을 활용한다(예: KNGF guideline low back pain: http://www.ipts.org.il/_Uploads/dbsAttachedFiles/low_back_pain_practice_guidelines_2013.pdf). 가이드라인을 찾아보면 실제로 임상에서 적용할 수 있는 유용한 표준화된 측정도구들을 쉽게 접할 수 있고, 측정학적 속성도 체계적으로 확인할 수 있다.

(4) 제 4단계: 측정도구의 적용가능성과 접근성을 고려한다.

아무리 유명한 측정도구도 사용목적, 환자조건 그리고 임상 또는 연구 환경과 맞지 않는다면 사용에 대해 신중히 생각해야 한다. 사용자가 대면 또는 온라인상에서 전문교육을 이수하거나, 라이센스(license)를 소지한 경우에만 측정자격이 주어지거나, 측정지 사본을 별도의 비용을 지불하고 구입해야 하는 도구들은 꼭 확인하고 정해진 절차에 따르도록 한다. 임상에서 활용할 수 있는 측정시간과 실제로 측정을 시행하는데 소요되는 시간도 잘 비교한다. 치료효과를 비교하기 위해서는 중재 전 · 후에 적어도 2회의 측정이 필요하고, 일관성 있는 측정을 위해 사전에 측정도구에 대한 일정수준의 지식과 수행기술을 익혀야 한다.

(5) 제 5단계: 일차적으로 선택한 측정도구들의 신뢰도, 타당도, 반응도를 확인한다.

앞에서 언급한 사이트 및 정보원을 활용하면 측정도구의 특성들에 관한 유용한 정보를 구할 수 있다. 박스 7-2의 질문들은 위의 특성들을 확인할 수 있는 체크리스트이다.

박스 7-2 측정도구의 신뢰도, 타당도, 반응도 확인에 유용한 질문

- 측정의 목적이 무엇인가?
- 측정도구의 신뢰도와 타당도는 임상에서 사용할 만한 수준의 것인가?
- 결과평가나 모니터링이 목적이라면, 기능의 변화를 확인할 수 있는 반응도를 갖춘 측정도구인가(중재효과 평가에 유용한가)?
- 어떤 질환 또는 대상을 측정하는 도구인가?
- 측정에 필요한 검사환경의 조건은 무엇인가?
- 측정도구가 환자의 치료목표를 평가할 수 있는가?
- 측정결과를 활용하여 중재법 또는 접근법을 계획할 수 있는가?
- 환자 및 사회 수준에서 의미 있다고 판단되는 치료목표 설정에 도움이 되는가?
- 환자가 측정방법 및 사용되는 도구에 불편함 또는 부담감을 느끼지 않는가?
- 환자에게 익숙한 환경 또는 관련 환경에서 이루어지는가? (특수한 경우 전문실험실에서 검사가 이루어질 수 있다.)
- 검사자가 주기적으로 트레이닝 교육을 받도록 되어 있는가?

(6) 제 6단계: 적합한 측정도구를 선택한다.

앞의 다섯 단계에 걸친 노력의 결과로 최상의 측정도구를 선택하는 단계이다.

(7) 제 7단계: 측정 및 측정결과의 평가과정을 수행하고 전체적인 과정에 대해 성찰한다.

측정도구의 선택 과정이 끝나면 측정을 시작한다. 측정도구를 사용한 후에는 예상했던 것보다 측정시간이 길지 않았는지, 측정결과로부터 초기에 목적했던 정보를 제대로 구했는지 확인한다. 측정 과정 및 결과가 원래의 목적을 잘 충족하지 못했다면 다시 새로운 측정도구의 선택을 고려한다. 측정도구의 활용은 측정도구 선택, 적용 그리고 선택 및 적용에 대한 성찰의 과정으로 요약된다(그림 7-7).

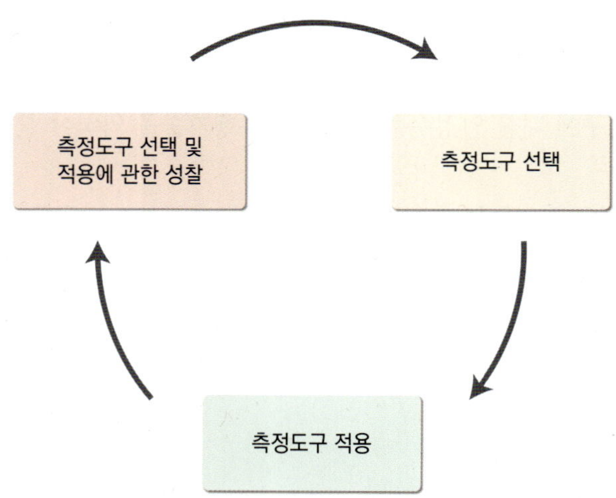

그림 7-7 측정도구 활용 및 자기성찰

3) ICF 장애모델을 활용한 측정도구 선택

장애모델은 여러 건강요소(영역)로 구성되어 있어 한 가지 측정도구로 모든 면을 측정하고 평가한다는 것은 구성이론에 맞지 않고 실용적 정보를 구하기에도 제한적이다. 병력 청취를 포함한 환자보고식측정도구를 사용하면 건강상태에 영향을 미치는 환경 및 개인 요인의 정보를 충분히 수집할 수 있고, 수행력측정도구로는 근거중심물리치료를 위한 근거를 구할 수 있다. 그림 7-8은 미국정형외과학회에서 부상을 입은 축구선수를 대상으로 ICF 장애모델 영역별로 측정도구를 분류하고 예시를 들어 놓은 것이다.

ICF 장애모델 영역	건강상태	신체계통 구조 및 기능(손상)	활동(제한)	참여(제한)	환경 요인 및 개인 요인
측정도구 분류	병변 조직의 크기, 종류	• 수행력측정도구 • 환자보고식도구	• 수행력측정도구 • 환자보고식도구: 선수의 기능적 활동 수행의 어려움 정도 측정	• 환자보고식도구 • 효과 관찰 • 전반적 삶의 질에 부상으로 인한 장벽 측정	• 환자보고식도구 • 부상에 환경 또는 개인 요인이 미치는 영향 측정
측정도구 예시	근육, 뼈, 인대, 영상검사 등	• 관절각도측정기 • 도수근력검사 • 테이프 측정법 • 시각상사척도 • 환자보고	• Disabilities of the arm, shoulder, and hand scoring system • Anterior knee pain scale	• SF-36 • Musculoskeletal function assessment • Pediatric outcomes data collection	• Schedule for the evaluation of individual quality of life

그림 7-8 ICF 장애모델 영역과 측정도구의 연결(미국정형외과학회)

3 임상의사결정에 주로 사용되는 측정도구 Assessment tools for PT clinical decision making

임상에서 주로 사용하는 측정도구로서 다양한 분류체계와 표준화된 측정도구로는 어떤 것이 있는지 알아보자.

1) 임상 분류 체계

(1) 통증

① 시각상사척도(Visual Analog Scale, VAS)

시각상사척도(그림 7-9)는 의사소통이 가능한 성인 및 아동에게 사용할 수 있다. 환자에게 적용할 때는 다음과 같이 질문한다. "오늘 통증은 어떠세요? 다음의 선 위에 오늘 통증이 얼마나 심한지 표시해 보세요."

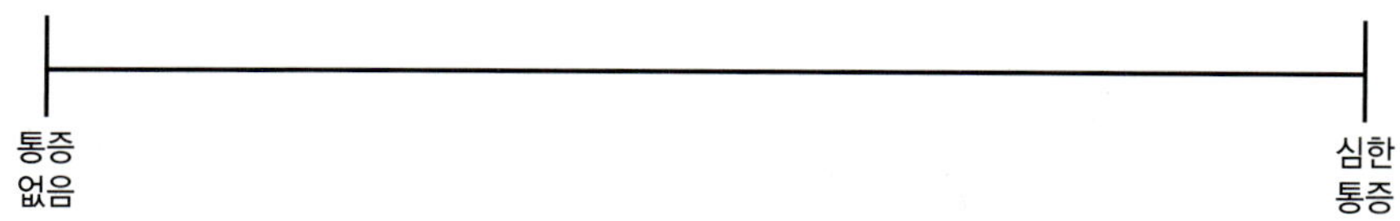

그림 7-9 시각상사척도

② 숫자통증등급(Numeric Pain Rating Scale, NPRS)

숫자통증등급(그림 7-10)은 0에서 10까지 11등급으로 통증 등급을 분류하여 측정하며 의사소통이 가능한 성인 및 아동에게 사용할 수 있다. 숫자통증등급을 환자에게 사용할 때 다음과 같이 질문한다. "오늘 통증은 어떠세요? 통증의 정도를 아래 선 위에 숫자로 생각해서 표시해 보세요." 0점은 통증 없음, 1~3점은 경미한 통증, 4~6점은 중등도 통증, 7~10점은 심한 통증을 의미한다.

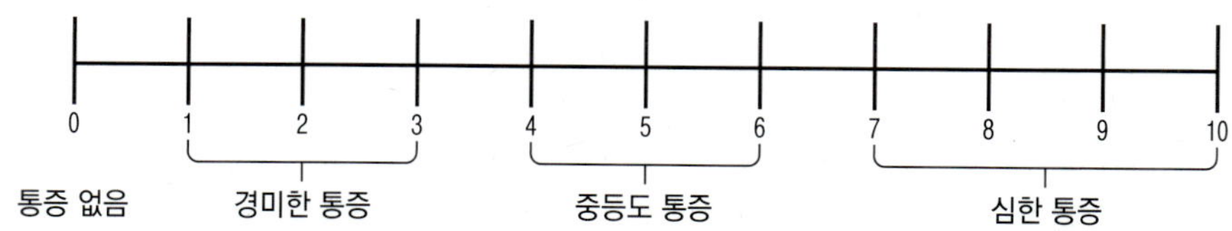

그림 7-10 숫자통증등급

③ Wong-Baker 얼굴표정척도(Wong-Baker face scale)

Wong-Baker 얼굴표정척도(그림 7-11)는 어린 아동들의 통증 사정을 위해 개발되었으나, 현재는 3세 이상의 연령 및 인지손상이 있는 모든 연령에게 사용한다. 아동에게 얼굴표정을 보여줌으로써 통증의 정도를 표현하기 쉽게 되어 있다. 또는 환자의 얼굴표정을 보고 치료사가 통증의 정도를 예측하기도 한다. 0=통증 없음, 2=매우 약한 통증, 4=불편함, 6=고통스러움, 8=강한 통증, 10=매우 강한 통증.

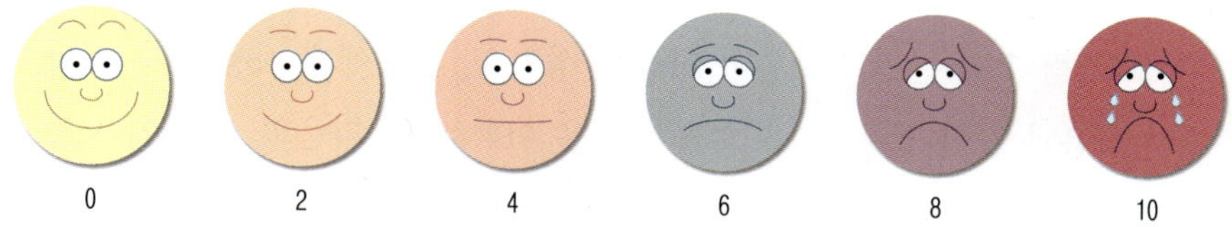

그림 7-11 Wong-Baker 얼굴표정척도

(2) 관절가동범위

관절가동범위(Range of Motion, ROM)는 수동, 능동 그리고 기능적 관절가동범위로 나뉘며, 사용목적에 따라 측정한다. 성인 수동관절가동범위의 정상범위는 표 7-4와 같다.

표 7-4 성인 수동관절가동 정상운동범위

생리적 움직임		정상운동범위	생리적 움직임		정상운동범위
목관절	굽힘	0~45도	제 2~5번째 손가락관절	손허리손가락관절	
	폄	0~45도		굽힘	0~90도
	가쪽굽힘	0~45도		과다폄	0~45도
	돌림	0~60도		몸쪽손가락관절	
등 · 허리관절	굽힘	0~80도		굽힘	0~100도
	폄	0~25도		먼쪽손가락관절	
	가쪽굽힘	0~35도		굽힘	0~90도
	돌림	0~45도		과다폄	0~10도
어깨관절	굽힘	0~180도	엄지손가락관절	손허리손가락관절	
	폄	0~60도		굽힘	0~50도
	벌림	0~180도		손가락관절	
	모음	0도		굽힘	0~80도
	수평벌림	0~30도	엉덩관절	굽힘	0~120도
	수평모음	0~135도		폄	0~30도
어깨관절	가쪽돌림	0~90도	엉덩관절	벌림	0~45도
	안쪽돌림	0~70도		모음	0~30도
팔꿉관절	굽힘	0~150도		가쪽돌림	0~45도
	폄	0도		안쪽돌림	0~45도
아래팔관절	엎침	0~80도	무릎관절	굽힘	0~135도
	뒤침	0~80도		폄	0도
손목관절	굽힘	0~80도	발목관절	발등굽힘	0~20도
	폄	0~70도		발바닥굽힘	0~50도
	자쪽굽힘	0~30도		안쪽번짐	0~35도
	노쪽굽힘	0~20도		가쪽번짐	0~15도
			목말밑관절	안쪽번짐	0~5도
				가쪽번짐	0~5도

(3) 근력검사

① 도수근력검사

도수근력검사(Manual Muscle Test, MMT)는 잘 조직화된 도수근력검사 절차에 따라 측정한다. 근력 등급은 국제적인 기준에 따라 기본적으로 정상(Normal, N 또는 5), 우(Good, G 또는 4), 양(Fair, F 또는 3), 가(Poor, P 또는 2), 불가(Trace, T 또는 1), 제로(Zero, O 또는 0)의 6단계로 분류하지만, 임상에서는 더욱 민감하게 환자의 근력 변화를 측정할 수 있는 12단계 분류를 많이 사용한다(표 7-5).

표 7-5 도수근력검사 12등급 분류체계

등급	숫자 등급	설명
Normal (N)	5/5	최대저항, 중력 이겨냄, 전체운동범위
Good Plus (G+)	4+/5	중간-최대저항, 중력 이겨냄, 전체운동범위
Good (G)	4/5	중간저항, 중력 이겨냄, 전체운동범위
Good Minus (G-)	4-/5	최소-중간저항, 중력 이겨냄, 전체운동범위
Fair Plus (F+)	3+/5	최소저항, 중력 이겨냄, 전체운동범위
Fair (F)	3/5	저항 없음, 중력 이겨냄, 전체운동범위
Fair Minus (F-)	3-/5	전체운동범위 1/2 이상 중력 이겨냄
Poor Plus (P+)	2+/5	중력을 이기면서 움직임 시작 가능
Poor (P)	2/5	중력 제거, 전체운동범위
Poor Minus (P-)	2-/5	중력 제거, 전체운동범위 수행 안 됨
Trace (T)	1/5	촉진 시 근 수축 느껴짐, 관절움직임 없음
Zero (O)	0/5	촉진 시 근 수축 없음

② 기능적 근력검사

기능적 근력검사(Functional Strength Test, FST)는 의사소통이 어렵거나 기능장애가 심한 유아, 아동 그리고 신경계통 환자를 대상으로 일상생활 수행 동작을 관찰하여 근력을 측정하는 방법이다. 예를 들어 환자가 팔을 들어 식사를 하거나 유아(아동)가 장난감을 입으로 가져가서 놀 수 있다는 것은 어깨관절의 굽힘, 가쪽돌림, 팔꿉관절의 굽힘 등의 근력이 Fair 이상일 때 가능한 것이므로 기능적 근력은 F 이상으로 예상된다고 기록할 수 있다. 그리고 표준화된 도수근력검사를 수행하지 못한 이유를 함께 기록하면 된다. 그림 7-12의 성인을 보면 중력에 대항하여 어깨 굽힘과 무릎 폄을 거의 완전 범위에 걸쳐 수행하고 있다. 이렇게 자세유지와 움직임을 보고 판단한다.

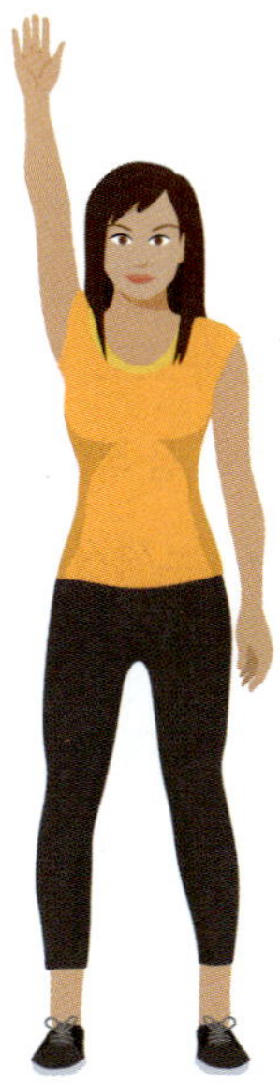

그림 7-12 어깨 굽힘근, 무릎 폄근의 기능적 근력: F 이상

(4) 근긴장도

① 임상관찰

기능적 자세와 움직임을 관찰하여 근육긴장도가 '정상', '높음', '낮음' 또는 '일정하지 않음'과 같이 임상관찰에서 받은 느낌(impression)을 정한다.

② 수정된 애쉬워스 척도

수정된 애쉬워스 척도(Modified Ashworth Scale, MAS)는 중추신경계 병변 환자의 경직(spasticity) 수준을 단계별로 측정한다. MAS는 근긴장도를 0~4점으로 측정한다. 0점은 근긴장도의 증가가 없는 상태 그리고 4점은 굽힘 또는 폄 상태로 고정된 상태를 말한다. 빠르게 경직 정도를 측정할 수 있다는 장점이 있지만 측정결과가 매우 주관적이다. 구축이 있는 경우에는 더욱 그렇다. 수정된 애쉬워스 척도의 등급과 내용은 표 7-6과 같다.

표 7-6 수정된 애쉬워스 척도

등급	내용
0	근긴장도의 증가가 없다.
1	근긴장도가 약간 증가된다. 침범된 부위를 굽힘 또는 폄 방향으로 움직이면 관절운동범위 끝 지점에서 최소저항이 느껴진다.
1+	근긴장도가 약간 증가하고, 관절가동범위 절반 미만의 범위에서 최소저항이 느껴진다.
2	대부분의 관절가동범위에 걸쳐 근긴장도가 뚜렷하게 증가되어 있지만 해당 관절을 쉽게 움직일 수 있다.
3	근긴장도가 상당히 증가하여 관절을 수동적으로 움직이기 어렵다.
4	침범된 관절이 굽힘 또는 폄 상태로 고정되어 있다.

③ 수정된 타디우스 척도

수정된 타디우스 척도(Modified Tardieu Scale, MTS)는 느린 속도 및 빠른 속도로 관절가동범위를 측정해서 경직을 평가한다. 빠른 속도로 관절을 움직일 때 처음 저항감이 느껴지는 지점에서 측정하고(R1), 관절을 느린 속도로 움직여서 근육이 안정 상태에 있을 때 수동으로 완전가동범위로 움직이면서 처음 저항감이 느껴지는 지점에서 다시 한 번 측정한다(R2). 수정된 타디우스 척도의 장점은 신경요소와 역학적 요소의 작용을 구별할 수 있다는 것이지만, 아직 측정도구의 타당도에 관해서는 논란의 여지가 있다.

(5) 근육 길이 검사

적절한 근육 길이를 유지할 때 활동에 필요한 힘(force)이 발생되므로 근육의 타이트니스를 측정해야 한다. 표 7-7에는 하지의 주요한 근육들의 길이를 검사하는 방법을 정리해놓았다.

표 7-7 근육 길이 검사

근육	검사명	검사법
넙다리뒤근육	90/90 테스트	• 넙다리뒤근육 유연성 검사 • 다리를 완전히 펼 수 있으면 0도로 기록 • 10도 미만의 굽힘은 정상
장딴지근	장딴지근 길이테스트	• 무릎을 편 상태에서 발등굽힘 각도를 측정하는 방법과 동일함
넙치근	넙치근 길이테스트	• 무릎을 굽힌 상태에서 발등굽힘 각도를 측정하는 방법과 동일함
엉덩정강근막띠	오버테스트	• 엉덩정강근막띠 타이트니스 검사 • 침범된 다리가 위로 오도록 옆으로 누운 자세 • 치료사가 위쪽 다리 엉덩관절을 폄 및 벌림 • 동작에 제한이 느껴질 때까지 다리를 천천히 테이블 쪽으로 낮춤 • 검사 동안 엉덩관절 안쪽돌림이 일어나지 않아야 함
넙다리곧은근	엎드린 자세에서 넙다리곧은근 길이테스트	• 환자가 엎드린 자세에서 치료사가 환자의 무릎을 구부림 • 엉덩이는 테이블에서 떨어지지 않은 채로 무릎을 엉덩이 가까이로 구부림 • 치료사는 무릎 각도를 측정함 • 넙다리곧은근 타이트니스가 있을 경우 엉덩이가 들리게 되므로 치료사는 넙다리가 테이블에서 떨어지기 전 상태에서 무릎의 각도를 측정함
넙다리곧은근, 엉덩허리근, 엉덩정강근막띠	토마스테스트	• 넙다리곧은근, 엉덩허리근, 엉덩정강근막띠 타이트니스 검사 • 테이블 끝에 양쪽 무릎이 달랑거리도록 누운 자세에서 검사하지 않는 다리 쪽 무릎을 양손으로 감싸 가슴 쪽으로 끌어당기고 검사하는 쪽 다리는 달랑거리는 상태로 둠 • 넙다리가 테이블에 닿아 있지만 무릎이 펴짐: 넙다리곧은근 타이트니스 • 엉덩관절 완전 폄 결여 및 무릎 굽힘 45도 미만: 엉덩허리근 타이트니스 • 넙다리가 벌림 또는 바깥 돌림됨: 엉덩정강근막띠 타이트니스

(6) 심부건 반사척도

심부건 반사(Deep Tendon Reflex, DTR)는 근육의 건을 자극하면 척수 또는 뇌줄기가 관계하는 반사 호(reflex arc)로 인하여 근 수축이 유발되는 것을 말한다. 심부건 반사척도는 표 7-8과 같다.

표 7-8 심부건 반사척도

반사척도	검사 반응	해석
0	반응 없음	비정상
1+	감소된 반응	정상 또는 비정상
2+	능동적 정상 반응	정상
3+	과장된 반응	정상 또는 비정상
4+	매우 과장된 비정상 반응	비정상

(7) 글라스고우 혼수척도

글라스고우 혼수척도(Glasgow Coma Scale, GCS)는 뇌 손상 후 각성 및 대뇌피질의 기능을 확인하는 신경학적 측정도구이다. 측정항목은 눈 뜨기, 운동반응, 언어반응이며, 점수범위는 3~15점으로, 3~8점은 심한 뇌 손상, 9~12점은 중등도 뇌 손상 그리고 13~15점은 경미한 뇌 손상으로 해석한다. 글라스고우 혼수척도에서 측정하는 항목은 표 7-9와 같다.

표 7-9 글라스고우 혼수척도

항목	검사	환자의 반응	점수
눈 뜨기(E) (eye opening)	자발적	자발적으로 눈을 뜬다.	**4**
	말로 지시	큰 소리로 부르면 눈을 뜬다(잠에서 깬 환자와 혼동하지 말자. 이 경우는 4점).	3
	통증	통증 자극에 대하여 눈을 뜬다.	2
	통증	전혀 눈을 뜨지 않는다.	1
운동반응(M) (motor response)	지시	간단한 명령에 따른다.	**6**
	통증	아픈 자극이 가해진 부위로 손을 가져간다.	5
	통증	아픈 자극에 굽힘/회피반응을 한다.	4
	통증	아픈 자극에 몸을 비정상적으로 굽힘한다.	3
	통증	아픈 자극에 몸을 폄한다.	2
	통증	아무런 움직임이 없다.	1

표 7-9 글라스고우 혼수척도(계속)

항목	검사	환자의 반응	점수
언어반응(V) (verbal response)	질문	질문에 제대로 답한다.	5
	질문	말이 혼돈되고 지남력이 감소되어 있다.	4
	질문	혼란된 말을 한다.	3
	질문	신음소리를 낸다.	2
	질문	아무런 언어반응이 없다.	1
			총점 ___/15

(8) 아프가 점수

아프가 점수(APGAR score)는 신생아의 건강상태를 평가하기 위한 척도로, 각기 출생 1분과 5분에 측정한다. 1분 아프가 점수 측정은 자궁 내 건강상태가 어땠는지 확인할 목적으로 시행하고, 5분 아프가 점수 측정은 자궁 밖 환경에서 적응상태를 확인하기 위해 시행한다. 측정 항목은 피부색, 맥박, 반사과민성, 근긴장도, 호흡 등이며, 각 항목의 약자를 따서 APGAR 점수라고 한다(표 7-10). 각 항목 당 0~2점 총점은 0~10점이다. 점수해석은 8~10점이면 정상이다.

표 7-10 아프가 점수

항목	0점	1점	2점
피부색 (appearance)	몸 전체가 창백하다.	손과 발은 창백하고 나머지 부분은 분홍색이다.	손과 발을 포함해서 몸 전체가 분홍색이다.
맥박 (pulse)	없다.	< 100	≥ 100
반사과민성 (grimace)	자극에 반응이 없다.	자극을 주면 얼굴만 찡그린다.	자극을 주면 재채기 또는 기침을 하거나 운다.
근긴장도 (activity)	없다.	팔 · 다리를 굽히고 약간 움직인다.	활발하게 자발적으로 움직인다.
호흡 (respiration)	없다.	느리고, 불규칙한 호흡을 하거나 울음소리가 약하다.	정상호흡을 하고 힘차게 운다.

(9) 함요성 부종

신체조직에 체액 축적으로 부종이 형성되어 그 부위를 손가락으로 누르는 압력을 가하면 움푹 패이는 현상이 나타날 때, 함요성 부종(pitting edema)이라고 한다. 함요성 부종은 그 정도에 따라 그림 7-13 및 표 7-11에서 보는 바와 같이 5단계로 나뉜다.

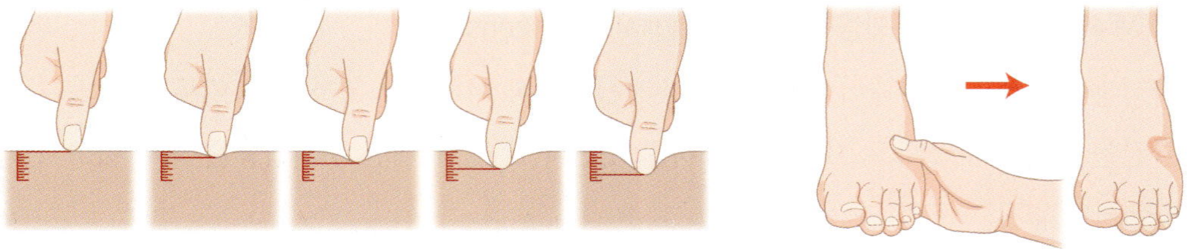

그림 7-13 함요성 부종

표 7-11 함요성 부종 단계

등급	설명
0+	손가락으로 눌렀을 때 함요성 부종이 나타나지 않음
1+	손가락으로 누르면 2mm 미만의 함요성 부종이 나타나고 손을 떼면 즉시 사라짐
2+	손가락으로 누르면 2~4mm의 함요성 부종이 나타나고 손을 떼면 10~15초 내에 사라짐
3+	손가락으로 누르면 4~6mm의 함요성 부종이 나타나고 손을 떼면 1분 이상 지속됨
4+	손가락으로 누르면 6~8mm의 함요성 부종이 나타나고 손을 떼면 2~5분 이상 지속됨

(10) 란초 로스 아미고스 인지기능수준척도

란초 로스 아미고스 인지기능수준척도(Lancho Los Amigos Levels of Cognitive Functioning, LOCF)는 외상성뇌손상을 비롯해 폐쇄성두부손상 환자의 기능을 인지 및 행동양상을 기준으로 8단계(반응 없음 ~ 목적-적합반응)로 평가한다.

① 제 1단계: 반응 없음(no response)

깊은 잠에 빠져 있는 것처럼 보이고 어떤 자극에도 전혀 반응이 없다.

② 제 2단계: 비특정 반응(generalized response)

자극에 대하여 비특정적 형태로 목적 없이 반응한다. 반응이 제한적이고 자극의 형태가 달라지더라도 똑같은 반응이 나타나기도 한다. 반응의 종류로는 생리적 변화, 몸 전체 움직임 및/또는 발성 등이 나타난다.

③ 제 3단계: 특정 반응(localized response)

자극에 대하여 특정적으로 반응하지만 일관성은 없다. 반응은 자극의 종류에 따라 달라진다. "눈을 감아 보세요.", "손을 꼬집어 보세요."와 같은 간단한 지시사항에 일관성 없이 지연된 형태로 반응한다.

④ 제 4단계: 혼동-흥분반응(confused-agitated response)

각성상태가 항진된 상태이다. 주변 환경에 상관없이 이상하고 목적 없는 행동을 한다. 사람과 물건을 구별하지 못하고 치료에 협조하지 못한다. 환경에 대한 주의집중은 매우 짧고 선택적 주의력이 없다.

⑤ 제 5단계: 혼동-부적합반응(confused-inappropriate response)

간단한 지시사항에 꽤 일관성 있게 반응한다. 하지만 지시사항이 복잡해지면 목적 없고, 무작위적인 반응이 나온다. 주변 환경에는 집중하지만 매우 산만하여 특정 과제에 초점을 맞춰 집중하지 못한다.

⑥ 제 6단계: 혼동-적합반응(confused-appropriate response)

목표-지향적인 행동이 나타나지만 외부자극에 의존하다. 간단한 지시사항에 일관성 있게 반응하고 자조 활동과 같은 재학습한 과제를 이행할 수 있다. 기억력 문제로 반응이 정확하지 않을 수 있지만 상황에는 적절하게 반응한다.

⑦ 제 7단계: 자동-적합반응(automatic-appropriated response)

병원과 집에서 지남력을 가지고 적절하게 행동한다. 일상생활은 수행하지만 로봇 같은 느낌이 빈번하다. 사회 활동이나 여가 활동을 시작할 수 있지만 판단력은 부족하다.

⑧ 제 8단계: 목적-적합반응(purposeful-appropriated response)

과거와 최근에 일어난 일을 통합적으로 회상하며 환경을 인식하고 반응한다. 새롭게 학습한 것을 이행하고, 학습된 활동에 대한 감독은 필요하지 않다.

(11) ASIA 손상척도

미국척수손상학회에서 척수손상의 신경학적 분류의 국제기준(International Standards for Neurological Classification of Spinal Cord Injury, ISNCSCI)을 만들었다. ISNCSCI는 5단계에 거쳐 10세 이상의 척수손상 환자의 심각성을 평가한다.

- 제 1단계: 신체 오른쪽과 왼쪽의 감각레벨을 정한다.
- 제 2단계: 신체 오른쪽과 왼쪽의 운동레벨을 정한다.
- 제 3단계: 신경학적 손상레벨을 정한다.
- 제 4단계: 완전손상 또는 불완전손상 여부를 결정한다.
- 제 5단계: ASIA 손상척도 수준을 결정한다.

제 5단계에서 결정하는 ASIA 손상척도(American Spinal Injury Association Impairment Scale)는 척수손상환자의 현재 기능 수준과 예후를 평가할 수 있는 지표로 A, B, C, D, E 등급으로 분류한다. 각 등급별 기준과 정의는 표 7-12의 내용과 같다.

표 7-12 ASIA 손상척도

등급	손상 수준	정의
A	완전손상	S4-5분절을 포함하여 손상부위 이하로는 감각 및 운동기능이 전혀 없다.
B	감각 불완전손상	S4-5분절을 포함하여 손상부위 이하에 감각은 있지만 운동기능이 전혀 없다.
C	운동 불완전손상	손상부위 아래 근육의 절반 이하에서 근력이 F등급 이하이다.
D	운동 불완전손상	손상부위 아래 근육의 절반 이상에서 근력이 F등급 이상이다.
E	정상	감각 및 운동기능이 모든 레벨에서 정상이다.

(12) 기능적 균형

선 자세와 앉은 자세에서 자세유지를 위한 정적 균형, 움직일 때 필요한 동적 균형, 자세 동요에 대한 균형반응, 보행 같은 기능적 이동성에 초점을 맞춘 기능적 균형검사이다. 기능적 균형단계는 Normal, Good, Fair, Poor 4단계로 분류한다(표 7-13).

표 7-13 기능적 균형 분류

	정적 균형	동적 균형
Normal	손을 짚지 않고 안정적으로 자세를 유지한다.	최대 동요에 균형을 유지하고 모든 방향으로 완전 관절가동범위 내에서 쉽게 체중을 이동한다.
Good	손을 짚지 않고 자세를 유지하지만, 약간의 자세 동요가 나타난다.	중등도 동요에 균형을 유지하고, 바닥에서 물건을 짚는 동작 시 균형을 유지한다.
Fair	손을 짚지 않고 자세를 유지하지만, 가끔씩 최소 보조가 필요하다.	최소 동요에 균형을 유지하고, 머리/몸통을 돌리는 동작 시 균형을 유지한다.
Poor	손을 짚고 중등도에서 최대 보조를 받아 자세를 유지한다.	자세 동요가 일어나거나 움직일 때 균형을 잃는다.

2) 표준화된 측정도구

신경계 성인 환자, 근육뼈대계통 환자, 노인 환자 그리고 아동 환자로 분류하여 대표적인 측정도구에 대해 알아보자. 측정도구마다 사용목적, 적용대상, 신뢰도, 타당도, 반응도 또는 ICF 장애모델 영역 등에 대한 정보를 제공한다.

(1) 신경계 성인 환자 평가에 유용한 측정도구

뇌졸중, 척수손상, 파킨슨병과 같은 신경계 성인 환자의 평가에 유용한 표준화된 도구들은 표 7-14와 같다.

표 7-14 신경계 성인 환자를 위한 표준화된 측정도구

측정도구	목적 및 해석	특성	ICF 장애모델 영역
한국판푸글메이어평가 (Korean version of Fugl Meyer Assessment, K-FMA) *부록 2 참고	• 뇌졸중 후 신체손상 측정을 통한 회복수준 평가 • 운동, 균형, 감각, 관절가동범위, 통증 영역 측정 • 155개 항목 • 검사시간: 30분 이상	• K-FMA 총점의 검사자간신뢰도: ICC = 0.96 • 하위영역 검사자간신뢰도: ICC = 0.85~0.97(통증영역: ICC = 0.61) • K-FMA 운동, 감각, 관절가동범위, 통증 영역 검사자간신뢰도: ICC = 0.992~0.994 • 검사-재검사신뢰도: ICC = 0.828~0.961 • K-FMA 반응도: ES = 0.51~0.80 SRM = 0.71~1.13	• 신체계통 구조 및 기능의 손상
Rivermead Motor Assessment (RMA)	• 뇌졸중 후 대운동, 상지, 하지, 몸통조절 능력을 자세히 평가	• 신뢰도: kappa = 0.33~0.37 • RMA-보행시간 타당도: r = 0.68	• 신체기능 및 구조의 손상
한국판몸통손상척도 (Korean version of Trunk Impairment Scale, K-TIS) *부록 4 참조	• 뇌졸중 후 몸통조절력의 소실 정도 측정 • 정적, 동적균형, 몸통협응력 영역 • 17개 항목, 23점 만점 • 검사시간: 6~30분 • 적용대상: 뇌졸중, 외상성뇌손상, 다발성경화증, 파킨슨병 • 수행력평가도구	• K-TIS 총점 검사자간신뢰도: $ICC_{3,1}$ = 0.938 • K-TIS 하위총점 검사자간신뢰도: $ICC_{3,1}$ = 0.925~0.951 • K-TIS 총점 검사-재검사신뢰도: $ICC_{3,1}$ = 0.901 • K-TIS 하위총점 검사-재검사신뢰도: $ICC_{3,1}$ = 0.814~0.892 • K-TIS 만성뇌졸중환자 반응도: MID = 1.18	• 신체계통 구조 및 기능의 손상 • 활동 제한
한국판버그균형척도 (Korean version of Berg balance Scale, K-BBS)	• 일상 속 움직임 과제에서 정적 및 동적균형 조절력 평가 • 14개 항목 • 5점 척도(0~4점), 총점 56점 • 평가시간: 15분 미만 • 대상: 60세 이상 노인, 뇌졸중 환자, 엉덩관절 골절 환자 • 점수해석 - 41~56 = low fall risk, 독립적 - 21~40 = medium fall risk, 보조를 받아 보행 - 0~20 = high fall risk, 휠체어 필요	• 검사자간신뢰도: ICC = 0.98 • 검사자내신뢰도: ICC = 0.97~0.99 • 타당도 K-BBS - 보행속도: r = 0.80 K-BBS - 바델지수: r 〉 0.80 K-BBS - FMA: r 〉 0.70 K-BBS - FIM: r 〈 0.60 • 반응도: 치료 전 · 후 최소한 6점 차이가 있어야 실제 기능에서 변화가 나타남	• 활동 제한

ICC: Intraclass Correlation Coefficient, ES: Effect Size, SRM: Standardized Response Mean, MID: Minimal Important Difference, MCID: Minimally Clinically Important Difference

표 7-14 신경계 성인 환자를 위한 표준화된 측정도구(계속)

측정도구	목적 및 해석	특성	ICF 장애모델영역
Timed Up and Go test (TUG)	• 쇠약한 노인의 기본 이동성 평가 • 평가시간: 15분 미만 • 대상: 지역사회 주거 쇠약한 노인, 관절염, 뇌졸중, 어지럼증환자 • 점수해석 – 건강한 성인: 10초 미만 – 쇠약노인과 장애인: 11~20초(낙상위험 있음) 20초 이상: 외부에서 보조 필요, 검사 및 중재 필요 30초 이상: 낙상위험 높음	• 검사자간신뢰도: ICC = 0.99 • 검사자내신뢰도: ICC = 0.99 • 타당도 TUG – 보행속도: r = –.55 TUG – BBS: r = –.72 TUG – 바델지수: r = –.51	• 활동 제한
Five Times Sit to Stand Test (FTSST)	• 하지의 기능적 근력 측정, 균형, 낙상위험, 이행동작 측정 • 양팔을 가슴 앞에 교차한 상태로 43~45cm 높이의 의자에 앉은 자세에서 완전히 선 자세로 최대한 빨리 5번 반복해서 일어서는 데 걸리는 시간 측정(0.1초 단위로 측정) • 검사시간: 5분 미만 • 대상: 뇌졸중, 뇌성마비, 건강한 노인, 요통, 파킨슨병, 전정장애 • 정상인구 연령별 수행시간: 60~69세 = 11.4초 70~79세 = 12.6초 80~89세 = 14.8초 • 낙상위험노인 – 12초 이상(정밀한 낙상위험검사 필요) – 15초 초과(재발성 낙상위험) – 전정장애: 15초 초과(낙상위험) – 파킨슨병: 16초 초과(낙상위험)	• 지역사회 거주노인 대상 검사–재검사 신뢰도: ICC = 0.957 • 뇌졸중 환자 대상 검사–재검사 신뢰도: ICC = 0.994 • MDC = 3.6~4.2초	• 신체계통 구조 및 기능의 손상 • 활동 제한
6분보행검사 (6-minute walk Test)	• 운동능력 및 지구력 측정 • 32m 길이의 실내 보행로 필요함 • 정상인 평균보행거리: 320~580m	• 검사재검사신뢰도: ICC = 0.93	• 활동 제한
동적보행지수 (Dynamic Gait Index, DGI)	• 수행력평가도구로 성인의 균형손상과 보행 중 과제요구에 대하여 보행반응을 수정하는 능력을 평가 • 편평한 바닥보행, 보행속도 변화, 머리의 수직 및 수평회전과 함께 보행, 축 회전, 장애물 보행, 계단 오르기/내리기 등을 포함한 8개 항목	• DGI 총점 검사자간신뢰도: ICC = 0.96~1.00; Kappa 계수 = 0.64 • DGI 총점 검사자내신뢰도: Kappa 계수 = 0.63 • 항목별 검사자간 및 검사자내 신뢰도: Kappa 계수 = 0.35~1.00	• 활동 제한

ICC: Intraclass Correlation Coefficient, r: Correlation coefficient, MDC: Minimal Detectable Change

표 7-14 신경계 성인 환자를 위한 표준화된 측정도구(계속)

측정도구	목적 및 해석	특성	ICF 장애모델 영역
동적보행지수 (Dynamic Gait Index, DGI)	• 평가시간: 10분 미만 • 점수측정: 4점 척도(0-1-2-3); 0 = 심함, 4 = 정상 • 점수범위: 0~24점 • 점수해석: 점수가 높을수록 독립적, ≤19는 보다 높은 점수의 사람에 비해 낙상 위험이 2.58배 높음	• 검사-재검사신뢰도(만성뇌졸중 환자): $ICC_{2,1}$ = 0.96 • 검사자간신뢰도(만성뇌졸중 환자): $ICC_{2,1}$ = 0.96	• 활동 제한
기능적팔뻗기 (Functional Reach Test, FRT)	• 선 자세를 유지하면서 팔을 최대한 앞으로 뻗을 수 있는 거리 측정 • 정상범위: 20~40세 = 36~42.4cm 41~69세 = 35~37.8cm 70~87세 = 26.6~33.5cm • 25.4cm 미만: 낙상위험도 높음	• 신뢰도: ICC = 0.90~0.97 • 반응도: ES = 0.8	• 활동 제한
기능적독립측정도구 (Functional Independence Measure, FIM)	• 환자의 장애수준과 일상생활활동을 수행하는 데 필요한 보조수준을 평가 • 18개 항목(운동과제 13개, 인지과제 5개) • 점수측정: 7점 척도(1-2-3-4-5-6-7) • 점수범위: 18~126점, 점수가 높을수록 기능이 좋음 • 평가시간: 30~60분 • 관찰형평가 • 검사대상: 18세 이상 신경계통 환자	• 검사자간신뢰도: ICC = 0.95 • 검사-재검사신뢰도: ICC = 0.95 • MCID: FIM 총점 = 22점 운동하위영역 = 17점 인지하위영역 = 3점	• 활동 제한
바델지수 (Barthel Index, BI)	• 신경근육계통 또는 근육골격계통 환자의 독립적 자조활동능력 평가 • 10개 항목 • 점수측정: - 0, 5점(목욕하기, 치장하기) - 0, 5, 10점(먹기, 옷 입기, 소 · 대변처리, 화장실 사용, 계단보행) - 0, 5, 10, 15점(이동, 이동성) • 점수범위: 0~100점, 점수가 높을수록 기능이 좋음 • 평가시간: 5~20분 • 환자자기보고식 또는 검사자관찰형	• 검사자간신뢰도: ICC = 0.94 ~0.96 • 검사-재검사신뢰도: Kappa = 0.81 • 내적일치도: Cronbach's alpha = 0.94 • BI와 FIM 운동과제항목 동시타당도: r = 0.92~0.94	• 활동 제한

ICC: Intraclass Correlation Coefficient, ES: Effect Size, MCID: Minimally Clinically Important Difference

표 7-14 신경계 성인 환자를 위한 표준화된 측정도구(계속)

측정도구	목적 및 해석	특성	ICF 장애모델 영역
운동평가척도 (Motor Assessment Scale, MAS)	• 뇌졸중 환자의 일상 운동기능 평가(일상생활활동, 기능적 이동성) • 8개 운동영역에 대해 8개 항목측정 • 점수측정: 7점 척도(0-1-2-3-4-5-6) • 점수범위: 0~48점, 점수가 높을수록 운동기능이 높음 • 평가시간: 15분 • 관찰형평가	• 검사자간신뢰도: r = 0.89~0.99 • 검사-재검사신뢰도: r = 0.87~1.00	• 활동 제한
보행속도 (Gait speed)	• 기능적 보행 이동성 평가 • 뇌졸중 환자의 지역사회보행 여부를 확인하는 최상의 지표 • 무릎 폄 조절력과 밀접한 관계가 있어 하지 기능검사로 사용됨 • 평가대상: 뇌졸중, 관절염, 노인, 기타 다른 하지손상환자 • 수행력평가도구 • 3m, 6m 또는 40m 등 다양한 거리를 측정할 수 있음 • 결과해석: 동 연령대 건강한 성인의 정상 보행 속도와 비교	• 검사-재검사신뢰도: r = 0.80~0.88 • 무릎 골관절염 손상지표(Index of severity for knee arthritis)와 타당도: r = 0.66	• 활동 제한
척수독립지수평가 (Spinal Cord Independence Measure, SCIM)	• 외상성 및 비외상성, 급 · 만성 척수손상 • 3개 영역(자조, 호흡 및 항문위생, 이동성) 19개 항목 평가 • 점수범위: 1~100점 • 평가시간: 10~15분 또는 30~45분 • 인터뷰 또는 관찰형평가	• 검사자간신뢰도: r = 0.901~0.967 • 내적일치도: Cronbach's alpha = 0.9227	• 활동 제한
간이정신상태검사 (Mini-Mental State Examination, MMSE)	• 간단한 인지손상 선별측정도구 • 계산, 기억, 지남력을 포함한 11개 항목으로 구성 • 점수범위: 0~30점 • 점수해석: - 10 〉 심한 인지손상 - 11~20 중등도 인지손상 - 21~26 경미한 인지손상 - 27≤ 인지손상 없음 • 보통 23점 미만일 경우 인지손상 의심	• 검사자간신뢰도: Kappa = 0.97 • 검사-재검사신뢰도: r = 0.99 • 내적일치도: Cronbach's alpha = 0.54 ~0.96	• 신체계통 구조 및 기능의 손상

(2) 근육뼈대계통 환자 평가에 유용한 측정도구

근육뼈대계통에서 기인하는 다양한 급 · 만성 통증을 호소하는 환자의 평가에 유용한 표준화된 도구들은 표 7-15와 같다.

표 7-15 근육뼈대계통 환자를 위한 표준화된 측정도구

측정도구	목적 및 해석	특성	ICF 장애모델 영역
Shuttle Walking Test	• 멀리 그리고 빨리 걷는 능력 측정 • 12단계 난이도로 구성 • 약 1.9~8.5km/h 속도로 10m 보행로에서 측정 • 대상: 요통, 만성폐쇄성폐질환자	• 검사-재검사신뢰도: ICC = 0.99 • 반응도: 피트니스 훈련을 받은 환자의 ES = 1.2	• 활동 제한
SF-36	• 전반적인 건강상태 평가 • 36개 항목 측정 • 환자자기보고식 평가 • 점수측정: '예/아니오'로 답함, 8개 영역(신체기능,에너지/피로, 정신건강, 정서적 역할기능, 신체적 역할기능, 사회적 역할기능, 통증, 전반적 건강에 대한 인식)에 대한 변환점수; 백분율(%)로 표시 • 평가시간: 30분 미만	• 검사-재검사신뢰도: ICC = 0.91 • MDC: 12점(0~100점)	• 신체계통 구조 및 기능의 손상 • 활동 제한
오스웨스트리 요통장애지수 (Oswestry Disability Index, ODI)	• 요통 환자의 통증관련 장애 정도 평가 (주로 심한 요통 환자) • 일상생활활동 관련 24개 항목 평가 • 환자자기보고식 평가 • 평가시간: 30분 미만 • 점수범위: 0~100점 • 점수해석: - 0~20 = 최소장애 - 21~40 = 중등도장애 - 41~60 = 심한 장애 - 61~80 = 불구수준의 요통 - 81~100 = 전적으로 침상의존수준	• 내적일치도: Chronbach's alpha = 0.71~0.87 • 검사-재검사신뢰도: r = 0.99, r = 0.91, r = 0.83 • 반응도: 4~6주 치료 후 40% 향상	• 신체계통 구조 및 기능의 손상 • 활동 제한
Roland-Morris Questionnaire (RMQ)	• 요통 환자의 통증관련 장애 정도 평가 (주로 경 · 중등도 요통 환자) • 일상생활활동 관련 24개 항목(18개 또는 11개 항목버전도 있음) • 환자자기보고식 평가 • 검사시간: 5분	• 24 - 항목 검사 - 재검사신뢰도: ICC = 0.42~0.91 • 18 - 항목 검사 - 재검사신뢰도: ICC = 0.68~0.75 • 11 - 항목 검사 - 재검사신뢰도: ICC = 0.89 • 24 - 항목 반응도: ES = 0.63~0.71 • 18 - 항목 반응도: ES = 0.73~0.82 • 11 - 항목 반응도: ES = 0.61~0.69	• 활동 제한

표 7-15 근육뼈대계통 환자를 위한 표준화된 측정도구(계속)

측정도구	목적 및 해석	특성	ICF 장애모델 영역
Sickness Impact Profile (SIP)	• 행위를 바탕으로 한 건강상태에 환자보고식 평가 • 68개 항목으로 구성 • 평가시간: 15~30분 • 점수측정: 변환점수로 총점계산, 백분율(%)로 표시	• 검사-재검사신뢰도 r = 0.85 • 반응도: 4~6주 치료 후 SIP 평가 결과에서 20개 항목에서 20% 향상	• 활동 제한 • 참여 제한
Global Physiotherapy Examination 52 (GPE-52)	• 근육뼈대계통 환자의 만성통증 측정 • 5개 영역(자세, 호흡, 움직임, 근육 촉진, 피부 촉진)으로 구성 • 평가자는 3일간의 전문교육을 이수해야 함 • 평가시간: 30분	• 검사자간신뢰도: 총점 ICC = 0.91 • 항목별 검사자간 신뢰도: - 자세 ICC = 0.65 - 호흡 ICC = 0.89 - 움직임 ICC = 0.83 - 근육 촉진 ICC = 0.83 - 피부 촉진 ICC = 0.76 • 반응도: 총점을 계산하여 환자가 '직업으로 복귀'한 경우로 정의함	• 신체계통 구조 및 기능의 손상

ICC: Intraclass Correlation Coefficient, ES: Effect Size, MDC: Minimal Detectable Change

(3) 노인 환자 평가에 유용한 측정도구

고령화 시대에 노인 인구가 급증하면서 노인 인구는 치료대상에서 큰 부분을 차지한다. 주로 일상생활과 기능적 균형능력을 평가한다. 해당 평가도구들은 표 7-16과 같다.

표 7-16 노인 환자를 위한 표준화된 측정도구

측정도구	목적 및 해석	특성	ICF 장애모델 영역
Physical Performance Test (PPT-9, 8 또는 7)	• 노인 인구의 일상생활에서 상지 및 하지 사용 능력을 평가 • 수행력평가도구 • 7, 8 또는 9개 항목으로 구성 • 점수측정: 5점 척도(0~4) • 점수범위: PPT-9(0~36), PPT-8(0~32), PPT-7(0~28) • 점수해석: 점수가 높을수록 독립적 • 소요시간: 5분 미만	• 검사자간신뢰도: ICC = 0.96 • 검사-재검사신뢰도: ICC = 0.88 • 반응도: 0.8	• 활동 제한
Functional Gait Assessment (FGA)	• 60세 이상 노인의 낙상위험을 평가: 보행과제 동안 자세안정성을 측정	• 검사자간신뢰도: ICC = 0.86	• 활동 제한
Tinetti Performance Oriented Mobility Assessment (POMA)	• 노인 인구의 균형과 보행을 함께 측정 • 점수측정: 2점 척도(0~1), 3점 척도(0~2) • 점수범위: 16항목, 0~28점 • 수행력평가도구 • 소요시간: 15분 미만	• 검사자간신뢰도: 85%	• 활동 제한

ICC: Intraclass Correlation Coefficient

(4) 아동 환자 평가에 유용한 측정도구

뇌성마비 같은 신경계 아동 환자 및 발달지연 유아의 평가에 유용한 표준화된 도구들은 표 7-17과 같다.

표 7-17 아동 환자를 위한 표준화된 측정도구

측정도구	목적 및 해석	특성	ICF 장애모델 영역
대동작기능분류체계 (Gross Motor Function Classification System, GMFCS)	• 뇌성마비아동의 이동성을 기기, 걷기, 휠체어 사용능력으로 분류 • 0~18(19)세 아동을 6개 연령대로 분류하고 연령대별 I~V단계 분류	• 검사자간신뢰도: ICC = 0.972~0.988 • 검사자내신뢰도: ICC = 0.972~0.988 • PEDI - mobility와 동시타당도: r = −0.630~0.772	• 활동 제한
Test of Infant Motor Performance (TIMP)	• 출생 후 4개월 유아의 기능적 운동 수행능력에 필요한 자세 및 선별적 움직임 조절력을 평가해 발달지연의 가능성이 있는 유아 확인 • 평가시간: 25~35분 • 2004년 990명 미국 유아대상으로 점수가 규준화되었음 • 42개 항목(관찰 및 평가자 직접 수행)	• 내적일치도: Chronbach's alpha = 0.97 • 재태연령과 TIPM 간의 상관관계: r = 0.83 • 검사-재검사신뢰도: ICC = 0.89	• 활동 제한
알버타유아운동검사 (Alberta Infant Motor Scale, AIMS)	• 만삭아와 교정 18개월 이하 조산아 운동발달 검사 • 58개 발달지표 관찰 • 평가시간: 20~30분 • 움직임요소로 구성되어 중재프로그램 계획에 유용 • 백분위로 결과 해석(perceutile score)	• 검사자간신뢰도: ICC = 0.99 • 검사-재검사신뢰도: ICC = 0.99 • 베일리발달평가와 상관관계: r = 0.98	• 활동 제한
한국판대동작기능평가(Korean version of Gross Motor Function Measure, K-GMFM) *부록 5 참고	• 뇌성마비아동의 시간의 경과에 따른 운동발달능력 평가 • 5개월 이상~16세 • 소요시간: 30~40분 • 5개 운동발달영역 측정 • 준거참조측정도구	• 검사자간신뢰도: ICC = 0.99 • 민감도: ES = 0.8~0.9 SRM = 2.0	• 활동 제한
한국판아동용몸통조절측정척도 (Korean version of Trunk Control Measurement Scale, K-TCMS) *부록 6 참고	• 뇌성마비아동의 정적 및 동적 몸통 조절능력 평가 • 적용 연령보다 시작자세(등, 팔 또는 발이 바닥에 닿지 않게 치료용 테이블 가장자리에 걸쳐 앉는 자세 유지)를 유지할 수 있어야 함 • 정적 앉기, 동적 앉기, 동적 팔 뻗기 또는 균형반응 등 3개 영역 15개 항목 • 총점 0~58점 • 소요시간: 15~20분 • 준거참조측정도구	• 검사자간신뢰도: ICC = 0.97~0.99 • 검사-재검사신뢰도 : ICC= 0.83~0.93	• 신체계통 구조 및 기능의 손상 • 활동 제한

표 7-17 아동 환자를 위한 표준화된 측정도구(계속)

측정도구	목적 및 해석	특성	ICF 장애모델 영역
한국판아동균형척도 (Korean version of Pediatric Balance Scale, K-PBS) *부록 7 참고	• 정상아동, 운동장애 아동의 기능적 균형능력 측정 • 14개의 기능적 균형항목 • 연령범위 명시된 것 없음 • 5점 척도, 총점 0~56점 • 평가시간: 20분 미만 • 준거참조측정도구	• 검사자간신뢰도: ICC = 0.997 • 검사-재검사신뢰도: ICC = 0.998 • 동시타당도: r = 0.92~0.95 • 뇌성마비아동 반응도: 총점 = 5.83점, 정적 균형 = 2.92점, 동적 균형 = 2.92점	• 활동 제한
소아장애항목평가 (Pediatric Evaluation of Disability Inventory, PEDI)	• 이동성, 사회적 인지, 자조활동 등 3개 영역 포괄적발달평가 • 6개월~7.5세 수준의(장애) 아동 • 점수 범위: 0~100점 • 규준평가와 준거참조평가의 특성이 함께 있음	• 검사자간신뢰도: ICC = 0.96~0.99	• 활동 제한
Canadian Occupational Performance Measure (COPM)	• 아동 또는 보호자의 시간 경과에 따른 일상생활수행력에 대한 인식 변화 측정 • 연령제한 없음 • 평가시간: 30~40분 • 인터뷰형식의 평가 15개 목표과제 선정 • 점수측정: 10점 척도, 만족도, 수행능력총점 측정	• 검사-재검사신뢰도: ICC = 0.63 • 내적일치도: r = 0.41~0.56(수행력) r = 0.84(만족도)	• 활동 제한
Bruininks-Oseretsky의 운동숙련도 검사 (Bruininks-Oseretsky Test of motor proficiency, BOT)	• 대근육 및 소근육 운동기능 평가 • 46개 항목 • 4~14세 정상/장애아동 • 평가시간: 45~60분 • 기준표에 따라 해석	• 전체 종합지수 검사-재검사신뢰도: ICC = 0.87 • 검사자간신뢰도: ICC = 0.90, ICC = 0.98	• 활동 제한

ICC: Intraclass Correlation Coefficient, ES: Effect Size, SRM: Standardized Response Mean

4 측정도구를 이용한 목표설정 및 중재계획

Goal setting and intervention planning using assessment tools

1) 운동조절이론과 활동중심 목표

물리치료 지침이 되는 운동조절이론은 역동체계이론(dynamic system theory)과 신경집단선택이론(neuronal group selection theory)이다. 역동체계이론의 핵심은 사람, 과제, 환경의 긍정적 상호작용으로 독립적으로 기능(functioning)을 수행한다는 것이며, 신경집단선택이론은 인간의 기능적 움직임의 다양성과 환경에 적합한 적응을 강조한다. 이 두 가지 이론으로부터 물리치료의 목표인 다양한 환경에서의 독립적 기능수행을 강조하는 과제 지향적(활동중심) 접근법이 발전하였다.

2) 과제(활동)중심 목표수립 방법

환자에게 의미 있는 활동 수준에서 치료목표를 설정하는데 유용한 방법 세 가지를 소개한다.

① 행위목표 수립

환자/보호자와 함께 환자가 익숙한 환경(가정, 학교, 지역사회 등)에서 생활에 필요한 활동목록(activity list)을 작성한다. 활동목록은 과제 수행에 필요한 기능적 자세와 움직임으로 구성한다. 목록 중에서 우선순위에 해당하는 것이 행위목표(behavioral objective), 즉 치료목표가 된다. 행위목표는 환자에게 의미 있는 활동과 성공의 기준을 바탕으로 정해진다. 따라서 행위목표는 준거참조측정의 특별한 형태라 할 수 있다. 치료목표는 물리치료의 직접적인 효과를 측정할 수 있는 것으로 설정하고 기록하며, 활동 및/또는 활동을 구성하는 움직임의 요소나 질(quality)도 목표가 될 수 있다. 행위목표는 SOAP 노트의 활동목표설정 및 기록의 형식대로 행위자, 목표행위, 상황, 정도(성공기준), 기대시간 등의 5가지 요소(제 8장 물리치료 기록 및 사례 참고, pp.270~271)로 구성되는 것이 바람직하다. 사례 김 ○○을 가정하여 행위목표를 설정해 보자(박스 7-3).

박스 7-3 행위목표의 예

사례 김 ○○은 14개월 된 운동발달이 매우 느린 심한 뇌성마비유아이다. 의학적 진단명은 GMFCS 제 4단계 양측성 경직형뇌성마비이다. 김 ○○의 4주간의 집중치료를 위한 행위목표는 다음과 같이 정할 수 있다.

→ "김 ○○은(행위자) 4주 내에(기대시간) 편평한 바닥에서(상황) 엎드린 자세로 손목을 40도 편 자세로 지지할 것이다(목표행위). 5번의 시도 중에서 3번 성공할 것이다[정도(성공기준)]."

② GAS를 이용한 행위목표 수립

마찬가지로 환자/보호자와 함께 익숙한 환경에서 기능을 수행하는 데 필요한 행위목표를 설정한다. 예를 들어 생후 15개월 된 유아로서 현재 네발자세를 5초 동안 유지할 수 있고, 6개월 중재를 통한 치료목표를 3m 네발기기로 정했다고 가정해 보자. 이번에는 중재단계로 바로 이행하는 것이 아니라, 환자/보호자에게 GAS (Goal Attainment Scale)에 대해 설명하고 기대되는 목표달성 수준을 몇 개의 단계로 나눈다. 중재 후에 환자/보호자의 만족도와 치료사의 만족도를 미리 정해 놓은 GAS 기준에 따라 측정한다. 표준화된 측정도구를 활용한 치료 전·후의 객관적 측정 수치가 기능적으로 의미 있는 것이라 할지라도 환자/보호자의 주관적 만족도와 기준 목표를 달성하는 것 또한 중요하다. 환자 입장에서 생각해보면 치료사가 늘 염두에 두고 관리해야 할 부분이다.

GAS는 미리 정해 놓은 물리치료 목표를 향해 기능 향상의 과정을 정량화하는 각 개인에 맞춘 준거참조측정도구로 +2/ +1/ 0/ −1/ −2의 5점 측정체계로 되어 있다(표 7-18). GAS에 관한 이미 출판되어 있는 질 높은 문헌들과 병원 및 치료실에서 관리하는 평가 자료를 통합적으로 활용하면 GAS를 이용한 목표설정에 쉽게 익숙해질 것이며, 치료 및 치료사의 질을 높일 수 있는 하나의 좋은 방법이 된다.

표 7-18 GAS

점수	목표 달성 수준 예측
+2	기대목표보다 훨씬 높은 수행(예: 보조 없이 6m 보행)
+1	기대목표보다 높은 수행(예: 보조 없이 3m 보행)
0	중재 후 기대목표를 달성함(예: 보조 없이 3m 보행)
-1	기대목표에 약간 못 미치는 수행(예: 독립적 서기)
-2	현재 환자(아동)의 기능 수준(예: 보조와 함께 선 자세 유지)

③ 준거참조측정도구 측정항목 활용

측정도구 중에서 준거참조측정도구는 각 항목 및 항목을 구성하는 움직임 요소를 치료목표 및 중재법으로 활용할 수 있다는 큰 이점이 있다. 예를 들어 뇌성마비아동의 운동발달 측정도구인 K-GMFM을 활용한 치료목표 설정의 단계는 다음과 같다.

- 제 1단계: 보호자에게 K-GMFM 항목을 설명한 후 일상생활 속에서 K-GMFM 항목의 자세와 움직임이 요구되는 활동에 관해 인터뷰한다.

- 제 2단계: 항목 자체 또는 K-GMFM 항목으로 구성되는 일상 활동을 목표로 정한다(표 7-19).
  예를 들어 K-GMFM D영역(서기 영역)의 63번 항목은 '선 자세: 양팔을 자유롭게 쪼그려 앉는다.'이다. 취학 전 연령시기부터 놀이터에서 쪼그려 앉아 모래놀이를 할 때 필요한 기능적 자세(움직임)이다. 또는 E영역(걷기, 뛰기 그리고 깡충 뛰기)의 78/79번 항목은 '선 자세: 오른발로 공을 찬다.', '선 자세: 왼발로 공을 찬다.'로 친구들과 공놀이를 할 때 필요한 움직임이다.

보통 GMFCS 제 I, II, III단계 아동은 서기 및/또는 걷기, 뛰기 그리고 깡충 뛰기 영역의 54/55번(선 자세: 한 손으로 큰 벤치를 잡고, 3초간 오른발/왼발을 든다), 63번(선 자세: 양팔을 자유롭게, 쪼그려 앉는다), 78/79번(선 자세: 오른발/왼발로 공을 찬다), 84/85번(한 손으로 난간잡고 선 자세: 한 손으로 난간을 잡고, 발을 번갈아 움직이며 4계단 올라간다/내려온다) 등이 치료목표 항목이 된다. 반면, GMFCS 제 IV, V단계의 아동은 눕기와 뒤집기, 앉기 영역의 8/9번(바로 누운 자세: 오른쪽/왼쪽으로 뒤집는다), 10번(엎드려 누운 자세: 머리를 똑바로 든다), 21번(치료사가 흉곽을 지지하고 매트에 앉은 자세: 머리를 똑바로 들고 3초 동안 유지한다), 22번(치료사가 흉곽을 지지하고 매트에 앉은 자세: 머리를 신체중심선으로 들고 10초 동안 유지한다) 그리고 34번 항목(벤치에 앉은 자세: 양팔과 양발로 지탱하지 않고 10초 동안 유지한다) 또는 항목(들)이 포함된 일상생활활동이 치료목표가 된다.

- 제 3단계: 예후를 예측하는 관점에서 뇌성마비아동의 K-GMFM의 총점, 목표영역점수 또는 항목점수에서의 변화 정도를 GAS 점수와 연결 짓는다.
- 제 4단계: 치료시작 전에 K-GMFM 평가를 실시하여 점수를 측정한다.
- 제 5단계: 일정기간의 중재 과정 또는 중재 후에 K-GMFM 재평가를 실시하여 점수를 측정한다.

준거참조측정도구는 일상생활 과제의 구성요소 또는 아동발달에 중요한 발달지표로 구성되어 있기 때문에 치료목표의 설정뿐 아니라 그 자체로 중재법이 된다. K-GMFM이 그 대표적인 예이다. 2014년 Franki 등은 ICF 기준에 따라 GMFM으로 양측성 경직형뇌성마비아동의 활동 제한을 측정하고, 측정항목들을 치료목표 및 중재법으로 사용하였다. 이와 유사한 문헌들은 이미 다수 출판되어 있다.

- 제 6단계: 치료 전 · 후의 측정점수의 변화를 계산하여 미리 설정해 놓은 GAS 단계별 점수와 비교하여 치료목표 달성 여부와 함께 치료사, 환자/보호자 만족도를 평가한다.

K-BBS의 구성항목 및 K-TIS의 구성항목도 K-GMFM과 마찬가지로 신경계 성인 환자의 치료에서 치료목표 및 항목 자체를 활동목표 속에 계획하여 훈련시키고 있는 문헌이 다수 출판되어 있다. K-GMFM 항목은 부록 5(pp.341~347)를 참고한다.

표 7-19 K-GMFM 항목과 일상생활의 연관성

영역	항목	관련 일상생활의 예
A (눕기와 뒤집기)	6/7번. 바로 누운 자세: 오른팔(왼팔)을 뻗고, 오른손(왼손)이 신체중심선을 넘어 장난감 쪽으로 간다.	• 책장 넘기기
B (앉기)	19/20번. 바로 누운 자세: 오른쪽(왼쪽)으로 돌면서 일어나 앉는다.	• 잠자리에서 일어날 때 바로 누운 자세에서 돌면서 일어나 앉을 때
	21번. 치료사가 흉곽을 지지하고 매트에 앉은 자세: 머리를 똑바로 들고 3초간 유지한다.	• 대상이나 물체 바라보기, 말하기, 먹기를 위한 필수 자세
	33번. 매트 위에 앉은 자세: 팔로 짚지 않고 90도까지 방향을 돌린다.	• 바닥에서 블록 놀이를 할 때 뒤 또는 주변에 있는 블록 집기
	34번. 벤치에 앉은 자세: 양팔과 발로 지탱하지 않고 10초간 유지한다.	• 책상에 앉아서 공부하기
	35번. 선 자세: 작은 벤치에 앉는다.	• 어린이집 또는 집에서 낮은 책상의자에 앉기
	37번. 바닥 위에서: 큰 벤치에 앉는다.	• 자려고 침대에 올라갈 때
C (네발기기와 무릎서기)	46/47번. 네발기기 자세: 양손과 양무릎/양발로 4계단 기어 오른다/뒤로 기어서 내려간다.	• 놀이터에 있는 정글짐 또는 암벽 오르고 내리기
	51번. 무릎서기 자세: 양팔을 자유롭게, 앞쪽으로 10걸음 무릎걷기 한다.	• 앞에 가까운 위치에 있는 사람에게 물건을 전달하는 경우
D (서기)	54/55번. 선 자세: 한 손으로 큰 벤치를 잡고 3초간 오른발/왼발을 든다.	• 바지 입을 때 엄마의 어깨를 잡고 한 발씩 넣을 때 • 서서 신발 신을 때
	56번. 선 자세: 양팔을 자유롭게, 20초간 서서 유지한다.	• 남자아이의 경우 화장실에서 소변볼 때
	57/58번. 선 자세: 양팔을 자유롭게, 왼발(오른발)을 들고 10초간 선다.	• 바지 입고 벗을 때 한쪽 다리 들기 • 장애물을 건너거나 공차기 등의 선행동작으로 한 발 들기를 할 때
	63번. 선 자세: 양팔을 자유롭게 쪼그려 앉는다.	• 바닥에 흙 놀이, 그리기 놀이를 할 때(바깥 놀이 시 바닥에 털썩 앉을 수 없는 곳)
E (걷기, 뛰기 그리고 깡충 뛰기)	69번. 선 자세: 앞으로 10걸음 걷는다.	• 일상 활동
	72번. 선 자세: 두 손으로 큰 물건을 들고 앞으로 10걸음 걷는다.	• 큰 책이나 자동차 장난감을 들고 이동할 때
	74번. 선 자세: 2cm 폭의 일직선 위에서 앞으로 10걸음 연속하여 걷는다.	• 학교 평균대 위에서 걷기를 할 때
	75/76번. 선 자세: 오른발/왼발로 무릎 높이의 막대를 넘는다.	• 실외 이동 시 넘어지지 않고 보도블록을 건널 때 • 유아용 욕조에 혼자 들어갈 때
	78/79번. 선 자세: 오른발(왼발)로 공을 찬다.	• 친구들과 공놀이 할 때
	80번. 선 자세: 30cm 높이로 양발. 동시에 제자리에서 깡충 뛴다.	• 줄넘기 할 때 • 자기 키보다 높은 곳의 물건에 손을 뻗을 때
	86/87번. 선 자세: 양발을 번갈아 움직이며 4계단 올라간다/내려간다.	• 아파트 계단 오르고 내리기
	88번. 15cm 높이의 계단 위에 선 자세: 양발로 동시에 아래로 뛰어내린다.	• 마지막 계단이나 소파에서 뛰어내릴 때 • 점프놀이 할 때(예: 방방이)

요점

1. 신뢰도는 측정도구가 측정하고자 하는 내용을 얼마나 정확하게 오차 없이 측정하였는지에 대한 측정도구의 일관성을 뜻하며 검사자간신뢰도, 검사자내신뢰도, 검사-재검사신뢰도가 있다.
2. 타당도는 측정하고자 하는 내용을 얼마나 충실히 측정하였느냐 하는 검사목적에 따른 측정도구의 적합성을 의미한다.
3. 반응도는 중재 전과 후의 점수변화가 실제 환자의 기능향상을 반영하는 것인지를 말해준다.
4. 측정도구는 준거참조측정도구와 규준참조측정도구로 나뉜다. 준거참조측정도구는 치료계획 및 중재계획에 유용하다.
5. 측정도구의 선택단계는 측정목적을 분명히 정하고, 측정변수를 선택한 후, 변수를 측정할 수 있는 측정도구를 검색한 다음, 측정도구의 적용가능성, 접근성, 실제 사용가능성 등을 고려한다. 그 다음 일차적으로 선택한 측정도구들의 신뢰도, 타당도, 반응도를 확인하여 적합한 측정도구를 선택하여 측정을 수행하고 전체적인 과정에 대하여 성찰한다.

연습문제 REVIEW QUESTIONS

1. 두 명의 물리치료사가 같은 그룹에 속한 환자에게 MMT를 측정하기로 하였다. 두 물리치료사의 측정 결과는 차이가 있었다. 어떤 문제점을 나타내는 것인가?

① 공인타당도
② 내적 타당도
③ 검사자간신뢰도
④ 검사자내신뢰도
⑤ 검사-재검사 신뢰도

2. 간단한 인지손상 선별측정도구로 옳은 것은?

① GAS
② 6MWD
③ MMSE
④ GMFM
⑤ 보행속도

3. 준거참조측정도구의 활용 면에서 특성이 아닌 것은?

① 치료목표를 계획한다.
② 과제중심 중재를 계획한다.
③ 환자의 현재 상태를 확인한다.
④ 구성항목이 과제중심 중재의 실행전략이 된다.
⑤ 측정결과를 연령과 성별이 같은 대표집단의 기준값과 비교한다.

연습문제 답

1. ③ 2. ③ 3. ⑤

학생활동 STUDENTS ACTIVITIES

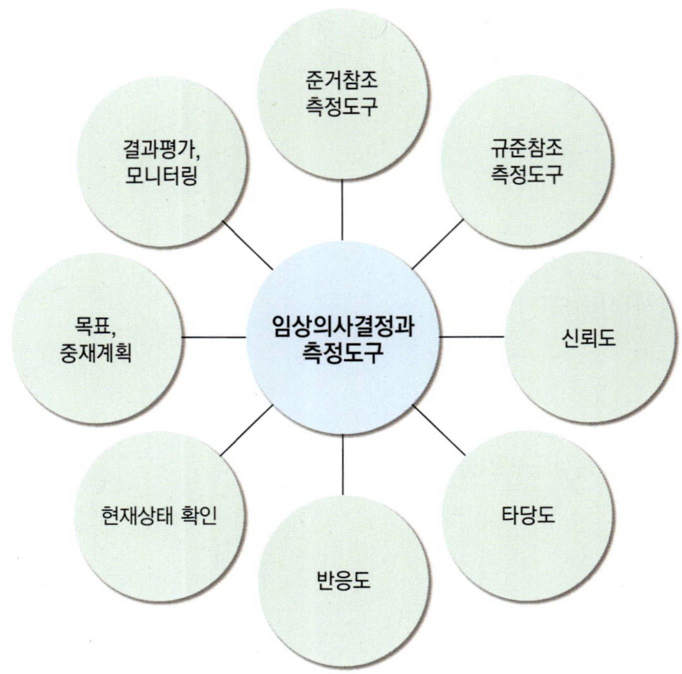

위의 관계도를 구성하는 핵심개념을 바탕으로 팀원들끼리 다음 내용에 대하여 의견을 교환해 보시오.

1. 임상의사결정에서 측정도구가 중요한 이유는 무엇인가?
2. 신뢰도와 타당도는 무엇인가?
3. 준거참조측정도구의 특성은 무엇인가?
4. 평가도구의 선택단계는 어떻게 구성되는가?

참고문헌 REFERENCES

1. Behrman AL, Lawless-Dixon AR, Davis SB, et al. Locomotor training progression and outcomes after incomplete spinal cord injury. Phys Ther. 2005;85(12):1356-1371.
2. Boonstra MC, De Waal Malefijt MC, et al. How to quantify knee function after total knee arthroplasty? Knee. 2008;15:390-395.
3. Brach JS, VanSwearingen JM, Newman AB, et al. Identifyingearly decline of physical function in community-dwelling olderwomen: performance-based and self-report measures. Phys Ther. 2002;82:320-328.
4. Dumas HM, Haley SM, Ludlow LH, et al. Functional recovery in pediatric brain injury during inpatient rehabilitation. Am J Phys Med Rehabil. 2002;81:661-669.
5. Franki I, De Cat J, Deschepper E, et al. A clinical decision framework for the identification of main problems and treatment goals for ambulant children with bilateral spastic cerebral palsy. Res Dev Disabil. 2014;35(5):1160-1166.
6. Haley SM, Fragala-Pinkham MA. Interpreting change scores of tests and measures used in physical therapy. Phys Ther. 2006;86(5):735-743.
7. Hayes KW, Johnson ME. Measures of adult general performance tests. Arthritis Care & Research. 2003;49(5):S28-42.
8. Kim HS, Her JG, Ko JY, et al. Reliability, concurrent validity, and responsiveness of the fugl-meyer assessment (FMA) for hemiplegic patients. J. Phys. Ther. Sci. 2012;24:893-899.
9. Ko JY, You YY. Reliability and responsiveness of the Korean version of the trunk impairment scale for stroke patients. 2015;27(4):175-182.
10. Montgomery PC, Connolly BH. Norm-referenced and criterion-referenced tests. Phys Ther. 1987;67(12):1873-1876.
11. Scheiber J, Marchetti GF, Racicot B, et al. The use of a knowledge translation program to increase use of standardized outcome measures in therapy clinic: administrative case report. Phys Ther. 2015;95(4):613-629.
12. Susan B. O'Sullivan, Thomas J. Schmitz: Physiscal rehabilitation, ed 5. F.A. Davis company, Philadelphia, 2007.
13. Thonnard JL, Penta M. Functional assessment in physiotherapy. Euro Medicophys. 2007;43(4):525-541.

CHAPTER 08

물리치료 기록 및 사례

Physical therapy documentation and cases

핵심단어

신체계통 기능 Body function	주관적 정보 단락 Subjective, S
기록 Documentation	객관적 정보 단락 Objective, O
기능 Functioning	사정 단락 Assessment, A
SOAP 노트 SOAP notes	치료계획 단락 Plan, P

학습목표

1. 물리치료 기록의 중요성을 설명할 수 있다.
2. 물리치료 기록의 종류를 설명할 수 있다.
3. SOAP의 정보 분류 특성을 설명할 수 있다.
4. SOAP의 단락별 기록 내용을 설명할 수 있다.
5. SOAP 작성 사례를 읽고 설명할 수 있다.

1 임상의사결정과 기록 Clinical decision making and documentation

물리치료 기록은 물리치료절차 수행에 대한 기록으로, 건강보험 급여와 보건의료인들 간의 공식적인 의사소통 방법이다. 기록의 중요성과 어떤 내용을 기록해야 하는지 알아보자. 형식적으로 짧게 기록하거나 애매한 용어를 사용하는 것은 물리치료의 필요성에 부정적인 영향을 미치는 요인으로 작용한다.

1) 기록의 중요성

물리치료 기록이 중요한 이유는 다음과 같다.

- 물리치료 계획 및 준비의 수단이며 재활팀 구성원 간의 소통의 창구이다.
- 환자의 건강상태, 중재결과를 포함한 물리치료 임상의사결정과정을 기록하는 것으로 한 개인의 포괄적인 기록이다.
- 법적인 문제가 발생할 경우, 치료사를 보호하는 객관적인 근거가 된다.
- 물리치료 관련 정책 또는 연구목적으로 유용하다.
- 근거중심물리치료를 위한 근거 생성의 기초자료가 된다.

2) 기록 내용

물리치료 기록에는 기본적으로 다음의 내용이 포함된다. 물리치료용어와 의학용어를 사용하여 명료하고 체계적으로 기록한다.

- 환자의 이름 및 등록번호를 기입한다.
- 환자 평가 및/또는 치료 날짜, 치료사 이름 그리고 직함(예: PT, OT)을 기입한다.
- 병력 청취, 신체계통 조사, 테스트 및 측정 결과, 의사소통, 인지, 정서, 언어 그리고 학습스타일을 기록한다.
- 평가, 진단, 예후, 중재법을 기록한다.
- 중재 결과 부분에는 기능 수준의 변화를 체크한다. 치료 회기마다 치료내용 및 경과를 기록한다. 환자의 자가보고(self-report), 중재 빈도/강도/기간, 사용 장비, 중재에 따른 잠재적 또는 실제로 발생한 부작용, 중재 계획 변경 시 영향을 미친 요인(들) 그리고 환자/보호자/재활팀의 구성원들과의 의사전달 내용을 기록한다.
- 재평가 결과를 기록한다.
- 환자상태, 평가결과의 해석, 치료 결과 그리고 (수정된) 목표/치료계획을 기록한다.
- 물리치료가 종결되면, 퇴원요약지(discharge summary)를 작성한다. 치료 시작부터 종결시

점까지의 의사결정 내용을 체계적으로 정리하여 기록한다.

- 퇴원요약지에는 환자의 인구학적 정보, 초기 평가기록, 환자의 기대목표 및 치료결과, 후속 치료의 필요 여부 그리고 환자/보호자 교육(홈 프로그램 포함)의 내용을 기록한다.

2 SOAP 노트 작성 SOAP documentation

물리치료 기록은 기술적 노트(narrative notes), SOAP 노트(SOAP notes) 그리고 기능적 결과보고서(functional report)가 대표적이지만, 주로 SOAP 노트 형태로 기록한다.

1) SOAP 노트의 이해

SOAP 노트는 1968년 Dr. Lawence Weed가 처음 개발한 문제 지향적 의학기록지에서 시작되었다. SOAP 노트는 Subjective information(주관적 정보 단락), Objective information(객관적 정보 단락), Assessment(사정 단락), Plan(치료계획 단락)의 첫 글자가 조합된 것이다. SOAP 노트의 형태는 다양하게 활용되고 있으므로, 반드시 여기서 소개하는 형식을 따라야 하는 것은 아니다. 필요한 내용을 포함해서 기관 및 치료실의 가치와 정책에 따라 작성형태와 기록방법을 새롭게 할 수 있다. 환자/고객관리모델과 SOAP 노트에서 수집하는 정보의 내용은 거의 동일하다. 환자/고객관리모델은 정보의 종류(type)별로 그리고 SOAP 노트는 정보의 근원(source)별로 자료를 조직화한다. 환자/고객관리모델의 검진 요소에서는 병력 청취, 신체계통 조사 그리고 테스트 및 측정의 내용을 기록한다. 검진 요소를 SOAP 노트로 기록할 때는 정보의 근원, 즉 병력 청취 자료처럼 환자로부터 구한 주관적 정보는 주관적 정보 단락에 기록하고 신체계통 조사, 테스트 및 측정 같은 치료사가 수집한 자료는 객관적 정보이므로 객관적 정보 단락에 기록한다.

물리치료 기록의 종류는 초기평가, 일일 치료노트 또는 경과노트, 재평가노트 그리고 퇴원요약지로 문서기록 또는 전자기록을 한다.

2) 사례로 이해하는 SOAP 노트의 기본 구조

서 ○○의 사례를 들어 SOAP 노트의 단락별로 어떤 내용을 기록해야 하는지 알아보자. 서 ○○의 기초정보는 박스 8-1과 같다.

(1) 주관적 정보 단락

S (subjective information, 주관적 정보 단락)에서는 환자/보호자 입장에서 통증 및/또는 기능장애와 관련해서 진술한 모든 내용들을 기록하는 단락으로 환자가 자신의 상태를 어떻게

박스 8-1 서 ○○의 기초 정보

서 ○○은 59세 남성으로 8일 전에 왼쪽 무릎관절 전치환술(TKR)을 받았다. 수술을 받기 전 2개월 동안 왼쪽 무릎 통증이 심해졌다. 3년 전에 양쪽 무릎관절염과 고혈압 진단을 받았다. 현재 통증조절을 위해 퍼코셋(Percocet)과 혈압약 로프레소(Lopressor)를 복용하고 있다. 2층집에 아내와 함께 살고 있으며 현관에 5개의 계단이 있다. 수술 전에는 팔로 짚고 간신히 30분 정도 서 있을 수 있었다. 보행속도가 매우 느렸고 왼쪽 다리에 체중이 실리면 날카로운 통증을 느꼈다. 먼 거리를 걸을 때는 아내의 부축을 받았다. 현재, 집 청소 같은 집안일을 도울 수 없고 아내의 도움을 받아 일상생활을 수행하고 있다. 서 ○○의 직업은 외과의사이다. 하루 12시간 일할 때도 있었고, 선 자세로 약 1시간 30분 정도 수술을 했다. 왼쪽 무릎관절 전치환술 수술을 받은 후 서기와 걷기에 제한이 있어 아직 직장에 복귀하지 못하였다. 여러 해 동안 일주일에 2회씩 골프를 쳤는데, 수술 4개월 전부터는 통증과 보행 제한으로 여가 생활을 즐기지 못하고 있다.

LEFS(하지기능척도, Lower Extremity Functional Scale) 측정에서 수술 전 39점, 현재는 28점이다. 집안에서는 지팡이를 짚고 4점 보행으로 이동한다. 계단은 한 손은 지팡이를 짚고, 다른 한 손은 난간을 잡고 12계단을 2분 안에 올라가고 내려올 수 있다. 자조활동으로는 왼쪽 양말과 신발을 신고 벗는데 최소한의 보조가 필요하다. 서서 하는 운동과제는 한 손으로 식탁이나 모서리를 짚고 다른 한 손을 뻗어서 10분 정도 할 수 있지만, 통증(6/10) 때문에 매우 제한적이다. 안정 시 심박수 76bpm, 혈압 128/84mmHg, 호흡수 16bpm이다. 인지 또는 신경학적 손상은 없고 의사소통에도 문제가 없다. 능동 무릎 폄, 굽힘, 발목관절 발등 굽힘은 왼쪽/오른쪽 순으로 −18도/−10도, 68도/100도, −5도/5도이다. 근력은 왼쪽/오른쪽 순으로 무릎 폄근 3+/4, 무릎 굽힘근 3+/4이다. 신장은 175cm, 체중은 83kg, 무릎 뼈 중앙부 둘레는 왼쪽이 오른쪽보다 3.8cm(1.5in) 크고, 내측과 중앙 둘레는 1.9cm(0.75in) 크다. 환자는 수술 8일 전부터 왼쪽 무릎 전체에 걸쳐 통증을 느꼈지만 지금은 점차 좋아지고 있다. 안정 상태에서 이따금씩 "날카로운 통증"(6/10)을 느끼지만 대체적으로 "쑤심"(3/10)을 호소하였다. 오른쪽 무릎에서는 지속적으로 무딘 통증(2/10)을 느낀다. 왼쪽 무릎에서 부종이 관찰되지만, 수술부위는 삼출액이 없고 깨끗하다.

인식하는지 알 수 있다. 주관적 정보 단락은 환자가 표현한 언어로 기록하는 것이 기본이지만, 기관마다 목적과 편리성에 맞게 형식을 구성할 수 있다. 주관적 정보 단락에 기록하는 내용은 환자/고객관리모델의 검진 절차 중에서 병력 청취에 해당한다. 물리치료 의사결정의 지침이 되는 환자의 현재 주 호소와 물리치료를 받으려는 이유를 기술한다. 병력 청취 내용을 기록하기 전에 의무기록지를 확인하고 필요한 내용을 기록한다. 의무기록지 조사와 병력 청취에서 주관적 정보 단락에 기록해야 하는 내용은 다음과 같다.

- 연령 및 성별
- 물리치료를 받으려는 이유
- 환자의 치료목표
- 과거 병력 및 수술 이력: 치료목표 설정 수준에 영향을 미침
- 현재 활동 및 참여 수준: 치료목표의 중요한 단서가 됨
- 움직임 또는 활동 관련 주의사항 또는 금기사항 확인
- 과거의 물리치료이력

- 이전의 기능 수준
- 현재 복용하는 약
- 가족력
- 사회적 이력
- 가옥환경
- 직업 상태
- 취미 및 여가 활동
- 성장과 발달(아동의 경우)

의학적 진단명은 주관적 정보 단락 앞에 별도로 명시하기도 하고, 주관적 정보 단락에 포함시켜 기록하기도 한다. 왼쪽 무릎관절 전치환술을 받은 서 ○○의 주관적 정보 단락은 주어진 내용을 바탕으로 박스 8-2와 같이 작성할 수 있다.

박스 8-2 서 ○○ - SOAP 노트 - 주관적 정보 단락 기록

- 연령 및 성별: 59세, 남성
- 물리치료를 받으려는 이유: 8일 전 왼쪽 무릎관절 전치환술 후 서기와 걷기의 제한으로 직장에 출근하지 못함
- 환자의 치료목표: 직장 복귀 및 여가활동 개시
- 과거 병력 및 수술이력: 3년 전 양쪽 무릎관절염, 고혈압 진단 받음
- 현재 활동 및 참여 수준: 서기, 걷기, 청소, 직장 출근, 여가 생활의 어려움
- 이전의 기능 수준: 1시간 30분씩 선 자세로 수술, 주 2회 골프 운동, 집안 청소
- 현재 복용하는 약: 퍼코셋, 로프레소
- 가족력: 아내와 함께 거주
- 사회적 이력: 현직 외과의사이며 여가 활동을 즐겼음
- 가옥환경: 현관에 계단이 5개 있는 2층집
- 직업 상태: 외과의사로 병가 중
- 취미 및 여가 활동: 수술 전에 주 2회 골프

(2) 객관적 정보 단락

O (objective information, 객관적 정보 단락)에서는 치료사의 관점에서 주관적 정보 단락에서 구한 정보를 바탕으로 관찰과 촉진을 포함해서 측정체계 및/또는 측정도구를 사용해서 객관적으로 검사한 내용을 작성한다. 환자에 대한 치료사의 느낌, 기능적 자세/움직임 패턴, 신체계통 조사 그리고 테스트 및 측정의 결과를 기록한다. 환자/고객관리모델의 검진 절차에서 신체계통 조사, 테스트 및 측정에서 수집한 정보를 기록한다.

물리치료질환과 심각한 수준에 따라 객관적 정보 단락에 기록해야 할 항목들이 달라지지만 계통별로 분류하면 다음과 같다.

- 호흡계통 환자

: 폐암, 폐쇄성폐질환, 수술 또는 중환자실 환자
- 호흡계통: 산소포화도, 호흡수, 심폐소생술 여부, 혈액검사결과
- 심장혈관계통: 체온, 심박수, 혈압
- 중추신경계통: 글라스고우 혼수척도, 시각상사척도, 의식수준, 운동기능(기능적 자세 및 움직임)
- 신장계통: 카테터 삽입 여부
- 관찰: 환자의 전반적 상태 관찰
- 촉진: 흡기 및 호기 시 가슴부위 팽창과 수축 확인
- 표준화된 측정도구를 이용한 검사결과: 기능, 삶의 질

- 신경계통 환자

: 뇌졸중, 외상성뇌손상, 척수손상, 다발성경화증, 파킨슨병, 길리안바레증후군, 뇌성마비, 운동신경질환
- 관찰
- 통증
- 운동기능(기능적 자세 및 움직임)
- 감각기능
- 이동성: 침대 이동성, 목발/휠체어 이동성 포함
- 균형
- 보행
- 호흡: 호흡수, 산소포화도
- 관절가동범위, 근력, 근긴장도

- 근육뼈대계통 환자

: 통증(턱, 목, 흉추, 허리, 어깨, 팔꿈치, 서혜부, 골반, 무릎, 종아리, 발목) 및 두통
- 촉진: 피부온도
- 통증
- 근 길이: 타이트니스 확인
- 관절가동범위, 근력
- 분절 움직임: 능동, 수동, 저항움직임
- 신경동역학검사(neurodynamic testing)
- 운동기능(기능적 자세와 움직임)

객관적 정보 단락에서는 신뢰도와 타당도가 검증된 표준화된 측정도구를 사용한다. 예를 들면 뇌졸중 환자의 기능을 평가하는 FMA, 요통환자의 장애 수준을 측정하는 ODI 그리고 뇌성마비아동의 운동기능을 측정하는 GMFM을 실시하고 결과를 기록한다. 왼쪽 무릎관절 전치환술을 받은 서 ○○의 객관적 정보 단락은 주어진 내용을 바탕으로 박스 8-3과 같이 작성할 수 있다.

박스 8-3 서 ○○ - SOAP 노트 - 객관적 정보 단락 기록

- 신체계통 조사: 안정 시 심박수 76bpm, 혈압 128/84mmHg, 호흡수 16bpm, 인지 또는 신경학적 손상 없음; 의사소통 문제없음
- LEFS: 수술 전 39점, 현재 28점
- 보행: 지팡이를 이용한 4점 보행
- 계단: 지팡이와 난간을 잡고 2분 이내 12계단을 올라가고 내려올 수 있음
- 자조활동: 최소한의 보조로 왼쪽 양말과 신발을 신고 벗음
- 서서 하는 과제는 한 손으로 식탁이나 모서리를 짚고 다른 한 손으로 수행, 10분 정도 가능하지만 통증(6/10)으로 매우 제한적임
- 능동 무릎 폄; 굽힘; 발목관절 발등 굽힘: -18도/-10도; 68도/100도; -5도/5도
- 근력: 무릎 폄근 3+/4, 무릎 굽힘근 3+/4
- 신체 계측학적 정보: 신장 175cm, 체중 83kg, 왼쪽 무릎뼈 중앙부 둘레가 오른쪽보다 3.8cm(1.5in), 내측과 중앙 둘레는 1.9cm(0.75in) 두꺼움
- 안정 시 통증: 왼쪽은 이따금씩 날카로운 통증(6/10), 일반적으로 쑤심(3/10); 오른쪽은 지속적으로 무딘 통증(2/10)
- 왼쪽 무릎 부종 관찰됨; 수술부위 삼출액 관찰 안 됨

사례 서 ○○의 객관적 정보 단락 및 주관적 정보 단락을 박스 8-2와 박스 8-3에서는 기술적인 방법으로 기록했지만, 표로 정리하는 것이 정보의 조직화에 더욱 효율적이다(표 8-1, 8-2, 8-3, 8-4 참고, pp.274~288).

(3) 사정 단락

A (assessment, 사정 단락)는 SOAP 노트에서 가장 중요한 부분으로 치료사들이 가장 어려워하는 부분이다. 사정 단락은 문제목록 작성, 물리치료 진단, 예후 그리고 목표로 구성된다.

① 문제목록 작성

사정 단락에서 문제목록을 작성할 때는 주관적 정보 단락 및 객관적 정보 단락의 내용을 바탕으로 참여 제한 수준의 문제목록, 활동 제한 수준의 문제목록 그리고 신체계통 구조 및 기능

의 손상 수준의 문제목록을 각각 작성한다. 이렇게 참여 수준에서 신체계통 수준으로 문제목록을 작성하는 것은 치료목표의 설정 전략으로 연결된다. 왼쪽 무릎관절 전치환술을 받은 서 ○○의 사정 단락-문제목록은 박스 8-4처럼 작성할 수 있다.

박스 8-4 서 ○○ - SOAP 노트 - 사정 단락: 문제목록 기록

- 참여 제한 수준의 문제목록
  - 외과의사의 업무인 수술을 못 함
  - 주 2회의 빈도로 즐겼던 골프 여가 생활을 못 함
- 활동 제한 수준의 문제목록
  - 지팡이 보조 없이 보행이 불가능함
  - 지팡이와 난간을 잡지 않고 계단 보행이 불가능함
  - 서서하는 일상 활동은 손으로 지지하더라도 통증 때문에 10분 이상 유지가 어려움
  - 양말, 신발을 신고 벗기 위해 최소한의 수준의 도움이 필요함
- 신체계통 구조 및 기능의 손상 수준의 문제목록
  - 양쪽 무릎의 통증
  - 왼쪽 무릎의 부종
  - 무릎 폄근 및 굽힘근 약화: 3+/4, 3+/4
  - 능동 무릎 폄, 굽힘, 발목관절 발등 굽힘 관절가동 범위 제한

② 진단

환자/고객관리모델의 진단 단계에 해당한다. 진단이란 사례 서 ○○의 문제점들이 물리치료의 주된 관심사인 운동기능장애에 해당하는지 판단하는 것이다. 서 ○○의 물리치료진단은 '왼쪽 무릎관절 전치환술에 따른 보행 및 계단보행 제한'이다.

③ 예후

예후는 환자/고객관리모델의 예후 단계에 해당한다. 서 ○○의 예후는 다음과 같은 내용을 기록한다. 넙다리네갈래근의 근력 향상이 독립적 서기와 직장으로 참여 수준을 어느 정도 향상시킬 것인지에 관하여 또는 약간의 보조와 함께 선 자세를 유지하면서(활동) 미니 스쿼트를 실시하면 넙다리네갈래근의 근력이 어느 정도 향상될지에 대해 기술하는 것이다. 또한 각각의 문제를 해결하는데, 즉 치료목표의 달성에 걸릴 시간을 예상해서 기록한다. 문제항목이 왜 물리치료가 필요한지 그 필요성을 긍정적인 관계를 들어 기록한다. 예후는 환자의 미래의 기능변화를 예측하는 것으로 논문 근거, 전문적 경험이 요구된다. 왼쪽 무릎관절 전치환술을 받은 서 ○○의 사정 단락-예후는 박스 8-5처럼 작성할 수 있다.

박스 8-5 서 ○○ - SOAP 노트 - 사정 단락: 예후 기록

서 ○○은 59세 남성으로 약간 비만체형으로 왼쪽 무릎관절 전치환술을 받았으며 현재 왼쪽 무릎의 관절가동범위와 근력 감소, 수술 후 부종이 있다. 이로 인하여 독립적으로 보행 및 계단 오르기/내려오기를 수행할 수 없고 속도도 감소되고 이동거리 또한 제한적이다. 왼쪽 다리의 부종, 통증, 근력 감소 등으로 왼쪽 다리로 체중지지를 하지 못하므로 보행패턴이 정상적이지 못하고 선 상태로 10분 이상 서 있지 못한다. 오른쪽 무릎관절염으로 인한 통증 및 근력 감소는 환자의 기능적 회복에 지장을 주는 또 다른 요인이다. 수술 전 환자의 LEFS 점수와 비교적 젊은 환자의 나이를 고려하여 LEFS 점수 60점 이상, 수술 후 6개월 내에 6분 보행검사에서 최소한 600m 정도 보행할 것으로 기대된다. 환자는 위의 손상과 기능 제한을 해결하고 기능적 독립성의 촉진, 직장으로의 복귀, 이전의 여가 생활을 즐기기 위하여 외래환자로 물리치료가 필요하다.

④ 목표

환자/고객관리모델의 치료계획 단계의 목표에 해당한다. 목표는 주로 활동과 참여수준에서 작성하고 꼭 필요한 경우에만 신체계통 구조 및 기능의 손상 수준에서 정한다. 사례의 서 ○○은 무릎관절 전치환술 후 기능회복에 있어서 신체계통 구조 및 기능의 손상 수준의 접근이 필요하다. 활동 수준의 목표 속에서 손상에 대한 접근이 이루어지도록 계획한다. 환자의 실제생활에 필요한 활동과 참여 수준의 치료목표를 세우고 중재가 이루어질 때 활동과 참여 수준이 높아지고 자아 존중감 및 가족의 삶의 질도 향상된다. 예를 들어 우리 주변에는 안경을 착용하는 사람들이 많다. 안경을 쓰는 이유는 시력(눈의 기능) 감소(신체계통 구조 및 기능의 손상) 때문이지만, 손상을 조절할 목적이 아니라 '눈으로 보다(seeing)'라는 활동을 향상시키기 위해서다. 목표를 설정하고 기록할 때 주의할 점을 알아보자(박스 8-6).

박스 8-6 치료목표 수립 시 주의사항

- 치료목표는 문제목록과 예후를 바탕으로 작성한다.
- 환자중심 및 가족중심 접근법에 따라 환자/보호자의 가치를 존중하면서 협력한다.
- 치료목표로는 환자에게 익숙한 환경(집, 학교, 직장, 지역사회 등) 속에서 일상 생활과 밀접한 운동기능을 정한다. 참여목표와 활동목표를 설정하고 꼭 필요할 경우 신체계통 구조 및 기능의 손상목표를 정하는데, 이때도 활동목표와 연관된 것이어야 한다. 예를 들어 근력강화를 목표로 한다면 근력 향상이 활동과 참여수준의 기능향상에 어떤 영향을 미치는지 긍정적인 측면에서 기술한다.
- 목표는 추상적이지 않고 구체적으로 기술한다. 예를 들어 "환자는 뻗기 동작의 조절력이 향상될 것이다."라고 기술하는 것은 매우 추상적이다. 목표에서는 환자가 수행할 기능적 과제를 구체적으로 언급한다. 위의 목표를 "환자는 팔을 뻗어 핸드폰을 집을 것이다."로 바꿔서 기술한다면 목표가 좀 더 구체화 된다.
- 목표 수행에 대한 측정 및 테스트가 가능해야 한다. 정량적인 방법으로 측정하거나 객관적인 검사로 목표 달성을 검증할 수 있어야 한다. 예를 들어 "선 자세에서 균형조절능력 증가"라고 명시한 목표는 측정이나 검사를 수행할 방법이 없다. 선 자세에서 균형조절능력을 어떻게 검사할 것인지 분명하지 않기 때문이다. 위의 목표를 "환자는 독립적으로 선 자세에서 30초간 서 있을 수 있다."로 바꾸어 좀 더 구체적으로 기술하면 목표 안에서 검사방법도 함께 찾을 수 있다. 목표설정이 중

박스 8-6 치료목표 수립 시 주의사항(계속)

요한 이유는 치료에 반응하여 긍정적인 향상이 있는지 확인할 수 있기 때문이며, 치료기간 동안 정기적 평가가 필요한 이유이다.

- 현재는 할 수 없지만 치료를 통해 앞으로 수행할 수 있는 것이 무엇인지 예측하여 목표로 설정한다. 목표를 예측한다는 것은 정해진 시간 내에 실현 가능할 것이라는 의미이다. 하지만, 목표를 예측하기란 쉽지 않은데, 다음의 2가지 방법은 도움이 될 것이다. 첫째, 근거 검색 및 전문서적을 이용해 특정한 기능적 결과에 도달하는 타임라인(timeline)을 확인한다. 달성할 목표를 시간을 기준으로 나눌 때는 단기목표와 장기목표로 나눈다. 단기목표는 보통 2~3주 내에 달성할 목표, 장기목표는 3주 이상의 시간이 필요한 목표이다. 장기목표는 환자에 따라 다르고 만성 신경학적 운동장애가 있는 학생이라면 학년이 달라지는 1년을 단위로 장기목표를 세운다. 둘째, 목표는 한 번 정하면 바꿀 수 없는 것이 아니다. 치료기간 동안 기능의 변화에 따라 환자의 상태를 반영하여 목표를 수정해 나간다.

구체적으로 치료목표를 세우는 법을 알아보자. 보통은 치료목표 3~5개를 정하고, 목표 간의 연관성과 상황 요인(환경 및 개인 요인)을 고려해서 우선순위를 정한다. 우선순위의 목표를 정하는 방법으로 첫째, 환자/보호자와 상담을 통해 환자의 니즈를 목표설정에 적극 반영한다. 둘째, 환자에게 의미 있는 일상 활동 중에서 치료목표를 정한다. 예를 들어 치료 초기에는 침대에서 엉덩이 들기 같은 간단한 과제가 목표가 되겠지만, 치료가 진행되고 예후가 좋아지면 집 주변에서 혼자 30분 이상 걷기로 수정할 수 있다. 두 번째 방법은 '제 7장 4. 측정도구를 이용한 목표설정 및 중재계획(pp.252~255)을 참고한다.

특히, 활동 수준의 목표를 기록할 때는 행위자(actor), 행위(behavior), 상황(condition), 정도(degree), 기대시간(expected time)의 5가지 요소가 포함되어야 한다. 약자만 합쳐서 ABCDE라고 한다. 각각의 내용은 다음과 같다.

- 행위자(actor): 활동을 수행하는 대상자를 기록한다. 즉, 환자 또는 보호자가 될 것이다.
- 행위(behavior): 활동에 대하여 기록한다. 예를 들어 '앉은 자세에서 일어서기' 같은 운동과제를 뜻한다.
- 상황(condition): 행위가 수행되는 상황을 기록한다. 예를 들어 지팡이나 워커 같은 보조도구 또는 치료 장소와 같은 환경을 말한다.
- 정도(degree): 활동 수행을 일관성, 유연성, 효율성 측면에서 정량적으로 기록한다.
  - 일관성: 시도 때마다 과제를 성공하는 능력으로, 예를 들어 성공횟수/시도횟수, 수행한 날(일/주), 오류횟수 등이다.
  - 유연성: 다양한 상황에서 과제를 수행하는 능력으로, 예를 들어 열린 공간/폐쇄 공간, 단일과제/이중과제, 치료기구나 주변 장애물의 높이, 빛, 소음, 표면의 종류 등이다.
  - 효율성: 근육뼈대 및 심장혈관 계통 측면에서 최소한의 에너지를 소비해서 과제를 수행하는 능력으로, 예를 들어 과제완성시간, 거리, 속도, 심박수 등이다.

- 기대시간(expected time): 목표달성에 걸리는 시간(일/주/월) 및 치료횟수를 기록한다.

위의 5가지 요소를 포함하여 "환자(행위자)는 평행봉(상황)을 잡고 걸을 수 있을 것이고(행위), 2주 이내(기대시간)에 10m(정도)를 치료사의 감독(정도) 하에 걸을 수 있을 것이다."와 같은 활동목표를 작성할 수 있다. 정도를 나타내는 변수가 많을수록 잘 작성된 행위목표이다. 근거중심으로 예후를 예측하는 능력이 좋을수록 목표를 잘 세울 수 있다. 전문지식을 함양하고 연습을 통해 개별 환자에게 가장 적합한 행위 목표를 수립하는 역량을 키워 보자. 왼쪽 무릎관절 전치환술을 받은 서 ○○의 사정 단락-목표는 박스 8-7처럼 작성할 수 있다.

박스 8-7 서 ○○ - SOAP 노트 - 사정 단락: 목표 기록

참여목표, 활동목표, 손상목표에 대하여 다음과 같이 설정한다.

- 참여목표
  - 4개월 내에 예전과 같은 수준으로 직장에서 일을 할 수 있을 것이다.
  - 4개월 내에 청소와 같은 집안일을 할 수 있을 것이다.
- 활동목표
  - 1주일 내에 하루에 3회 시도/3회 성공(3/3)의 수준으로 독립적으로 양말과 신발을 신고 벗을 수 있을 것이다.
  - 2주 내에 보조도구 없이 병원 복도 1.8m 거리를 걸을 수 있고, 보행속도는 최소한 1.0m/sec가 될 것이다.
  - 4주 내에 팔로 지탱하지 않고 최대 30분 동안 서 있을 수 있고, 이때 통증은 2/10 미만일 것이다.
  - 4주 내에 난간을 잡고 한 발씩 48계단을 5분 안에 올라갈 것이다.
  - 4주 내에 집 밖에서 일자지팡이를 짚고 걸을 수 있을 것이다.
- 신체계통 구조 및 기능의 손상목표(활동목표와의 연관성을 생각하자; 활동목표와 통합시킨다.)
  - 2주 내에 체중지지 활동 동안 왼쪽 무릎 통증이 3/10 미만으로 감소될 것이다.
  - 3주 내에 왼쪽 무릎 능동적 폄 -5도, 굽힘 5~85도가 될 것이다.
  - 4주 내에 왼쪽 무릎 수동적, 능동적 폄 0, 굽힘 0~95도가 될 것이다.
  - 3주 내에 왼쪽 무릎 굽힘근/폄근 근력이 4/5가 될 것이다.
  - 3주 내에 오른쪽 무릎 굽힘근/폄근 근력이 5/5가 될 것이다.

SOAP 노트 사정 단락에 기록할 내용을 다시 한번 간략히 요약하면 다음과 같다.

첫째, 문제목록을 기록한다. 주관적 정보 단락 및 객관적 정보 단락의 내용을 바탕으로 참여 제한, 활동 제한 그리고 신체계통 구조 및 기능의 손상으로 분류하여 문제목록을 작성한다.

둘째, 물리치료진단명을 기록한다.

셋째, 예후를 기록한다. 물리치료 중재의 필요성을 긍정적으로 기록한다. 신체계통 구조 및 기능(function)의 손상의 향상이 활동과 참여, 즉 기능(functioning)의 향상을 가져올 것인지 또는 활동과 참여 자체로 손상을 향상시킬 수 있을 것인지 인과관계를 들어 기술한다.

넷째, 목표를 기록한다. 참여 제한, 활동 제한 그리고 신체계통 구조 및 기능의 손상 수준에서 장 · 단기목표를 기록한다.

(4) 치료계획 단락

P (plan, 치료계획 단락) 환자/고객관리모델의 치료계획 절차에서 목표를 제외한 중재계획과 중재 수행 내용을 기록한다. 기능적 목표에 도달하기 위한 구체적 치료 빈도와 기간, 자세한 중재법 그리고 홈 프로그램 내용을 기록한다. '치료했음' 및/또는 '보호자 교육 실시' 같은 애매한 기록은 피한다. 왼쪽 무릎관절 전치환술을 받은 서 ○○의 치료계획 단락은 박스 8-8처럼 작성할 수 있다.

박스 8-8 서 ○○ - SOAP 노트 - 치료계획 단락 기록

서 ○○은 일주일에 3회 매 45분씩 치료를 받고 4주 후에 재평가를 받을 것이다. 현재 서 ○○은 샤워의자가 필요하다. 통증과 부종을 조절하기 위해 얼음주머니 적용, 다리 거상, 넙다리네갈래근 및 넙다리뒤근육 유연성, 근력, 기능회복에 도움이 되는 운동을 교육한다. 계단이나 울퉁불퉁한 지면에서 이동 시 발생할 수 있는 안전사고에 대하여 교육한다.

- 왼쪽 무릎 냉치료 후에 넙다리네갈래근육, 넙다리뒤근육, 종아리근육의 스트레칭을 실시한다.
- 누운 자세, 앉은 자세, 선 자세에서 양쪽 무릎에 능동/수동 관절가동범위 운동을 실시한다.
- 실내 및 다양한 지면과 경사진 실외에서 보행훈련을 하고 안전, 지구력, 속도를 향상시키고 보조도구의 사용을 줄여나간다.
- 지구력과 독립성을 향상시키기 위하여 계단훈련을 실시한다.
- 서 있는 시간, 무릎 근력, 안정성 향상을 위해 부엌 일, 자조활동, 골프 스윙과 같이 선 자세에서 상지를 이용하는 다양한 활동이 포함된 기능적 훈련을 실시한다.

SOAP 노트를 작성한 후에는 임상의사결정의 제일 중요한 역량인 자기성찰의 시간을 갖는다. 주관적 정보 단락, 객관적 정보 단락, 사정 단락 그리고 치료계획 단락 등 각 기록 단계에 적합한 정보가 기록되었는지 성찰의 시간을 갖는다.

3) 초기평가 기록

물리치료의 가장 포괄적인 기록형태로 검진에서 결과평가 계획까지 SOAP 노트의 모든 단락이 포함된다. 영국, 캐나다, 그리고 미국에서도 SOAP 노트를 사용하지만, 작성방법은 주로 기술식으로 그 내용이 상당히 길다. 표 8-1에서 표 8-4의 '네 가지 임상사례의 SOAP 노트 작성'은 SOAP 노트를 표 형태로 체계화한 것이다. SOAP 노트는 기본 틀을 유지하면서 각 임상 환경에 맞게 작성할 수 있지만 새로운 측정방법, 도구, 치료법 등을 반영하기 위하여 정기적으로 내용을 업데이트하는 노력이 필요하다.

4) 일일 경과기록지

SOAP 노트의 네 가지 단락 중에서 치료 회기마다 측정, 평가, 목표 또는 치료 내용을 필요에 따라 작성할 수 있는데, 주로 다음과 같은 내용들을 기록한다.

- 치료 빈도, 시간, 강도
- 신체계통 구조 및 기능의 손상, 활동 제한 및/또는 참여 제한에서의 변화
- 중재 부작용
- 치료계획 변경 시 원인 또는 영향 요인
- 환자/보호자 및/또는 환자관련 재활팀 구성원과의 상담내용
- 다음 치료 시 고려할 점

5) 퇴원요약지 및 홈 프로그램 기록

물리치료가 종결되는 시점에 맞춰서 퇴원요약지를 작성한다. 퇴원요약지에는 환자병력의 간단한 정리, 현재의 신체적 · 기능적 상태, 치료목표 달성수준, 치료목표가 미달성된 경우 그 이유, 퇴원 후 홈 프로그램 등을 기록한다. 홈 프로그램은 환자중심 · 가족중심 치료의 구체적인 실천 전략으로 중재의 환자/보호자교육에 해당한다. 홈 프로그램을 구성하는 6가지 특성은 다음과 같다.

- 효과(effective): 환자의 기대 결과가 달성되어야 한다.
- 효율(efficient): 잘 조직화되어야 한다.
- 의미(salient): 환자에게 중요한 의미가 있어야 한다.
- 개별(individualized): 개별 환자에게 필요한 프로그램으로 구성한다.
- 간단(brief): 간단해야 한다.
- 명료(explicit): 쉽게 이해하고 따라할 수 있어야 한다.

3 네 가지 임상사례의 SOAP 노트 작성 Writing SOAP notes for 4 cases

사례 1 – 이 ○○

이 ○○은 68세 남성이다. 이틀 전에 심한 두통으로 병원을 찾았고, CT 촬영 결과 왼쪽 마루엽 손상과 함께 왼쪽 중대뇌동맥 허혈성 경색이 확인되어 입원하였다. 과거 의학적 소견으로 고혈압과 요통이 있고, 현재는 혈압약을 복용하고 있다. 혈액검사는 정상이다. 요추천자 결과는 정상이고, 심전도에서 오래된 무 증후성 경색이 나타났다. 현재 오른쪽 편마비 증상을 보이고 있다. 위와 같은 내용은 의무기록지를 통해 확인하였다. 사례 이 ○○의 물리치료 초기평가와 치료수행 내용을 SOAP 노트형식으로 기록하면 표 8-1과 같다.

표 8-1 이 ○○ SOAP 노트

<table>
<tr><td>Name</td><td colspan="2">이 ○○</td><td colspan="2">ID</td><td colspan="3">Date</td><td colspan="2">Sex/Age</td><td colspan="3">M/68</td></tr>
<tr><td>Medical diagnosis</td><td colspan="2">Lt. middle cerebral artery infarction</td><td colspan="2">Date</td><td colspan="3">2000. . .</td><td colspan="5">PT ______________
(signature)</td></tr>
<tr><td colspan="13">Subjective information section (주관적 정보 단락)</td></tr>
<tr><td>Present complaint</td><td colspan="12">이 ○○은 독립적 일상생활이 불가능하고, 구두로 의사소통이 불가능하여 고개를 끄덕이거나 좌우로 흔들어서 '그렇다' 또는 '아니다' 표시를 하므로 인터뷰는 아내에게 많이 의존해야 한다.</td></tr>
<tr><td>Social history</td><td colspan="12">이 ○○은 부인과 함께 연립 1층에 살고 있으며 출입구에서 현관까지 계단 3개가 있다. 딸이 2명 있지만 다른 지역에서 살고 있다. 뇌졸중이 발병하기 이전에 아내와 함께 산책, 캠핑, 손주 돌보기, 배드민턴을 즐겼다.</td></tr>
<tr><td>pt/caregiver's goals</td><td colspan="12">퇴원 후 걸어서 생활할 수 있기를 바라며, 부인도 같은 생각이지만 현실적으로 어려운 일이라고 생각한다. 부인은 주변 이웃들이 도움을 줄 것으로 생각하고 있다.</td></tr>
<tr><td colspan="13">Objective information section(객관적 정보 단락)</td></tr>
<tr><td colspan="13">I. System review(신체계통 조사)</td></tr>
<tr><td>Communication/ Cognition</td><td colspan="12">Verbal communication(−), 고개 끄덕임이나 흔들어서 ' Yes' 또는 'No' 표현</td></tr>
<tr><td>Cardiopulmonary</td><td colspan="12">BP = 114/71, HR = 58, RR = 11</td></tr>
<tr><td>Integumentary</td><td colspan="12">피부손상(−), 부종(−)</td></tr>
<tr><td>Musculoskeletal</td><td colspan="12">왼쪽 상 · 하지 관절가동범위 정상; 오른쪽 상 · 하지 관절가동범위 손상; 왼쪽 상 · 하지 근력 정상; 오른쪽 상 · 하지 근력 손상</td></tr>
<tr><td>Neuromuscular</td><td colspan="12">보행 및 이동 손상; 균형능력 손상; 오른쪽 운동기능 이상; 왼쪽 운동기능 정상</td></tr>
<tr><td>Psychosocial</td><td colspan="12">의사소통 손상; 지남력 정상; 표현의 어려움은 학습 장벽 요인; 안전, 주의, 일상생활활동, 자세인식에 대한 교육 필요</td></tr>
<tr><td colspan="13">II. Tests and Measures(테스트 및 측정)</td></tr>
<tr><td>Pain area (VAS)</td><td>Uncheckable</td><td>0</td><td>1</td><td>2</td><td>3</td><td>4</td><td>5</td><td>6</td><td>7</td><td>8</td><td>9</td><td>10</td></tr>
<tr><td>Anthropometrics</td><td colspan="2">Height</td><td colspan="2">178cm</td><td colspan="2">Weight</td><td colspan="2">80kg</td><td colspan="2">BMI</td><td colspan="2">25.25</td></tr>
<tr><td>Arousal</td><td colspan="3">Alert</td><td colspan="2">Drowsy</td><td colspan="2">Stupor</td><td colspan="2">Semicoma</td><td colspan="3">Coma</td></tr>
<tr><td>Attention</td><td colspan="12">가끔 집중력이 흩어지지만 이름을 부르면 곧 다시 집중함</td></tr>
<tr><td>Cognition</td><td colspan="12">간단한 지시사항에 적절히 반응함</td></tr>
<tr><td rowspan="4">Sensory: proprioception</td><td rowspan="3">UE</td><td colspan="5">Shoulder abd.</td><td colspan="2">Intact</td><td colspan="2">Impaired</td><td colspan="2">Absent</td></tr>
<tr><td colspan="5">Elbow flex. + wrist flex.</td><td colspan="2">Intact</td><td colspan="2">Impaired</td><td colspan="2">Absent</td></tr>
<tr><td colspan="5">Elbow exten + wrist exten</td><td colspan="2">Intact</td><td colspan="2">Impaired</td><td colspan="2">Absent</td></tr>
<tr><td>LE</td><td colspan="5">Hip, knee and ankle 90° flex.</td><td colspan="2">Intact</td><td colspan="2">Impaired</td><td colspan="2">Absent</td></tr>
<tr><td>Sensory: light touch</td><td colspan="12">Lt. intact; Rt. hand dorsum & palm, dorsum, heel, ball of the foot, impair</td></tr>
<tr><td>Cranial nerve</td><td colspan="12">주변시야(+); 수평, 수직, 사선방향 눈동자 움직임 (+); 얼굴감각(+); 얼굴 움직임(+); 혀의 신체중심선 위치(+)</td></tr>
<tr><td rowspan="3">DTR & pathological reflex</td><td>Rt.</td><td colspan="11">Biceps (3+), Brachioradialis (3+), Patellar (3+), Achilles (3+)</td></tr>
<tr><td>Lt.</td><td colspan="11">Biceps (2+), Brachioradialis (2+), Patellar (2+), Achilles (2+)</td></tr>
<tr><td colspan="12">Babinski sign (+/−)</td></tr>
</table>

Medical diagnosis(의학적 진단명), Present complaint(현재 주호소), Social history(사회적 이력), pt/caregive's goals(환자보호자의 치료목표)
BP: Blood Pressure(혈압), HP: Heart rate(심박수), RR: Respiration Rate(호흡수), BMI: Body Mass Index(체질량지수)

표 8-1 이 ○○ SOAP 노트(계속)

Functional ability						
Rolling		Independent	**Minimal**	Moderate	Maximal	Unable
Supine to sit		Independent	Minimal	**Moderate**	Maximal	Unable
Sit to stand		Independent	Minimal	**Moderate**	Maximal	Unable
Transfer		Independent	Minimal	Moderate	**Maximal**	Unable
Gait	Indoor	Independent	Minimal	Moderate	**Maximal**	Unable
	Outdoor	Independent	Minimal	Moderate	Maximal	**Unable**
	Stair	Independent	Minimal	Moderate	Maximal	**Unable**
W/C mobility		Independent	Minimal	**Moderate**	Maximal	Unable
Sitting balance	Static	Normal	Good	Fair	**Poor**	Zero
	Dynamic	Normal	Good	Fair	**Poor**	Zero
Standing balance	Static	Normal	Good	Fair	Poor	**Zero**
	Dynamic	Normal	Good	Fair	Poor	**Zero**

ROM / MAS / MMT								
			Passive ROM		MAS		MMT	
		정상범위	Rt.	Lt.	Rt.	Lt.	Rt.	Lt.
Shoulder	Flex.	0~180도	WNL	WNL	G1	G0	P−	G
	Abd.	0~180도	WNL	WNL	G1	G0	P−	G
Elbow	Flex.	0~150도	WNL	WNL	G1	G0	F	G
	Exten.	0도	WNL	WNL	G1	G0	F	G
Wrist	Flex.	0~80도	WNL	WNL	G0	G0	Z	G
	Ext.	0~70도	WNL	WNL	G0	G0	Z	G
Hip	Flex.	0~120도	WNL	WNL	G1	G0	F	G
	Ext.	0~30도	WNL	WNL	G0	G0	F−	G
	Abd.	0~45도	WNL	WNL	G0	G0	P	G
	Add.	0~30도	WNL	WNL	G1	G0	F	G
	ER.	0~45도	WNL	WNL				
	IR.	0~45도	WNL	WNL				
Knee	Flex.	0~135도	WNL	WNL	G1	G0	P	G
	Exten.	0도	WNL	WNL	G1	G0	F−	G
Ankle	DF	0~20도	WNL	WNL	G0	G0	Z	G
	PF	0~50도	WNL	WNL	G1	G0	Z	G
Active ROM		• 오른쪽 상지는 굴곡 및 신전 시너지패턴으로 1/4 정도 범위에서 움직임 • 오른쪽 하지는 굴곡 시너지 패턴에서 완전 신전 시너지패턴으로 움직임						

W/C Wheelchair, ROM: Range of Motion(관절운동범위), MAS: Modified Ashworth Scale(수정된 애스워스 척도), MMT: Manual Muscle Test(도수근력검사), Flex(굽힘), Abd(벌림), Exten(폄), Add(모음), ER(가쪽돌림), IR(안쪽돌림), DF(발등굽힘), PF(발바닥 굽힘), WNL: Within Normal Limit(정상범위)

표 8-1 이 ○○ SOAP 노트(계속)

Movement patterns	
Supine	오른쪽 어깨는 안쪽돌림 및 모음되어 있고, 오른쪽 팔꿈치는 최대로 굽힘, 오른쪽 손목과 손가락 굽힘되어 있다. 오른쪽 엉덩이는 폄, 모음, 안쪽돌림, 무릎은 폄, 발목은 발바닥굽힘 및 뒤침되어 있다. 왼쪽 팔 · 다리는 편안한 자세임
Rolling	무릎에서 발목 쪽으로 관절압박을 주는 식으로 한 사람이 최소 보조를 해주면 hook-lying 자세에서 왼쪽 및 오른쪽으로 rolling 가능
Sitting	오른쪽으로 기대고 머리는 전방, 둥근 어깨, 흉추 후만 증가. 골반 후방경사, 오른발뒤꿈치는 바닥에서 들린 상태로 왼발 앞에 위치함
Supine to sit	오른쪽 다리를 침대에서 들었다 내려 주고 어깨를 가이드해주는 중등도 보조를 통해 침대에서 일어나 앉을 수 있음
Sit to stand	양발을 벌려주고 오른쪽 무릎을 블록(block)해주는 중등도 보조를 통해 앉은 자세에서 일어섬
Transfer	한 사람의 최대 보조로 stand-pivot transfer 가능함
Gait	한 사람의 최대 보조로 stand-pivot transfer 동안 3걸음 이동; 발걸음은 짧고, 오른쪽 다리로 움직임을 시작하는 데 보조가 필요하고 오른쪽과 왼쪽으로 체중을 이동하는 데 도움이 필요함
W/C mobility	6m 이동하는 데 한 사람으로부터 중등도 보조가 필요함
Sitting balance	두 손으로 지지하고 옆에서 지켜보면 앉은 자세를 유지하지만, 체중을 이동하면 자세유지 못 함
Standing balance	한 사람의 도움을 받아 선 자세를 유지하지만, 체중을 이동하면 자세유지 못 함
Neuromotor development	머리바로잡기반응: + / +
	몸통바로잡기반응: delayed / +
	보호폄반응: - / +
Self care activities	수의적 움직임과 균형능력 감소로 오른쪽 상지를 사용하여 씻기, 옷 입기, 신발 신기 등을 할 수 없음

Standardized assessment tool test	10 m 보행검사	TUG	MAS	K-BBS	K-TIS	RMI	FAC
	m/sec	sec	9/48	3/56	2/23	3/15	1

Gait analysis	보행 속도	보행거리	보행시간	걸음수	보폭
	m/sec	m	min	Steps/min	cm

Other Technologies	

Assessment section(사정 단락)	
68세 남성으로 2일 전에 왼쪽 중대뇌동맥 경색에 의한 뇌졸중으로 오른쪽 편마비와 감각 손상이 있다. 초기평가를 잘 받았으며 다음과 같은 목제 목록이 확인되었다.	
Problem lists	• 오른쪽 상지 및 하지의 수의적 움직임 감소: 활동 제한 • 침대 이동성, 이동, 보행 같은 기능적 움직임 감소: 활동 제한 • 앉은 자세 및 선 자세에서 정적 및 동적 균형 감소: 손상/활동 제한 • 자조활동 수행능력 감소: 활동 제한 • 오른쪽 상지 및 하지의 감각기능 감소: 손상
Diagnosis	뇌졸중에 의한 운동기능장애
Prognosis	현재의 신체계통 구조 및 기능의 손상, 활동 제한, 참여 제한 등을 고려하여 최적의 운동기능, 감각통합기능과 가정, 지역사회, 여가활동에서 최대의 기능을 회복할 것이다. 현재 운동기능회복과 가족의 지지를 생각할 때 치료목표를 달성할 수 있을 것이다.

W/C: Wheelchair, TVG: Timed up & go 검사, MAS: Motor Assessment Scale, K-BBS: Korean version of Berg Balance Scale(한국판버그균형 검사), K-TIS: Korean version of Trunk Impairment Scale(한국판 몸통손상척도), RMI: Rivermead Motor Assessment, FAC: Functional Ambulation Categories, Technologies(보조도구 및 장비)

표 8-1 이 ○○ SOAP 노트(계속)

Short-term goals	• 3주 내에 한 사람의 최소 보조를 받아 오른쪽과 왼쪽으로 분절적 뒤집기를 할 것이다. → 활동 • 3주 내에 한 사람의 최소 보조와 함께 누운 자세에서 일어나 앉기를 할 것이다. → 활동 • 3주 내에 한 사람의 최소 보조와 함께 앉은 자세에서 일어서기를 할 것이다. → 활동 • 3주 내에 한 사람의 중등도 보조와 함께 stand-pivot transfer가 가능할 것이다. → 활동 • 3주 내에 옆에서 지켜보는 감독 하에 침대 가장자리에 앉을 수 있을 것이다. 이때 골반은 중립 몸통은 바로세운 자세에서 왼쪽 팔로 컵 잡기와 같은 활동을 할 것이다. → 손상 및 활동 • 3주 내에 스스로 휠체어를 밀고 병실에서 치료실로 이동할 것이다. → 활동 • 3주 내에 편평한 바닥에서 보조도구와 한 사람의 중등도의 도움을 받아 6m 거리를 걸을 수 있을 것이다. → 활동
Long-term goals	• 8주 내에 오른쪽과 왼쪽으로 독립적으로 뒤집을 것이다. → 활동 • 8주 내에 누운 자세에서 일어나 앉기를 독립적으로 수행할 것이다. → 활동 • 8주 내에 앉은 자세에서 일어서기로 독립적으로 이동할 것이다. → 활동 • 8주 내에 한 사람의 최소 보조를 받아 stand-pivot transfer를 할 것이다. → 활동 • 8주 내에 스스로 앉아 바지, 신발을 입고, 벗기를 할 것이다. → 활동 • 8주 내에 옆에서 지켜보는 감독 하에 5분 동안 책상 등에 팔을 기대고 서서 자조활동을 할 것이다. → 활동 • 8주 내에 오른쪽 팔을 머리 위로 능동적으로 움직여 스스로 상의를 입을 것이다. → 활동 • 8주 내에 보조도구와 한 사람의 최소 보조로 적어도 45m를 보행할 것이다. → 활동 • 가족들은 이 OO의 이동과 보행에 필요한 기술들을 이해하고 시범을 보일 수 있을 것이다. → 활동
Plan section(치료계획 단락)	
Treatment schedules	• 2 times/day, 30 min for each session, 8 weeks • 포지셔닝, 초기 어깨 및 엉덩이 관절 케어, 기능적 이동성 훈련, 환자/보호자 교육 실시 • 치료를 시작한 후 필요한 경우 환자/보호자와 상의하여 치료계획 변경할 수 있음
Searching evidences	P-I-C-O의 핵심단어로 검색
Intervention	• 포지셔닝 1: 오른쪽 상지와 하지를 밑으로 하고 옆으로 누운 자세를 취함으로써 신체 오른쪽에 대한 인식력 증가와 시너지패턴을 감소시킨다. • 포지셔닝 2: 근 긴장도 감소를 위해 바로 누운 자세와 왼쪽 옆으로 누운 자세에서 오른쪽 상지 및 하지를 회복자세로 둔다. • 초기 어깨 및 엉덩이 관절 케어 1. 옆으로 누운 자세에서 날개뼈 내밈: 날개뼈 운동성과 정상 리듬 회복을 위함 - 치료사가 손으로 날개뼈와 위팔을 잡고 어깨관절에 관절압박을 제공 - 조절력을 회복함에 따라 도수접촉은 차차 먼 쪽에서 제공함 2. 교각자세 - 무릎에서 발뒤꿈치로 관절압박 제공 - 매트 위에서 엉덩이 폄 시작 - 바로 누운 자세에서 발과 무릎 아래 공을 대고 몸통 돌림, 골반 후방/전방경사를 연습해 몸통/골반/엉덩이 관절 조절력을 촉진하여 앉은 자세/선 자세 균형을 증가시킴 • 운동조절 촉진 및 억제: 위팔세갈래근 가볍게 두드리기(tapping), 위팔두갈래근 건 압박을 통한 팔의 폄 촉진 • 기능적 이동성훈련 1. 바로 누운 자세에서 일어나 앉기 연습 2. 앉은 자세에서 일어서기 연습 3. 앉은 자세에서 외측으로 체중이동 연습 4. 동적 앉은 자세 균형훈련 5. 동적 선 자세 균형훈련 6. 유각기 조절과 근력강화를 위하여 중립골반, 무릎 굽힘, 상지지지 7. 편평한 바닥에서 휠체어 이동훈련
Patient/caregiver education	• 가족과 함께 포지셔닝, 이동, 자동차 이동, 보행 연습 • 환자 상태, 합병증 가능성, 기능회복의 장벽요인, 안전, 집 내(외)부 구조 변경 교육

사례 2 – 박 ○○

박 ○○은 48세 여성이다. 2주 전부터 팔 · 다리에 진행성 근 약화가 발생하여 병원에 입원하였다. 의학적 진단명은 길리안바레증후군이다. 사례 박 ○○의 물리치료 초기평가와 치료수행 내용을 SOAP 노트형식으로 기록하면 표 8-2와 같다.

표 8-2 박 ○○ SOAP 노트

<table>
<tr><th>Name</th><th colspan="2">박 ○○</th><th colspan="2">ID</th><th colspan="3">Date</th><th colspan="2">Sex/Age</th><th colspan="3">F/48</th></tr>
<tr><td>Medical diagnosis</td><td colspan="2">Guillain-Barre syndrome</td><td colspan="2">Date</td><td colspan="3">2000. . .</td><td colspan="5">PT ______________
(signature)</td></tr>
<tr><td colspan="13">Subjective information section(주관적 정보 단락)</td></tr>
<tr><td>Present complaint</td><td colspan="12">바이러스성 장염을 앓고 2주 전부터 갑자기 손에 힘이 빠져 글씨를 쓰기가 어려웠고, 지금은 팔은 부분적 마비, 다리는 전체 마비로 스스로 일상생활이 어렵다.</td></tr>
<tr><td>Social history</td><td colspan="12">중학교 사회교사로 단독주택에 남편과 아들 1명, 딸 1명과 함께 살고 있다. 집 대문과 현관에 계단이 2개씩 있다. 학교 담당교실은 3층에 있다. 취미로 집 마당에 화단을 가꾸고 있다.</td></tr>
<tr><td>pt/caregiver's goals</td><td colspan="12">길리안바레증후군 진단을 받았지만 완전 회복을 기대하고 있다.</td></tr>
<tr><td colspan="13">Objective information section(객관적 정보 단락)</td></tr>
<tr><td colspan="13">I. System review(신체계통 조사)</td></tr>
<tr><td>Communication/Cognition</td><td colspan="12">Verbal communication(+)</td></tr>
<tr><td>Cardiopulmonary</td><td colspan="12">BP = 128/85, HR = 78, RR = 20, no chest wall expansion</td></tr>
<tr><td>Integumentary</td><td colspan="12">피부손상(-), 부종(-), dependent for pressure relief</td></tr>
<tr><td>Musculoskeletal</td><td colspan="12">수동 ROM은 정상, 능동 ROM은 제한 있음</td></tr>
<tr><td>Neuromuscular</td><td colspan="12">• 보행, 이동, 균형 손상
• 상지 및 하지 마비
• 몸 쪽 감각 정상, 먼 쪽 감각 손상</td></tr>
<tr><td>Psychosocial</td><td colspan="12">부인이 항상 옆에 있어야 안심함</td></tr>
<tr><td colspan="13">II. Tests and Measures(테스트 및 측정)</td></tr>
<tr><td>Pain area (VAS)</td><td colspan="2">Uncheckable</td><td>0</td><td>1</td><td>2</td><td>3</td><td>4</td><td>5</td><td>6</td><td>7</td><td>8</td><td>9</td><td>10</td></tr>
<tr><td>Anthropometrics</td><td colspan="2">Height</td><td colspan="2">160.5cm</td><td colspan="2">Weight</td><td colspan="2">63kg</td><td colspan="2">BMI</td><td colspan="2">24.46</td></tr>
<tr><td>Arousal</td><td colspan="2">Alert</td><td colspan="3">Drowsy</td><td colspan="2">Stupor</td><td colspan="3">Semicoma</td><td colspan="2">Coma</td></tr>
<tr><td>Attention</td><td colspan="12">Intact</td></tr>
<tr><td>Cognition</td><td colspan="12">Intact</td></tr>
<tr><td>Sensory: pinprick</td><td colspan="12">• 손목 아래쪽을 제외하고 정상
• 몸통 정상
• 무릎 아래쪽을 제외하고 정상</td></tr>
<tr><td>Cranial nerve</td><td colspan="12">Intact</td></tr>
<tr><td>Circulation</td><td colspan="12">Skin temperature: warm; pedal pulse: (+/+); radial pulse: (+/+)</td></tr>
<tr><td rowspan="3">DTR & pathological reflex</td><td>Rt.</td><td colspan="11">Biceps (2+) , Patellar (0), Achilles (0)</td></tr>
<tr><td>Lt.</td><td colspan="11">Biceps (2+) , Patellar (0), Achilles (0)</td></tr>
<tr><td colspan="12">Babinski sign (-/-)</td></tr>
</table>

Medical diagnosis(의학적 진단명), Present complaint(현재 주호소), Social history(사회적 이력), pt/caregive's goals(환자보호자의 치료목표)
BP: Blood Pressure(혈압), HP: Heart Rate(심박수), RR: Respiration Rate(호흡수), BMI: Body Mass Index(체질량지수), pedal pulse(발등맥박), radial pulse(요골맥박)

표 8-2 박 ○○ SOAP 노트(계속)

Functional ability						
Rolling		Independent	Minimal	Moderate	Maximal	Unable
Supine to sit		Independent	Minimal	Moderate	Maximal	Unable
Sit to stand		Independent	Minimal	Moderate	Maximal	Unable
Transfer		Independent	Minimal	Moderate	Maximal	Unable
Gait	Indoor	Independent	Minimal	Moderate	Maximal	Unable
	Outdoor	Independent	Minimal	Moderate	Maximal	Unable
	Stair	Independent	Minimal	Moderate	Maximal	Unable
W/C mobility		Independent	Minimal	Moderate	Maximal	Unable
Sitting balance	Static	Normal	Good	Fair	Poor	Zero
	Dynamic	Normal	Good	Fair	Poor	Zero
Standing balance	Static	Normal	Good	Fair	Poor	Zero
	Dynamic	Normal	Good	Fair	Poor	Zero

ROM / MAS / MMT								
			Passive ROM		MAS		MMT	
		정상범위	Rt.	Lt.	Rt.	Lt.	Rt.	Lt.
Shoulder	Flex.	0~180도	WNL	WNL	G0	G0	F	F
	Abd.	0~180도	WNL	WNL	G0	G0	F-	F-
Elbow	Flex.	0~150도	WNL	WNL	G0	G0	F-	F-
	Exten.	0도	WNL	WNL	G0	G0	F-	F-
Wrist	Flex.	0~80도	WNL	WNL	G0	G0	Z	G
	Ext.	0~70도	WNL	WNL	G0	G0	Z	G
Hip	Flex.	0~120도	WNL	WNL	G1	G0	Z	G
	Ext.	0~30도	WNL	WNL	G0	G0	Z	G
	Abd.	0~45도	WNL	WNL	G0	G0	Z	G
	Add.	0~30도	WNL	WNL	G1	G0	Z	G
	ER.	0~45도	WNL	WNL				
	IR.	0~45도	WNL	WNL				
Knee	Flex.	0~135도	WNL	WNL	G0	G0	Z	G
	Exten.	0도	WNL	WNL	G0	G0	Z	G
Ankle	DF	0~20도	WNL	WNL	G0	G0	Z	G
	PF	0~50도	WNL	WNL	G0	G0	Z	G
AROM		Shoulder flex./abd. in sitting = 60°/60°, elbow flex. = 90°/90° , elbow ext. lacks 15°, neck motion WFL; no other active movement						

W/C: Wheelchair, ROM: Range of motion(관절운동범위), MAS: Modified Ashworth Scale(수정된 애스워스 척도), MMT: Manual Muscle Test(도수근력검사), Flex(굽힘), Abd(벌림), Exten(폄), Add(모음), ER(가쪽돌림), IR(안쪽돌림), DF(발등굽힘), PF(발바닥 굽힘), WNL: Within Normal Limit(정상범위)

표 8-2 박 ○○ SOAP 노트(계속)

Movement patterns					
Supine	상지는 아래 몸통을 가로질러 굽힘 상태이고, 하지는 엉덩관절 가쪽돌림, 무릎 폄, 발은 발바닥굽힘 상태				
Rolling	한 사람의 최대보조로 뒤집기 가능				
Sitting	지지하고 앉기 20분까지 가능				
Supine to sit	한 사람의 최대보조로 일어나 앉기 가능				
Sit to stand	Unable				
Transfer	Bed ↔ w/c: 두 사람의 최대보조 필요				
Gait	Unable				
W/C mobility	Unable				
Sitting balance	지지하고 앉은 자세에서 체중이동이 일어나면 균형을 잃음				
Standing balance	Unable				
Neuromotor development	머리바로잡기반응: 모든 방향에서 나타남				
	몸통바로잡기반응: 나타나지 않음				
	보호폄반응: - / -				
Self care activities	먹기, 입기, 개인위생 모두 의존적				
Gait analysis	보행 속도	보행거리	보행시간	걸음수	보폭
	m/sec	m	min	Steps/min	cm
Other Technologies					

Assessment section(사정 단락)	
48세 기혼 여성으로 팔과 다리의 마비로 인해 입원하였다. 바이러스성 장염을 앓고 길리안바레증후군으로 진단받았다. 침대에서 휠체어 옮겨가기, 이동에서 모두 의존적이다.	
Problem lists	• 이동성: 의존적 • 일상생활 및 Bed ↔ W/C 의존적 • 근력과 지구력 감소 • 압력감소(Pressure relief): 의존적 • 길리안바레증후군의 진행코스 및 물리치료에 대한 지식 결여
Diagnosis	길리안바레증후군에 의한 운동기능 및 감각기능통합장애
Prognosis	기능적 독립성과 기능적 기술 수준이 향상될 것이다. 근육 기능과 근력회복 정도와 속도, 근육뼈대계통 또는 신경근육계통 손상 정도에 따라 회복수준이 달라질 것이다.

W/C: Wheelchair, FIM: Functional Independence Measure

표 8-2 박 ○○ SOAP 노트(계속)

Short-term goals	• 2주 내에 항중력 자세유지를 위해 횡격막호흡을 할 수 있을 것이다. → 손상 • 앉기 및 선 자세 균형 향상을 위하여 모든 근육의 근력이 F+로 향상될 것이다. → 손상 • 2주 내에 휠체어에 욕창 없이 4시간 앉을 수 있을 것이다. → 활동 • 2주 내에 압박 경감을 위해 바로 누운 자세와 엎드려 누운 자세를 자유롭게 취할 것이다. → 활동 • 2주 내에 침대에서 휠체어로 한 사람의 최소 보조를 받아 stand pivot transfer를 할 것이다. → 활동
Long-term goals	• 6주 내에 하루 3번 45m를 보조도구 없이 또는 보조도구를 사용해서 걸을 것이다. → 활동 • 6주 내에 난간을 잡고 3개 층의 계단을 오르고 내릴 것이다. → 활동 • 6주 내에 휴식 없이 45분 동안 서 있을 것이다. → 활동 • 6주 내에 집에서 학교까지 운전을 할 것이다. → 활동 • 6주 내에 휴식 없이 20분 동안 화단 가꾸기를 할 것이다. → 활동
Plan section(치료계획 단락)	
Treatment schedules	• 2 times/day, 30 min for each session, 6 weeks • Positioning, ROM, 폐 재활, 기능적 운동성 훈련, 환자/보호자 교육 • 치료를 시작하고 필요한 경우 환자/보호자와 상의하여 치료계획 변경
Searching evidences	P-I-C-O의 핵심단어로 검색
Interventions	• 구축 방지: 모든 관절 수동관절운동 실시; 포지셔닝프로그램; High-top tennis shoe, resting hand sprint 사용 • 압력감소: 2시간마다 자세 변경, 앉은 자세에서 15~30분마다 1분씩 압박감소 활동 • 호흡훈련: 도수 가슴 벽 스트레칭, 기침 유도 • 앉아 있는 시간 늘리기: 활력징후를 체크하면서 앉아 있는 시간 늘려가기, 경사테이블에 서기 • 이동훈련: Bed ↔ W/C을 위한 stand pivot 교육, 차에서의 이동 교육 • 근력훈련: 근 기능 회복에 따른 점진적 근력증가 운동, 피로하지 않은 수준에서 F 이상 근육에 대한 저항운동, P단계 근육에 보조운동, T단계 근육 모니터링 • 기능적 이동성훈련: 매트활동(뒤집게, 누운 자세에서 일어나 앉기), 앉은 자세에서 균형잡기 훈련, 휠체어 이동성 훈련, 선 자세에서 균형 잡기 훈련, 평행봉에서 편평한 바닥, 경사로에서 보행훈련 • 근육 및 감각기능회복 모니터링: 주기적 근력 및 감각검사 • 보호자교육: Bed ↔ W/C 및 일상생활활동 보조 교육 및 실제 시범 확인
Patient/caregiver education	• 길리안바레증후군의 병적 진행 과정, ROM 유지의 중요성, 근육 기능 변화 모니터링, 과다사용 금지 등에 대한 교육

사례 3 – 강 ○○

강 ○○은 74세 여성이다. 10일 전에 욕실에서 미끄러져 병원에서 X-선 검사를 받았다. 검사 결과 왼쪽 두덩뼈가지골절 진단을 받고 병원에 입원하였다. 사례 강 ○○의 물리치료 초기평가와 치료수행 내용을 SOAP 노트형식으로 기록하면 표 8-3과 같다.

표 8-3 강 ○○ SOAP 노트

Name	강 ○○	ID	Date	Sex/Age	F/74
Medical diagnosis	Left superior and inferior rami fracture	Date	2000. . .	PT ____________ (signature)	
Subjective information section(주관적 정보 단락)					
Present complaint	왼쪽 다리에 통증이 있고 걷기 어렵다.				
Medical history	여러 차례 골절 경험이 있고 골다공증이 심함. 육안으로 관찰되는 다리길이에서 차이가 남. 10년 전에 왼쪽 및 오른쪽 엉덩관절 전치환술을 받았음. 고혈압, 우울증, 낙상위험이 있다.				
Family history	돌아가실 아버지는 당뇨, 어머니는 울혈성심부전증, 여동생은 말초동맥질환이 있다.				
Social history	은퇴한 74세 여성으로 여동생과 함께 살고 있으며 아파트 출입문을 지나 5개의 계단을 올라야 엘리베이터를 탈 수 있다.				
Medications history	현재 고혈압 및 우울증치료제를 복용하고 있다.				
Previous functional status	집안에서 보조도구 없이 걷지만, 엉덩관절 전치환술로 다리에 완전 체중지지가 어렵다.				
pt/caregiver's goals	집안에서 통증 없이 움직일 수 있기를 원함				
Objective information section(객관적 정보 단락)					
I. System review(신체계통 조사)					
Communication/ Cognition	Verbal communication(+)				
Cardiopulmonary	BP = 138/79, HR = 61				
Integumentary	피부손상(−), 부종(−)				
Musculoskeletal	ROM 및 근력 감소				
Psychosocial	우울해 함				

II. Tests and Measures(테스트 및 측정)												
Pain area (VAS)	Uncheckable	<u>0</u>	1	2	3	4	5	6	7	8	9	10
Anthropometrics	Height	163cm	Weight	68kg	BMI	25.59						
Arousal	<u>Alert</u>	Drowsy	Stupor	Semicoma	Coma							
Attention	Intact											
Cognition	Intact											
Sensory: pinprick	Intact											
Cranial nerve	Intact											

Medical diagnosis(의학적 진단명), Present complaint(현재 주호소), Medical history(의학적 이력), Family history(가족력), Social history(사회적 이력), Medication history(복용양이력), Previous functional status(현재기능상태), pt/caregiver's goals(환자/보호자의 치료목표), BP: Blood Pressure(혈압), HP: Heart rate(심박수), BMI: Body Mass Index(체질량지수)

표 8-3 강 ○○ SOAP 노트(계속)

Functional ability						
Bed mobility	Modified independence: 통증으로 인해 양쪽으로 옆으로 눕기 어려워 보조가 필요함					
Transfer	Stand by assistance: 누운 자세에서 일어나 앉기, 앉은 자세에서 일어서기에서 안전문제로 구두지시가 필요함					
Ambulation	Contact guard assistance: 왼쪽 다리의 통증과 체중지지문제로 연속적인 보행에 구두지시가 필요함. 4.5m 보행 가능함					
Sitting balance	Static	Normal	**Good**	Fair	Poor	Zero
	Dynamic	Normal	**Good**	Fair	Poor	Zero
Standing balance	Static	Normal	**Good**	Fair	Poor	Zero
	Dynamic	Normal	Good	**Fair**	Poor	Zero

ROM / MMT						
			Passive ROM		MMT	
		정상범위	Rt.	Lt.	Rt.	Lt.
Hip	Flex.	0~120도	104도	95도	P+	P+
	Exten.	0~30도	NT	NT	NT	NT
	Abd.	0~45도	35도	30도	G	G
	Add.	0~30도	15도	17도	F	F
	ER.	0~45도	2도	23도	NT	NT
	IR.	0~45도	29도	33도	NT	NT
Knee	Flex.	0~135도	126도	109도	G	G
	Exten.	0도	0도	0도	G	G
Ankle	DF	0~20도	12도	14도	G	G
	PF	0~50도	42도	42도	N	N

Self care activities	Independence			
Leg length discrepancy	Leg length test	Rt. LE (cm)	Lt. LE (cm)	Difference
	True leg length	86.5	90	3.5
	Apparent leg length	90	92.5	2.5
Tinetti's mobility assessment	14/28: 낙상위험 높음			

ROM: Range of Motion(관절운동범위), MMT: Manual Muscle Test(도수근력검사), Flex(굽힘), Exten(폄), Abd(벌림), Add(모음), ER(가쪽돌림), IR(안쪽돌림), DF(발등굽힘), PF(발바닥 굽힘), LE: Lower Extremity, leg length discrepancy(다리길이차이)

표 8-3 강 ○○ SOAP 노트(계속)

Assessment section(사정 단락)	
74세 여성으로 욕실에서 미끄러지는 사고로 Left superior and inferior rami fracture 진단을 받았다. 통증이 심하고 집안에서도 독립적으로 보행이 어렵다.	
Problem lists	• 심한 통증 • 기능적 활동: 보조가 필요함 • 근력과 지구력 감소 • 여동생의 건강상태가 좋지 않아 도움 받기가 쉽지 않음
Diagnosis	왼쪽 두덩뼈가지골절에 의한 통증 및 운동기능장애
Prognosis	강 OO의 나이와 전반적인 건강상태가 장벽 요인이 될 수 있지만 약 6주 동안 통증이 감소될 때까지 치료와 관리를 통해 이전의 기능수준으로 회복할 수 있을 것이다.
Short-term goals	• 3주 내에 침대 난간을 잡고 통증 없이 옆으로 누운 자세를 취할 것이다. → 활동 • 3주 내에 modified independent transfers(바로 누운 자세에서 앉기와 앉은 자세에서 일어서기)를 할 것이다. → 활동 • 3주 내에 modified independent ambulation을 할 것이다. → 활동 • 3주 내에 good dynamic standing balance를 회복할 것이다. → 손상 또는 활동 • 3주 내에 Tinetti's score 16점을 맞을 것이다. → 활동
Long-term goals	• 6주 내에 독립적으로 침대이동성을 달성할 것이다. → 활동 • 6주 내에 Independence-modified independent transfers(바로 누운 자세에서 앉기, 앉은 자세에서 일어서기)를 할 것이다. → 활동 • 6주 내에 modified independently 5개의 계단을 올라가고 내려올 것이다. → 활동 • 6주 내에 Tinetti's score 19점을 맞을 것이다. → 활동
Plan section(치료계획 단락)	
Treatment schedules	• 1 times/day, 30 min for each session, 6 weeks • 기능적 하지 관절가동범위, 근력, 침대이동성, 옮겨가기, 보행 훈련, 5계단 보행, 환자/보호자 교육 • 치료를 시작하고 필요한 경우 환자/보호자와 상의하여 치료계획 변경
Searching evidences	1. 냉치료: 염증, 혈류, 행윤, 통증 감소 2. Nustep: 혈압 감소, 근력 및 보행속도 증가 3. 예방적 조치: 관절가동범위, 근력, 고정으로 인한 합병증 예방 4. 서서하는 활동/이동: 체중지지활동은 골밀도 유지 및 증가에 효과적
Interventions	• Nustep 1단계 15분 • 하지관절운동: hip flexion, abduction, adduction 운동을 위한 heel slide 3세트 (1세트: 10회) • 하지근력운동: knee extension(넙다리네갈래근), bridging(엉덩근), knee raise(엉덩관절 굽힘근) 3세트(1세트: 10회) • Bed mobility: modified independence로 옆으로 누운 자세 연습 • Transfer training: modified independence로 바로 누운 자세에서 일어나 앉기 및 앉은 자세에서 일어서기 연습 • 보행훈련: 평행봉→ rolling walker → modified independence 보행 • 냉치료: 통증 조절 ice pack x 15 min
Patient/caregiver education	• 기능적 이동성 및 보행 보조 교육 및 실제 시범 확인 • 낙상 예방을 위한 생활수칙 교육 및 이해도 확인

사례 4 – 김 ○○

김 ○○은 9세 남아이다. 4세 때 듀센형 근이영양증 진단을 받았다. 현재 일반 초등학교 2학년이다. 3일 전에 폐렴으로 병원에 입원한 상태이며, 물리치료 초기평가를 받을 예정이다. 사례 김 ○○의 물리치료 초기평가와 치료수행 내용을 SOAP 노트형식으로 기록하면 표 8–4와 같다.

표 8-4 김 ○○ SOAP 노트

<table>
<tr><th>Name</th><th>김 ○○</th><th colspan="2">ID</th><th colspan="3">Date</th><th colspan="3">Sex/Age</th><th colspan="3">M/9</th></tr>
<tr><td>Medical diagnosis</td><td>Duchenne muscular dystrophy</td><td colspan="2">Date</td><td colspan="3">2000. . .</td><td colspan="6">PT ____________________
(signature)</td></tr>
<tr><th colspan="13">Subjective information section(주관적 정보 단락)</th></tr>
<tr><td>Present complaint</td><td colspan="12">김 ○○은 학교에서 쉬는 시간에 친구들과 농구를 하고 싶지만 할 수 없다.</td></tr>
<tr><td>Present status</td><td colspan="12">혼자 걸어 다닐 수 있다.</td></tr>
<tr><td>Social history</td><td colspan="12">엄마의 보고에 따르면 김 ○○은 부모와 1명의 남동생과 함께 살고 있다. 엄마와 아빠는 홈 프로그램(능동 및 수동 관절운동, 유산소운동)을 열심히 수행하면서 매우 적극적으로 치료에 참여하고 있다.</td></tr>
<tr><td>Medical history</td><td colspan="12">3일 전 폐렴으로 입원하였다.</td></tr>
<tr><td>Medication history</td><td colspan="12">폐렴 치료 항생제, 근육병 처방약 Prednisone</td></tr>
<tr><td>pt/caregiver's goals</td><td colspan="12">친구들과 농구를 하고 싶다.</td></tr>
<tr><th colspan="13">Objective information section(객관적 정보 단락)</th></tr>
<tr><td colspan="13">I. System review(신체계통 조사)</td></tr>
<tr><td>Communication/Cognition</td><td colspan="12">말하기를 좋아해서 수다스러움, IQ = 80</td></tr>
<tr><td>Cardiopulmonary</td><td colspan="12">BP = WNL, HR = WNL, RR = 20</td></tr>
<tr><td>Integumentary</td><td colspan="12">Intact</td></tr>
<tr><td>Musculoskeletal</td><td colspan="12">• 수동 ROM 및 능동 ROM 제한
• 몸쪽 근력 약화</td></tr>
<tr><td>Neuromuscular</td><td colspan="12">운동 협응력 감소</td></tr>
<tr><td colspan="13">II. Tests and Measures(테스트 및 측정)</td></tr>
<tr><td>Pain area(VAS)</td><td>Uncheckable</td><td>0</td><td>1</td><td>2</td><td>3</td><td>4</td><td>5</td><td>6</td><td>7</td><td>8</td><td>9</td><td>10</td></tr>
<tr><td>Anthropometrics</td><td>Height</td><td colspan="2">128cm</td><td colspan="2">Weight</td><td colspan="2">24kg</td><td colspan="4">Pseudohypertrophy in calf</td><td>(+/+)</td></tr>
<tr><td rowspan="4">Sensory: propripception</td><td rowspan="3">UE</td><td colspan="5">Shoulder abd.</td><td colspan="2">Intact</td><td colspan="2">Impaired</td><td colspan="2">Absent</td></tr>
<tr><td colspan="5">Elbow flex. + wrist flex.</td><td colspan="2">Intact</td><td colspan="2">Impaired</td><td colspan="2">Absent</td></tr>
<tr><td colspan="5">Elbow exten. + wrist exten.</td><td colspan="2">Intact</td><td colspan="2">Impaired</td><td colspan="2">Absent</td></tr>
<tr><td>LE</td><td colspan="5">Hip, knee and ankle 90° flex.</td><td colspan="2">Intact</td><td colspan="2">Impaired</td><td colspan="2">Absent</td></tr>
<tr><td>Sensory: light touch</td><td colspan="12">Intact</td></tr>
<tr><td>Cranial nerve</td><td colspan="12">주변시야(+); 수평, 수직, 사선방향 눈동자 움직임(+); 얼굴감각(+); 얼굴 움직임(+); 혀의 신체중심선 위치(+)</td></tr>
<tr><td rowspan="3">DTR & pathological reflex</td><td>Rt.</td><td colspan="11">Patellar (2+), Achilles (1+)</td></tr>
<tr><td>Lt.</td><td colspan="11">Patellar (2+), Achilles (1+)</td></tr>
<tr><td colspan="12">Babinski sign (+/−)</td></tr>
</table>

Medical diagnosis(의학적 진단명), Present complaint(현재 주호소), Present status(현재기능상태), Medical history(의학적 이력), Medication history(복용 약 이력), pt/caregiver's goals(환자/보호자의 치료목표), UE: Upper Extremity, LE: Lower Extremity, DTR: Deep Tendon Reflex, BP: Blood Pressure(혈압), HP: Heart rate(심박수), RR: Respiration Rate(호흡수), WNL: Within Normal Limit(정상범위)

표 8-4 김 ○○ SOAP 노트(계속)

Functional ability						
Rolling		Independent	**Minimal**	Moderate	Maximal	Unable
Supine to sit		Independent	Minimal	**Moderate**	Maximal	Unable
Sit to stand		Independent	Minimal	**Moderate**	Maximal	Unable
Transfer		Independent	Minimal	Moderate	**Maximal**	Unable
Gait	Indoor	Independent	Minimal	Moderate	**Maximal**	Unable
	Outdoor	Independent	Minimal	Moderate	Maximal	**Unable**
	Stair	Independent	Minimal	Moderate	Maximal	**Unable**
Balance		선 자세 또는 보행 시에 균형을 잃을 경우 protective step으로 균형을 회복할 수 있음				

ROM / MMT						
			Passive ROM		MMT	
		정상범위	Rt.	Lt.	Rt.	Lt.
Shoulder	Flex.	0~180도	WNL	WNL	G	G
	Abd.	0~180도	WNL	WNL	G	G
Elbow	Flex.	0~150도	WNL	WNL	N	N
	Exten.	0도	WNL	WNL	G+	G+
Wrist	Flex.	0~80도	WNL	WNL	N	N
	Ext.	0~70도	WNL	WNL	N	N
Hip	Flex.	0~120도	10도 contracture	10도 contracture	G	G
	Ext.	0~30도	WNL	WNL	F−	F−
	Abd.	0~45도	WNL	WNL	G−	G−
Knee	Flex.	0~135도	WNL	WNL	G	G
	Exten.	0도	WNL	WNL	P	P
Ankle	DF	0~20도	WNL	WNL	G+	G+
	PF	0~50도	WNL	WNL	F−	F−
Active ROM		발바닥굽힘 5도 구축과 발등굽힘 15도 구축을 제외하고는 모두 WNL				
Diaphragm strength		Fair, 기능적 기침				

Movement patterns	
Rolling	분절적 회전이 매우 결여되어 있음
Lying to standing	Gower sign을 나타내며 누운 자세에서 일어날 때 50초 소요됨
Standing	머리를 전방돌출, 허리 전만증, 체중은 전방으로 발가락에 실리고, 발뒤꿈치는 바닥에서 들린 자세로 서 있음; 지지 없이 선 자세를 10분 정도 유지함
Gait	독립보행을 하지만 쉽게 피로를 호소함; 보행 시 흔들기가 일어나지 않음; 학교, 집, 지역사회에서 하루 평균 1시간 30분 정도 걸어서 생활함
Stair gait	한 손으로 난간을 붙잡고 발이 겹치는 형태로 계단을 올라가고 내려옴

W/C: Wheelchair, ROM: Range of Motion(관절운동범위), MAS: Modified Ashworth Scale(수정된 애스워스 척도), MMT: Manual Muscle Test(도수근력검사), Flex(굽힘), Abd(벌림), Exten(폄), Add(모음), ER(가쪽돌림), IR(안쪽돌림), DF(발등굽힘), PF(발바닥 굽힘), WNL: Within Normal Limit(정상범위), Diaphragm(횡격막)

표 8-4 김 ○○ SOAP 노트(계속)

<table>
<tr><td>Self care activities</td><td colspan="7">옷 입기, 먹기, 화장실 사용을 독립적으로 수행함</td></tr>
<tr><td>Play</td><td colspan="7">주로 가정에서 컴퓨터 게임을 즐기고, 놀이터 활동은 제한적인 편임</td></tr>
<tr><td rowspan="2">Standardized assessment tool test</td><td rowspan="2">PEDI</td><td colspan="3">Functional skills scale</td><td colspan="3">Caregiver assistance scale</td></tr>
<tr><td>63.2</td><td>79.8</td><td>65.1</td><td>57.9</td><td>58.8</td><td>55.3</td></tr>
<tr><td rowspan="2">Gait analysis</td><td rowspan="2">CHQ</td><td colspan="3">PHS</td><td colspan="3">PSS</td></tr>
<tr><td colspan="3">51.36</td><td colspan="3">46.29</td></tr>
<tr><td>Other Technologies</td><td colspan="7"></td></tr>
<tr><th colspan="8">Assessment section(사정 단락)</th></tr>
<tr><td colspan="8">9세 남아로 4세 때 듀센형 근이영양증 진단을 받았으며 다음과 같은 문제목록이 확인되었다.</td></tr>
<tr><td>Problem lists</td><td colspan="7">• 하지구축 → 손상
• 근력 및 지구력 감소 → 손상
• 폐 기능 감소 → 손상
• 이동능력 감소의 위험성이 높음 → 활동 및 참여 제한</td></tr>
<tr><td>Diagnosis</td><td colspan="7">듀센형 근이영양증에 의한 운동기능장애 및 호흡기능장애</td></tr>
<tr><td>Prognosis</td><td colspan="7">현재의 손상, 활동 및 참여제한 수준이 나빠지지 않도록 유지할 수 있을 것이고, 장 · 단기 치료목표를 달성할 수 있을 것이다.</td></tr>
<tr><td>Short-term goals</td><td colspan="7">• 4개월 내에 발등 굽힘 능동관절가동범위가 20도로 증가하여 수업시간에 일어서서 발표할 수 있을 것이다. → 손상 및 활동
• 4개월 내에 놀이터에서 친구들과 안전하게 놀 수 있을 것이다. → 활동
• 4개월 내에 호흡운동을 혼자서 할 수 있을 것이다. → 손상
• 4개월 내에 선 자세의 유지시간이 10분에서 15분으로 늘어날 것이다. → 활동
• 가족은 4개월 내에 정확한 체위배담법을 실시할 수 있게 되어 HN이 효율적으로 기침할 수 있도록 도울 수 있을 것이다.</td></tr>
<tr><td>Long-term goals</td><td colspan="7">• 1년 동안 하지 근력이 더 이상 나빠지지 않게 유지할 것이다. → 손상
• 1년 동안 호흡능력이 더 이상 나빠지지 않게 유지할 것이다. → 손상
• 1년 내에 선 자세의 유지시간이 10분에서 30분으로 늘어날 것이다. → 활동</td></tr>
<tr><th colspan="8">Plan section(치료계획 단락)</th></tr>
<tr><td>Treatment schedules</td><td colspan="7">• 2 times/day, 30 min/session, 16 weeks
• 하지 스트레칭, 근력운동, 호흡운동, 홈 프로그램 교육 실시
• 치료를 시작하고 필요한 경우 환자/보호자와 상의하여 치료계획 변경</td></tr>
<tr><td>Searching evidences</td><td colspan="7">김 OO에게 필요한 스트레칭, 호흡운동, 근력운동에 관한 근거 검색</td></tr>
<tr><td>Interventions</td><td colspan="7">• 포지셔닝
1. 종아리근육의 신장을 위하여 wedge에 서는 시간을 차차 늘려나간다.
2. 엉덩관절 및 무릎관절의 굽힘근, 발등 굽힘근의 신장을 위하여 가정에서 prone stander에 하루 2회 30분씩 세운다.
3. 척추측만증 발달 가능성을 모니터링한다.
• 근력운동
1. 넙다리네갈래근, 뒤넙다리근, 발등굽힘근 등의 동심성 수축활동 등을 한다.</td></tr>
</table>

PEDI: Pediatric Evaluation of Disability Inventory, CHQ: Child Health Questionnaire

표 8-4 김 ○○ SOAP 노트(계속)

Interventions	2. 발바닥으로 힘차게 쿵쿵 소리 내며 걷기, 공차지, 발뒤꿈치로 걷기 등을 한다. 3. 근력저하의 가능성을 모니터링 한다. 4. 탄력밴드를 이용하여 어깨, 팔꿈치, 등 근육에 저항운동을 한다. • 유산소 및 기능적 활동 1. 하루 30분씩 놀이터에서 친구들과 함께 활동한다. 2. 매일 20분씩 자전거를 탄다. 3. 일주일에 한 번 수영을 한다. 4. 발등 굽힘 각도를 늘리기 위하여 하루 10분 경사로를 걸어 다닌다.
Patient/caregiver education	• 놀이터에서 안전하게 활동하는 방법을 교육한다. • 보호자로 하여금 HN이 하루 1시간 30분씩 선 자세로 활동하거나 보행하는지 모니터링하게 한다. • 가슴 스트레칭, 횡격막호흡, 체위배담법 등을 교육한다.

요점

1. SOAP 노트는 임상의사결정 내용을 주관적 정보 단락, 객관적 정보 단락, 사정 단락 그리고 치료계획 단락으로 기록한다. 정보의 근원(source)이 환자 또는 치료사에 따라 각각 주관적 정보 단락과 객관적 정보 단락으로 구분하여 기록한다.
2. 주관적 정보 단락에는 환자/고객관리모델 검진 단계에서 수집한 의무기록지 조사 및/또는 병력 청취 내용을 기록한다.
3. 객관적 정보 단락에는 치료사가 수행한 신체계통 조사, 테스트 및 측정 결과를 기록한다.
4. 사정 단락에는 문제목록(참여 제한, 활동 제한, 신체계통 구조 및 기능의 손상), 물리치료 진단, 예후 그리고 치료목표의 내용을 기록한다.
5. 치료계획 단락에는 중재 실행(빈도, 시간, 강도, 기간) 및 홈 프로그램 수행 내용을 기록한다.

연습문제 REVIEW QUESTIONS

1. 환자의 미래의 기능변화를 예측하고 물리치료 중재의 필요성을 긍정적으로 기록하는 SOAP 단락으로 옳은 것은?

① 사정 단락 – 예후
② 사정 단락 – 진단
③ 주관적 정보 단락
④ 객관적 정보 단락
⑤ 사정 단락 – 문제목록 작성

2. 활동 수준의 목표를 기록할 때 과제완성시간, 거리, 속도, 심박수 등으로 활동 수행을 정량적으로 측정했다면, A(행위자), B(행위), C(상황), D(정도), E(기대시간) 중에 무엇에 해당하는가?

① 행위
② 상황
③ 기대시간
④ 정도 – 일관성
⑤ 정도 – 효율성

3. 박스 안의 환자의 문제점을 기록할 SOAP 단락으로 옳은 것은?

> 앉은 자세에서 목의 전만 감소, 흉추 후만이 증가되어 있다. 오른쪽으로 목의 능동 굽힘과 회전에 제한이 있다. 아래등세모근의 근력은 양쪽 모두 3/5이다. 통증은 안정 시에는 3/10 2시간 컴퓨터 작업을 하고 나면 7/10의 쑤시는 것 같은 통증을 느낀다.

① 치료계획
② 객관적 정보 단락
③ 주관적 정보 단락
④ 사정 단락 – 진단
⑤ 사정 단락 – 문제목록 작성

연습문제 답

1. ①　2. ⑤　3. ②

학생활동 STUDENTS ACTIVITIES

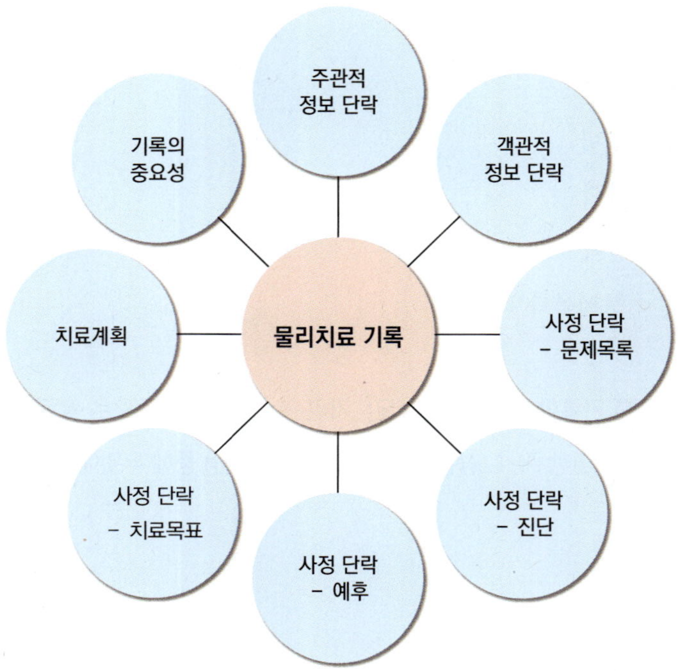

위의 관계도를 구성하는 핵심개념을 바탕으로 팀원들끼리 다음 내용에 대하여 의견을 교환해 보시오.

1. 주관적 정보 단락에 작성할 내용은 무엇인가?
2. 객관적 정보 단락에 작성할 내용은 무엇인가?
3. 사정 단락에 작성할 내용은 무엇인가?
4. 치료계획 단락에 작성할 내용은 무엇인가?
5. 홈 프로그램 제공 시 기록해야 할 내용은 무엇인가?

참고문헌 REFERENCES

1. 김원호. 치료사를 위한 ICF 기반 문서작성: 임상의사결정을 위한 지침. 정담미디어. 2012년.
2. Boissonnault JS, Evans K, Tuttle N, et al. Reliability of the ECHOWS tool for assessment of patient interviewing skills. Phys Ther. 2016;96(4):443–455.
3. Bordin ES. The generalizability of the psychoanalytic concept of the working alliance. Psychotherapy: Theory, Research, and Practice. 1979;16:252–260.
4. Buttke J. Stepping up foot injury diagnosis. Nurse Pract. 2005;30:46–52.
5. Freud S. The Dynamics of Transference. London, United Kingdom: Hogarth Press; 1958.
6. Kessler M. Neurologic interventions. Elsvier
7. Ozer M, Payton O, Nelson C. Treatment planning for rehabilitation: a patient–centered approach. McGraw–Hill, New York, 2000.
8. O'Sullivan. SB, Schmitz TS. Physiscal rehabilitation, ed 5. F.A. Davis company, Philadelphia, 2007.
9. Rauch A, Escorpizo R, Riddle DL, et al. Using a case report of a patient with spinal cord injury to illustrate the application of the international classification of functioning, disability and health during multidisciplinary patient management. Phys Ther. 2010;90(7):1039–1052.

CHAPTER 09

물리치료 윤리

Physical therapy ethics

핵심단어

윤리 Ethics

대한물리치료사협회 Korea Physical Therapy Association

미국물리치료협회 American Physical Therapy Association

세계물리치료연맹 World Confederation for Physical Therapy

직업윤리 Professional ethics

연구윤리 Research ethics

윤리적 딜레마 Ethical dilemma

기관생명윤리위원회 Institutional Review Board

근거중심물리치료 Evidence-based practice

학습목표

1. 물리치료전문가의 핵심가치를 설명할 수 있다.
2. 물리치료사의 직업윤리 및 연구윤리를 설명할 수 있다.
3. 기관생명윤리위원회의 중요성을 설명할 수 있다.
4. 윤리적 딜레마를 설명할 수 있다.
5. 사례를 들어 물리치료 윤리를 설명할 수 있다.

1 윤리학의 이해 Understanding of the ethics

윤리학은 도덕의 원리, 기원, 발달, 본질과 같은 인간의 올바른 행동과 선한 삶을 사회 전반에 걸쳐 근원적이고 총괄적으로 규명하는 철학적인 개념이다. 인간의 생활에서 바람직한 상태, 선악의 기준, 행위의 법칙, 노력할 가치가 있는 것 그리고 생활에 의미가 있는 것을 연구한다. 윤리학은 규범윤리학, 메타윤리학, 응용윤리학 그리고 기술윤리학으로 나뉜다. 물리치료 윤리는 어떤 관점에서 기술하고 실천하는 것이 옳은 것일까? 응용윤리학은 실생활과 관련된 윤리적 문제를 고민하는 분야로 공학윤리, 의료윤리, 연구윤리, 환경윤리, 직업윤리 그리고 생명윤리가 포함된다. 물리치료 윤리는 응용윤리학 측면에서 직업윤리와 연구윤리를 위주로 알아보는 것이 적합할 것이다(그림 9-1).

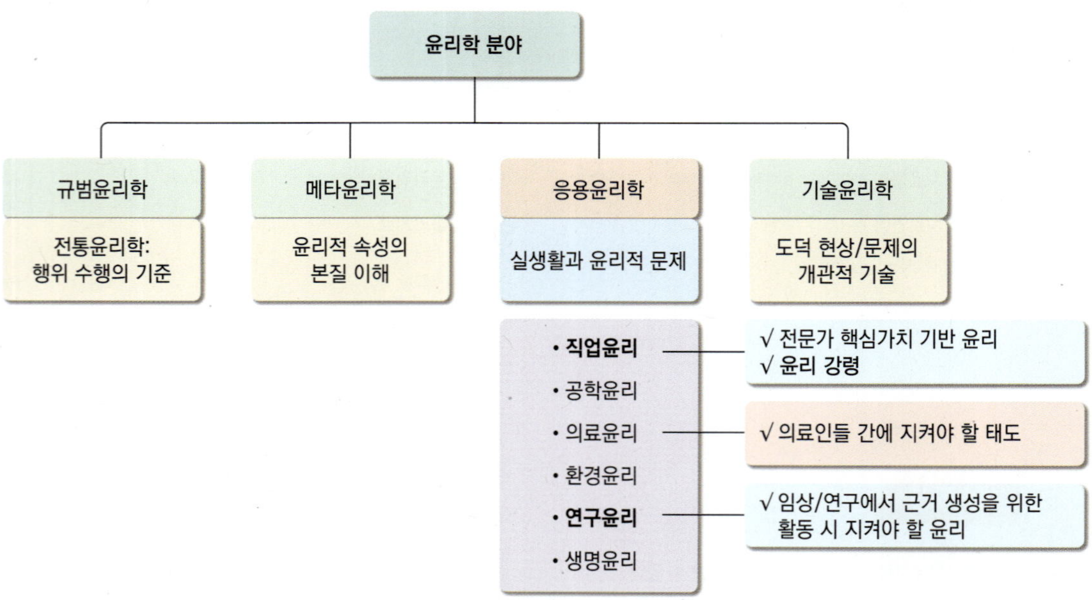

그림 9-1 윤리학 분야

2 물리치료 직업윤리 Professional ethics of physical therapy

1) 물리치료 직업윤리의 기본 개념

대한물리치료사협회, 미국물리치료협회 그리고 세계물리치료연맹에서는 공통적으로 책임과 봉사정신으로 인간의 생명과 건강을 보살핌으로써 국민보건의 향상에 기여하기 위해 물리치료사

윤리의 제정 및 실천 의무를 강조한다. 물리치료 윤리는 다음과 같은 기본 개념으로 구성된다.

- 물리치료가 필요한 개인에 대한 물리치료 임상 행위의 윤리적 기본원칙을 정의한다.
- 직업적 책임감의 표현방식으로 적합한 행위 및 수행 기준을 제공한다.
- 윤리적 딜레마에 처했을 때 이를 해결하기 위한 지침을 제공한다.
- 물리치료사의 전문적 직업 수행을 위한 가이드로 물리치료 핵심가치, 윤리적 원칙 및 기준에 관해 물리치료사, 학생, 물리치료사 이외의 다른 보건 전문가, 정책 조정자 그리고 국민에게 교육을 제공한다.
- 비윤리적인 행동 발생 시 옳고 그름을 판단하는 기준을 확립한다.

2) 물리치료 윤리강령

윤리강령이란 한 조직의 윤리적인 행동규범이다. 대한물리치료사협회, 미국물리치료협회 그리고 세계물리치료연맹의 윤리강령을 살펴보자.

(1) 대한물리치료사협회 10대 윤리강령

대한물리치료사협회 Korea Physical Therapy Association

01. 봉사: 민족, 지역, 인종, 종교, 성별 신분의 차별 없이 전 인류에게 봉사한다.
02. 끊임없는 노력: 지역사회 주민의 건강 증진과 장애 예방을 위하여 항상 노력한다.
03. 산학연구 활동: 환자에게 양질의 치료를 제공하기 위하여 산학연구 활동에 앞장선다.
04. 친절과 책무: 고통받는 환자와 아픔을 함께 나누며 친절과 정성으로 책무를 다한다.
05. 사명의식: 전문직업인이라는 자긍심과 사명의식을 갖고 타인의 귀감이 된다.
06. 비밀유지: 직무상 알게 된 환자의 비밀을 임의로 타인에게 누설해서는 아니 된다.
07. 비상업화: 그 개인의 권위나 이름이 사업적 광고에 이용됨을 허락하지 아니한다.
08. 친목도모: 동료회원은 물론 타 유관단체와도 친목을 도모하여 협회를 유지한다.
09. 헌신: 회원공동체 바탕 위에 본회의 무궁한 번영과 발전을 위하여 헌신한다.
10. 정보교류: 물리의학발전을 위하여 국제협력 아래 최신기술 정보교류에 동참한다.

(2) 미국물리치료협회 윤리강령

APTA American Physical Therapy Association.

01. 배려 및 돌봄, 도덕성 Compassion and Caring, Integrity
 : 물리치료사는 모든 개인의 내재된 존엄성과 권리를 존중한다.
02. 이타주의, 협력, 배려 및 돌봄 Altruism, Collaboration, Compassion and Caring, Duty
 : 물리치료사는 환자/고객의 권리와 니즈에 신뢰와 배려심을 갖고 접근한다.
03. 협력, 의무, 우수성, 도덕성 Collaboration, Duty, Excellence, Integrity
 : 물리치료사는 전문가적 판단에 책임이 있다.

04. 도덕성 Integrity
: 물리치료사는 도덕성에 기초하여 환자/고객, 동료, 학생, 연구 참여자 또는 고용인과의 관계를 형성해나간다.
05. 책임감, 의무, 사회적 책임 Accountability, Duty, Social responsibility
: 물리치료사는 법적 · 전문적 의무를 이해한다.
06. 우수성 Excellence
: 물리치료사는 지식, 기술, 능력, 전문가적 역량을 평생 학습하고 강화해야 한다.
07. 도덕성, 책임감 Integrity, Accountability
: 물리치료사는 환자/고객, 사회에 유익한 조직적 및 상업적 행위를 증진한다.
08. 사회적 책임 Social responsibility
: 물리치료사는 지역, 국가 또는 전 세계적으로 사람들의 건강 요구를 충족하기 위해 노력한다.

(3) 세계물리치료연맹 윤리강령

World Confederation for Physical Therapy

01. 물리치료사는 모든 개인의 권리와 존엄성을 존중한다.
02. 물리치료 관련법을 준수한다.
03. 물리치료사는 정확한 임상 판단을 해야 한다.
04. 물리치료사는 진실성, 실력, 책임감을 가져야 한다.
05. 물리치료사는 양질의 서비스를 제공한다.
06. 물리치료사는 서비스에 대해 정당하고 공정한 수준의 보수를 받을 자격이 있다.
07. 물리치료사는 환자/고객, 기타 관련 기관에 정확한 정보를 제공한다.
08. 물리치료사는 지역사회 건강 니즈에 부합하는 서비스 계획 및 개발에 기여한다.

물리치료 직업윤리 및 윤리강령은 포괄적인 개념으로 임상 상황별 내용에 대해서는 이 장의 끝부분에서 설명하는 5. 물리치료 임상윤리 사례를 통해 알아본다.

3) 물리치료전문가 7대 핵심가치

물리치료사 윤리와 물리치료 윤리강령을 바탕으로 다음과 같은 물리치료전문가 7대 핵심가치를 이해하고 실천한다.

(1) 물리치료전문가 핵심가치 1. 책임감 Accountability

- 정의

물리치료사로써 다양한 역할, 의무, 활동(자기 조절, 환자의 치료결과에 긍정적인 영향을 미치는 다양한 행위, 직업, 사회적 건강에 대한 니즈)을 적극적으로 수용하고 실천하는 것이다.

- 실천항목
  - 환자의 목표와 니즈를 고려한다.
  - 활용 가능한 자원을 알아보고 피드백을 교환한다.
  - 자신의 행동에 대한 결과를 인정하고 수용한다.
  - 꾸준히 학습하고 변화를 수용한다.
  - 전문가로써 윤리강령, 물리치료 표준, 정책/절차를 준수한다.
  - 환자/보호자, 다른 전문가들과 의사소통은 정확히 한다.
  - 환자 및 사회의 건강 목표 성취를 위해 노력한다.
  - 치료의 질을 향상시키기 위해 끊임없이 노력한다.
  - 물리치료사협회 및 관련 조직의 회원활동을 수행한다.
  - 물리치료학과 학생들을 지도한다.

(2) 물리치료전문가 핵심가치 2. 이타주의 Altruism

- 정의

  환자의 이익을 우선시한다.

- 실천항목
  - 환자의 니즈는 물리치료사의 니즈보다 우선한다.
  - 자원봉사 서비스를 한다.
  - 사회취약계층에게 물리치료 서비스를 제공한다.
  - 개인적 니즈보다 환자를 먼저 생각하고 전문가의 책임을 다한다.

(3) 물리치료전문가 핵심가치 3. 배려/관심 Compassion/Caring

- 정의

  타인의 경험, 니즈 및 가치를 존중한다.

- 실천항목
  - 개인의 삶에 사회·문화적, 경제적, 정신적 부분이 미치는 영향을 이해한다.
  - 개개인이 추구하는 가치를 인정한다.
  - 환자의 니즈를 존중한다.
  - 학습 스타일, 언어, 인지 수준 등 개인차를 인정하고 구두 또는 비구두적인 방법으로 효율적으로 의사소통한다.

- 환자의 니즈에 맞게 프로그램 또는 중재를 계획한다.
- 최대의 기능적 독립성을 추구하며 환자가 자신의 케어에 대해 결정할 수 있게 한다.
- 환자의 최대의 기능적 잠재력을 이끌어낸다.
- 사회적, 문화적, 성별, 성적 편견을 갖지 않는다.
- 물리치료 시 환자의 감정적, 정신적 면을 고려한다.
- 환자 개인적 니즈와 안락함에 신경 쓴다.
- 타인과 개개인의 고유한 가치를 존중한다.

(4) 물리치료전문가 핵심가치 4. 우수성 Excellence

• 정의

개인적 한계를 이해하면서 현재의 지식과 이론을 바탕으로, 임상판단과 환자의 가치를 통합하고, 새로운 지식을 추구하며 물리치료를 수행한다.

• 실천항목

- 물리치료전문가가 되기 위해 노력한다.
- 임상 치료와 임상결정을 위해 근거를 활용한다.
- 다른 전문가와 협업을 통해 최상의 치료결과와 교육적 결과를 추구한다.
- 전문가로서 개인적으로도 겸손함을 추구한다.
- 전문가로서 높은 수준의 지식과 기술을 연마한다.
- 임상의사결정 시 언제나 근거를 사용한다.
- 불명확한 상황에서는 인내한다.
- 끊임없이 새로운 근거를 찾아 전문지식을 업데이트한다.
- 물리치료사의 직을 수행하는 동안 계속해서 새로운 지식을 습득한다.
- 다른 사람과 지식을 공유한다.
- 전문가로서 우수성을 개발해나가는 데 기여한다.

(5) 물리치료전문가 핵심가치 5. 도덕성 Integrity

• 정의

높은 윤리의식이나 전문가 윤리강령을 확고히 준수하는 것이다.

• 실천항목

- 물리치료사 관련 규칙, 조항, 법을 준수한다.
- 전문가로서 표준(치료, 윤리, 윤리강령, IRB)을 준수한다.
- 물리치료전문가의 핵심가치를 이해한다.

- 물리치료사로서 직권을 남용하지 않는다.
- 물리치료전문가 핵심가치 수행에 따르는 딜레마를 극복한다.
- 믿음을 주는 치료사가 된다.
- 환자 관리에 중요한 전문가로 책임감을 갖는다.
- 개인의 한계를 인정하고 바르게 행동한다.
- 괴롭힘과 선입견에 정정당당하게 대처한다.
- 물리치료사 이외의 다른 전문가와 협조한다.
- 직장 내에서 물리치료 수행 가치와 전문가 윤리강령을 준수하다.
- 불이익이 예상될 때라도 물리치료전문가 핵심가치를 기준으로 행동한다.

(6) 물리치료전문가 핵심가치 6. 전문가 책무 Professional duty

- 정의

개개인의 환자에게 효과적인 물리치료 서비스를 제공하고, 전문가 역할을 수행하며, 사회적 건강에 긍정적인 영향을 미치는 것이다.

- 실천항목
  - 최상의 케어를 제공한다.
  - 기능, 건강, 웰빙의 치료목표를 성취한다.
  - 환자의 안전, 비밀유지를 보장한다.
  - 임상에서 환자를 치료하는 것 이외에 전문가 활동을 한다.
  - 물리치료 전문성을 업데이트한다.
  - 멘토의 역할을 한다.
  - 물리치료사로서 자부심을 갖는다.

(7) 물리치료전문가 핵심가치 7. 사회적 책임 Social responsibility

- 정의

건강과 웰빙에 대한 사회적 요구에 대해 국민과 상호 신리를 증진하는 것이다.

- 실천항목
  - 보건 케어와 물리치료서비스를 제공한다.
  - 문화적 신념을 존중한다.
  - 기능, 건강, 웰빙에 영향을 미치는 사회정책을 촉진한다.
  - 환자의 이익을 대변하는 현재의 사회정책을 옹호한다.
  - 물리치료서비스에 영향을 미치는 법, 규정, 표준, 가이드라인을 옹호한다.

- 지역사회 봉사에 참여한다.
- 사회적 건강 목표의 달성에 참여한다.
- 지역사회, 국가, 세계적인 이슈가 사회 건강과 웰빙 그리고 물리치료 서비스에 미치는 영향에 관심을 갖는다.
- 지역사회에서 리더십을 발휘한다.
- 다른 건강전문가와 국민들과 협력적 체계를 구축한다.
- 사회 정의와 물리치료서비스의 경제적 효율성을 고려한다.

물리치료 윤리강령과 물리치료전문가 7대 핵심가치를 실천적인 측면에서 간략히 정리하면 그림 9-2와 같다.

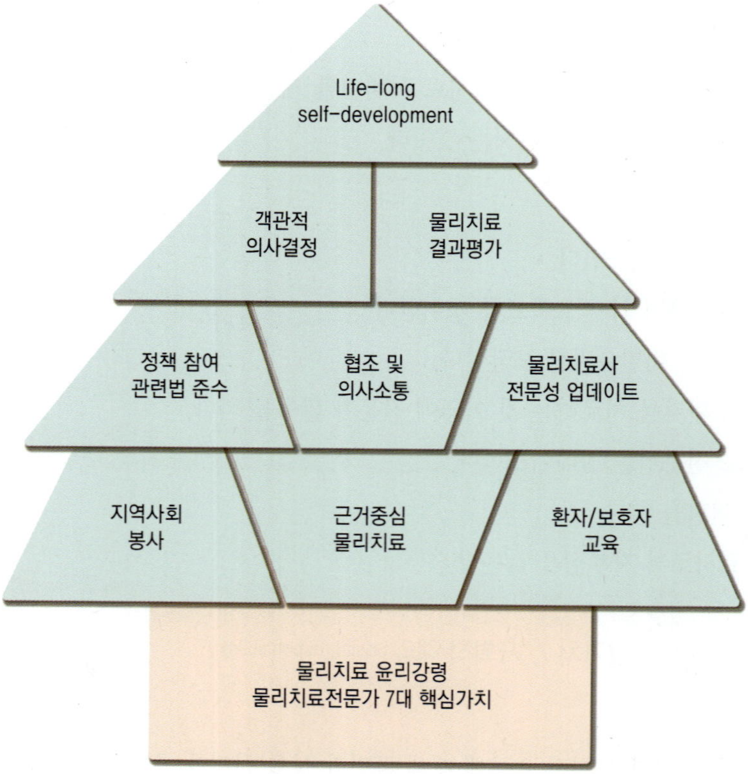

그림 9-2 물리치료 윤리강령 및 물리치료전문가 7대 핵심가치

3 연구윤리 Research ethics

1) 연구윤리의 정의

임상에서 근거중심물리치료를 실천하기 위해서는 기존의 양질의 근거를 활용하고 또 한편으로는 현재 나와 있는 근거의 업데이트와 함께 새로운 근거를 지속적으로 개발해야 한다(그림 6-11 근거중심물리치료와 치료기반 근거 생성의 순환 관계 참고, p.207). 근거를 구성하는 중요한 요소로서 양질의 연구결과가 포함되므로 연구수행과 관련된 연구윤리는 중요하다. 연구윤리는 윤리학의 근본적인 윤리 원칙들을 과학적 연구 행위 전반에 거쳐 적용한 것으로 옳고 그른 행동을 규제하는 일련의 도덕 표준을 의미한다.

2) 국제적 연구윤리지침

연구윤리의 발전에서 중요한 위치를 차지하는 국제적 윤리지침에 대해 알아보자(그림 9-3).

1946년 독일의 뉘른베르크에서는 제2차 세계대전 중 강제수용소 수감자를 대상으로 생체실험에 가담했던 의사들에 대한 재판이 열렸다. 전범재판소는 10개 항목으로 된 강령을 판결을 위한 지침으로 제시하였고 1947년 뉘른베르크 강령(Nuremberg code)으로 선포된다. 이 강령은 인간 대상 의학연구에 관한 여러 윤리적 지침의 원형이 된다.

1948년 제네바에서 개최된 세계의사회에서는 제네바 선언을 발표한다. 뉘른베르크 강령이 나치의 범죄적인 인체실험에 대한 법률가들의 법적인 차원의 조처였다면 제네바 선언(declaration of Geneva)은 의료윤리적인 차원에서 히포크라테스 선서의 윤리적 정신을 현대화·공식화한 규정이다.

1964년 핀란드 헬싱키에서 열린 제 18회 세계의사협회 총회에서는 뉘른베르크 강령을 수정 보완하여 헬싱키 선언(declaration of Helsinki)을 발표한다. 정식 명칭은 '사람을 대상으로 한 의학 연구에 대한 윤리적 원칙'으로 헬싱키 선언은 전 세계적으로 가장 널리 인정받고 있는 의학 연구에 대한 윤리 가이드라인이다. 뉘른베르그 강령이 법조인들이 잔인하고 비윤리적인 인체실

- 뉘른베르크 강령: 1947년 인체 실험에 대한 윤리적 기준을 담은 10개 조항
- 제네바 선언: 1948년 의사로서 명심해야 할 것 서약 발표
- 헬싱키 선언: 1964년 세계의사회가 규정한 윤리강령(의사윤리선언) 발표
- 벨몬트 보고서: 1979년 비윤리적 매독연구에 대한 윤리지침(인간존중, 선행, 정의)

그림 9-3 국제적 윤리지침

험에 대하여 허용 가능한 인체실험의 기준을 제시한 것이라면, 헬싱키 선언은 의사들이 사람을 대상으로 한 의학연구의 윤리기준으로 제시한 것이다. 헬싱키 선언의 주요 내용은 대학, 병원 그리고 연구기관의 IRB(기관생명윤리위원회, Institutional Review Board)의 설치 목적 및 운영에 큰 영향을 미치고 있다.

1979년 벨몬트 보고서(Belmont report)도 인간 대상 의학연구에서 중요한 윤리적 지침이다. 이 보고서는 미국의 공중보건원 직원이 1932년부터 무려 40년간 지속된 터스키기 매독 연구(Tuskegee syphilis study)의 비윤리성을 폭로한 것이다. 이에 대해 미국 의회는 '생명의학 및 행동 연구에서의 피험자 보호를 위한 국가위원회'를 설립하고, 인간 대상 실험에 대한 윤리적 기준을 규정할 것을 촉구하였다. 그 결과로 1979년 인간존중, 선행 그리고 정의 등의 세 가지 기본 윤리원칙을 포함하는 벨몬트 보고서가 발간되었다.

3) IRB

2000년대 초반 체세포복제에 대한 인간배아줄기세포 확립이 사회적 쟁점으로 부각되면서 생명윤리에 대한 국가적 차원의 대응이 요구되었고, 2004년 「생명윤리 및 안전에 관한 법률(생명윤리법)」이 제정 · 공포되었다. 생명윤리법 제10조1항에는 각 기관에서 수행하는 연구 및 활동에 대한 생명윤리 및 안전의 확보를 위해 IRB를 설치하도록 규정하고 있다. IRB는 인간 또는 인체유래물을 대상으로 하는 연구나 배아 또는 유전자 등을 취급하는 생명윤리 및 안전의 확보가 필요한 기관에서 연구계획서 심의 및 수행 중 연구과정 및 결과에 대한 조사, 감독 등을 통한 연구자 및 연구대상자 등을 적절히 보호할 수 있도록 설치된 자율적 · 독립적 윤리 기구이다(그림 9-4).

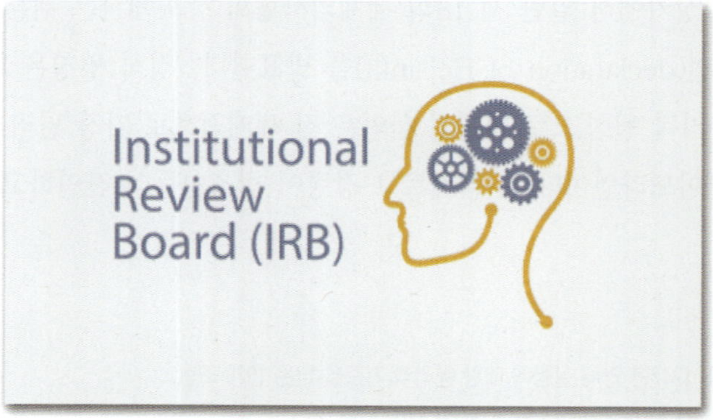

그림 9-4 기관생명윤리위원회(IRB)

IRB의 주요 기능은 다음과 같다.

(1) 심의

① 연구계획서의 윤리적 · 과학적 타당성

IRB의 주된 업무로써 연구 시작 전에 연구자가 작성한 연구계획서의 윤리적 · 과학적 타당성을 연구대상자의 보호와 연관된 윤리적 측면에 중점을 두고 심의한다.

② 연구대상자 등으로부터 적법한 절차를 따라 동의를 받았는지 여부 심의

동의서 양식의 적절함과 동의서나 다른 설명서 등을 통해 해당 연구에 참여하는 연구대상자에게 연구에 대한 충분한 설명이 이뤄질 수 있는지 여부를 확인하고 연구대상자 모집에 과도한 대가를 지불하거나, 해당 연구 참여로 부당한 위험이 초래되는 연구대상자를 참여시키도록 계획되지 않았는지 검토한다.

③ 연구대상자 등의 안전에 관한 사항

위기 및 돌발 상황 발생 시 대처 계획이 수립되었는지 확인한다.

④ 연구대상자 등의 개인정보 보호 대책

익명화, 암호화 등 개인정보보호 대책과 연구종료 후 개인정보 처리 방안 등이 마련되었는지 검토한다.

⑤ 그 밖에 기관에서의 생명윤리 및 안전에 관한 사항

(2) 조사 및 감독

연구의 진행과정 및 조사 감독을 수행한다.

(3) 교육 및 운영

생명윤리 및 안전을 위한 활동으로 연구자 및 종사자 교육, 취약한 연구대상자 등의 보호 대책 수립 및 연구자를 위한 윤리지침 마련 등을 한다.

(4) 보고

기관의 장이 생명윤리 또는 안전에 중대한 위해가 발생하거나 발생할 우려가 있는 연구에 대한 심의 및 심의 결과를 보건복지부장관에게 보고할 수 있도록 기관위원회의 심의결과를 기관의 장에게 신속하게 보고한다.

4 물리치료사의 윤리적 딜레마 Ethical dilemma of the physical therapist

1) 윤리적 딜레마의 이해

윤리란 옳고 그름을 구별하는 문제 또는 지켜야 할 도리 및 규범과 관련된 문제이다. 딜레마의 어원은 달려오는 황소의 오른쪽 뿔을 피하면 왼쪽 뿔에 찔리게 되고, 왼쪽 뿔을 피하면 오른쪽 뿔에 찔리는 상황에서의 선택을 표현하는데서 나온 용어이다. 딜레마의 사전적 정의로는 만족스럽지 않은 양자 혹은 그 이상에서 한 가지를 선택해야 하는 상황 또는 두 가지 행동양식 중에 한 가지를 선택해야 하는 어려움이다. 최근 급격한 과학기술 및 의료의 발달은 인간과 삶에 대한 가치의 변화를 초래하고 제반 현상에 대한 윤리적인 기준이 다양화되었으며, 이에 따라 윤리 문제에 대한 사회적 관심이 높아지면서 물리치료학에서도 전문직으로서의 윤리문제에 관한 관심이 높아지고 있다.

윤리적 딜레마의 개념은 '어떤 선택이나 상황이 동등하게 불만족스러운 두 가지 중에서 결정해야 하는 경우'인 의사결정 및 선택의 측면과 '선택하고자 하는 각 대안들이 바람직하지 못한 결과를 초래하게 될 경우'인 결과적인 측면을 포함한다.

물리치료사가 접하기 쉬운 윤리적 딜레마는 앞에서 소개한 물리치료 윤리강령과 물리치료전문가 7대 핵심가치의 실천 범위 안에서 발생한다. 물리치료지침, 환자가 바라는 것과 물리치료사의 전문적 판단 간에 불일치 그리고 환자의 치료 거부를 포함해서 다양하다.

2) 윤리적 딜레마 대처 단계

윤리적 딜레마를 해결하는 알고리즘은 도덕적 이유 확인, 사실 정보 수집, 대안 및 결과 예측, 신중한 결정, 행동 그리고 검토 등의 단계를 거친다(표 9-1).

표 9-1 윤리적 딜레마 대처 단계

단계	내용
도덕적 이유 확인 moral reason	• 윤리적 딜레마를 확인하고 분명히 간결하게 정의한다.
사실 정보 수집 facts	• 상황에 기반한 도덕적 이유와 관련된 사실 정보를 찾는다. 준거법 및 정책이 포함된다. • 딜레마를 해결할 방법에 직접 영향을 받는 사람, 집단 등 이해당사자를 고민한다.
대안 및 결과 예측 options & outcomes	• 딜레마를 해결할 수 있는 현실적인 대안과 그 결과를 생각한다.
신중한 결정 deliberation & decision	• 윤리적 딜레마를 해결하기 위한 가장 합리적인 결정을 한다.
행동 action	• 결정을 행동으로 실천한다.
검토 review	• 대처과정을 성찰 및 검토하고 결과에 대해 평가한다. • 절차상의 장벽은 없었는지 확인하고 앞으로 절차의 변화가 필요할지 평가하고 다음번에 적용할 계획을 한다.

5 물리치료 임상윤리 사례 Physical therapy clinical ethics cases

물리치료사가 접하기 쉬운 임상사례를 들어 가장 합리적이고 타당한 윤리적 결정이 무엇인지 알아보자.

사례1 물리치료실에서 보행 훈련이 예정되어 있는 말기 암 환자가 현재 상황과 삶을 받아들이기 어려워 흐느끼고 있다. 이때 치료사의 접근으로 가장 옳은 것은?

a. 환자에게 병력청취를 위한 자세한 질문을 한다.

b. 환자가 우는 감정은 무시하고, 조심스럽게 치료에 집중한다.

c. 환자가 두려움과 좌절의 감정을 표현할 수 있는 시간을 준다.

d. 환자에게 생긴 불행을 같이 부정하면서 현실에 대처하게 한다.

설명 치료사는 현재 환자의 니즈를 잘 이해해야 하는 윤리적 의무가 있다. 상실과 분노의 감정을 겪고 있는 환자를 지지해주는 것이 치료사의 역할이다. 환자가 느끼는 현재의 감정과 좌절감을 충분히 말로 표현할 수 있게 한다. 환자의 감정을 무시하거나 부정하는 것은 상태의 치유나 현실 수용에 도움이 되지 않는다. 위와 같이 감정적인 상태에서는 환자의 병력 정보를 정확하게 수집하기 어렵다.

정답 c

사례2 골육종(osteosarcoma) 진단을 받은 중학교 여학생이 물리치료실에서 목발 보행 훈련을 하고 있다. 환자의 부모는 자녀에게 진단명을 말하지 않기로 했다. 환자는 물리치료사에게 골육종이 암인지 물었다. 치료사의 행동으로 옳은 것은?

a. 의사에게 물어보라고 한다.

b. 의사, 가족과 이 문제를 상의한다.

c. 화제를 바꿔서 목발 보행에 대한 이야기를 한다.

d. 환자의 두려움을 다독이면서 암에 대해 이야기한다.

설명 가장 적절한 전략은 의사, 가족과 함께 회의를 통해 환자의 질문에 대해 상의하는 것이다. 사례의 환자와 관계가 있는 모든 사람은 이 질문에 동일한 답을 해야 한다. 직접적이고 솔직한 접근도 좋지만, 환자는 아직 미성년자이므로 아이가 질환에 대해 알지 못하기를 바라는 부모의 입장도 중요한 고려 요인이 된다.

정답 b

사례3 노인성 치매 알츠하이머병 진단을 받은 환자가 물리치료를 받기로 되어 있다. 차트에는 아들이 의료대리인으로 기재되어 있었고 아들이 직접 환자를 데리고 치료실에 내원하였다. 유연성과 근력 향상을 위한 운동치료 후, 환자는 심한 통증을 호소하면서 물리치료를 받지 않겠다고 거부하고 있다. 이 경우 물리치료사의 행동으로 가장 옳은 것은?

a. 환자와 상의한다.
b. 치료를 계속한다.
c. 환자 아들과 면담을 신청한다.
d. 물리치료를 중단하고 환자가 원하는 대로 한다.

설명 환자가 앓고 있는 질환을 고려해보면 스스로 물리치료 관련 결정을 내릴 정도의 인지능력이 있다고 보기 어렵다. 환자의 의료대리인으로 지정되어 있는 아들과 상의 없이 치료를 중단해서는 안 된다.

정답 c

사례4 스포츠 물리치료센터에 양쪽 무릎 통증을 호소하는 아동이 내원하기로 예정되어 있다. 환자가 초기 검진을 위해 치료실에 내원했을 때 아이가 경직형뇌성마비이고 구음 장애가 있다는 것을 알았다. 치료사는 신경계 아동 물리치료의 경험이 없다. 가장 올바른 선택은 무엇인가?

a. 부모에게 더 전문적인 물리치료사를 찾아가는 것이 좋겠다고 말한다.
b. 초기 검진은 마친 후, 좀 더 전문적인 물리치료를 받을 수 있는 곳을 알아보라고 권한다.
c. 초기 검진을 마치고 다음 방문 때까지 시간이 있으므로 인터넷에서 적합한 중재를 검색한다.
d. 아동 물리치료 경험이 없다고 알려주고, 해당 분야의 경험이 있는 물리치료사가 있는 임상을 추천한다.

설명 물리치료사는 최상의 전문적인 판단을 해야 한다. 물리치료사는 각자의 전문분야에 대해서 판단하고 치료를 수행해야 한다. 이 환자를 치료하는 것은 전문 분야 밖의 행위이다.

정답 d

요점

1. 윤리학은 인간의 올바른 행동과 선한 삶을 사회 전반에 걸쳐 근원적이고 총괄적으로 규명하는 철학적인 개념으로, 물리치료 윤리는 응용윤리학 입장에서 직업윤리와 연구윤리가 중요하다.
2. 물리치료 윤리강령 및 물리치료전문가 7대 핵심가치는 지역사회 봉사, 근거중심물리치료, 환자/보호자 교육, 정책 참여 · 관련법 준수, 협조 및 의사소통, 물리치료사 전문성 업데이트, 객관적 의사결정, 물리치료 결과평가 그리고 life-long self-development 등으로 구성된다.
3. 국제적 연구윤리지침으로는 뉘른베르크 강령, 제네바 선언, 헬싱키 선언 그리고 벨몬트 보고서 등이 있다.
4. 윤리적 딜레마의 대처단계는 도덕적 이유 확인-사실 정보 수집-대안 및 결과 예측-신중한 결정-행동-검토의 과정으로 이뤄진다.

연습문제 REVIEW QUESTIONS

1. 1979년 발표된 인간존중, 선행, 정의 등의 세 가지 기본 윤리원칙을 포함하는 윤리지침으로 옳은 것은?

① 제네바 선언

② 헬싱키 선언

③ 벨몬트 보고서

④ 뉘른베르크 강령

⑤ 기관생명윤리위원회 설치

2. 윤리적 딜레마를 해결하는 과정 중에서 현실적인 대안과 그 결과를 생각하는 단계로 옳은 것은?

① 행동

② 검토

③ 사실 정보 수집

④ 도덕적 근거 찾기

⑤ 대안 및 결과 예측

3. 손목 골절상을 입은 여성 환자가 물리치료를 받고 있다. 남편이 물리치료실에 찾아와서 부인의 물리치료 차트를 보여 달라고 한다. 이때 물리치료사의 행동으로 옳은 것은?

① 차트를 보여주고 질문에 성실히 답한다.

② 절차에 따라 의무기록지 사본을 신청해서 열람할 것을 권한다.

③ 환자에게 먼저 물어보고 허락할 경우 보여주겠다고 답한다.

④ 남편은 배우자인 아내의 차트를 볼 권리가 있으므로 보여준다.

⑤ 물리치료 차트의 내용을 이해하지 못할 수 있으므로 거절한다.

연습문제 답

1. ③ 2. ⑤ 3. ②

학생활동 STUDENTS ACTIVITIES

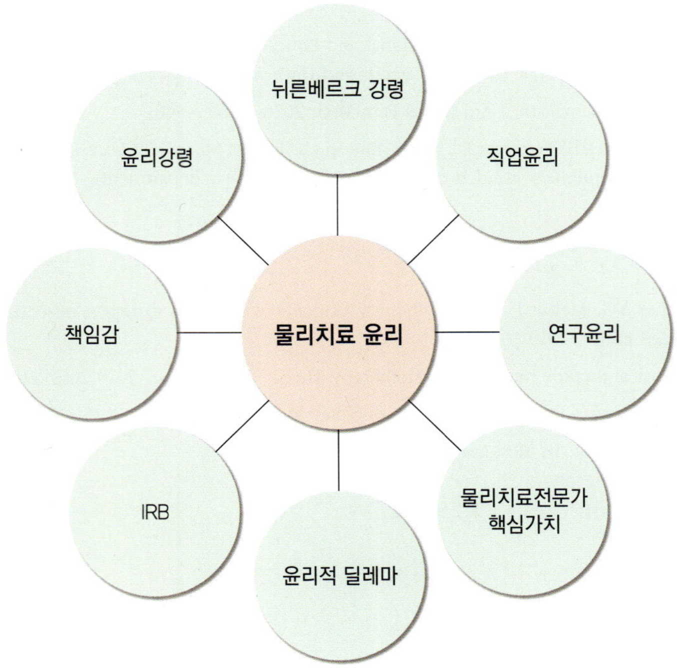

위의 관계도를 구성하는 핵심개념을 바탕으로 팀원들끼리 다음 내용에 대하여 의견을 교환해 보시오.

1. 물리치료전문가의 7대 핵심가치는 무엇인가?
2. IRB의 역할과 중요성은 무엇인가?
3. 윤리적 딜레마를 해결해나가는 과정은 어떤 단계를 거치는가?

참고문헌 REFERENCES

1. Anderson DK, Irwin KE. Self-assessment of professionalism in physical therapy education. Work. 2013;44(3):275-281.
2. Davis & Aroska.(1983). Ethical dilemmas and nursing prctice. Connecticut: Appleton-Century Crofts.
3. Dean E, Skinner M, Myezwa H, et al. Health competency standards in physical therapist practice. Phys Ther. 2019;99(9):1242-1254.
4. Ditwiler RE, Swisher LL, Hardwick DD. Professional and Ethical Issues in United States Acute Care Physical Therapists Treating Patients With COVID-19: Stress, Walls, and Uncertainty. Phys Ther. 2021;101:1-10.
5. Kinney CL. Positive professionalism. J Am Board Fam Med. 2020;33:S65-S68.
6. Laliberte M, Williams-Jones B, Feldman DE, et al. Ethical challenges for patient access to physical therapy; views of staff members from three publicly-funded outpatient physical therapy departments. Narrative Inquiry in Bioethics. 2017;7(2):157-169.
7. Loewenberg, F. M. & Dolgoff, R.(1996). Ethical decisions for social work practice, fifth edition. F. E pecock publishers, Inc.
8. Mansbach A, Bachner YG, Melzer I. Physical therapy students' willingness to report misconduct to protect the patient's interests. J Med Ethics. 2010;36:802-805.
9. Moral distress in physical therapy practice. Physiotherapy Theory and Practice. 2010;26(2):69-78.
10. Richardson RW. Ethical issues in physical therapy. Curr Rev Musculoskelet Med. 2015;8:118-121.
11. Todd JW. An ethical dilemma. Br Med J. 1979:11(2):391-392.

CHAPTER 10

지역사회 물리치료

Community-based physical therapy

핵심단어

지역사회 Community

지역사회중심재활 Community based rehabilitation

세계보건기구 World Health Organization (WHO)

보건소 Community health center

가정방문 물리치료 Home visiting physical therapy

학교 물리치료 School physical therapy

학습목표

1. 세계보건기구의 지역사회중심재활 개념을 설명할 수 있다.
2. 국내의 지역사회중심재활사업을 설명할 수 있다.
3. 국내의 지역사회중심재활사업에서 물리치료사의 역할을 설명할 수 있다.
4. 지역사회 물리치료의 종류를 설명할 수 있다.
5. 가정방문 물리치료의 기능을 설명할 수 있다.

1 세계보건기구의 지역사회중심재활 접근법

WHO's community based rehabilitation approaches

1) 지역사회중심재활 발달 연혁

WHO는 1970년대부터 지역사회중심재활(Community-Based Rehabilitation, CBR)의 개념을 도입하며 지속적으로 그 개념과 실천 전략을 강화하고 있다. 재활은 국가 차원에서 방대한 자원이 소요되는 복잡한 전문분야이므로 의료기관에서 전문가팀이 담당해야 한다는 것이 WHO의 초기 지역사회중심재활의 개념이다. 1974년에는 지역의 숙련된 인적자원을 활용하고 의뢰시스템(referral system)을 개발하면 장애인의 사회 및 경제활동 참여가 높아질 수 있는 지역사회 재활 서비스가 가능하다고 하였다. 1970년대 후반에는 일차 의료에 대한 Alma-Ata 선언에서 재활은 꼭 의료기관이 아니더라도 지역사회에서 할 수 있는 것으로 일차 의료의 구성요소로 보았다. 1980년대에는 지역사회 장애인 훈련을 위한 지역사회중심재활 매뉴얼을 발간하고 실제 현장에서 유효성을 검증하였다. 2004년에는 국제노동기구, 유엔교육과학문화기구, WHO가 함께 한 공동보고서에서 지역사회중심재활은 장애인의 재활, 기회균등, 빈곤 감소 및 사회통합을 위한 일반 지역사회 개발전략이라고 발표하였다(그림 10-1).

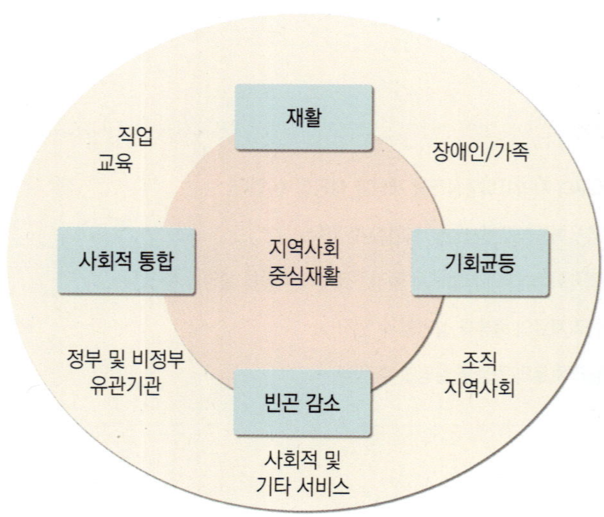

그림 10-1 지역사회중심재활

지역사회중심재활의 정의

모든 장애인의 재활, 기회 균등, 빈곤 감소 및 사회적 통합을 위한 일반 지역사회 개발전략이다. 지역사회중심재활은 장애인 및 가족, 조직 및 지역사회, 정부 및 비정부 유관단체, 교육, 직업, 사회적 서비스 및 기타 서비스의 공동의 노력을 통해 구현할 수 있다.

이 접근은 여러 기구와 분야에서 받아들여져 보다 광범위하고 포괄적인 관점에서 재활을 이해하게 된다. 2005년에 열린 장애 예방 및 재활에 대한 세계보건총회 결의에서 회원국에게 지역사회중심재활프로그램을 촉진 및 강화할 것을 촉구하였다. 2009년에는 지역사회중심재활을 위한 아시아태평양 네트워크가 설립되었고 WHO는 지역사회중심재활 수행 기관 간에 협력을 촉진하는 역할을 담당한다. 2010년에는 지역사회중심재활 지침서를 발간하였다. 포괄적인 지역사회를 구축하고 장애인과 해당 지역사회에 대한 지원을 강화하는 내용이다. WHO의 지역사회중심재활 사업의 연혁을 정리하면 다음과 같다.

- 1978: 알마타 선언 "모두를 위한 건강(Health for all)"
- 1989: "Training in the community for people with disabilities" CBR 매뉴얼 출판
- 2004: CBR 공동보고서 "CBR Joint Position Paper" 작성
- 2006: UN 장애인권리협약(CRPD)에서 지역사회 개념 강조
- 2009: 1st CBR AP Congress 개최(방콕)
- 2010: CBR 뉴가이드라인 제시
- 2011: 2nd CBR AP Congress 개최(필리핀)
- 2012: 1st CBR World Congress 개최(인도) 주제: The theme was using CBR as a means for implementing the Convention on the Rights of Persons with Disabilities
- 2015: 3rd CBR AP Congress 개최(일본)
- 2016: 2nd CBR World Congress 개최(말레이시아) 주제: Empowering and Enabling
- 2017. 1월: 국립재활원 WHO 재활분야 협력센터 지정
- 2017. 2월: Rehabilitation 2030 a call for action
- 2019: 4th CBID(Community Based Inclusive Development) AP Congress 개최(몽골)

WHO의 재활에 대한 패러다임의 전환은 개인의 건강을 바라보는 관점의 변화와 일치한다. WHO의 ICF 장애모델은 생물심리사회적모델로(제 2장 장애모델의 개념 변화 참고, p. 21) 장애를 병원에서 치료가 필요한 병리적인 문제로만 여기는 것이 아니라 사람수준에서 활동(activities)과 궁극적으로는 완전한 사회참여(social participation)를 추구하는 포괄적 관점에서 바라본다. 여기에 사회정책, 법, 자원 같은 환경 요인의 긍정적인 작용을 특히 강조한다. 지역사회중심재활을 구현하는데 물리치료 서비스는 필수적인 요소로 아직 외국만큼 활성화되지는 못했지만 국내에서도 지역사회 물리치료가 시행되고 있다.

2) 지역사회중심재활의 원칙

WHO에서는 효율적인 사업 수행을 위해 다음과 같은 기본원칙을 제시하고 있다.

- 장애인에 대한 지역사회의 인식 증진과 장애인의 권리인정 및 장애 예방과 재활에 대하여 지역사회가 책임을 진다.
- 재활사업의 기초는 지역사회가 되며 정부차원의 체계적이고 광범위한 확산 노력과 서비스가 이뤄져야 한다.
- 지역사회 내의 인적 · 물적 자원을 최대한 활용하고 지역사회 전체가 재활치료에서 능동적 역할을 수행하고 지역사회 환경에 적합한 방법으로 수행한다.
- 지역사회에서 해결하기 어려운 문제는 2차, 3차 기관으로 의뢰할 수 있는 시스템이 필요하다.
- 지역사회중심재활사업은 각 국가별로 적합한 고유의 모델 개발이 필요하다.

3) 지역사회중심재활의 이점

지역사회중심재활의 이점은 지역사회, 장애인 및 가족의 차원으로 나눠서 생각할 수 있다. 먼저 장애인과 가족의 입장에서는 첫째, 장애를 케어함으로써 기능과 독립성이 향상되고, 다른 사람들과 동등하게 사회참여가 촉진된다. 둘째, 장애인이 합리적인 결정을 내리고 목표를 달성하고 개인의 권리를 이해하게 된다. 셋째, 기본적 니즈가 충족되면서 장애인과 가족의 삶의 질이 높아진다.

지역사회수준에서의 이점은 다음과 같다. 첫째, 장애인, 노인 및 아동의 기능(functioning)의 다양성을 포함하여 지역사회 내 다양성을 인식할 수 있다. 둘째, 장애인에 대한 보다 긍정적인 자세를 갖게 되고 장애, 권리, 평등의 중요성에 대한 이해가 높아지므로 지역사회 개발 활동 시 소외되는 사람이 없게 된다. 셋째, 사회 서비스와 참여로의 접근과 관련된 문제 해결은 지역서비스시스템, 지역 자원 및 실제적인 해결방법에 초점을 두고 이뤄진다. 넷째, 지역 의사결정, 권한 및 자원 할당 시 지역사회주민, 특히 장애인이 포함된다.

2 국내의 지역사회중심재활사업 Community based rehabilitation project in Korea

지역사회중심재활사업은 1980년 WHO가 제안한 중요한 재활정책으로, 우리나라에서는 1993년 국립재활원 지역사회재활추진단을 중심으로 서울특별시 및 경기도 지역 보건소 대상 지역사회중심재활교육을 실시하는 것으로 시작되어 2021년 기준 254개 보건소에서 시행되고 있다.

1) 사업개요

(1) 사업목적 및 수행기관

보건소를 중심으로 지역사회의 인적 · 물적 자원을 최대한 개발 · 활용하여 재활서비스를 체계적으로 제공함으로써 장애인의 재활촉진 및 사회참여 증진을 도모하고자 하는 사업이다.

(2) 법적 근거

지역사회중심재활사업의 법적 근거로는 「장애인 건강권 및 의료접근성 보장에 관한 법률」 제4조, 「장애인 차별금지 및 권리구제 등에 관한 법률」 제31조, 「지역보건법」 제11조 그리고 「공공보건의료에 관한 법률」 제7조 등이다.

(3) 서비스 주요내용

① 장애인 건강보건관리 사업: 지역사회 조기적응 프로그램, 재활 프로그램, 퇴원관리 상담활동, 사회참여 프로그램, 교육 및 2차 장애관리 등
② 지역자원 연계사업: 지역사회재활협의체(회) 및 사례관리, 지역장애인보건의료센터 연계, 통합건강증진사업 연계 등
③ 지원 사업: 장애인 운전 지원, 가옥 내 편의시설 지원, 보조기기 지원, 건강검진 지원 등
④ 홍보: 사업홍보, 장애체험 등

(4) 추진방향

WHO의 지역사회중심재활 매트릭스는 그림 10-2와 같고 우리나라에서도 이를 바탕으로 지역사회중심재활 매트릭스를 구성하고 추진방향이 마련되어 있다. 그림 10-3을 보면 크게 보건소 주요사업과 지역사회 연계사업으로 나뉜다. 보건소 주요사업에서는 건강과 관련된 건강증진사업을 담당하고 지역사회 연계사업에서는 교육, 생계, 사회적 요구 그리고 역량강화와 연관된 사업에 대해 다양한 세부사업이 진행한다.

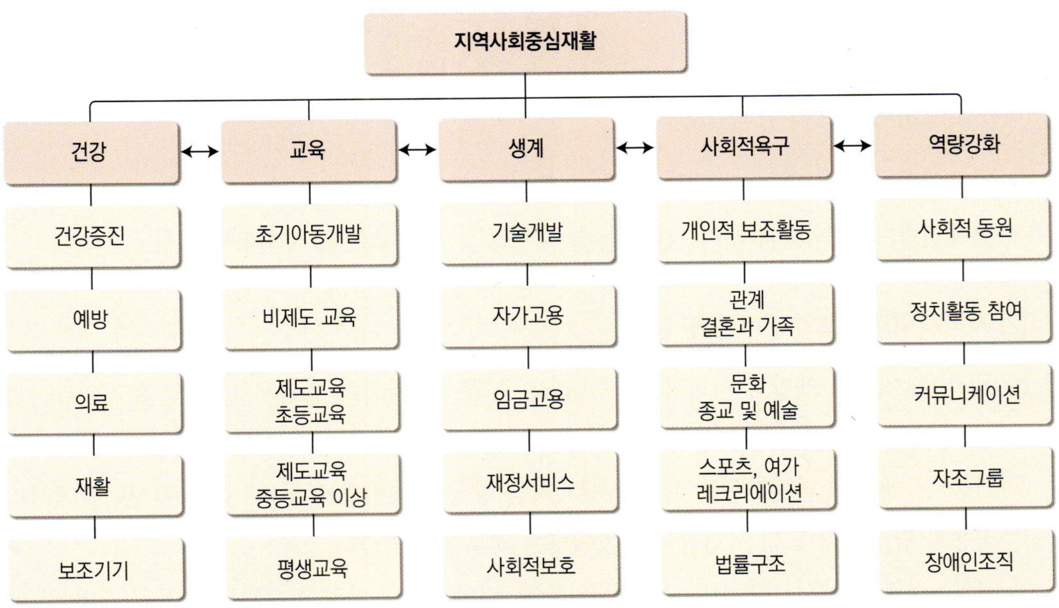

그림 10-2 WHO의 지역사회중심재활 매트릭스

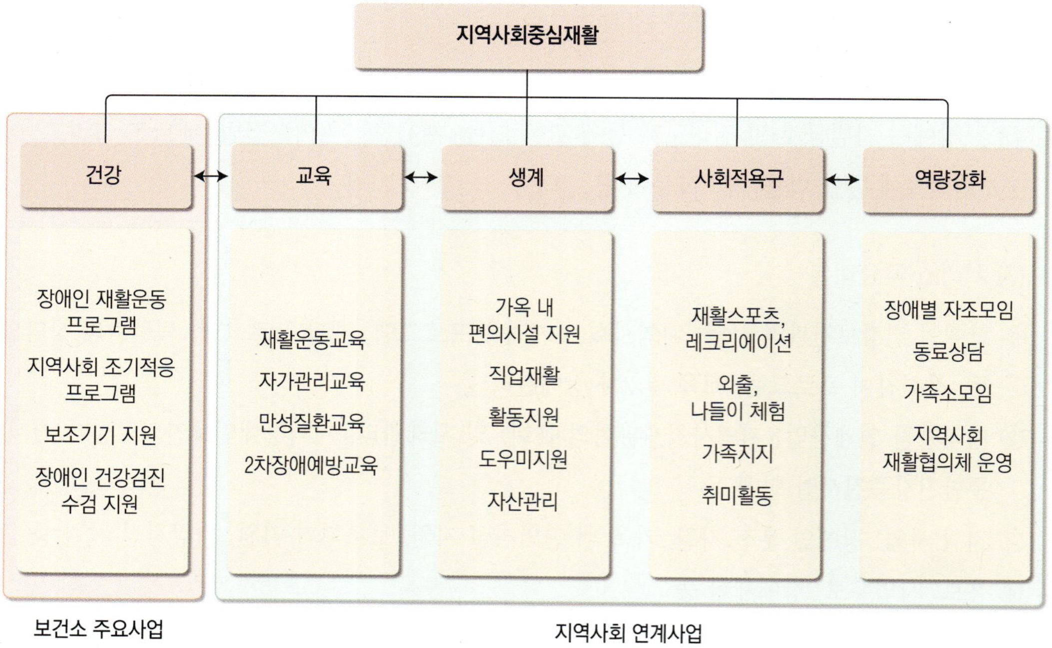

그림 10-3 지역사회중심재활 매트릭스의 국내 보건소 활용

2) 지역사회중심재활사업의 운영관리체계

(1) 인력

기본인력과 연계인력으로 구성하여 지역장애인보건의료센터 및 통합건강증진사업들과 유기적인 협력체계를 유지한다. 팀 구성이 어려운 경우에는 '기능형' 장애인 건강보건관리팀을 구성하는데 기본인력과 연계인력을 포함하여 총 5명 이상 구성하여 재활사업 운영에 필요한 인력을 확보하여 필요시 활용한다.

- 기본인력: 재활사업 담당공무원 1명, 재활전담인력 1명 이상
- 연계인력: 재활의학과 의사, 간호사, 물리치료사, 작업치료사, 사회복지사 등

(2) 지역사회재활협의체 구성 및 운영

① 목적: 장애인의 재활과 사회복귀를 돕고자 조직된 민관협력 협의체로, 지역 보건의료·복지 자원의 효율적 운영을 통한 통합적 서비스를 제공하기 위함이다.

② 기능: 장애인의 의학적으로 취약한 신체기능 향상을 기반으로 하되, 실제 일상생활에서의 적용과 당사자 주도의 사회참여를 지원하는 직무를 수행한다.

③ 역할: 지역사회중심재활사업 운영방향 논의, 지역사회의 다양한 재활관련 자원 개발 및 발굴, 지역자원 간 정보교류 등 상호연계 및 협력 강화, 각 자원 간 의사소통 채널을 다양화

하고 서비스 중복 방지 그리고 장애인의 욕구에 맞추어 장애인 건강보건 사례관리를 통한 통합적 서비스 연계 등이다.

④ 구성: 지역사회 내 의료기관, 장애인복지관, 자활센터, 행정기관, 보조기기 센터, 교육기관, 장애인 단체, 지역의사회 등 관련기관의 기관장, 팀장, 담당자로 구성한다.

(3) 지역자원과의 연계

① 지역장애인보건의료센터와의 연계

대상은 최중증 집중관리대상자로 세부사업의 진행과정은 다음과 같다(그림 10-4).

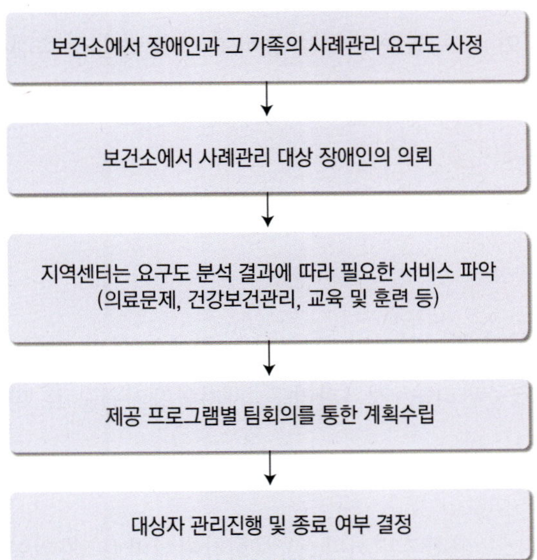

그림 10-4 최중증 집중관리대상자 지역장애인보건의료센터와 연계 과정

② 자문 의료기관과의 연계

재활관련 대학이나 재활 병 · 의원을 자문기관으로 위촉하여 보건소 재활사업 방향 및 프로그램 수립, 지역사회중심재활사업 관련 조사 연구사업 수행, 개별 장애인의 평가 및 계획수립 그리고 재활실무 교육 등에 대한 자문이 이뤄진다.

③ 전국 보조기기센터와의 연계

지역사회재활협의체 구성 및 기능형 장애인 건강보건관리팀으로 연계하여 팀 접근 회의를 통한 대상자 발굴, 보조기기 서비스 그리고 보조기기 교육을 한다. 보조기기 서비스로는 보조기기 개조 · 제작, 구매 전 체험, 보조기기 유지관리(점검, 수리, 세척)가 있고, 보조기기 교육에는 이동보조기기 안전교육, 보조기기 사용/훈련 교육이 포함된다.

④ 지역 내 기타 기관과의 연계

다양하고 전문적인 지역자원을 확보하고, 지역사회재활협의체 구성을 의무화(필수사항)하여 정기적인 협력 회의를 개최한다.

- 행정기관: 장애등록 및 장애인 복지관련 행정지원 의뢰
- 의료기관: 전문재활치료, 장애평가 및 재활훈련의뢰
- 복지기관: 사회재활프로그램, 후원 및 가정봉사 의뢰
- 교육기관: 장애아동 조기발견, 장애아동 교육

⑤ 자원봉사자 연계

장애인과 자원봉사자를 연계하여 지속적인 재활훈련이 가능하도록 함으로써 재활효과를 높이고, 지역주민과 장애인이 서로 돕는 과정을 통하여 사회 통합을 촉진시킬 목적이다. 신체위생 및 재활훈련, 장애인 및 가족 정서지지, 가사 및 일상생활, 지역사회 참여활동 등을 지원한다.

3) 지역사회중심재활사업의 내용

(1) 사업대상자

법적 등록 장애인 및 예비 장애인이며, 지역사회 장애인(예비 장애인 포함) 중 5%를 장애인 건강관리사업 대상자(집중관리군, 정기관리군, 자기역량지원군)로 확보한다.

(2) 대상자 군별 서비스

서비스는 건강관리서비스, 재활훈련서비스, 사회참여서비스, 자원연계서비스, 자기역량서비스 그리고 지역사회조기적응프로그램 등이며 집중관리군 및 정기관리군 대 자기역량지원군에 따라 서비스의 내용이 다르다.

(3) 서비스 제공절차

의료기관에서 퇴원하는 예비 장애인과 사례관리가 필요한 지역사회 장애인으로 나뉘고 서비스 제공절차는 각각 그림 10-5, 10-6과 같다.

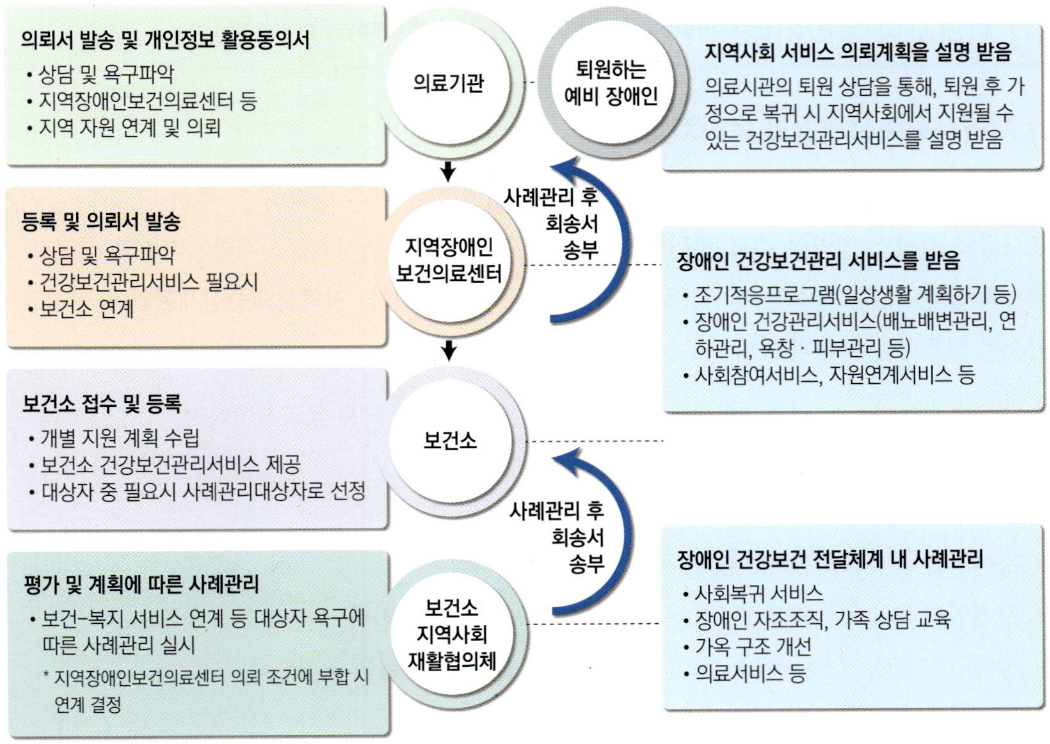

그림 10-5 의료기관에서 퇴원하는 예비 장애인

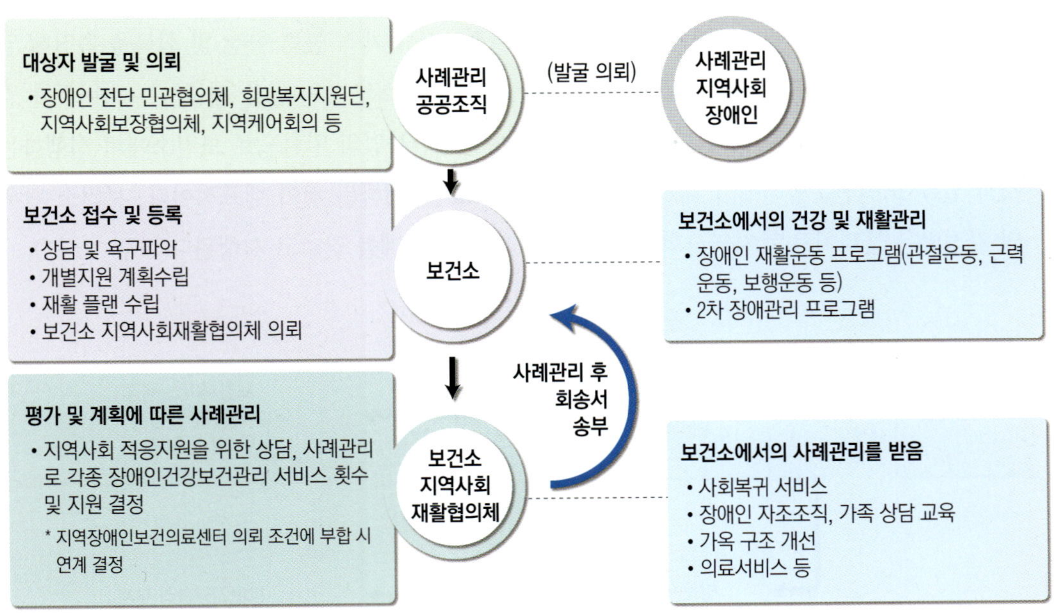

그림 10-6 사례관리가 필요한 지역사회 장애인

3 지역사회 물리치료 Community based physical therapy

1) 지역사회중심재활과 물리치료

지역사회중심재활을 구현하기 위하여 물리치료사의 역할은 매우 중요하다. 특히, 국내는 물리치료사들의 서비스 영역이 주로 병원이었던 점을 고려할 때 지역사회중심재활서비스의 실시로 지역사회 물리치료는 새로운 영역으로 자리를 잡는 계기가 된다. 지역사회중심재활과 물리치료서비스의 연관성은 다음과 같다.

- 물리치료서비스는 지역사회중심재활시스템과 함께 할 때 더욱 효과적이다.
- 장애의 조기 감별이 가능하다.
- 장애인의 사회경제적 상황과 니즈를 고려한 접근을 한다.
- 장애인을 치료서비스가 가능한 자원체계로 안내한다.
- 장애인의 후속치료를 돕고, 기능적 독립성 향상에 이바지한다.
- 장애인이 환경에 적응하고, 지역사회 내 이동 및 접근 능력을 촉진한다.
- 물리치료 효과에 대한 인식을 높인다.

2) 지역사회 물리치료의 종류

(1) 방문 물리치료

방문 물리치료란 병원에서 치료를 종료한 이후 가정에서 신체적 능력 향상 및 회복을 촉진해 일상에서의 독립적 생활을 목적으로 장애의 예방, 지지, 치료적 지원 등을 제공하는 서비스를 말한다. 국내에서 시행되는 가정방문 물리치료는 방문보건사업의 일환으로 보건소에서 시행하는 것과 일부 노인전문병원에서 재가 노인들을 중심으로 시행하는 것이 대표적이다. 보건소 단위의 가정방문 물리치료는 지역사회중심재활사업과 연계 체계를 갖추고 시행된다(그림 10-7).

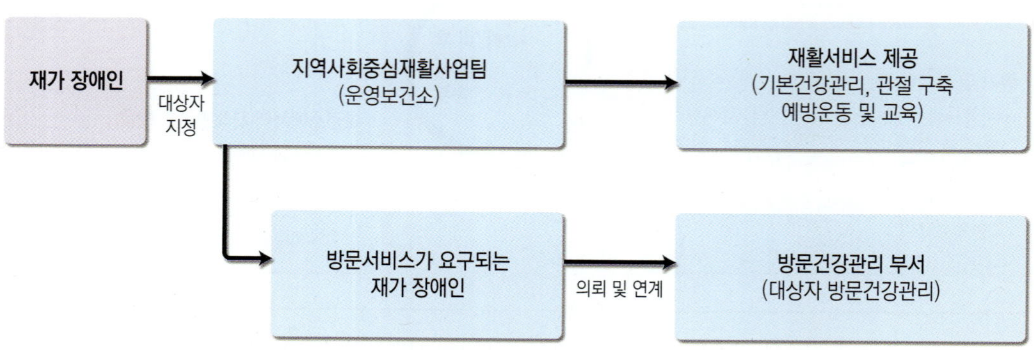

그림 10-7 지역사회중심재활사업과 연계체계

일상생활동작의 독립적인 수행이 가능한 장애인에게 가정 밖 여가 활동과 운동프로그램을 개발하여 제공할 경우 자신감, 정서적 안정감, 사회성이 촉진되고 간병인의 부담을 경감시킬 수 있다. 반면, 독립적 이동성이 제한적인 장애인은 각 개인에 맞는 운동프로그램을 적용함으로써 이차적인 합병증을 예방하고 독립적인 기능회복을 유도할 수 있다. 가정방문 물리치료 시 기능적 상태를 평가하는 측정도구로는 Barthel Index와 FIM이 대표적이다.

(2) 학교 물리치료

학교 물리치료는 아이들이 학습을 비롯한 학교생활을 수행하는데 필요한 기능적 자세와 움직임의 제한을 개선 및/또는 향상시킬 목적으로 학교에서 물리치료를 제공하는 것이다. 국내에서는 「장애인 등에 대한 특수교육법」을 근거로 학교 물리치료가 시행되고 있다. 학교 물리치료의 형태는 특수교육지원센터에서 순회교육을 하는 물리치료, 방과 후 활동시간의 물리치료 그리고 바우처 활동 등이다.

(3) 노인복지시설 물리치료

「노인복지법」에 근거하며 노인의료복지시설의 물리치료실은 기능회복 또는 기능감퇴를 방지하기 위하여 재활훈련에 지장이 없는 면적, 시설 그리고 장비를 갖추어야 한다. 노인복지시설 이외에도 노인여가복지시설과 재가노인복지시설에도 동법에 따라 물리치료사는 기능회복과 기능감퇴 방지를 위해 서비스를 제공할 수 있다.

(4) 바우처 제도 하의 물리치료

바우처 제도는 국민의 수요에 부응하고 질 좋은 사회 서비스 보장을 위해 노인, 장애인, 산모 그리고 아동을 대상으로 서비스를 지원하는 제도이다. 바우처(voucher)는 증서, 상품권 또는 쿠폰을 뜻한다. 일반적인 바우처는 이용 가능한 서비스의 금액이나 수량이 기재된 이용권으로 사용하고, 전자 바우처는 서비스 신청, 이용, 비용 지불의 전 과정을 전산시스템으로 처리하는 수단이다.

물리치료와 관련된 보건복지부 사회서비스 전자 바우처의 종류는 다음과 같다.

① 지역사회서비스투자사업

지자체가 지역 특성 및 주민 수요에 맞도록 기획 및 발굴한 사회 서비스 지원사업이다. 영유아발달지원서비스, 아동 · 청소년심리지원서비스, 노인 맞춤형운동처방서비스, 장애인 · 노인을 위한 돌봄여행서비스, 장애인 보조기기렌탈서비스, 다문화가정아동 발달지원서비스, 장애인 · 산모 등 건강취약계층 운동처방서비스, 성인(청년) 심리지원서비스 그리고 아동 · 청소년 심리지원서비스 등이 있다.

② 발달재활서비스

「장애아동복지지원법」(2012)에 근거하여 성장기 장애아동의 인지, 의사소통, 적응행동, 감각, 운동 등의 기능향상과 행동발달을 위한 적절한 서비스를 지원하는 것을 말한다. 장애아동 및 가족의 복지적 욕구에 적합한 서비스 지원과 정보를 제공하여 경제적 부담 경감에 목적을 두고 있다.

발달재활서비스 영역은 청능재활, 미술심리재활, 음악재활, 놀이심리재활, 재활심리, 심리운동, 행동재활, 감각재활 그리고 운동재활 등으로 구성된다. 물리치료사는 발달재활서비스 영역 중에서 운동재활 분야를 담당한다.

발달재활서비스 제공인력 자격기준은 다음의 어느 하나에 해당하는 자에 해당한다.

- 보건복지부 장관이 정하여 고시하는 발달재활서비스 관련분야의 국가자격증 또는 국가공인인정 자격증을 소지한 사람
- 「고등교육법」 제2조에 따른 학교 또는 「학점인정 등에 관한 법률」 제3조 제1항에 따라 평가 인정을 받은 학습과정을 설치 운영하는 교육훈련기관에서 보건복지부 장관이 정하여 고시하는 발달재활서비스 관련 과목 중 14과목 이상(42학점 이상을 말한다)을 이수한 사람
- 「고등교육법」 제29조의 2에 따른 대학원에서 보건복지부장관이 정하여 고시하는 발달재활서비스 관련 과목 중 7과목 이상(21학점 이상을 말한다)을 이수한 사람

요점

1. 지역사회중심재활은 모든 장애인의 재활, 기회 균등, 빈곤 감소 및 사회적 통합을 위한 일반 지역사회의 개발전략이다.
2. 장애인과 가족 입장에서 지역사회중심재활의 이점은 장애의 케어, 기능 및 독립성 향상, 장애인에 대한 이해 고취, 기본적인 니즈 충족으로 장애인과 가족의 삶의 질 향상 등이다. 지역사회 수준에서는 지역사회 내 다양성을 인식하게 되고, 지역사회 개발 활동 시 소외되는 사람이 없게 되고, 지역 자원을 활용하고, 지역 의사결정에 장애인이 참여하게 된다.
3. 방문물리치료는 병원에서 치료를 종결한 이후 가정에서 신체적 능력 향상 및 회복을 촉진해 일상에서의 독립적 생활을 목적으로 한 장애의 예방, 지지, 치료적 지원 등을 제공하는 서비스다.
4. 발달재활서비스는 장애아동 및 가족의 복지적 욕구에 적합한 서비스 지원과 정보를 제공하여 경제적 부담 경감에 목적을 두며, 물리치료사는 여러 발달재활서비스 영역 중에서 운동재활 분야를 담당한다.

연습문제 REVIEW QUESTIONS

1. 지역사회중심재활에 관한 설명으로 옳은 것은?

① 세계보건기구의 주요 재활정책으로 시작되었다.
② 의료적 모델의 관점에서 재활의 필요성을 강조한다.
③ 지역사회 내 인적 · 물적 자원은 제한적으로만 활용한다.
④ 각국의 지역사회중심재활사업은 동일한 프로그램으로 운영된다.
⑤ 국내에서는 2000년대에 들어 지역사회중심재활사업이 시범 · 운영되었다.

2. 54세 남성이 뇌출혈로 좌측편마비 진단을 받고 Y 대학병원과 주변 재활병원에서 치료를 받은 후 거주지로 복귀하였다. 이 환자는 재정적 부담과 환경문제로 재활치료를 제한적으로 이용하고 있다. 이 환자에게 지역사회 물리치료를 받을 수 있는 중심이 될 만한 곳으로 옳은 것은?

① 지역 보건소
② 지역 주민센터
③ 지역 개인의원
④ 지역 봉사센터
⑤ 지역 노인복지관

3. 성장기 장애아동의 운동, 인지, 의사소통, 적응행동, 감각 등의 기능향상과 행동발달을 위한 적절한 서비스 지원으로 옳은 것은?

① 방문물리치료
② 발달재활서비스
③ 영유아발달지원서비스
④ 전문재활병원 입원치료
⑤ 가정운동프로그램지원서비스

연습문제 답

1. ① 2. ① 3. ②

학생활동 STUDENTS ACTIVITIES

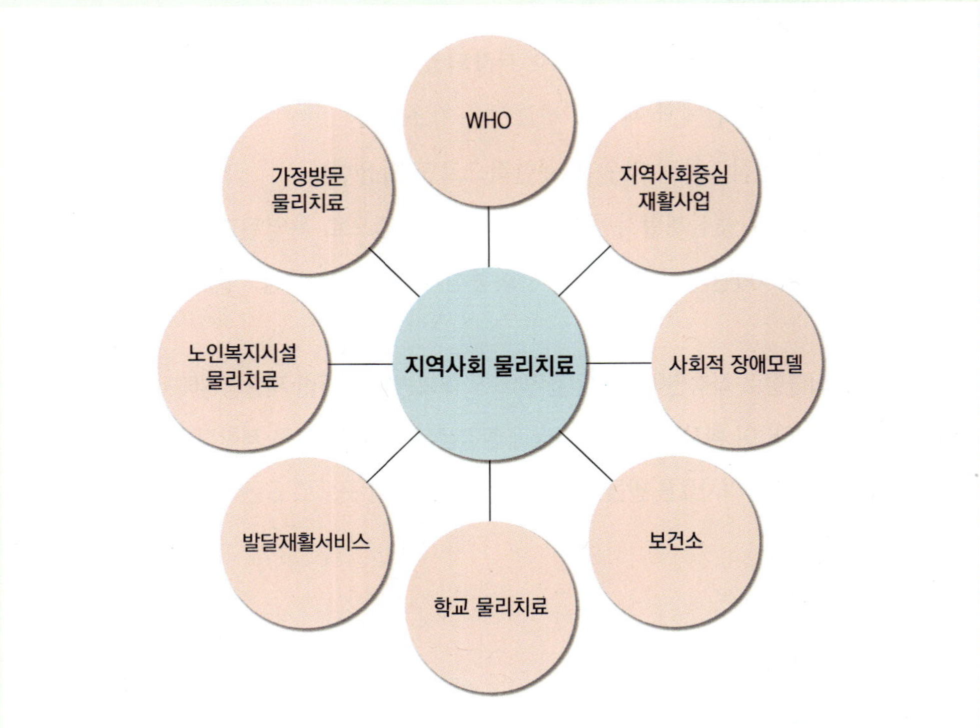

위의 관계도를 구성하는 핵심개념을 바탕으로 팀원들끼리 다음 내용에 대하여 의견을 교환해 보시오.

1. 지역사회중심재활은 무엇인가?
2. 국내의 지역사회중심재활사업에서 물리치료사의 역할은 무엇인가?
3. 지역사회 물리치료의 종류로는 무엇이 있는가?
4. 가정방문 물리치료의 기능은 무엇인가?

참고문헌 REFERENCES

1. 2021년 지역사회 통합건강증진사업 안내, 보건복지부.
2. Bonner A, Pryor J, Crockett J, et al. A sustainable approach to community-based rehabilitation in rural and remote Australia. InProceedings of the 10th National Rural Health Conference 2009 (pp. 1-10). National Rural Health Alliance.
3. Falvey JR, Krafft C, Kornetti D. The Essential Role of Home- and Community-Based Physical Therapists During the COVID-19 Pandemic. Phys Ther. 2020;100(7): 1058-1061.
4. Freburger JK, Holmes GM. Physical Therapy Use by Community-Based Older People. Phys Ther. 2005;85(1):19-33.
5. Helander E. The origins of community-based rehabilitation. Asia Pacific Disability Rehabilitation Journal. 2007;18(2):3-32.
6. LLO, UNESCO, WHO (2004). CBR: a strategy for rehabilitation, equalization of opportunities, poverty reduction and social inclusion of people with disabilities: joint position paper. Geneva: WHO.
7. Smith JM, Lee AC, Zeleznik H, et al. Home and community-based physical therapist management of adults with post-intensive care syndrome. Phys Ther. 2020;100(7):1062-1073.
8. WHO (2010). Community-based rehabilitation: CBR guidelines. Malta.

부록

APPENDIX

부록 1 ECHOWS 물리치료 병력 청취 평가도구

환자이름/등록번호: /   날짜: .   .

E: 환자와 교감을 형성한다.	수행	수행 못함	Comments
1. 자기소개 및 인사			
2. 병력청취 후 치료절차 소개			
'수행' 표기항목 수 /2			
C: 환자의 주호소를 확인한다.	**수행**	**수행 못함**	**Comments**
1. 물리치료를 받고자 하는 이유 및 증상이 나타난 부위			
2. 가정, 직장, 학교, 사회적 역할			
3. 치료 및 예방에 대한 환자의 목표 및 기대			
4. 환자가 문제라고 생각하는 것			
5. 증상을 악화 또는 경감시키는 요인, 증상의 형태(간헐적/지속적, 얼마나 오래 지속되는가?)			
6. 주 호소로 인해 이전에 했던 검사, 테스트, 중재			
'수행' 표기항목 수 /6			
H: 환자의 건강상태를 확인한다.	**수행**	**수행 못함**	**Comments**
1. 신체상태: 피로감, 약화, 발한, 야간통증, 체중감소, 정신혼동			
2. 신체계통 리뷰			
3. 수술이력: 종류 및 시기			
4. 고무 또는 약물 등에 대한 알러지 유무			
5. 기타 다른 건강상태 및 질환			
6. 복용 약의 유 · 무 및 종류			
7. 건강 습관(담배, 알코올 섭취) 및 운동			
8. 학대 이력: 가정폭력, 성적, 신체적 및/또는 정신적 학대			
9. 가족병력			
'수행' 표기항목 수 /9			
O: 환자의 정신사회학적 측면을 확인한다.	**수행**	**수행 못함**	**Comments**
1. 주 호소에 대한 환자의 인식			
2. 가족, 사회 그리고 개인 환경			
3. 환경적 장벽 및 개선사항			
'수행' 표기항목 수 /3			
W: 병력청취를 마무리하고 테스트와 측정 준비를 한다.	**수행**	**수행 못함**	**Comments**
1. 기타 다른 필요한 질문을 한다.			
2 환자에게 다음 단계인 테스트와 측정에 대해 잘 설명한다.			
'수행' 표기항목 수 /2			
수행한 항목 수의 총합: /22			

S: 병력청취 수행을 평가한다.	향상 필요: 0	만족: 1	우수: 2	Comments
1. 환자가 편안하게 느꼈고 프라이버시 존중				
2. 타당한 질문들로 잘 조직화된 인터뷰				
3. 시간조절을 잘하여 필요한 내용을 모두 인터뷰				
4. 질문전략은 적절하였다: 유도질문은 피하고 이유 있는 질문				
5. 언어소통전략: 속어 사용 금지, 환자의 질문 이해 확인				
6. 인터뷰에 방해 없이, 환자의 주의 분산 없이 문서 작성				
7. 주의 깊은 경청자세: 방향 전환이 필요할 때만 개입				
8. 환자를 존중하는 태도로 환자와 교감 형성				
9. 비언어소통전략: 대화 거리, 눈 맞춤, 대처 반응의 적절함				
10. 사회적 기술: 환자의 느낌과 신념 존중				
'S'의 총점 /20				
ECHOWS 총점 /42				

E, C, H, O 그리고 W 영역 점수 측정: '수행' 또는 '수행 못함'으로 점수 측정; S 영역은 다음과 같이 점수 측정한다: '0'=향상 필요: 검사자가 항목 수행을 못했거나 기록란에 제대로 기술하지 못했을 경우, '1'=만족: 기대한 만큼 수행한 경우, '2'=우수: 기대 이상으로 수행한 경우; 모든 항목을 점수 측정한다.

부록 2 한국판푸글메이어평가 Korean version of Fugl-Meyer Assessment, K-FMA

A. 상지(U/EXT): 앉은 자세					
I 반사			**무**		**유**
굴근: 상완이두근 및 손가락 굴근			0		2
신근: 상완삼두근			0		2
		하위총점 I (최대 4점)			
II 시너지 내에서 수의적 움직임(중력 도움 없이)			**불가**	**부분**	**완전**
굴근공동운동: 마비측 손을 비마비측 무릎에서 마비측 귀로 손을 가져감 신근시너지패턴(어깨 내전/내회전, 팔꿈치 신전, 전완 회내전)에서 굴근시너지패턴(어깨 외전/외회전, 팔꿈치 굴곡, 전완 회외전)으로 움직임	어깨	퇴축	0	1	2
		거상	0	1	2
		외전(90도)	0	1	2
		외회전	0	1	2
	팔꿈치	굴곡	0	1	2
	전완	회외전	0	1	2
신근공동운동: 마비측 손을 마비측 귀에서 비마비측 무릎으로 가져감	어깨	내전/내회전	0	1	2
	팔꿈치	신전	0	1	2
	전완	회내전	0	1	2
		하위총점 II (최대 18점)			
III 시너지가 결합된 움직임(대상 작용 없이)			**없음**	**부분**	**완전**
손 요추로 가져가기	수행불가능, 마비측 손 SIAS 앞		0		
	마비측 손이 SIAS 뒤(보상작용 없음)			1	
	마비측 손이 요추로(보상작용 없음)				2
어깨 굴곡 0~90도	즉각 외전 또는 팔꿈치 굴곡		0		
팔꿈치 0도	움직임 동안 외전 또는 팔꿈치 굴곡			1	
회내전-회외전 0도	어깨 90도 굴곡, 팔꿈치는 0도 유지				2
회내전-회외전	회내전/회외전 불가능, 시작자세 취하지 못함		0		
팔꿈치 0도	움직임 동안 제한된 회내전/회외전			1	
어깨 0도	자세를 유지하며 완전 회내전/회외전				2
		하위총점 III (최대 6점)			
IV 시너지가 거의 나타나지 않거나 수의적 움직임			**없음**	**부분**	**완전**
어깨 굴곡 0~90도	즉각적인 회외전 또는 팔꿈치 굴곡		0		
팔꿈치 0도	움직임 동안 회외전 또는 팔꿈치 굴곡			1	
전완 회내전	팔꿈치 신전과 전완 회내전 유지하며 외전 90도				2
어깨 굴곡 90~180도	즉각적인 외전 또는 팔꿈치 굴곡		0		
팔꿈치 0도	움직임 동안 외전 또는 팔꿈치 굴곡			1	
회내전-회외전 0도	팔꿈치 0도 유지하며 완전 굴곡				2
회내전/회외전	회내전/회외전 불가능. 시작자세 취하지 못함		0		
팔꿈치 0도	팔꿈치 신전은 유지하지만 제한된 회내전/회외전			1	
어깨 30~90도 굴곡	팔꿈치 신전을 유지하면서 완전 회내전/회외전				2
		하위총점 IV (최대 6점)			

V 정상 반사(IV부에서 6점 만점을 얻은 경우만 평가)		없음	부분	완전
상완이두근, 상완삼두근, 손가락 굴곡	Ⅳ부에서 0점 또는 3회 중 2회에서 현저한 항진 1회의 현저한 항진 또는 2회의 항진 1회의 항진, 현저한 항진은 없음	0	1	2
	하위총점 V (최대 2점)			
	A 총점 (최대 36점)			
B. 손목(Wrist): 자세유지를 위해 팔꿈치를 잡아준다. 손목은 잡지 않는다. 검사 전에 PROM을 체크한다.		**없음**	**부분**	**완전**
손목 배측굴곡 15도 팔꿈치 굴곡 90도, 전완 회내전 어깨 0도	능동적 배측굴곡 15도 미만 배측굴곡 15도, 저항은 주지 않음 저항에 대해 자세 유지	0	1	2
배측굴곡/저측굴곡 반복 팔꿈치 굴곡 90도, 전완 회내전 어깨 0도, 손가락 약간 굴곡	수의적으로 수행 못함 제한된 능동 관절운동범위 부드럽게, 완전 능동 관절운동범위	0	1	2
손목 배측굴곡 15도 팔꿈치 0도, 전완 회내전 어깨 약간 굴곡/외전	능동적 배측굴곡 15도 미만 배측굴곡 15도, 저항은 주지 않음 저항에 대해 자세 유지	0	1	2
배측굴곡/저측굴곡 반복 팔꿈치 0도, 전완 회내전 어깨 약간 굴곡/외전	수의적으로 수행 못함 제한된 능동 관절운동범위 부드럽게, 완전 능동 관절운동범위	0	1	2
회선(circumduction)	수의적으로 수행 못함 급속(jerky) 움직임 또는 불완전 회선 부드럽게 완전 회선	0	1	2
	B 총점 (최대 10점)			
C. 손(Hand): 팔꿈치 90도 굴곡 유지, 손목지지 없음. 물건을 손에 쥐고 능동적으로 쥐게 함		**없음**	**부분**	**완전**
집단굴곡(mass flexion) 완전 능동 또는 수동 신전에서 시작		0	1	2
집단 신전(mass extension) 완전 능동 또는 수동 굴곡에서 시작		0	1	2
쥐기(Gasp)				
제 2~5지 PIP 및 DIP 굴곡, MCP 신전	수행 못함 자세는 유지하지만, 약함 저항에 대해 자세 유지함	0	1	2
엄지 내전 엄지 CMC, MCP IP 0도, 엄지와 제 2지 MCP 사이에 종이를 끼움	수행 못함 종이는 쥐지만 저항을 이기지 못함 저항에 대해 종이를 쥐고 있음	0	1	2
엄지 대립 엄지와 검지로 펜을 잡게 하고 위쪽으로 저항을 줌	수행 못함 펜은 쥐지만 저항을 이기지 못함 저항에 대해 펜을 쥐고 있음	0	1	2
원통 쥐기(cylinder grip) 엄지와 네 손가락으로 작은 캔을 쥐게 하고 위쪽으로 저항을 줌	수행 못함 캔은 쥐지만 저항을 이기지 못함 저항에 대해 캔을 쥐고 있음	0	1	2

구형 쥐기(spherical grip) 손가락 외전/굴곡, 엄지와 네 손가락으로 테니스 공 쥐기	수행 못함 공을 쥐지만 저항을 이기지 못함 저항에 대해 공을 쥐고 있음	0	1	2
	C 총점 (최대 14점)			
D. 협응력/속도: 양팔로 1회 시도 후, 눈을 가리고 검지 끝으로 무릎에서 코로 가져가기를 최대 빠르게 5회 실시		**뚜렷함**	**약간**	**없음**
떨림(Tremor)		0	1	2
운동조절이상(dysmetria)	심함 또는 비조직적 약함 그리고 조직적 운동조절이상 없음	0	1	2
		>5초	**2~5초**	**<1초**
시간(time)	비마비측보다 5초 이상 느림 비마비측보다 2~5초 느림 마비측과 비마비측 차이가 1초 이하	0	1	2
	D 총점 (최대 6점)			
	A~D 총점 (최대 66점)			

H. 감각(상지): 눈을 가리고 시행, 비마비측과 비교		**감각 없음**	**감각 저하**	**정상**
가벼운 터치(light touch)	위팔, 전완	0	1	2
	손바닥	0	1	2
		없음 3/4 미만 정확	**3/4 정확 상당한 차이**	**100% 정확 거의 차이 없음**
자세(position) 약간의 자세 변경	어깨	0	1	2
	팔꿈치	0	1	2
	손목	0	1	2
	엄지(IP-관절)	0	1	2
	H 총점 (최대 12점)			

J. 수동적 관절 동작: 상지				**수동 움직임 시 관절 통증:** 상지		
앉은 자세, 비마비측과 비교	몇 도 정도의 약간의 감소 (어깨 10도 미만)	감소	정상	동작 끝에서 심한, 지속적 통증	약간 통증	통증 없음
어깨						
굴곡(0~180도)	0	1	2	0	1	2
외전(0~90도)	0	1	2	0	1	2
외회전	0	1	2	0	1	2
내회전	0	1	2	0	1	2
팔꿈치						
굴곡	0	1	2	0	1	2
신전	0	1	2	0	1	2
전완						
회내전	0	1	2	0	1	2
회외전	0	1	2	0	1	2

손목 굴곡 신전	 0 0	 1 1	 2 2	 0 0	 1 1	 2 2
손가락 굴곡 신전	 0 0	 1 1	 2 2	 0 0	 1 1	 2 2
총점 (최대 24점)				**총점** (최대 24점)		

A. 상지	/36
B. 손목	/10
C. 손	/14
D. 협응력/속도	/6
총점 A~D (운동기능)	/66

H. 감각	/12
J. 수동 관절 동작	/24
J. 관절 통증	/24

한국판푸글메이어평가(하지 감각운동 기능 평가)

E. 하지(L/EXT): 바로 누운 자세				
I 반사		**무**		**유**
굴근: 무릎 굴근		0		2
신근: 슬개골, 아킬레스건		0		2
	하위총점 I (최대 4점)			
II 시너지 내에서 수의적 움직임(바로 누운 자세)		**불가**	**부분**	**완전**
굴근공동운동: 최대 힙 굴곡(외전/외측회전), 무릎 및 발목관절에서 최대 굴곡(건 원위부를 촉진하여 능동 무릎 굴곡을 확인함)	힙 굴곡	0	1	2
	무릎 굴곡	0	1	2
	발목 배측굴곡	0	1	2
신근공동운동: 굴근공동운동자세에서 힙 신전/내전, 무릎 신전 및 발목관절 저측굴곡, 저항을 주어 능동 움직임을 확인하고, 움직임과 근력 모두 평가한다.	힙 신전	0	1	2
	내전	0	1	2
	무릎 신전	0	1	2
	발목 저측굴곡	0	1	2
	하위총점 II (최대 14점)			
III 시너지가 결합된 움직임(앉은 자세, 의자/침대 끝에서 무릎 10cm 앞으로)		**없음**	**부분**	**완전**
무릎 굴곡: 능동 혹은 수동으로 무릎 신전 상태에서	능동 움직임 없음	0		
	무릎 굴곡 90도 이하, 슬굴곡근건 촉진됨		1	
	무릎 굴곡 90도 이상, 슬굴곡근건 촉진됨			2
발목 배측굴곡: 비마비측과 비교	능동 움직임 없음	0		
	제한된 배측굴곡		1	
	완전 배측굴곡			2
	하위총점 III (최대 4점)			
IV 시너지가 거의 나타나지 않거나 완전한 수의적 움직임(선 자세. 힙 0도)		**없음**	**부분**	**완전**
무릎 굴곡 90도 힙 0도, 균형 유지를 위해 잡아줘도 됨	능동 움직임 없음/힙 굴곡이 바로 동반됨	0		
	무릎 굴곡 90도 미만 또는 움직임 동안 힙 굴곡		1	
	힙 굴곡 없이 무릎 굴곡 90도			2
발목 배측굴곡 비마비측과 비교	능동 움직임 없음	0		
	제한된 배측굴곡		1	
	완전 배측굴곡			2
	하위총점 IV (최대 4점)			
V 정상 반사(바로 누운 자세, IV부에서 4점 만점을 얻은 경우만 평가, 비마비측과 비교)		**없음**	**부분**	**완전**
반사 무릎 굴근 아킬레스건, 슬개골	IV부에서 0점 또는 3회 중 2회에서 현저한 항진	0		
	1회의 현저한 항진 또는 2회의 항진		1	
	1회의 항진, 현저한 항진은 없음			2
	하위총점 V (최대 2점)			
	E 총점 (최대 28점)			

F. 협응력/속도: 바로 누운 자세. 양쪽 다리로 1회 시도 후, 눈을 가리고 발뒤꿈치로 반대쪽 무릎 슬개골 위로 가져오기를 최대 빠르게 5회 실시)		**뚜렷함**	**약간**	**없음**
떨림(Tremor)		0	1	2
운동조절이상(dysmetria)	심함 또는 비조직적	0		
	약함 그리고 조직적		1	
	운동조절이상 없음			2
		>5초	**2~5초**	**<1초**
시간(time)	비마비측보다 5초 이상 느림	0		
	비마비측보다 2~5초 느림		1	
	마비측과 비마비측 차이가 1초 이하			2
	F 총점 (최대 6점)			
	E~F 총점 (최대 34점)			

H. 감각(하지): 눈을 가리고 시행, 비마비측과 비교		**감각 없음**	**감각 저하**	**정상**
가벼운 터치(light touch)	다리	0	1	2
	발	0	1	2
		없음 3/4 미만 정확	**3/4 정확 상당한 차이**	**100% 정확 거의 차이 없음**
자세(position) 약간의 자세 변경	힙	0	1	2
	무릎	0	1	2
	발목	0	1	2
	엄지(IP-관절)	0	1	2
	H 총점 (최대 12점)			

J. 수동적 관절 동작: 하지					**수동 움직임 시 관절 통증:** 하지		
앉은 자세, 비마비측과 비교		몇 도 정도의 약간의 감소 (어깨 10도 미만)	감소	정상	동작 끝에서 심한, 지속적 통증	약간 통증	통증 없음
힙	굴곡	0	1	2	0	1	2
	외전	0	1	2	0	1	2
	외측회전	0	1	2	0	1	2
	내측회전	0	1	2	0	1	2
무릎	굴곡	0	1	2	0	1	2
	신전	0	1	2	0	1	2
발목	배측굴곡	0	1	2	0	1	2
	저측굴곡	0	1	2	0	1	2
발	내회전	0	1	2	0	1	2
	외회전	0	1	2	0	1	2
총점 (최대 20점)					**총점** (최대 20점)		

E. 하지	/28
F. 협응력/속도	/6
총점 E~F (운동기능)	/34

H. 감각	/12
J. 수동 관절 동작	/20
J. 관절 통증	/20

부록 3 아동용 가설지향알고리즘

■ **제 1단계:** 초기가설(Initial hypotheses)

치료사가 검사를 시작하기 전 단계이다. 아동의 연령을 고려해서 초기가설을 세우고 다음 단계에 무엇을 해야 할지 마음 속으로 생각해본다. 아동의 연령을 고려한다는 것은 대운동기술뿐 아니라 사회적, 교육적, 가족 활동 등을 복합적으로 염두에 두고 생각해야 한다는 의미이다. 사회적 역할 및 기능은 ICF의 참여 수준에 해당하며 앞으로의 검사 및 중재에 반드시 포함될 내용이다.

그리고 의학적 진단명과 관련해서 예상되는 일차적, 이차적 손상을 고려한다. 예를 들어 다운증후군 아동이라면 심장질환, 저긴장증(hypotonia) 관련 문제, 근육골격계통 및 팔 · 다리 길이와 같은 신체역학적 문제들이 생길 것이다. 경직형 사지마비아동은 특정 관절의 움직임이 제한될 위험성, 섭식장애, 경기 등의 문제가 심각하다. 치료사는 이와 같은 앞으로 발생할 수 있는 문제들을 예측함으로써 검사과정의 기본 틀을 계획하고, 미리 치료의 큰 그림을 구상할수 있다.

■ **제 2단계:** 초기 자료수집(Initial data collection)

치료사는 의무기록지, 환자 및/또는 가족과의 인터뷰에서 초기자료를 수집한다. 아동의 의학적 진단명과 과거 병력을 고려해 필요한 정보를 구하고, 인터뷰 동안 아동과 부모를 관찰하여 아동이 앞으로 어떻게 발달할 것인지에 관해 생각해 본다. 이 단계에서 수집한 자료를 바탕으로 제 1단계에서 예상했던 아동의 앞으로의 발달상태를 좀 더 구체화시킬 수 있다. 부모 인터뷰에서 치료와 관련해서 환경 요인과 치료를 받으려는 이유를 분명히 이해한다. 이 단계에서 아동 및 가족 관점에서 바라는 치료목표 및 기능적 결과를 파악할 수 있다. GAS 또는 COPM 같은 평가도구를 사용하면 아동/가족이 기대하는 치료적 목표를 더욱 잘 이해할 수 있다. 초기 자료수집을 마치면 아동의 기능적 발달에 대한 이미지를 보다 구체화시켜 어떤 부분에 대한 검사와 측정을 해야 할 것인지 가정할 수 있게 된다.

■ **제 3단계:** 문제 진술(Problem statement)

물리치료를 받으려는 이유가 구체화되는 단계이다. 아동과 실제로 손으로 접촉하며(manually) 검사를 시작하기 전에 아동의 문제점을 정확하게 파악하고 아동/가족의 치료목표를 분명히 이해한다.

■ **제 4단계:** 목표의 가설화(Hypothesize goals)

치료사는 이전 단계에서 확인한 문제점을 바탕으로 기능적 단기목표와 장기목표를 가정하고 필요한 검사를 진행한다. 이 단계에서 치료적 목표로 가정했다고 해서 반드시 실제 치료목표로 정해지는 것은 아니다. 목표를 가정함으로써 검사와 측정의 우선순위를 정하기가 쉬워지고 검사과정이 아동 및 가족의 목표에 초점을 두고 진행된다는 것을 확실히 하는 것이다. 쉬운 예로, GMFCS 제 5단계(스스로 움직일 수 없다)의 10세의 경직형 사지마비아동을 둔 가족의 주관적인 치료목표는 아동이 걷는 것이다. Hanna 등이 2008년 발표한 GMFCS 단계별 뇌성마비아동의 대동작기능발달 곡선에 따르면 10세, GMFCS 제 5단계의 아동이 걸을 수 있는 가능성은 없다. 질 높은 근거에 따라 아동의 예후에 대한 이 같은 의사결정이 내려졌다 해도 치료사는 아동/가족의 바램을 고려하는 것이 좋다. 예를 들어 치료사가 아동을 지지하여 세워 놓은 다음 발로 체중을 지지하고 발걸음을 뗄 수 있는지 검사한다. 물론, 실제로 걷기와 관련된 치료계획을 세울 것은 아니지만 말이다.

- **제 5단계:** 검사계획(Examination planning)

치료사는 아이를 실제로 만지면서 검사할 계획을 세운다. 신체계통 문진(system review), 표준화된 검사, 보행분석, 골격계통의 정렬상태, 관절가동범위, 균형/자세조절, 근력, 움직임의 여러 가지 질적인 면을 검사한다.

- **제 6단계:** 검사(Examination)

제 6단계에서는 실제로 테스트와 측정을 통한 검사가 이뤄진다. 이 과정에서 아동/가족에서 어떤 검사를 할 것인지 미리 설명하고 검사 후에는 결과를 간략하게라도 설명해주면서 공감대를 형성해나간다.

- **제 7단계:** 평가(Evaluation)

검사 단계에서 수집한 자료를 통합적으로 해석한다. 평가 과정이 효율적으로 진행될 수 있도록 몇 가지 질문을 사용할 수 있다. 예를 들어 학령기 아동이라면 다음과 같은 질문이 유용할 것이다. “아동이 잘하는 것은 무엇인가?”, “손상, 활동 또는 참여 수준에서 나타나는 문제점은 무엇이며, 전반적 기능에 각각 어떠한 영향을 미치는가?”, “아동의 문제점들이 연령에 적합한 참여 활동에 어떤 식으로 영향을 미치는가?”, “현재의 문제점들이 잠재적으로 더 큰 문제를 불러올 가능성이 있는가? 그럴 경우 예방은 가능한가? 구체적으로 어떤 중재법이 예방적 조처가 될 것인가?”, “아동과 가족의 환경에 변화가 있는가? 그럴 경우 아동의 기능에 어떤 영향을 미칠 것인가?”, “아동의 기능은 1년 후에 어떻게 달라질 것인가?”, “현재 무엇에 초점을 두어야 앞으로 독립성과 기능을 극대화시킬 수 있는가?”

위와 같은 질문들을 잘 활용하기 위하여 제 1단계에서 가졌던 아동의 이미지를 떠올려 본다. 아동의 연령, 성별, 사회적 기대, 연령 적합한 사회적 역할 및 기능 수행에 영향을 미칠 수 있는 환경적 장벽 등을 고려한다.

- **제 8단계:** 진단 및 예후(Diagnosis and prognosis)

치료사는 물리치료 진단 및 예후를 내려야 한다. 물리치료 진단에서 통증, 특정한 자세와 움직임에 대한 기능적 장애를 확인한다. 제 6~8단계까지 수집한 정보를 근거로 아동의 기능적 발달에 대한 이미지를 구체화시켜 가정한 목표가 달성 가능할 것인지 결정한다. 목표 달성이 힘들 것으로 판단될 경우 목표를 수정해야 하는데, 이때도 여전히 아동의 독립성 획득 및 최대화라는 기본 목표 아래 가족의 목표와 검사결과를 복합적으로 반영하는 노력이 필요하다. 이 단계에서 아동 및 가족의 치료결과에 대한 기대와 실제로 성취 가능한 기능의 향상 사이에 간격을 줄여 최대한 실현가능한 목표를 설정해야 한다.

아동의 건강(wellness), 움직임의 양과 질의 부족으로 발생할 수 있는 문제점의 예방, 체중관리 등도 신경써야 한다. 예를 들어 성장으로 인해 작아진 적응장비의 조정이나 교체, 건강상태 변화에 따른 홈 프로그램의 재교육 등이 있다. 이때도 마찬가지로 가족과 함께 상의하여 진행한다.

■ **제 9단계:** 중재계획(General intervention planning)

협조, 의사소통, 문서화, 아동/가족 교육 지도, 절차적 중재(procedural intervention) 등의 각 요소를 고려하여 중재를 계획한다. 이 단계에서는 다음의 질문들이 유용할 것이다.

- 아동과 가족에게 특별히 필요한 협조사항이 있는가?
- 특별히 고려할 안전사고 또는 주의사항이 있는가?
- 치료목표 달성에 현재 아동의 장점을 활용할 수 있는가?
- 어떻게 치료환경을 구성하여 최적의 중재가 이루어지게 할 것인가?
- 아동에게 필요한 동기유발 및 놀이전략은 무엇인가?
- 주로 어떤 자세와 움직임이 치료에 효과적일 것인가?
- 치료시간에 피해야 할 자세와 움직임이 있다면 무엇인가?
- 다른 치료전문가들의 목표도 고려한 치료인가?
- 아동 및 가족이 특별히 바라는 치료목표는 무엇인가?
- 어떤 전략을 써야 치료효과가 일상 생활 속으로 이행(carryover)될 것인가?
- 가정에서 아동 스스로 또는 가족이 제공할 수 있는 중재 및 주의점은 무엇인가?

■ **제 10단계:** 치료 회기별 중재계획(Intervention session planning)

이 단계에서는 치료 회기별 치료계획을 세운다. 치료목표는 제 8단계에서 계획한 기능적 목표를 성취하는 것이다. 다음의 질문에서 구한 요인들을 고려하여 아동별로 중재를 계획한다.

- 기능적 목표를 구성하는 과제의 요소 및 요구사항은 무엇인가?
- 과제를 궁극적으로 수행할 환경의 요소 및 요구사항은 무엇인가?
- 목표 달성에 긍정적 영향을 미칠 수 있는 아동이 갖고 있는 장점은 무엇인가?
- 목표 과제를 기준으로 아동의 움직임 레퍼토리에서 결여된 요소는 무엇인가? 궁극적으로 이 과제를 수행할 기능적 환경에서 고려할 점은 무엇인가?

치료계획을 아무리 구체적으로 세웠더라도, 계획대로 되지 않을 때도 있다. 우리 주변에서 쉽게 볼 수 있는 아이들을 생각해 보자. 아이들은 관심이 옮겨가는 대로 움직인다. 기능적 목표를 바탕으로 수립된 치료계획 하에 아동이 관심을 갖는 활동 속에서 치료를 진행해야 한다. 예를 들어 독립보행을 하는 어떤 아동의 평가 결과, 한 장소에서 다른 장소로 이동할 때 앞정강근(tibialis anterior)의 편심성 수축(eccentric contraction) 요소가 결여되어 있다고 가정해보자. 보행에서 발끝 떼기를 할 때 앞정강근 편심성 수축이 일어나야 발목의 안정성을 유지할 수 있다. 이 요소는 보행이라는 기능적 활동을 구성하는 필수 요소이다. 치료사는 이 요소를 연습 및 훈련 시킬 목적으로 뒤꿈치 들고 걷기활동을 계획했지만, 아동은 전혀 관심이 없는 상황이다. 이제 어떻게 해야 하겠는가? 이때는 아동이 흥미를 느끼는 앞정강근의 편심성 수축이 포함된 다른 활동으로 유연하게 바꿔 치료한다. 아동이 관심을 갖고 참여할 수 있는 활동 속에서 치료가 이루어져야 한다.

■ **제 11단계:** 자기성찰(Reflection)

중재의 효과와 아동의 운동기능 향상에 대하여 곰곰이 생각해본다. 바로 이 부분이 HOP-FA의 핵심요소로써 치료사는 지속적으로 아동의 향상 및 치료의 필요성을 모니터링한다. 이를 위하여 다음과 같은 질문이 도움이 될 수 있다.

- 이번 치료 회기의 효과는 무엇인가? 지난 시간에 비해 나아진 점은 무엇인가?
- 중재 효과를 높이기 위하여 다음 치료 시간에 수정할 것은 무엇인가?
- 목표 및 치료결과가 예상한 방향대로 진행되고 있는가? 긍정적 방향이라면 원인이 무엇인가? 부정적 방향이라면 또 그 원인은 무엇인가? 최적의 효과가 나타나고 있는가?
- 목표 달성 및 아동의 향후 기능적 독립성을 극대화하기 위하여 치료계획을 수정할 필요가 있는가? 재검사는 정기적으로 이루어지는가? 치료종결 계획에 변화가 있는가?

■ **제 12단계:** 정기적 재검사(Formal re-examination)

초기에 실시했던 테스트와 측정검사를 주기적으로 재실시하여 운동기능 향상을 모니터링하고 재검사 결과에 따라 중재를 유지하거나 수정한다.

부록 4 한국판몸통손상척도 Korean version of Trunk Impairment Scale, K-TIS

항목마다 시작자세는 동일하다. 환자는 침대 또는 치료 테이블 가장자리에 기대거나 손을 짚지 않고 앉는다. 허벅지는 침대나 테이블에 완전히 닿아야 하고, 발은 엉덩이 너비만큼 벌려 바닥에 편평하게 닿게 한다. 무릎은 90도 굴곡시킨다. 양팔은 다리 위에 올려 놓는다. 평가 중 마비측 팔에 긴장도가 높아지면 다시 시작자세로 취하게 한다. 머리와 몸통은 가운데로 정렬시킨다. 환자가 첫 항목에서 0점이면 'TIS 총점'은 0점이다. 항목마다 3회 수행시킨 후 가장 높은 점수를 선택한다. 환자가 평가항목을 별도로 연습하지 않도록 한다. 치료사는 환자가 항목을 수행할 때 '구두(verbal)'로 피드백을 줄 수 있다. 말로 항목수행에 관해 설명하거나 필요하다면 직접 시범을 보여주어도 된다.

연락처: 고주연
E-mail: 7806218@hanmail.net

Static sitting balance			
1	시작자세	• 환자가 팔로 지지하지 않으면 넘어지거나 10초 동안 시작자세를 유지하지 못한다. • 10초 동안 시작자세를 유지한다. *'0'점인 경우 TIS의 총점은 '0점'*	□ 0 □ 2
2	시작자세에서 치료사가 비마비측 다리를 마비측 다리 위로 교차시킨다.	• 환자가 팔로 지지하지 않으면 넘어지거나 10초 동안 시작자세를 유지하지 못한다. • 환자가 앉은 자세를 10초 동안 유지한다.	□ 0 □ 2
3	시작자세에서 환자가 비마비측 다리를 마비측 다리 위로 교차시킨다.	• 환자가 넘어진다. • 환자가 침대나 테이블에 팔의 지지 없이 다리를 교차시키지 못한다. • 환자가 다리를 교차시키지만 몸통이 10cm 이상 뒤로 기울어지거나 손으로 다리를 넘긴다. • 환자가 몸통을 뒤로 기울이거나 손을 쓰지 않고 다리를 교차시킨다.	□ 0 □ 1 □ 2 □ 3
		Total static sitting balance	**/7**
Dynamic sitting balance			
1	시작자세에서 환자에게 마비측 팔꿈치가 침대나 테이블에 닿게(마비측 체간은 짧게 하고 비마비측은 길게 함으로서) 한 후 시작자세로 돌아오게 한다.	• 환자가 넘어지거나, 상지로 기대거나, 팔꿈치가 침대나 테이블에 닿지 않는다. • 환자가 도움 없이 능동적으로 움직이고, 팔꿈치가 침대나 테이블에 닿는다. *'0점'인 경우 2번 및 3번 항목도 '0점' 처리한다.*	□ 0 □ 1
2	1번 항목을 반복한다.	• 환자가 치료사의 지시대로 수행하지 못하거나 마비측 체간이 길어지고 비마비측이 짧아진다. • 환자가 적절히 마비측 체간은 짧게, 비마비측은 길게 한다. *'0점'인 경우 3번 항목도 '0점' 처리한다.*	□ 0 □ 1
3	1번 항목을 반복한다.	• 환자가 다음과 같은 보상작용을 한다: (1) 상지의 사용, (2) 반대쪽 고관절 외전, (3) 고관절 굴곡(팔꿈치가 대퇴골 근위부 1/2을 지나서 테이블이나 침대에 닿는 경우), (4) 슬관절 굴곡, (5) 발의 미끄러짐 • 환자가 보상작용 없이 움직인다.	□ 0 □ 1
4	시작자세에서 환자에게 비마비측 팔꿈치가 침대나 테이블에 닿게(비마비측 체간을 짧게 하고 마비측은 길게 함으로써) 한 후 시작자세로 돌아오게 한다.	• 환자가 넘어지거나, 상지로 기대거나, 팔꿈치가 침대나 테이블에 닿지 않는다. • 환자가 도움 없이 능동적으로 움직이고, 팔꿈치가 침대나 테이블에 닿는다. *'0점'인 경우 5번 및 6번 항목도 '0점' 처리한다.*	□ 0 □ 1

5	4번 항목을 반복한다.	• 환자가 치료사의 지시대로 수행하지 못하거나 마비측 체간이 짧아지고 비마비측이 길어진다. • 환자가 적절히 비마비측 체간을 짧게, 마비측은 길게 한다. *'0점'인 경우 6번 항목도 '0점' 처리한다.*	□ 0 □ 1
6	4번 항목을 반복한다.	• 환자가 다음과 같은 보상작용을 한다: (1) 상지의 사용, (2) 반대쪽 고관절 외전, (3) 고관절 굴곡(팔꿈치가 대퇴골 근위부 1/2을 지나서 테이블이나 침대에 닿는 경우), (4) 슬관절 굴곡, (5) 발의 미끄러짐 • 환자가 보상작용 없이 움직인다.	□ 0 □ 1
7	시작자세에서 환자에게 침대나 테이블에서 마비측 골반을 들어 올리고(마비측 체간은 짧게 하고 비마비측을 길게 함으로써) 다시 시작자세로 돌아온다.	• 환자가 치료사의 지시대로 수행하지 못하거나 마비측 체간이 길어지고 비마비측이 짧아진다. • 환자가 적절히 마비측 체간을 짧게, 비마비측은 길게 한다. *'0점'인 경우 8번 항목도 '0점' 처리한다.*	□ 0 □ 1
8	7번 항목을 반복한다.	• 환자가 다음과 같은 보상작용을 한다: (1) 상지의 사용, (2) 마비측 발꿈치 들기(push off: 발뒤꿈치가 바닥에서 떨어짐) • 환자가 보상작용 없이 움직인다.	□ 0 □ 1
9	시작자세에서 환자에게 침대나 테이블에서 비마비측 골반을 들어 올리고(비마비측 체간은 짧게 하고 마비측을 길게 함으로써) 다시 시작자세로 돌아온다.	• 환자가 치료사의 지시대로 수행하지 못하거나 비마비측 체간이 길어지고 마비측이 짧아진다. • 환자가 적절히 비마비측 체간을 짧게 하고 마비측은 길게 한다. *'0점'인 경우 10번 항목도 '0점' 처리한다.*	□ 0 □ 1
10	9번 항목을 반복한다.	• 환자가 다음과 같은 보상작용을 한다: (1) 상지의 사용, (2) 비마비측 발뒤꿈치 들기(push off: 발뒤꿈치가 바닥에서 떨어짐) • 환자가 보상작용 없이 움직인다.	□ 0 □ 1
		Total dynamic sitting balance	/10
Co-ordination			
1	시작자세에서 환자에게 상부 체간을 6회 회전시키는데(양쪽 어깨가 앞으로 3회 움직여야 함), 마비측부터 움직여야 하고 머리는 시작자세로 유지해야 한다.	• 마비측이 3회 움직이지 않는다. • 회전이 비대칭적으로 일어난다. • 회전이 대칭적으로 일어난다. *'0점'인 경우 2번 항목도 '0점' 처리한다.*	□ 0 □ 1 □ 2
2	6초 내에 1번 항목을 반복한다.	• 회전이 비대칭적으로 일어난다. • 회전이 대칭적으로 일어난다.	□ 0 □ 1
3	시작자세에서 환자에게 하부 체간을 6회 회전시키는데(양쪽 무릎이 앞으로 3회 움직여야 함), 마비측부터 움직여야 하고, 상부 체간은 시작자세로 유지해야 한다.	• 마비측이 3회 움직이지 않는다. • 회전이 비대칭적으로 일어난다. • 회전이 대칭적으로 일어난다. *'0점인 경우 4번 항목도 '0점' 처리한다.*	□ 0 □ 1 □ 2
4	6초 내에 1번 항목을 반복한다.	• 회전이 비대칭적으로 일어난다. • 회전이 대칭적으로 일어난다.	□ 0 □ 1
		Total co-ordination	/6
		Total Trunk Impairment Scale	/23

부록 5 한국판대동작기능평가 Korean version of Gross Motor Function Measure, K-GMFM

K-Gross Motor Function Measure (GMFM)
SCORE SHEET (K-GMFM-88 and K-GMFM-66 scoring)

아동이름: ____________________ **등록번호:** ____________________

평가일: 년 월 일

GMFCS Level[1]

생년월일: 년 월 일

☐ ☐ ☐ ☐ ☐
I II III IV V

생활연령: 세 개월

평가환경(치료실, 옷차림, 시간, 기타)

평가자: ____________________

GMFM은 뇌성마비 아동의 시간의 경과에 따른 대동작기능의 변화를 측정해주는 타당도를 갖춘 표준화된 관찰형 평가도구이다. 점수기준은 아래와 같다. 하지만 대부분의 항목은 각 점수에 대한 기준이 따로 명시되어 있다. 각 항목의 점수 측정 시에 반드시 지침을 사용한다.

점수기준
0: 동작을 시작하지 못한다.
1: 동작을 시작한다.
2: 동작을 부분적으로 수행한다.
3: 동작을 완전히 수행한다.
NT: 평가 못함(GMAE 점수측정*에 사용됨)

GMFM-66 GMAE를 사용할 경우 '0'점(아동이 시도하지 않음)을 맞은 항목과 평가 못함(NT) 항목을 구별해야 한다.

* GMFM-66 GMAE 소프트웨어는 GMFM 매뉴얼(2002)에 포함되어 있다. 이 소프트웨어의 장점은 서열척도를 구간척도로 변환시켜 주는 데 있다. 이는 아동 능력에 대한 추정치를 보다 정확하게 제공해 주고, 능력수준에 상관없이 변화에 똑같이 민감하게 반응한다. GMFM-66 점수 계산에 사용된 항목은 음영으로 처리되고 별표(*)로 확인된다. GMFM-66은 뇌성마비 아동에게만 사용한다.

연락그룹 연락처: Dianne Russell, Canchild Centre for Childhood Disability Research, McMaster University, Institute for Applied Health Sciences, McMaster University, 1400 Main St. W., Rm. 408, Hamilton, L8S 1C7; 전화번호: 1 905 525-9140 내선: 27850; 팩스: 1 905 522-6095

대한민국 연락그룹 연락처: 김민영, 고주연, 오명화; 전화번호: 053-320-1347; E-메일: kgmfm.korea@gmail.com

[1]GMFCS level은 운동기능의 심한 정도를 분류해준다. 정의는 '한국판대동작기능평가' 부록 1. 참조(2002)

해당 점수에 (√)표시하시오: 평가 못함(NT) 항목이 있는 경우, 오른쪽 열의 항목번호에 동그라미로 표시한다.

항목	A. 눕기와 뒤집기(LYING & ROLLING)	점수	NT
1.	머리를 신체중심선에 두고 바로 누운 자세: 팔 다리를 대칭으로 유지하며 머리를 돌린다.	0☐ 1☐ 2☐ 3☐	1.
*2.	바로 누운 자세: 양손을 신체중심선으로 움직여 양쪽 손가락을 서로 만지작거린다	0☐ 1☐ 2☐ 3☐	2.
3.	바로 누운 자세: 머리를 45도 들어 올린다.	0☐ 1☐ 2☐ 3☐	3.
4.	바로 누운 자세: 오른쪽 고관절과 무릎을 완전한 범위까지 굴곡한다	0☐ 1☐ 2☐ 3☐	4.
5.	바로 누운 자세: 왼쪽 고관절과 무릎을 완전한 범위까지 굴곡한다	0☐ 1☐ 2☐ 3☐	5.
*6.	바로 누운 자세: 오른팔을 뻗고, 오른손이 신체중심선을 넘어 장난감 쪽으로 간다.	0☐ 1☐ 2☐ 3☐	6.
*7.	바로 누운 자세: 왼팔을 뻗고, 왼손이 신체중심선을 넘어 장난감 쪽으로 간다.	0☐ 1☐ 2☐ 3☐	7.
8.	바로 누운 자세: 오른쪽으로 뒤집는다.	0☐ 1☐ 2☐ 3☐	8.
9.	바로 누운 자세: 왼쪽으로 뒤집는다.	0☐ 1☐ 2☐ 3☐	9.
*10.	엎드려 누운 자세: 머리를 똑바로 든다.	0☐ 1☐ 2☐ 3☐	10.
11.	전완으로 지지하고 엎드려 누운 자세: 머리를 똑바로 들고, 팔꿈치는 펴고, 가슴을 들어 올린다.	0☐ 1☐ 2☐ 3☐	11.
12.	전완으로 지지하고 엎드려 누운 자세: 오른쪽 전완으로 체중을 지지하고 왼팔을 앞으로 완전히 편다.	0☐ 1☐ 2☐ 3☐	12.
13.	전완으로 지지하고 엎드려 누운 자세: 왼쪽 전완으로 체중을 지지하고 오른팔을 앞으로 완전히 편다.	0☐ 1☐ 2☐ 3☐	13.
14.	엎드려 누운 자세: 오른쪽 방향으로 바로 누운 자세까지 되뒤집는다.	0☐ 1☐ 2☐ 3☐	14.
15.	엎드려 누운 자세: 왼쪽 방향으로 바로 누운 자세까지 되뒤집는다.	0☐ 1☐ 2☐ 3☐	15.
16.	엎드려 누운 자세: 팔 다리를 움직여 오른쪽으로 90도까지 방향을 돌린다(pivoting).	0☐ 1☐ 2☐ 3☐	16.
17.	엎드려 누운 자세: 팔 다리를 움직여 왼쪽으로 90도까지 방향을 돌린다(pivoting).	0☐ 1☐ 2☐ 3☐	17.
	A영역 합계	☐	

항목	B. 앉기(SITTING)	점수	NT
*18.	바로 누운 자세에서 치료사가 아동의 양손을 잡은 자세: 머리를 가누며 스스로 몸을 당겨 앉는다.	0☐ 1☐ 2☐ 3☐	18.
19.	바로 누운 자세: 오른쪽으로 돌면서 일어나 앉는다.	0☐ 1☐ 2☐ 3☐	19.
20.	바로 누운 자세: 왼쪽으로 돌면서 일어나 앉는다.	0☐ 1☐ 2☐ 3☐	20.
*21.	치료사가 흉곽을 지지하고 매트에 앉은 자세: 머리를 똑바로 들고 3초간 유지한다.	0☐ 1☐ 2☐ 3☐	21.
*22.	치료사가 흉곽을 지지하고 매트에 앉은 자세: 머리를 신체중심선으로 들고 10초간 유지한다.	0☐ 1☐ 2☐ 3☐	22.
*23.	팔(양팔)로 지탱하고 매트에 앉은 자세: 5초간 유지한다.	0☐ 1☐ 2☐ 3☐	23.
*24.	매트에 앉은 자세: 양팔을 자유롭게 3초간 앉은 자세를 유지한다.	0☐ 1☐ 2☐ 3☐	24.

*25.	작은 장난감을 앞에 두고 매트에 앉은 자세: 몸을 앞으로 기울여 장난감을 만지고, 팔로 지탱하지 않고 다시 몸통을 세워 앉는다.	0☐ 1☐ 2☐ 3☐	25.
*26.	매트에 앉은 자세: 오른편 45도 뒤쪽에 있는 장난감을 만지고 다시 처음 자세로 앉는다.	0☐ 1☐ 2☐ 3☐	26.
*27.	매트에 앉은 자세: 왼편 45도 뒤쪽에 있는 장난감을 만지고 다시 처음 자세로 앉는다.	0☐ 1☐ 2☐ 3☐	27.
28.	오른쪽 옆으로 앉은 자세: 양팔을 자유롭게 5초간 유지한다.	0☐ 1☐ 2☐ 3☐	28.
29.	왼쪽 옆으로 앉은 자세: 양팔을 자유롭게 5초간 유지한다.	0☐ 1☐ 2☐ 3☐	29.
*30.	매트 위에 앉은 자세: 자세를 조절하며 엎드려 눕는다.	0☐ 1☐ 2☐ 3☐	30.
*31.	매트 위에 양발을 앞으로 펴고 앉은 자세: 오른쪽으로 네발자세를 취한다.	0☐ 1☐ 2☐ 3☐	31.
*32.	매트 위에 양발을 앞으로 펴고 앉은 자세: 왼쪽으로 네발자세를 취한다.	0☐ 1☐ 2☐ 3☐	32.
33.	매트 위에 앉은 자세: 팔로 짚지 않고 90도까지 방향을 돌린다(pivoting).	0☐ 1☐ 2☐ 3☐	33.
*34.	벤치에 앉은 자세: 양팔과 발로 지탱하지 않고 10초간 유지한다.	0☐ 1☐ 2☐ 3☐	34.
*35.	선 자세: 작은 벤치에 앉는다.	0☐ 1☐ 2☐ 3☐	35.
*36.	바닥 위에서: 작은 벤치에 앉는다.	0☐ 1☐ 2☐ 3☐	36.
*37.	바닥 위에서: 큰 벤치에 앉는다.	0☐ 1☐ 2☐ 3☐	37.

B영역 합계 ☐

항목	C. 네발기기와 무릎서기(CRAWLING & KNEELING)	점수	NT
38.	엎드려 누운 자세: 앞으로 1.8cm 배밀이 한다.	0☐ 1☐ 2☐ 3☐	38.
*39.	네발자세: 양손과 양 무릎으로 체중을 지지하고 10초간 유지한다.	0☐ 1☐ 2☐ 3☐	39.
*40.	네발자세: 앉아서 양팔을 자유롭게 쓴다.	0☐ 1☐ 2☐ 3☐	40.
*41.	엎드려 누운 자세: 네발자세를 취하고, 양손과 양 무릎으로 체중을 지지한다.	0☐ 1☐ 2☐ 3☐	41.
*42.	네발자세: 오른팔을 앞으로 뻗고, 손을 어깨 높이 위로 든다.	0☐ 1☐ 2☐ 3☐	42.
*43.	네발자세: 왼팔을 앞으로 뻗고, 손을 어깨 높이 위로 든다.	0☐ 1☐ 2☐ 3☐	43.
*44.	네발자세: 네발 또는 모듬발로 기어서 앞으로 1.8m 간다.	0☐ 1☐ 2☐ 3☐	44.
*45.	네발자세: 앞으로 1.8m 교대로 네발기기 한다.	0☐ 1☐ 2☐ 3☐	45.
*46.	네발자세: 양손과 양 무릎/양발로 4계단 기어 오른다.	0☐ 1☐ 2☐ 3☐	46.
47.	네발자세: 양손과 양 무릎/양발로 4계단 위로 기어서 내려간다.	0☐ 1☐ 2☐ 3☐	47.
*48.	매트 위에 앉은 자세: 양팔을 이용해 무릎서기 자세를 취한 후 양팔을 자유롭게 자세를 10초간 유지한다.	0☐ 1☐ 2☐ 3☐	48.
49.	무릎서기 자세: 양팔을 이용해 오른쪽 반무릎서기 자세를 취한 후 양팔을 자유롭게 자세를 10초간 유지한다.	0☐ 1☐ 2☐ 3☐	49.

		점수	NT
50.	무릎서기 자세: 양팔을 이용해 왼쪽 반무릎서기 자세를 취한 후 양팔을 자유롭게 자세를 10초간 유지한다.	0☐ 1☐ 2☐ 3☐	50.
*51.	무릎서기 자세: 양팔을 자유롭게 앞쪽으로 10걸음 무릎걷기 한다.	0☐ 1☐ 2☐ 3☐	51.

C영역 합계 ☐

항목	D. 서기(STANDING)	점수	NT
*52.	바닥에서 큰 벤치를 잡고 선다.	0☐ 1☐ 2☐ 3☐	52.
*53.	선 자세: 양팔을 자유롭게 3초간 서서 유지한다.	0☐ 1☐ 2☐ 3☐	53.
*54.	선 자세: 한 손으로 큰 벤치를 잡고, 3초간 오른발을 든다.	0☐ 1☐ 2☐ 3☐	54.
*55.	선 자세: 한 손으로 큰 벤치를 잡고, 3초간 왼발을 든다.	0☐ 1☐ 2☐ 3☐	55.
*56.	선 자세: 양팔을 자유롭게 20초간 서서 유지한다.	0☐ 1☐ 2☐ 3☐	56.
*57.	선 자세: 양팔을 자유롭게 왼팔을 들고 10초간 선다.	0☐ 1☐ 2☐ 3☐	57.
*58.	선 자세: 양팔을 자유롭게 오른쪽을 들고 10초간 선다.	0☐ 1☐ 2☐ 3☐	58.
*59.	작은 벤치에 앉은 자세: 팔을 사용하지 않고 일어선다.	0☐ 1☐ 2☐ 3☐	59.
*60.	무릎서기 자세: 팔을 사용하지 않고 오른쪽 반무릎서기 자세를 거쳐 일어선다.	0☐ 1☐ 2☐ 3☐	60.
*61.	무릎서기 자세: 팔을 사용하지 않고 왼쪽 반무릎서기 자세를 거쳐 일어선다.	0☐ 1☐ 2☐ 3☐	61.
*62.	선 자세: 양팔이 자유로운 상태로 자세를 조절하며 마룻바닥으로 내려 앉는다.	0☐ 1☐ 2☐ 3☐	62.
*63.	선 자세: 양팔을 자유롭게 쪼그려 앉는다.	0☐ 1☐ 2☐ 3☐	63.
*64.	선 자세: 양팔을 자유롭게 바닥에서 물건을 줍고 다시 일어선다.	0☐ 1☐ 2☐ 3☐	64.

D영역 합계 ☐

항목	E. 걷기, 뛰기 그리고 깡충 뛰기(WALKING, RUNNING& JUMPING)	점수	NT
*65.	두 손으로 큰 벤치 잡고 선 자세: 오른쪽 옆으로 5발짝 간다.	0☐ 1☐ 2☐ 3☐	65.
*66.	두 손으로 큰 벤치 잡고 선 자세: 왼쪽 옆으로 5발짝 간다.	0☐ 1☐ 2☐ 3☐	66.
*67.	두 손 잡고 선 자세: 앞으로 10걸음 걷는다.	0☐ 1☐ 2☐ 3☐	67.
*68.	한 손 잡고 선 자세: 앞으로 10걸음 걷는다.	0☐ 1☐ 2☐ 3☐	68.
*69.	선 자세: 앞으로 10걸음 걷는다.	0☐ 1☐ 2☐ 3☐	69.
*70.	선 자세: 앞으로 10걸음 걷고 멈춘 다음, 180도 돌아서 되돌아온다.	0☐ 1☐ 2☐ 3☐	70.
*71.	선 자세: 뒤로 10걸음 걷는다.	0☐ 1☐ 2☐ 3☐	71.
*72.	선 자세: 두 손으로 큰 물건을 들고 앞으로 10걸음 걷는다.	0☐ 1☐ 2☐ 3☐	72.

*73.	선 자세: 20cm 폭의 평행선 사이에서 앞으로 10걸음을 연속하여 걷는다.	0☐ 1☐ 2☐ 3☐	73.
*74.	선 자세: 2cm 폭의 일직선 위에서 앞으로 10걸음을 연속하여 걷는다.	0☐ 1☐ 2☐ 3☐	74.
*75.	선 자세: 오른발로 무릎 높이의 막대를 넘는다.	0☐ 1☐ 2☐ 3☐	75.
*76.	선 자세: 왼발로 무릎 높이의 막대를 넘는다.	0☐ 1☐ 2☐ 3☐	76.
*77.	선 자세: 4.5m 달리고 멈춘 다음 되돌아온다.	0☐ 1☐ 2☐ 3☐	77.
*78.	선 자세: 오른발로 공을 찬다.	0☐ 1☐ 2☐ 3☐	78.
*79.	선 자세: 왼발로 공을 찬다.	0☐ 1☐ 2☐ 3☐	79.
*80.	선 자세: 30cm 높이로 양발 동시에 제자리에서 깡충 뛴다.	0☐ 1☐ 2☐ 3☐	80.
*81.	선 자세: 60cm 앞으로 양발 동시에 깡충 뛴다.	0☐ 1☐ 2☐ 3☐	81.
*82.	선 자세: 60cm 원 안에서 오른발로 10회 깡충 뛴다.	0☐ 1☐ 2☐ 3☐	82.
*83.	선 자세: 60cm 원 안에서 왼발로 10회 깡충 뛴다.	0☐ 1☐ 2☐ 3☐	83.
*84.	한 손으로 난간 잡고 선 자세: 한 손으로 난간을 잡고, 발을 번갈아 움직이며 4계단 올라간다.	0☐ 1☐ 2☐ 3☐	84.
*85.	한 손으로 난간 잡고 선 자세: 한 손으로 난간을 잡고, 발을 번갈아 움직이며 4계단 내려간다.	0☐ 1☐ 2☐ 3☐	85.
*86.	선 자세: 양발을 번갈아 움직이며 4계단 올라간다.	0☐ 1☐ 2☐ 3☐	86.
*87.	선 자세: 양발을 번갈아 움직이며 4계단 내려간다.	0☐ 1☐ 2☐ 3☐	87.
*88.	15cm 높이의 계단 위에 선 자세: 양발로 동시에 아래로 뛰어내린다.	0☐ 1☐ 2☐ 3☐	88.

E영역 합계 ☐

평가 시의 수행능력이 아이의 평소 수행능력과 같았나요? 네 ☐, 아니오 ☐

비고: ____

합계 점수

영역	영역의 백분위 계산				목표영역(√표시)
A. 눕기와 뒤집기 (LYING & ROLLING)	A 영역 합계 / 51	= ____ / 51	x 100 =	____ %	A. ☐
B. 앉기 (SITTING)	B 영역 합계 / 60	= ____ / 60	x 100 =	____ %	B. ☐
C. 네발기기와 무릎서기 (CRAWLING & KNEELING)	C 영역 합계 / 42	= ____ / 42	x 100 =	____ %	C. ☐
D. 서기 (STANDING)	D 영역 합계 / 39	= ____ / 39	x 100 =	____ %	D. ☐
E. 걷기, 뛰기 그리고 깡충뛰기 (WALING, RUNNING & JUMPING)	E 영역 합계 / 72	= ____ / 72	x 100 =	____ %	E. ☐

$$\text{총점수} = \frac{\%A + \%B + \%C + \%D + \%E}{5} = \frac{\_\_\_\_}{5} = \_\_\_\_ \%$$

$$\text{목표 총 점수} = \frac{\text{목표영역으로 지정된 각 영역의 백분의 합}}{\text{목표영역}} = \_\_\_\_ = \_\_\_\_ \%$$

GMFM-66 GMAE[1]

GMFM-66 점수 = ____ ____ — ____ 95%신뢰구간

이전 GMFM-66 점수 = ____ ____ — ____ 95%신뢰구간

GMFM-66점수 변화 = ____

[1]GMAE 소프트웨어로 처리한 값

보조도구/보조기 신고 평가(TESTING WITH AIDS/ORTHOSES)

보조도구/보조기가 사용된 곳과 그것이 처음으로 적용된 범위에 체크(√)하시오(한 개 이상을 체크할 수 있다).

보조도구		영역
Rollator/pusher(보행보조기)	☐	______
Walker(보조기)	☐	______
H. Frame crutches(H자 목발)	☐	______
Crutches(목발)	☐	______
Quad cane(네발지팡이)	☐	______
Cane(지팡이)	☐	______
None(없음)	☐	______
Other(기타)	☐	______

____
(상술하시오)

보조기		영역
Hip control(고관절 조절)	☐	______
Knee control(슬관절 조절)	☐	______
Ankle-foot control(발목-발 조절)	☐	______
Ankle control(발목 조절)	☐	______
Shoes(신발)	☐	______
None(없음)	☐	______
Other(기타)	☐	______

____
(상술하시오)

보조도구/보조기 착용 시 총점

영역	영역의 백분위 계산			목표영역(√표시)
A. 눕기와 뒤집기 (LYING & ROLLING)	$\frac{\text{A 영역 합계}}{51}$	= $\frac{\_\_\_\_}{51}$	× 100 = ______ %	A. ☐
B. 앉기 (SITTING)	$\frac{\text{B 영역 합계}}{60}$	= $\frac{\_\_\_\_}{60}$	× 100 = ______ %	B. ☐
C. 네발기기와 무릎서기 (CRAWLING & KNEELING)	$\frac{\text{C 영역 합계}}{42}$	= $\frac{\_\_\_\_}{42}$	× 100 = ______ %	C. ☐
D. 서기 (STANDING)	$\frac{\text{D 영역 합계}}{39}$	= $\frac{\_\_\_\_}{39}$	× 100 = ______ %	D. ☐
E. 걷기, 뛰기 그리고 깡충뛰기 (WALING, RUNNING & JUMPING)	$\frac{\text{E 영역 합계}}{72}$	= $\frac{\_\_\_\_}{72}$	× 100 = ______ %	E. ☐

$$\text{총점수} = \frac{\%A + \%B + \%C + \%D + \%E}{5} = \frac{\_\_\_\_}{5} = \_\_\_\_\ \%$$

$$\text{목표 총 점수} = \frac{\text{목표영역으로 지정된 각 영역의 백분의 합}}{\text{목표영역}} = \_\_\_\_ = \_\_\_\_\ \%$$

GMFM-66 GMAE[1]

GMFM-66 점수	=	______	___ — ___ 95%신뢰구간
이전 GMFM-66 점수	=	______	___ — ___ 95%신뢰구간
GMFM-66점수 변화	=	______	

[1]GMAE 소프트웨어로 처리한 값

부록 6 한국판아동용몸통조절측정척도 Korean version of Trunk Control Measurement Scale, K-TCMS

K-TCMS 검사 지시사항

- 보조기, 신발 그리고/또는 몸통 보조기는 벗긴다.
- 시작자세는 각 항목마다 동일하다. 아동은 등, 팔 또는 발을 지지하지 말고 치료용 테이블 가장자리에 걸터앉는다. 대퇴부는 테이블에 완전히 닿아야 한다.
- 양손은 몸 가까이 다리 위에 올려놓는다. 아동에게 각 항목의 평가를 시작할 때 똑바로 앉게 하고 과제수행 동안 똑바른 자세를 유지하도록 격려해준다. '똑바로'라는 용어는 아동이 취할 수 있는 가장 똑바른 자세를 뜻한다. 이 자세는 아동마다 다를 수 있다. 이 자세는 불완전한 수행 그리고/또는 보상을 확인할 수 있는 기준이 된다.
- 각 항목마다 3회씩 수행한다. 가장 좋은 점수를 선택한다.
- 아동이 한 팔로 짚고 '정적 앉기 균형'의 과제를 수행할 때, 손이 움켜쥔 상태가 아니라 편평히 편 채로 테이블을 지지해야 한다.
- 준비물: 초 시계, 눈금자, 큰 ROM 각도계

연락처: 고주연
E-mail: 7806218@hanmail.net

항목	정적 앉기 균형능력(Static Sitting Balance)			
	검사절차: 각 항목을 아동에게 구두로 설명하고 필요하다면 검사자가 시범을 보인다. 아동이 3번 수행하고 그 중에서 가장 좋은 점수를 기록한다.		양측/왼쪽	오른쪽
1	시작자세(안 짚고 앉기, 양손은 다리 위에) → **아동에게 똑바른 자세로 10초간 앉게 한다.**	아동이 넘어지거나 양팔을 짚어야만 똑바른 자세를 유지할 수 있다.	□ 0	
		한 팔로 짚고 똑바른 자세로 10초간 유지할 수 있다.	□ 1	
		팔로 짚지 않고 10초간 똑바른 자세를 유지할 수 있다.	□ 2	
		이 항목에서 '0점'일 경우, 총점은 자동 '0점'		
2	시작자세 → **아동에게 양팔을 눈높이로 1초 안에 들어 올린 다음 시작자세로 돌아오게 한다.**	아동이 넘어지거나 양팔을 들어올리지 못한다.	□ 0	
		넘어지지 않고 양팔을 들지만 다음과 같은 보상작용이 나타난다: (1) 몸통 뒤로 기울이기, (2) 몸통굴곡 증가, (3) 외측굴곡, (4) 기타	□ 1	
		보상작용 없이 양팔을 들어올린다.	□ 2	
3	시작자세 → **치료사가 한쪽 다리를 다른 쪽 다리위로 교차시킨다.**	아동이 넘어지고, 다리를 교차시킬 수 없거나, 양팔로 짚어야만 앉은 자세를 유지할 수 있다.	□ 0	□ 0
		한 팔로 짚고 10초간 앉을 수 있다.	□ 1	□ 1
		팔로 짚지 않고 10초간 앉을 수 있다.	□ 2	□ 2
4	시작자세 → **아동이 한쪽 다리를 다른 쪽 다리 위로 교차시킨다(한 손으로 동작을 보조해도 된다.** *이 경우 몸통 움직임이 증가되므로 2점이 최대점수가 된다*). '최소' = 다리 움직임 동안 몸통의 균형을 잃지 않을 정도의 작은 몸통 움직임 '뚜렷' = 균형상실의 뚜렷한 징후, 즉 몸통 외측굴곡 또는 굴곡	아동이 넘어지고, 다리를 교차시키지 못하거나, 양손으로 짚은 상태에서만 다리를 교차시킬 수 있다.	□ 0	□ 0
		한 손만 짚고 다리를 교차시킨다.	□ 1	□ 1
		손을 짚지 않고 다리를 교차시키지만 뚜렷한 몸통의 움직임이 있다.	□ 2	□ 2
		최소한의 몸통 움직임으로 다리를 교차시킨다.	□ 3	□ 3

5	시작자세 → **아동이 한쪽 다리를 10cm 외전시키고 다시 시작자세로 돌아온다(10cm=무릎너비:** *같은 무릎의 내측과와 외측과 사이의 거리*). '최소'=다리 움직임 동안 몸통의 균형을 잃지 않을 정도의 작은 몸통 움직임 '뚜렷'=균형상실의 뚜렷한 징후, 즉 몸통 외측 굴곡 또는 굴곡	아동이 넘어지고, 다리를 외전시키지 못하거나 양손을 짚어야만 다리를 외전시킬 수 있다.	□ 0	□ 0
		한 손만 짚고 다리를 외전시킨다.	□ 1	□ 1
		손을 짚지 않고 다리를 외전시키지만 뚜렷한 몸통의 움직임이 있다.	□ 2	□ 2
		최소한의 몸통 움직임으로 다리를 외전시킨다.	□ 3	□ 3
		정적 앉기 균형능력 총점		/20
	동적 앉기 균형능력(Dynamic Sitting Balance) = 선택적 움직임 조절			
	검사절차: (1) 각 항목을 구두로 설명하고 검사자가 시범을 보인다. (2) 아동에게 손으로 가이드하면서 항목을 직접 경험해 보게 한다. (3) 검사자가 손으로 가이드하면서 해당 항목을 수행하게 한다. (4) 아동이 3번 수행한 결과 중에서 가장 좋은 점수를 기록한다.		양측/왼쪽	오른쪽
6a	시작자세 → 양팔을 가슴 앞으로 교차시킨다. → **아동에게 몸통을 고정한 채** 전방으로 약 45도 (*large goniometer로 측정*) **기울이게 한 다음 시작자세로 돌아오게 한다.** 정상적인 머리 정위반응, 즉 머리 신전의 제한은 보상작용이 아니다.	아동이 넘어지거나 목표자세에 도달하지 못한다.	□ 0	
		몸통을 45도 전방으로 기울인다.	□ 1	
		이 항목에서 '0점'일 경우, 6b는 자동으로 '0점'		
6b		아동이 다음과 같은 보상작용을 한다: (1) 증가된 머리 신전(정상 정위반응을 벗어난), (2) 증가된 몸통 굴곡, (3) 증가된 요추 전만, (4) 증가된 무릎 굴곡(*아동에게 다리를 처음 자세로 유지하라고 지시한다*), (5) 기타	□ 0	
		보상작용 없이 몸통을 전방으로 45도 기울인다.	□ 1	
7a	시작자세 → 양팔을 가슴 앞으로 교차시킨다. → **아동에게 몸통을 고정한 채** 후방으로 약 45도 **기울이게 한 다음 시작자세로 돌아오게 한다.** 정상적인 머리 정위반응, 즉 머리 굴곡의 제한은 보상작용이 아니다.	아동이 넘어지거나 목표자세에 도달하지 못한다.	□ 0	
		몸통을 45도 후방으로 기울인다.	□ 1	
		이 항목에서 '0점'일 경우, 7b는 자동으로 '0점'		
7b		아동이 다음과 같은 보상작용을 한다: (1) 증가된 머리 굴곡, (2) 증가된 몸통 굴곡, (3) 증가된 무릎 신전, (4) 기타	□ 0	
		보상작용 없이 몸통을 전방으로 45도 기울인다.	□ 1	
8a	시작자세(양손은 다리 위에) → **아동에게 대퇴골두 위치로 테이블에** 팔꿈치를 **닿게(동측 체간은 짧아지고 반대측은 길어짐) 한 후 시작자세로 돌아오게 한다.**	아동이 넘어지거나 팔꿈치가 테이블에 닿지 못한다.	□ 0	□ 0
		팔꿈치가 테이블에 닿는다.	□ 1	□ 1
		이 항목에서 '0점'일 경우, 8b 및 8c는 자동으로 '0점'		

8b		아동이 다음과 같은 보상작용을 한다: (1) 몸통 짧아지기/길어지기 전혀 없음(몸통 움직임 전혀 없음), (2) 동측은 길어지고 반대측은 짧아짐	□ 0	□ 0
		동측 몸통은 짧아지고 반대측은 길어짐	□ 1	□ 1
		이 항목에서 '0점'일 경우, 8c는 자동으로 '0점'		
8c		아동이 다음과 같은 보상작용을 한다: (1) 몸통 굴곡의 증가, (2) 전방 또는 후방 기울임, (3) 골반 들어 올리기, (4) 기타	□ 0	□ 0
		보상작용 없이 팔꿈치가 테이블에 닿는다.	□ 1	□ 1
9a	시작자세 → **아동에게 한쪽** 골반을 들어 올리게 하고 **다시 시작자세로 돌아오게 한다.** 대퇴부는 들어 올리면 안 된다*(다리 전체가 아니라 꼭 골반에서 움직임이 일어나야 함).*	아동이 넘어지거나 골반을 들어올리지 못한다.	□ 0	□ 0
		골반을 들어 올릴 수 있다.	□ 1	□ 1
		이 항목에서 '0점'일 경우 9b 및 9c는 자동으로 '0점'		
9b		아동의 골반을 들어 올리는 쪽 몸통의 짧아지기와 반대측 길어지기가 없다.	□ 0	□ 0
		부분적으로 짧아지기/길어지기를 수행한다(부분적=짧은 및/또는 작은 범위의 ROM: 테이블에서 좌골결절을 떼지 못할 때).	□ 1	□ 1
		골반을 들어 올리는 쪽 몸통은 짧아지고 반대측은 길어진다(테이블에서 좌골결절이 들림).		
		이 항목에서 '0점'일 경우, 9c는 자동으로 '0점'	□ 2	□ 2
9c		아동이 보상작용을 한다: (1) 반대측 머리 굴곡, (2) 뚜렷한 몸통의 외측굴곡(1~2cm 이상), (3) 기타	□ 0	□ 0
		아동이 보상작용 없이 골반을 들어 올린다.	□ 1	□ 1
10a	시작자세 → 양팔을 가슴 앞으로 교차시킨다. → **아동에게 시작자세처럼 머리를 고정시킨 채로***(앞을 보게 함)* **상부몸통을 3회 회전하게 한다.** 견갑대로부터 움직임이 시작되어야 한다.	아동이 (1) 넘어진다. (2) 상부 체간을 회전시키지 못한다. 즉, 아동이 회전움직임을 수행하지 못하고, 몸통 전체의 회전조차 일어나지 않는다. 또는 (3) 상부 체간의 선택적 회전움직임이 일어나지 않는다(한 덩어리로 움직임).	□ 0	
		상부 체간에서 부분적으로 선택적 회전움직임이 일어난다(부분적 = 비대칭적, 작은 ROM, 몸통보다 어깨를 사용함).	□ 1	
		상부 체간을 선택적으로 회전시킨다.	□ 2	
		이 항목에서 '0점'인 경우, 10b는 자동으로 '0점'		
10b		아동이 머리회전과 함께 상부 체간을 회전한다.	□ 0	
		아동이 머리회전 없이 상부 체간을 회전한다.	□ 1	

11a	시작자세 → 양팔을 가슴 앞으로 교차시킨다. **아동에게 시작자세처럼 머리를 고정시킨 채로 하부몸통을 3회 회전하게 한다.** 골반대에서부터 움직임이 시작된다.	아동이 (1) 넘어진다. (2) 하부 체간을 회전시키지 못한다. 즉, 아동이 회전움직임을 수행하지 못하고, 몸통 전체의 회전조차 일어나지 않는다. 또는 (3) 하부 체간의 선택적 회전움직임이 일어나지 않는다(한 덩어리로 움직임).	□ 0	
		하부 체간에서 부분적으로 선택적 회전움직임을 나타낸다(부분적 = 비대칭적, 작은 ROM, 상부 체간의 추가적인 움직임).	□ 1	
		하부 체간을 선택적으로 회전시킨다.	□ 2	
		이 항목에서 '0점'인 경우, 11b는 자동으로 '0점'		
11b		아동이 골반경사(골반 들기)를 하며 보상작용을 한다.	□ 0	
		보상작용 없이 하부 체간을 회전한다.	□ 1	
12a	시작자세 → 양팔을 가슴 앞으로 교차시킨다. **→ 아동에게** 골반을 전방으로 3회 움직인 후 후방으로 다시 3회 움직여 **시작자세로 돌아가게 한다.** 골반 움직이기: 몸통 외측굴곡과 골반회전의 혼합된 움직임으로 왼쪽 골반과 오른쪽 골반을 번갈아 움직임	아동이 넘어지거나 골반을 전방과 후방으로 움직이지 못한다(즉, 어느 방향으로도 몸이 움직이지 못함).	□ 0	
		부분적으로 골반을 움직인다(부분적 = 주로 몸통 외측굴곡과 최소한의 골반회전, 작은 ROM, 평균수준보다 어렵게 함).	□ 1	
		양측 몸통 굴곡과 주로 한 방향으로만 골반을 회전하고 반대쪽은 부분적으로만 움직인다.	□ 2	
		양측 몸통 굴곡과 양쪽 방향으로 골반을 회전하며 움직인다.	□ 3	
		이 항목에서 '0점'인 경우, 12b는 자동으로 '0점'		
12b		아동이 지나친 몸통을 지나치게 움직이며 보상작용을 한다.	□ 0	
		보상작용 없이 골반을 움직인다.	□ 1	
		동적 앉기 균형능력(선택적 움직임 조절) 총점		/28
	동적 팔 뻗기(평형반응) [Dynamic Reaching (Equilibrium Reaction)]			
	검사절차: 검사자가 각 항목을 구두로 설명한 다음 아동이 3회 수행하고 그 중에서 가장 좋은 점수를 기록한다.		양측/왼쪽	오른쪽
13	시작자세 → 양팔을 쭉 펴서 앞으로 뻗는다. **→ 아동에게 양팔을 눈높이로 쭉펴서 전완부 길이**(*olecranon-ospisiforme*)**에 있는 목표물을 향해 앞으로 뻗게 하고 시작자세로 돌아오게 한다.**	아동이 넘어지거나 목표물까지 손을 뻗지 못한다.	□ 0	
		목표물까지 손을 뻗지만, 수행에 다음과 같은 어려움이 따른다: (1) 느리게 수행하거나 어려워함 또는 (2) 시작자세로 돌아올 때 손으로 약간 짚어야 함	□ 1	
		어려움 없이 목표물에 도달한 후 시작자세로 돌아온다.	□ 2	

14	시작자세 → 한쪽 팔은 옆으로 쭉 뻗고 다른 쪽 손은 다리 위에 올려 놓는다. → 쭉 뻗은 팔을 **눈높이로 전완부 길이**(olecranon-ospisiforme)**에 있는 목표물을 향해** 옆으로 뻗게 하고 **시작자세로 돌아오게 한다.**	아동이 넘어지거나 목표물까지 손을 뻗지 못한다.	□ 0	□ 0
		목표물까지 손을 뻗지만, 수행에 다음과 같은 어려움이 따른다: (1) 느리게 수행하거나 어려워함 또는 (2) 시작자세로 돌아올 때 손으로 약간 짚어야 함	□ 1	□ 1
		어려움 없이 목표물에 도달한 후 시작자세로 돌아온다.	□ 2	□ 2
15	시작자세 → 한쪽 팔은 쭉 편 상태로 몸 옆에 편히 두고 다른 쪽 손은 다리 위에 올려 놓는다. → **아동에게 한 팔을** 신체중심선을 지나 뻗고 (반대쪽으로 뻗기) **시작자세로 돌아오게 한다.** 목표물은 전완부의 1/2 거리에 아동의 눈높이에 둔다.	아동이 넘어지거나 목표물까지 손을 뻗지 못한다.	□ 0	□ 0
		목표물까지 손을 뻗지만, 수행에 다음과 같은 어려움이 따른다: (1) 느리게 수행하거나 어려워함 또는 (2) 시작자세로 돌아올 때 손으로 약간 짚어야 함	□ 1	□ 1
		어려움 없이 목표물에 도달한 후 시작자세로 돌아온다.	□ 2	□ 2
		동적 팔 뻗기 총점		**/10**
		TCMS		**/58**

15번 수행 시 참고:
- 예로써, 목표물은 왼팔을 옆으로 쭉 뻗게 해서 전완부의 1/2 길이를 측정한 거리에서 아동의 눈높이에 둔다.
- 왼팔은 내려서 무릎 위에 둔다.
- 오른팔을 들어 몸통을 돌리면서 왼쪽에 위치한 목표물을 향해 뻗게 한다.

점수 표

정적 앉기 균형능력	/20
동적 앉기 균형능력(선택적 움직임 조절)	/28
동적 팔 뻗기(평형반응)	/10
K-TCMS 총점	/58

부록 7 한국판아동균형척도 Korean version of Pediatric Balance Scale, K-PBS

이름: ______________________ 날짜: ______________________

장소: ______________________ 검사자: ______________________

항목	설명	점수(0~4)	초(선택적)
1.	앉은 자세에서 일어서기		
2.	선 자세에서 앉기		
3.	의자에서 의자로 이동		
4.	잡지 않고 서 있기		
5.	의자에 등을 기대지 않고 양발을 바닥에 대고 앉아 있기		
6.	두 눈을 감고 잡지 않고 서 있기		
7.	두발 모으고 잡지 않고 서 있기		
8.	발을 일자로 하고 잡지 않고 서 있기		
9.	한 발로 서기		
10.	360도 회전하기		
11.	선 자세에서 왼쪽/오른쪽 어깨 뒤로 돌아보기		
12.	선 자세에서 바닥에서 물건 집어 들기		
13.	잡지 않고 선 자세에서 발판 위에 한 발씩 교대로 올려놓기		
14.	선 자세에서 앞으로 팔 쭉 뻗기		

총점 ______________ /56

연락처: 고주연
E-mail: kgmfm.korea@gmail.com; 웹사이트: http://ptdecisionmaking.tistory.com

찾아보기

INDEX